护 理 学

李 蕾 刘 静 周春霞 主编

中国纺织出版社有限公司

图书在版编目（CIP）数据

护理学／李蕾，刘静，周春霞主编.--北京：中
国纺织出版社有限公司，2023.8
护理学专业规范化培训教材
ISBN 978-7-5229-0672-0

Ⅰ.①护… Ⅱ.①李…②刘…③周… Ⅲ.①护理学
－技术培训－教材 Ⅳ.①R47

中国国家版本馆CIP数据核字（2023）第102522号

责任编辑：樊雅莉　　责任校对：高　涵　　责任印制：王艳丽

中国纺织出版社有限公司出版发行
地址：北京市朝阳区百子湾东里A407号楼　邮政编码：100124
销售电话：010—67004422　传真：010—87155801
http://www.c-textilep.com
中国纺织出版社天猫旗舰店
官方微博 http://weibo.com/2119887771
三河市宏盛印务有限公司印刷　各地新华书店经销
2023年8月第1版第1次印刷
开本：787×1092　1/16　印张：26.75
字数：642千字　定价：138.00元

主编简介

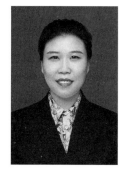

李蕾，女，1978年出生，毕业于长治医学院护理专业。

山西省护理学会妇产专业委员会委员，山西省护理学会外科护理专业委员会加速康复外科学组成员，晋城市人民医院妇科护士长，副主任护师。从事妇科护理工作近30年。临床上，对妇科各种常见病、多发病的护理有丰富经验，尤擅长妇科肿瘤疾病的护理。曾发表相关论文2篇。

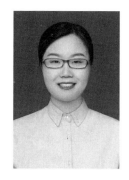

刘静，女，1987年出生，毕业于山西医科大学晋祠学院护理学专业，医学学士学位。

晋城市人民医院妇科主管护师。从事妇科护理工作10余年。临床上，对妇科各种常见病、多发病的护理有丰富经验。

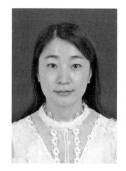

周春霞，女，1987年出生，毕业于山西医科大学运城学院护理专业。

晋城市人民医院心血管内科护士长，主管护师。从事心血管内科护理工作13年。临床上，对心血管内科各种常见病、多发病的护理有丰富经验，对冠心病、心衰疾病的护理有着独到见解，尤擅长冠脉造影术、心律失常等疾病的护理。曾参编专著1部。

编 委 会

主 编

李　蕾　晋城市人民医院

刘　静　晋城市人民医院

周春霞　晋城市人民医院

前　　言

护理工作是临床医疗工作的重要组成部分,护理质量的高低直接影响医院医疗水平的高低,也关系患者疾病的治疗和康复。随着医学科学的迅速发展和医学模式的转变,医学理论和诊疗技术不断更新,护理学领域也发生了很大变化。护理人员必须注意在临床实践中积累丰富的经验,学习国内外先进的护理技术,不断提升业务水平。

本书以临床常见疾病为主线,着重论述每种疾病的临床表现、诊治以及相应的护理措施。书中所有的内容都体现以患者为中心的整体护理理念,条理清楚,简明扼要,安全实用,有较高的可操作性。本书紧贴护理工作与临床实践,注重实践性和创新性的有机结合,可作为临床各科护士和相关学科临床医务人员的重要参考书。

本书编写具体分工如下:

第一主编李蕾(第 3 章第 1~3 节,第 4 章,第 6 章第 1~2 节,第 7 章第 1~2 节,第 7 章第 5 节),共计 20 万余字;第二主编刘静(第 3 章第 4~5 节,第 5 章,第 6 章第 3~8 节,第 7 章第 3~4 节,第 7 章第 6 节),共计 20 万余字;第三主编周春霞(第 1~2 章),共计 20 万余字。

由于编写时间仓促,书中难免存在疏漏或不足之处,恳请各位读者能够批评指正,以期再版时予以改进、提高,使之逐步完善。

编者

2023 年 4 月

目　　录

第一章　呼吸系统疾病

第一节　支气管扩张

支气管扩张症是指直径大于 2mm 的支气管由于管壁肌肉和弹性组织破坏引起的慢性异常扩张。临床特点为慢性咳嗽、咳大量脓痰和(或)反复咯血。患者多有幼年麻疹、百日咳或支气管肺炎等病史。由于生活条件的改善、麻疹和百日咳疫苗的预防接种及抗生素的应用等,本病的发生率已明显降低。

一、病因及发病机制

(1)支气管扩张的主要病因是支气管—肺组织感染和支气管阻塞,两者相互影响,促使支气管扩张的发生和发展。

(2)支气管扩张也可能是由先天发育障碍及遗传因素引起的,但较为少见。

(3)另有约 30%的支气管扩张患者病因未明。

细菌反复感染可使支气管黏膜充血、水肿,分泌物阻塞管腔,引流不畅又加重感染。肺结核纤维组织增生、异物、感染、肿瘤均可引起支气管管腔内阻塞,支气管周围淋巴结肿大或肿瘤压迫等引起管腔狭窄、阻塞。

二、临床表现

(一)症状

1.慢性咳嗽、咳大量脓痰

与体位改变有关,这是由于支气管扩张部位分泌物积聚,改变体位时,分泌物刺激支气管黏膜引起咳嗽和排痰。其严重程度可用痰量估计:轻度<10mL/d,中度 10～150mL/d,重度>150mL/d。急性感染发作时,黄绿色脓痰量每日可达数百毫升。感染时,痰液收集于玻璃瓶中静置后出现分层的特征:上层为泡沫,下悬脓性成分,中层为浑浊黏液,下层为坏死组织沉淀物。引起感染的常见病原体为铜绿假单胞菌、金黄色葡萄球菌、流感嗜血杆菌、肺炎链球菌和卡他莫拉菌。

2.反复咯血

50%～70%的患者有程度不等的咯血,从痰中带血至大量咯血,咯血量与病情严重程度、病变范围有时不一致。部分患者以反复咯血为唯一症状,临床上称为干性支气管扩张,其病变多位于引流良好的上叶支气管。

3.反复肺部感染

其特点是同一肺段反复发生肺炎并迁延不愈。这是由于扩张的支气管清除分泌物的功能丧失,引流差,易于反复发生感染。

4.慢性感染中毒症状

如反复感染,可出现发热、乏力、食欲减退、消瘦、贫血等,儿童可影响发育。

5.并发症

可并发慢性呼吸衰竭和慢性肺源性心脏病,是支气管扩张的主要死因。大咯血不能控制者易发生失血性休克或发生窒息。

（二）体征

早期或干性支气管扩张可无异常肺部体征,病变重或继发感染时常可闻及下胸部、背部固定而持久的局限性粗湿啰音,有时可闻及哮鸣音,部分慢性患者伴有杵状指(趾)。出现肺气肿、肺心病等并发症时有相应体征。

三、辅助检查

（一）影像学检查

胸部 X 线片检查时,囊状支气管扩张的气道表现为显著的囊腔,腔内可存在气液平面。CT 检查显示管壁增厚的柱状或成串成簇的囊状扩张。支气管造影可以明确支气管扩张的部位、形态、范围和病变严重程度,主要用于准备外科手术的患者。

（二）纤维支气管镜检查

有助于发现患者的出血部位或阻塞原因。还可局部灌洗,取灌洗液进行细菌学和细胞学检查。

四、治疗

（一）保持呼吸道通畅

可应用祛痰药及支气管舒张药稀释脓液和促进排痰,再经体位引流清除痰液,痰液引流和抗生素治疗同样重要。

（二）控制感染

这是急性期的主要治疗措施。可依据临床表现和痰培养选用有效的抗生素。存在铜绿假单胞菌感染时,可选择口服喹诺酮类,静脉给予氨基糖苷类或第三代头孢菌素。对于慢性咳脓痰的患者,除使用短程抗生素外,还可考虑使用疗程更长的抗生素,如口服阿莫西林或吸入氨基糖苷类或间断并规则使用单一抗生素以及轮换使用抗生素。

（三）手术治疗

反复呼吸道急性感染或大咯血,病变局限在一叶或一侧肺组织,经内科治疗仍顽固反复发作,且全身状况良好者,可考虑外科手术切除病变肺组织。

五、护理

（一）生活护理

患者居室应经常通风换气,换气时注意保护患者避免受凉。室内温湿度适宜,温度保持在22～24℃,相对湿度保持在50％～60％,保持气道湿润,利于纤毛运动,维护气道正常的廓清功能。因患者慢性长期咳嗽和咳大量脓性痰,机体消耗大,故应进食营养丰富的饮食,特别是供给优质蛋白,如蛋、奶、鱼、虾、瘦肉等。加强口腔护理,大量咳痰的患者,口腔内残留痰液,易发生口腔感染及口腔异味,因此,应嘱患者随时漱口,保持口腔清洁。

（二）心理护理

应为患者提供一个良好的休息环境,多巡视、关心患者,建立良好的护患关系,取得患者的信任,告知患者通过避免诱因、合理用药可以控制病情继续进展,缓解症状;相反,焦虑会加重病情。并教育患者家属尽可能地陪伴患者,给予患者积极有效的安慰、支持和鼓励。

（三）治疗配合

1.病情观察

慢性咳嗽、咳大量脓性痰、反复咯血、反复肺部感染是支气管扩张的主要临床表现,痰量在体位改变时,如起床时或就寝后最多每日可达100～400mL,痰液经放置数小时后可分三层,上层为泡沫,中层为黏液,下层为脓性物和坏死组织,当伴有厌氧菌感染时,可有恶臭味。50％～70％支气管扩张患者有咯血症状,其咯血量差异较大,可由血痰到大咯血,应注意观察,及时发现患者有无窒息的征兆。

2.体位引流

(1)应根据病变的部位和解剖关系确定正确的体位。通过调整患者的体位,将患肺置于高位,引流支气管开口向下,以利于淤积在支气管内的脓液随重力作用流入大支气管和气管而排出。病变位于上叶者,取坐位或健侧卧位;病变位于中叶者,取仰卧位稍向左侧;病变位于舌叶者,取仰卧位稍向右侧;病变位于下叶尖段者,取俯卧位。

(2)体位引流每日2～4次,每次15～20分钟,两餐之间进行。如痰液黏稠可在引流前行雾化吸入,并在引流时用手轻叩患者背部,使附于支气管壁的痰栓脱落,促进引流效果。

(3)引流过程中注意观察患者反应,如发现面色苍白、出冷汗、头晕、脉率增快、血压下降及有大咯血征兆等,应立即停止引流,并采取相应措施。

3.咯血的护理

根据咯血量临床分为痰中带血、少量咯血(＜100mL/d)、中等量咯血(100～500mL/d)或大量咯血(＞500mL/d 或一次咯血300～500mL)。

(1)咯血量少者适当卧床休息,取患侧卧位,以利体位压迫止血。进食少量温凉流质饮食。

(2)中等或大量咯血时应严格卧床休息,应用止血药物,必要时可经纤维支气管镜止血或插入球囊导管压迫止血。

(3)大量咯血时取侧卧或头低足高位,预防窒息,并暂禁食。咯血停止后进软食,忌饮用咖啡、浓茶等刺激性食品。备好抢救物品及各种抢救药物。

(4)观察再咯血征象,如患者突感胸闷、气急、心慌、头晕、咽喉部发痒、口有腥味并烦躁、发绀、神色紧张、面色苍白、冷汗、突然坐起,甚至抽搐、昏迷、尿失禁等,提示再咯血的可能。应立即置患者于头低足高侧卧位,通知医师并准备抢救。大咯血时可因血块堵塞大气管而致窒息或肺不张,故须立即将口腔血块吸出,抽吸同时辅以轻拍背部,使气管内的血液尽快进入口腔。

4.咯血与呕血的鉴别

见表1-1。

表 1-1　咯血与呕血的鉴别

项目	咯血	呕血
病因	肺结核、支气管肺癌、支气管扩张、肺炎、肺脓肿等	消化性溃疡、肝硬化、急性糜烂出血性胃炎、胆道疾病
出血前症状	喉部痒感、胸闷、咳嗽等	上腹部不适、恶心、呕吐等
出血方式	咯出	呕出,可呈喷射状
血色	鲜红	棕黑或黯红,偶尔鲜红
血中混有物	痰、泡沫	食物残渣、胃液
酸碱反应	碱性	酸性
柏油样便	除非咽下血液,否则没有	有

(四)用药护理

合并严重感染时可根据细菌药敏选用抗生素,用法用量应遵医嘱,并及时观察药物过敏反应、不良反应。局部用药,如雾化吸入,及时协助患者排出痰液。咯血患者常规留置套管针,建立有效的静脉通路。大咯血时遵医嘱应用止血药,如垂体后叶素,用药过程中注意观察止血效果和不良反应,如发现患者出现心慌、面色苍白、腹痛等,除通知医师外立即减慢滴速。及时给予氧气吸入,备好抢救物品,如吸引器、简易呼吸器、气管插管、呼吸机、急救药品等。

(五)健康教育

(1)有其他慢性感染性病灶如慢性扁桃体炎、鼻窦炎、龋齿等患者,应劝其积极治疗,以防复发。

(2)指导患者有效咳嗽进行体位排痰,可指导患者将以往确定的病变肺叶和肺段置于高位,引流支气管开口向下,使痰液顺体位流至气管,嘱患者深呼吸数次,然后用力咳嗽将痰液咳出,如此反复进行。

(3)指导患者及其家属了解疾病的发生、发展和治疗、护理过程,以及感染、咯血等症状的监测。

(4)嘱患者戒烟,注意保暖,预防感冒,并加强体育锻炼,增强机体免疫力和抗病能力。

(5)建立良好的生活习惯,养成良好的心态,防止疾病的进一步发展。

(周春霞)

第二节　支气管哮喘

支气管哮喘简称哮喘,是多种细胞(如嗜酸性粒细胞、肥大细胞、淋巴细胞、中性粒细胞和气道上皮细胞等)和细胞组分参与的气道慢性炎症疾病。这种慢性炎症导致气道高反应性和广泛多变的可逆性气流受限,并引起反复发作性喘息、气急、胸闷或咳嗽等症状,常在夜间和(或)清晨发作、加剧,多数患者可自行缓解或经治疗缓解。

一、病因及发病机制

(一)病因与诱因

病因是导致正常人发生哮喘的因素,诱因是引起哮喘患者的哮喘症状急性发作的因素。目前导致哮喘发病的病因不完全清楚,患者个体过敏性体质及环境因素的影响是发病的危险因素。哮喘与多基因遗传有关,同时受遗传和环境的双重影响。已知的哮喘诱因见表1-2。

表1-2　哮喘的常见诱因

常见诱因	举例
吸入性过敏原	尘螨、动物、花粉、真菌、羽毛等
理化刺激因素	烟雾、冷空气、刺激性气体
药物	阿司匹林、普萘洛尔等
呼吸道感染	病毒、细菌、支原体
精神因素	紧张、情绪变化等
内分泌因素	月经、妊娠
运动、气候变化	

(二)发病机制

哮喘的发病机制尚未完全清楚。变态反应、气道炎症、气道反应性增高及神经等因素及其相互作用被认为与哮喘的发病关系密切。

二、临床表现

(一)症状

哮喘发作前可有干咳、打喷嚏、流泪等先兆,典型表现为发作性呼气性呼吸困难、喘息、胸闷。患者被迫采取坐位或呈端坐呼吸。

(二)体征

发作期间,可表现为胸廓饱满、心率增快,辅助呼吸肌参与呼吸运动,说话困难。肺部听诊可闻及广泛的哮鸣音,尤以呼气相为明显,一般哮鸣音随哮喘的严重度而加重,但当气道极度收缩加上黏痰阻塞时,哮鸣音反而减弱,甚至完全消失,这是病情危重的表现,应积极予以抢救。发作缓解后可无任何症状及体征,但常反复发作。

三、辅助检查

（一）痰液检查

部分患者痰涂片显微镜下可见较多嗜酸性粒细胞。

（二）胸部 X 线检查

肺部透亮度升高，并发感染时可见肺纹理增多及炎症阴影。

（三）血常规检查

合并感染时白细胞计数和中性粒细胞占比升高。

（四）肺功能检查

1.通气功能检测

哮喘发作时呈阻塞性通气功能障碍表现，用力肺活量（FVC）正常或下降，第一秒用力呼气量（FEV_1）、1 秒率（$FEV_1/FVC\%$）以及最高呼气流量（PEF）均下降；残气量及残气量与肺总量比值增加。其中，以 $FEV_1/FVC\% < 70\%$ 或 FEV_1 低于正常预计值的 80% 为判断气流受限的最重要指标。缓解期上述通气功能指标可逐渐恢复。病变迁延、反复发作者，其通气功能可逐渐下降。

2.支气管激发试验（BPT）

用以测定气道反应性。常用吸入激发剂为乙酰胆碱和组胺，其他激发剂包括过敏原、单磷酸腺苷、甘露醇、高渗盐水等，也有用物理激发因素如运动、冷空气等作为激发剂。观察指标包括 FEV_1、PEF 等。结果判断与采用的激发剂有关，通常以使 FEV_1 下降 20% 所需吸入乙酰胆碱或组胺累积剂量（$PD20-FEV_1$）或浓度（$PC20-FEV_1$）来表示，如 FEV_1 下降 $\geq 20\%$，判断结果为阳性，提示存在气道高反应性。BPT 适用于非哮喘发作期、FEV_1 在正常预计值 70% 以上患者的检查。

3.支气管舒张试验（BDT）

用以测定气道的可逆性改变。常用的吸入支气管舒张药有沙丁胺醇、特布他林。当吸入支气管舒张药 20 分钟后重复测定肺功能，FEV_1 较用药前增加 $\geq 12\%$ 且其绝对值增加 $\geq 200mL$，判断结果为阳性，提示存在可逆性的气道阻塞。

4.PEF 及其变异率测定

哮喘发作时 PEF 下降。由于哮喘有通气功能昼夜节律变化的特点，监测 PEF 日间、夜间变异率有助于哮喘的诊断和病情评估。若昼夜 PEF 变异率 $\geq 20\%$，提示存在可逆性的气道变化。

（五）动脉血气分析

严重发作时可有 PaO_2 降低，由于过度通气可使 $PaCO_2$ 下降，pH 上升，表现为呼吸性碱中毒；如气道阻塞，可出现 CO_2 潴留，$PaCO_2$ 上升，表现为呼吸性酸中毒；如缺氧明显可合并代谢性酸中毒。

（六）过敏原测试

（1）用放射性过敏原吸附法可直接测定特异性血清 IgE，哮喘患者的血清 IgE 常升高 2～6 倍。

（2）在哮喘缓解期用可疑的过敏原做皮肤划痕或皮内试验，可呈阳性反应结果。

四、治疗

治疗原则为消除病因、控制发作及预防复发，同时应加强对患者的教育和管理。对于危重哮喘，应给予氧疗、补液、糖皮质激素、沙丁胺醇（舒喘灵）雾化吸入或注射、异丙托溴铵溶液雾化吸入、氨茶碱静脉滴注或静脉注射，同时应注意电解质平衡，纠正酸中毒和二氧化碳潴留。

（一）脱离过敏原

脱离过敏原是哮喘治疗最有效的方法。如能找出引起哮喘发作的过敏原或其他非特异性刺激因素，应立即使患者脱离过敏原的接触。

（二）药物治疗

1.缓解哮喘发作

此类药物的主要作用是舒张支气管，故又称为支气管舒张药。

（1）β_2肾上腺素受体激动药：主要通过舒张支气管平滑肌，改善呼吸道阻塞，是控制哮喘急性发作的首选药物。常用短效 β_2 肾上腺素受体激动药有沙丁胺醇、特布他林和非诺特罗，作用时间为4～6小时。长效 β_2 肾上腺素受体激动药有丙卡特罗、沙美特罗和福莫特罗，作用时间为12～24小时，β_2 肾上腺素受体激动药的缓释型和控制型制剂疗效维持时间较长，适用于防治反复发作性哮喘和夜间哮喘。

（2）茶碱类：为黄嘌呤类生物碱。可通过抑制磷酸二酯酶，提高平滑肌细胞内 cAMP 浓度，拮抗腺苷受体，刺激肾上腺素分泌，扩张支气管，增强呼吸肌收缩，增强呼吸道纤毛清除功能等。小于呼吸道扩张作用的低血浓度茶碱（5～10µg/mL）具有明显抗炎、免疫调节和降低呼吸道高反应性的作用，是目前治疗哮喘的有效药物。

（3）抗胆碱药：为 M 胆碱受体拮抗药。异丙托溴铵雾化吸入约5分钟起效，维持4～6小时。吸入后阻断节后迷走神经通路，降低迷走神经兴奋性而使支气管扩张，并有减少痰液分泌的作用。与 β_2 肾上腺素受体激动药联合协同作用，尤其适用于夜间哮喘和痰多者。

2.控制哮喘发作

此类药物主要治疗哮喘的呼吸道炎症，又称为抗炎药。

（1）糖皮质激素：主要通过多环节阻止呼吸道炎症的发展及降低呼吸道高反应性，是当前防治哮喘最有效的抗炎药物。可采用吸入、口服和静脉用药。

（2）色甘酸钠及尼多酸钠：是一种非糖皮质激素抗炎药。其主要通过抑制炎症细胞释放多种炎症介质，能预防过敏原引起速发和迟发反应以及过度通气、运动引起的呼吸道收缩。因口服本药胃肠道不易吸收，宜采取干粉吸入或雾化吸入。妊娠妇女慎用。

（3）白三烯（LT）调节剂：通过调节 LT 的生物活性而发挥抗炎作用，同时也具有舒张支气管平滑肌的作用。常用半胱氨酰 LT 受体拮抗药，如扎鲁司特、孟鲁司特。

（三）急性发作期的治疗

治疗目的：①尽快缓解呼吸道阻塞；②纠正低氧血症；③恢复肺功能；④预防哮喘进一步加重或再次发作；⑤防止并发症。临床根据哮喘分度进行综合性治疗。

1.轻度哮喘

每天定时吸入糖皮质激素。出现症状时吸入短效 β_2 受体激动药,可间断吸入。如症状无改善可加服 β_2 受体激动药控释片、小剂量茶碱控释片或加用抗胆碱药(如异丙托溴铵)气雾剂吸入。

2.中度哮喘

糖皮质激素吸入剂量增大,规则吸入 β_2 受体激动药或口服其长效药。症状不缓解者加用抗胆碱药气雾剂吸入或加服 LT 拮抗药或口服糖皮质激素<60mg/d。必要时可用氨茶碱静脉滴注。

3.重度至危重度哮喘

β_2 受体激动药持续雾化吸入、合用抗胆碱药或沙丁胺醇或氨茶碱静脉滴注,加用口服 LT 受体拮抗药。糖皮质激素(琥珀酸氢化可的松或甲泼尼龙)静脉滴注,病情好转,逐渐减量,改为口服。适当补液,维持水、电解质及酸碱平稳。如氧疗不能纠正缺氧,可行机械通气。目前,预防下呼吸道感染等综合治疗是治疗重度、危重度哮喘的有效措施。

(四)哮喘非急性发作期的治疗

哮喘经急性发作期治疗症状好转后,其慢性炎症病理生理改变仍存在,必须制订长期的治疗方案,防止哮喘再次急性发作。注意个体差异,以最小量、最简单的联合应用,不良反应最少和最佳控制症状为原则,根据病情评价,按不同程度选择合适的治疗方案。

1.间歇至轻度哮喘

根据个体差异,采用 β_2 受体激动药吸入或口服以控制症状或小剂量氨茶碱口服或定量吸入糖皮质激素。

2.中度哮喘

定量吸入糖皮质激素。按需吸入 β_2 受体激动药,效果不佳时加用吸入型长效 β_2 受体激动药,口服 β_2 受体激动药控释片、小剂量茶碱控释片或 LT 受体拮抗药等,亦可加用抗胆碱药。

3.重度哮喘

吸入糖皮质激素。规则吸入 β_2 受体激动药或口服 β_2 受体激动药、茶碱控释片、β_2 受体激动药合用抗胆碱药或加用 LT 受体拮抗药口服,如症状仍存在,应规律口服泼尼松或泼尼松龙,长期服用者,尽可能使用维持剂量≤10mg/kg。

(五)免疫疗法

1.特异性免疫疗法(又称为脱敏疗法或减敏疗法)

采用特异性过敏原(如尘螨、花粉等制剂)做定期反复皮下注射,剂量由低至高,以产生免疫耐受性,使患者脱敏。

2.非特异性免疫疗法

如注射卡介苗、转移因子等生物制品抑制过敏原,有一定辅助疗效。目前,采用基因工程制备的人重组抗 IgE 单克隆抗体治疗中重度过敏性哮喘已取得较好疗效。

五、护理

（一）基础护理

1.环境与休息

有明确过敏原者,应尽快脱离。保持室内清洁、空气流通。根据患者病情提供舒适体位,如为端坐呼吸患者提供床旁桌支撑身体,以减少体力消耗。病室不宜摆放花草,避免使用皮毛、羽绒或蚕丝织物。

2.饮食护理

大约20%的成年患者和50%的患儿可因不适当饮食而诱发或加重哮喘,应提供清淡、易消化、足够热量的饮食。若能找出与哮喘发作有关的食物,如鱼、虾、蟹、蛋类、牛奶等,应避免食用。某些食物添加剂如酒石黄、亚硝酸盐(制作糖果、糕点中用于漂白或防腐)也可诱发哮喘发作,应当引起注意。戒酒、戒烟。

3.口腔与皮肤护理

哮喘发作时,患者常会大量出汗,应每天以温水擦浴,勤换衣服和床单,保持皮肤的清洁、干燥和舒适。协助并鼓励患者咳嗽后用温水漱口,保持口腔清洁。

（二）专科护理

1.氧疗护理

重症哮喘患者常伴有不同程度的低氧血症,应遵医嘱给予鼻导管或面罩吸氧,吸氧流量为每分钟1～3L,吸入氧浓度一般不超过40%。为避免气道干燥和寒冷气流的刺激而导致气道痉挛,吸入的氧气应尽量温暖湿润。如哮喘严重发作,经一般药物治疗无效或患者出现神志改变,$PaO_2 < 60mmHg$、$PaCO_2 > 50mmHg$时,应准备进行机械通气。

2.保持呼吸道通畅

(1)补充水分:哮喘急性发作时,患者呼吸增快、出汗,常伴脱水、痰液黏稠,应鼓励患者每天饮水2500～3000mL,以补充丢失的水分,稀释痰液。重症者应建立静脉通道,遵医嘱及时、充分补液,纠正水、电解质和酸碱平衡紊乱。

(2)促进排痰:痰液黏稠者可定时给予雾化吸入。指导患者进行有效咳嗽,协助叩背有利于痰液排出。无效者可用负压吸引器吸痰。

（三）用药护理

1.观察药物疗效和不良反应

(1)β_2受体激动剂:指导患者按医嘱用药,不宜长期、规律、单一、大量使用。因为长期应用可引起β_2受体功能下降和气道反应性增加,出现耐药性。指导患者正确使用雾化吸入器,以保证药物的疗效。静脉滴注沙丁胺醇时应注意滴速,用药过程观察有无心悸、骨骼肌震颤、低钾血症等不良反应。

(2)糖皮质激素:一般采用吸入药物治疗,少数患者可出现口腔念珠菌感染、声音嘶哑或呼吸道不适,指导患者喷药后必须立即用清水充分漱口以减轻局部反应和胃肠吸收。口服用药宜在饭后服用,以减少对胃肠道黏膜的刺激。气雾吸入糖皮质激素可减少其口服量,当用吸入剂代替口服剂时,通常需同时使用 2 周后再逐步减少口服量。指导患者遵医嘱用药,不得自行减量或停药。

(3)茶碱类:静脉注射时浓度不宜过高,速度不宜过快,注射时间宜在 10 分钟以上,以防中毒症状发生。不良反应有恶心、呕吐等胃肠道症状,心律失常、血压下降和兴奋呼吸中枢作用,严重者可致抽搐甚至死亡。用药时监测血药浓度可减少不良反应的发生。发热、妊娠、小儿或老年有心、肝、肾功能障碍及甲状腺功能亢进者不良反应易发。合用西咪替丁(甲氰米胍)、喹诺酮类、大环内酯类等可影响茶碱代谢而使其排泄减慢,应加强观察。茶碱缓(控)释片有控释材料,不能嚼服,必须整片吞服。

2.用药指导

(1)定量雾化吸入器(MDI)及干粉吸入器:使用时需要患者协调呼吸动作,正确使用是保证吸入治疗成功的关键。应向患者介绍雾化吸入器具及干粉吸入器的使用方法,医护人员演示后,指导患者反复练习,直至患者完全掌握。对不易掌握 MDI 吸入方法的儿童或重症患者,可在 MDI 上加储药罐,可以简化操作。

(2)碟式吸入器:指导患者正确将药物转盘装进吸入器中,打开上盖至垂直部位(刺破胶囊),用口唇含住吸嘴用力深吸气,屏气数秒。重复上述动作 3~5 次,直至药粉吸尽为止。完全拉开滑盘,再推回原位,此时旋转盘转至一个新囊泡备用。

(3)都保装置:使用时移去瓶盖,一手垂直握住瓶体,另一手握住盖底,先右转再向左旋至听到"喀"的一声备用。吸入前先呼气,然后含住吸嘴,仰头,用力深吸气,屏气 5~10 秒。

(4)准纳器:使用时一手握住外壳,另一手的大拇指放在拇指柄上向外推动至完全打开,推动滑杆至听到"咔嚓"一声,将吸嘴放入口中,经口深吸气,屏气 10 秒。

(四)心理护理

心理护理是支气管哮喘患者在治疗和护理中必不可少的内容,直接关系到患者的治疗程度。哮喘患者大多存在恐慌、焦躁、心烦、抑郁等心理,多数支气管哮喘患者害怕自己的疾病支出过多医疗费用,又害怕引起家人的厌烦嫌弃,同时伴有身体不适,害怕疾病严重影响自己的生命健康,所以常有自卑感,有些患者甚至选择轻生。这时应该积极和患者交谈,交谈时应注意语气温和,尊重患者,告诉患者积极配合治疗可以减轻痛苦,可以减少医疗费用,减少生活压力,对疾病的恢复起到重要的作用,同时应告诉患者家属关心患者、照顾患者,可以给患者安排适当的工作,让患者体会到自己存在的意义。

(五)健康教育

1.疾病知识指导

指导患者增加对哮喘的激发因素、发病机制、控制目的和效果的认识,以提高患者在治疗中的依从性。通过教育使患者懂得哮喘虽不能彻底治愈,但只要坚持充分的正规治疗,完全可以有效地控制哮喘的发作,能坚持日常工作和学习。

2.避免诱发因素

针对个体情况,指导患者有效控制可诱发哮喘发作的各种因素,如避免摄入引起过敏的食物;避免强烈的精神刺激和剧烈运动;避免持续的喊叫等过度换气动作;不养宠物;避免接触刺激性气体及预防呼吸道感染;戴围巾或口罩避免冷空气刺激;在缓解期应加强体育锻炼、耐寒锻炼及耐力训练,以增强体质。

3.自我监测病情

指导患者识别哮喘发作的先兆表现和病情加重的征象,学会哮喘发作时进行简单的紧急自我处理方法。

4.用药指导

哮喘患者应了解自己所用各种药物的名称、用法、用量及注意事项,了解药物的主要不良反应及如何采取相应的措施来避免。指导患者或其家属掌握正确的药物吸入技术,与患者共同制订长期管理、防止复发的计划。

（周春霞）

第三节　慢性阻塞性肺疾病

慢性阻塞性肺疾病(COPD)是一组重要的慢性呼吸系统疾病,发病率很高,在世界居死亡原因的第四位。在我国,COPD同样是严重危害人民群体健康的重要慢性呼吸系统疾病。

慢性阻塞性肺疾病全球倡议(GOLD)将COPD定义为:COPD是一种具有气流受限特征的,可以预防和治疗的疾病,气流受限不完全可逆,呈进行性发展,与肺部对香烟烟雾等有害气体或有害颗粒的异常炎症反应有关。COPD主要累及肺脏,但也可引起全身(或称为肺外)器官的损害。

一、病因及发病机制

COPD的主要病因为长期较大量吸烟,接触职业性粉尘、烟雾和有害气体以及大气污染等。其病变为支气管慢性炎症,黏膜增厚,腺体分泌亢进,分泌物增多堆积,引起气流阻塞且伴反复发作支气管感染,使通气功能逐渐下降,日久可导致阻塞性肺气肿。肺气肿是终末细支气管远端的气腔永久性扩张,伴有肺泡壁破坏而没有明显纤维化。由肺实质破坏所致的肺气肿常伴有肺弹性回缩力的丧失。病程漫长,可历时20~40年之久。慢性支气管炎与肺气肿两者常同时存在,也可分别发生。

COPD的特征为累及气道、肺实质和肺血管的慢性炎症。巨噬细胞、T淋巴细胞(CD_8^+)和中性粒细胞在肺中不同部位的浸润并活化以释放多种炎性介质,包括白三烯B_4(LTB_4)、白介素8(IL8)、肿瘤坏死因子α(TNF-α)以及其他引起肺组织损伤的细胞因子,从而导致COPD的发生。另外,肺组织中蛋白酶和抗蛋白酶的失衡以及氧化应激也是COPD发病过程中的重要途径。

二、临床表现

(一)症状

临床主要症状为咳嗽、咳痰、气短、喘息等。随着疾病进展,上述急性加重变得越来越频繁。上述症状常常有昼夜节律,晨起咳嗽、咳痰重,季节性(冬春)发作等特点。吸烟、接触有害气体(SO_2、NO_2、Cl_2)、过度劳累、气候突然变化、感冒等经常是上述症状的诱因。后期可存在活动后气短,如跑步、上楼或于平地快行,甚至洗脸、穿衣或静息时也有气短症状。经休息、吸氧、吸入药物等气短可缓解。长期患病有乏力、体重下降等表现。急性发作期可存在神志改变、睡眠倒错等。

(二)体征

早期多无异常体征或可在肺底部闻及散在干湿啰音,咳嗽排痰后啰音可消失,急性发作期肺部啰音可增多。后期体位呈前倾坐位或端坐呼吸。辅助呼吸肌参与呼吸运动,出现三凹征。眼球结膜充血、水肿。甲床、口唇发绀。胸廓外形前后径增宽,肋间隙宽度、剑突下胸骨下角(腹上角)增宽。呼吸运动速率加快,幅度增大,语颤减弱。叩诊肺肝界下移,肺底移动度减小,心浊音界缩小。听诊肺部呼吸音减弱,呼气相延长,可闻及干湿啰音。剑突下心音清晰、心率加快、心律不规则等。如并发气胸、肺源性心脏病等可存在相应体征。

三、辅助检查

(一)血常规

缓解期患者白细胞总数及分类多正常;急性发作期,尤其是并发细菌感染时白细胞总数和中性粒细胞占比可升高,伴核左移。

(二)血气分析

对于晚期 COPD 患者,动脉血气分析测定非常重要,可以确定患者是否并发有呼吸衰竭和酸碱失衡;在海平面及呼吸室内空气的条件下,$PaO_2 < 8.0kPa(60mmHg)$,伴或不伴 $PaCO_2 > 6.0kPa(45mmHg)$,诊断为呼吸衰竭。

(三)痰培养

可检出病原菌,常见的病原菌有肺炎链球菌、流感嗜血杆菌、卡他莫拉菌、肺炎克雷伯杆菌、白色念珠菌等。同时做药物敏感试验可指导临床合理应用抗生素治疗。

(四)α_1 抗胰蛋白酶(α_1AT)

α_1AT 是肝脏合成的急性期蛋白,其主要作用是抗蛋白水解酶特别是对中性粒细胞释放的弹力酶的抑制作用。目前有一种学说认为肺气肿的发生是由于蛋白酶和抗蛋白水解酶之间不平衡所致,α_1AT 是人体最重要的抗蛋白水解酶,α_1AT 缺乏的纯合子易患肺气肿,但我国极少有此型遗传缺陷。

(五)肺功能检查

是判断气流受限的主要客观指标,对 COPD 诊断、严重程度评价、疾病进展、预后及治疗反应等有重要意义。检查可见 FEV_1 或用力肺活量(FEV_1/FVC)、最大通气量(MVV)下降,残气量(RV)/肺总量(TLC)加大。

(六)胸部 X 线检查

COPD 早期 X 线胸片可无变化,以后既可出现肺纹理增粗、紊乱等非特异性改变,也可出现肺气肿改变。X 线胸片改变对 COPD 诊断特异性不高,主要作为确定肺部并发症及与其他肺疾病鉴别之用。

（七）胸部 CT 检查

CT 检查不应作为 COPD 的常规检查。高分辨率 CT 对有疑问病例的鉴别诊断有一定意义。

四、治疗

(1)教育与管理:通过教育与管理可以提高患者及有关人员对 COPD 的认识和自身处理疾病的能力,更好地配合治疗和实施预防措施,减少反复加重,维持病情稳定,提高生活质量。主要内容包括:

1)教育与督促患者戒烟。

2)使患者了解 COPD 的病理生理与临床基础知识。

3)掌握一般和某些特殊的治疗方法。

4)学会自我控制病情的技巧,如腹式呼吸及缩唇呼吸锻炼等。

5)了解赴医院就诊的时机。

6)社区医生定期随访管理。

(2)控制职业性或环境污染,避免或防止粉尘、烟雾及有害气体吸入。

(3)药物治疗:用于预防和控制症状,减少急性加重的频率和严重程度,提高运动耐力和生活质量。

1)支气管扩张剂。①β_2 受体激动剂:可通过吸入或口服应用,如沙丁胺醇气雾剂、沙美特罗等。②抗胆碱药:异丙托溴铵气雾剂等。③茶碱类药物:茶碱缓释片。

2)糖皮质激素:目前认为 $FEV_1 < 50\%$ 预计值并有并发症或反复加重的 COPD 患者可规律性吸入糖皮质激素治疗,有助于减少急性发作频率,提高生活质量。

3)其他药物:如祛痰药、抗氧化剂、免疫调节剂、疫苗和中医治疗等。

(4)氧疗:发生低氧血症者可用鼻导管吸氧或文丘里面罩吸氧。一般吸入氧浓度为 $25\% \sim 29\%$,避免吸入氧浓度过高而引起二氧化碳麻醉现象,加重呼吸衰竭。

(5)康复治疗。

(6)外科治疗:包括肺容量减容术、肺大疱切除术和肺移植等。

五、护理

（一）生活护理

1.急性发作期

有发热、喘息时应卧床休息,取舒适坐位或半卧位,衣服要宽松,被褥要松软、暖和,以减轻对呼吸运动的限制。保持室内空气的新鲜与流通,室内禁止吸烟。

2.饮食护理

对心、肝、肾功能正常的患者,应给予充足的水分和热量。每日饮水量应在 1500mL 以上。充足的水分有利于维持呼吸道黏膜湿润,使痰的黏稠度降低,易于咳出。适当增加蛋白质、热量和维生素的摄入。COPD 患者在饮食方面需采用低糖、高蛋白、高纤维食物,同时避免产气食物。少食多餐，每餐不要吃得过饱，少食可以避免腹胀和呼吸短促。

（二）心理护理

COPD患者因长期患病，影响工作和日常生活，出现焦虑、抑郁、紧张、恐惧、悲观失望等不良心理。针对患者病情及心理特征及时给予精神安慰、心理疏导，做好家人及亲友工作，鼓励他们在任何情况下，都要给予患者精神安慰，调动各种社会支持系统给予精神及物质关怀，介绍类似疾病治疗成功的病例，强调坚持康复锻炼的重要性，以取得主动配合，树立战胜疾病的信心。

（三）治疗配合

1.病情观察

患者急性发作期常有明显咳嗽、咳痰及痰量增多，合并感染时痰的颜色由白色黏痰变为黄色脓性痰。发绀加重常为原发病加重的表现。重症发绀患者应注意观察神志、呼吸、心率、血压及心肺体征的变化，应用心电监护仪，定时监测心率、心律、血氧饱和度、呼吸频率、呼吸节律及血压变化，发现异常及时通知医师处理。

2.对症护理

主要为咳嗽、咳痰的护理，发作期的患者呼吸道分泌物增多、黏稠，咳痰困难，严重时可因痰堵引起窒息。因此，护士应通过为患者实施胸部物理疗法，帮助患者清除积痰，控制感染、提高治疗效果。胸部物理疗法包括深呼吸和有效咳嗽、胸部叩击、体位引流、吸入疗法。

（1）深呼吸和有效咳嗽：鼓励和指导患者进行有效咳嗽，这是一项重要的护理。通过深呼吸和有效咳嗽，可及时排出呼吸道内分泌物。指导患者每2～4小时定时进行数次随意的深呼吸，在吸气末屏气片刻后爆发性咳嗽，促使分泌物从远端气道随气流移向大气道。

（2）胸部叩击：通过叩击振动背部，间接地使附在肺泡周围及支气管壁的痰液松动脱落。方法为五指并拢，向掌心微弯曲，呈空心掌，腕部放松，迅速而规律地叩击胸部。叩击顺序从肺底到肺尖，从肺外侧到内侧，每一肺叶叩击1～3分钟。叩击同时鼓励患者深呼吸和咳嗽、咳痰。叩击时间15～20分钟为宜，每日2～3次，餐前进行。叩击时应询问患者感受，观察面色、呼吸、咳嗽、排痰情况，检查肺部呼吸音及啰音的变化。

（3）体位引流：按病灶部位，协助患者取适当体位，使病灶部位开口向下，利用重力，以及有效咳嗽或胸部叩击将分泌物排出体外。引流多在早餐前1小时、晚餐前及睡前进行，每次10～15分钟，引流期间防止头晕或意外危险，观察引流效果，注意神志、呼吸及有无发绀。

（4）吸入疗法：利用雾化器将祛痰平喘药加入湿化液中，使液体分散成极细的颗粒，吸入呼吸道以增强吸入气体的湿度，达到湿润气道黏膜，稀释气道痰液的作用。常用的祛痰平喘药有氨溴索（沐舒坦）、异丙托溴铵（爱喘乐）。在湿化过程中气道内黏稠的痰液和分泌物可因湿化而膨胀，如不及时吸出，有可能导致或加重气道狭窄甚至气道阻塞。在吸入疗法过程中，应密切观察病情，协助患者翻身、拍背，以促进痰液排出。

3.氧疗过程中的护理

COPD急性发作期，大多伴有呼吸衰竭、低氧血症及二氧化碳潴留。Ⅰ型呼吸衰竭患者按需吸氧，根据缺氧程度适当调节氧流量，但应避免长时间、高浓度吸氧，以防氧中毒。Ⅱ型呼吸衰竭患者给予低流量吸氧，以免抑制呼吸。用氧前应向患者家属做好解释工作，讲明用氧目的、注意事项,嘱患者不可擅自调节氧流量或停止吸氧,以免加重病情。在吸氧治疗中应监测患者的心率、血压、呼吸频率及血气指标的变化,了解氧疗效果。注意勿使吸氧管打折,鼻腔干燥时可用棉签蘸水湿润鼻黏膜。

4.呼吸功能锻炼

COPD患者急性症状控制后应尽早进行呼吸功能锻炼,教会患者及其家属呼吸功能锻炼技术,督促实施并提供有关咨询材料。可以选用下述呼吸方法,一种或两种交替进行。

(1)腹式呼吸锻炼:由于气流受限、肺过度充气、膈肌下降、活动减弱,使呼吸类型改变。通过呼吸肌锻炼,使浅快呼吸变为深慢有效呼吸,利用腹肌帮助膈肌运动,调整呼吸频率,呼气时间延长,以提高潮气容积,减少无效腔,增加肺泡通气量,改变气体分布,降低呼吸功耗,缓解气促症状。方法:患者取立位,体弱者也可取坐位或仰卧位,上身肌群放松做深呼吸,一手放于腹部,另一手放于胸前,吸气时尽力挺腹,也可用手加压腹部,呼气时腹部内陷,尽量将气呼出,一般吸气2秒,呼气4～6秒。吸气与呼气时间比为1:2或1:3。用鼻吸气,用口呼气要求缓呼深吸,不可用力,每分钟呼吸速度保持在7～8次,开始每日2次,每次10～15分钟,熟练后可增加次数和时间,使之成为自然的呼吸习惯。

(2)缩唇呼吸法:通过缩唇徐徐呼气,可延缓吸气气流压力的下降,提高气道内压,避免胸内压增加对气道的动态压迫,使等压点移向中央气道,防止小气道的过早闭合,使肺内残气更易于排出,有助于下一吸气进入更多新鲜的空气,增强肺泡换气,改善缺氧。方法为:用鼻吸气,缩唇做吹口哨样缓慢呼气,在不感到费力的情况下,自动调节呼吸频率、呼吸深度和缩唇程度,以能使距离口唇30cm处与唇等高点水平的蜡烛火焰随气流倾斜又不致熄灭为宜。每天3次,每次30分钟。

(四)用药护理

按医嘱使用抗生素及止咳、祛痰药物,掌握药物的疗效和不良反应,不滥用药物。

1.祛痰止咳药应用护理

常用的祛痰类药物如下。①祛痰药:通过促进气道黏膜纤毛上皮运动,加速痰液的排出;能增加呼吸道腺体分泌,稀释痰液,使痰液黏稠度降低,以利于咳出。②黏液溶解药:通过降低痰液黏稠度,使痰液易于排出。③镇咳药:直接作用于咳嗽中枢。④中药化痰制剂。用药观察:观察用药后痰液是否变稀、容易咳出。及时协助患者排痰。注意事项:对呼吸储备功能减弱的老年人或痰量较多者,应以祛痰为主,协助排痰,不应选用强烈镇咳药物,以免抑制呼吸中枢及加重呼吸道阻塞和炎症,导致病情恶化。

2.解痉平喘药应用护理

解痉平喘药可解除支气管痉挛,使通气功能有所改善,也有利于痰液排出。常用的有:①M胆碱受体阻滞药;②β_2肾上腺素能受体激活药;③茶碱类。用药观察:用药后注意患者咳嗽是否减轻,气喘是否消失。β_2受体兴奋药常同时有心悸、心率加快、肌肉震颤等不良反应,用药一段时间后症状可减轻,如症状明显应酌情减量。茶碱引起的不良反应与其血药浓度水平密切相关,个体差异较大,常有恶心、呕吐、头痛、失眠,严重者心动过速、精神失常、昏迷等,应严格掌握用药浓度及滴速。

（五）健康教育

（1）告诉患者及其家属应避免烟尘吸入，气候骤变时注意预防感冒，避免受凉以及与上呼吸道感染患者接触。

（2）加强体育锻炼，要根据每个人的病情、体质及年龄等情况量力而行、循序渐进，天气良好时到户外活动，如散步、慢跑、打太极拳、练气功等，以不感到疲劳为宜，增加患者呼吸道对外界的抵抗能力。

（3）教会患者学会自我监测病情变化，尽早治疗呼吸道感染，可在家中配备常用药物及掌握其使用方法。

（4）重视营养的摄入，改善全身营养状况，提高机体抵抗力。

（5）严重低氧血症患者坚持长期家庭氧疗，可明显提高生活质量和劳动能力，改善生命质量。每天吸氧 10～15 小时，氧流量 1～2L/min。并告知家属及患者氧疗的目的及注意事项。

（周春霞）

第四节 肺癌

原发性支气管肺癌简称肺癌，起源于支气管黏膜或腺体，常有区域性淋巴转移和血行转移，是当前世界各地最常见的恶性肿瘤之一。全世界每年约有 98.9 万人死于肺癌。在我国，肺癌死亡列癌症死亡患者病因的第三位，城市占第一位，农村占第四位。

一、病因及发病机制

肺癌病因迄今尚未明确。一般认为与下列因素有关。

（一）吸烟

国内外的调查资料均证明 80％～90％的男性肺癌患者与吸烟有关，女性为 19.3％～40％。吸烟者肺癌的病死率比不吸烟者高 10～13 倍。已证明烟草中含有各种致癌物质，其中苯并芘是致癌的主要物质。

（二）职业致癌因子

目前已确认的致人类肺癌的职业因素有：石棉、砷、二氯甲醚、镍冶炼、铬及其化合物、煤烟、焦油和石油中的多环芳烃、烟草的加热产物等。

（三）空气污染

室内用煤、烹调油加热时所产生的油烟雾、被动吸烟均与肺癌有关。室外环境污染也与肺癌有关，主要原因是工业废气、汽车废气、公路沥青等污染大气后被人体吸入致病。

（四）电离辐射

大剂量电离辐射可引起肺癌。

（五）饮食与营养

维生素 A 及其衍生物 β 胡萝卜素能够抑制化学致癌物诱发的肿瘤。此外，病毒感染、真菌毒素(黄曲霉菌)、机体免疫功能低下、内分泌失调及家族遗传等因素对肺癌的发生可能也起一定的作用。

二、临床表现

(一)原发肿瘤引起的症状

(1)咳嗽:为肺癌早期常见的症状,阵发性刺激性干咳或少量黏液痰,继发感染时,痰量增多,呈黏液脓性。肿瘤增大引起支气管狭窄时,咳嗽加重,为持续性高音调金属音。

(2)咯血:约1/3患者以咯血为首发症状,表现为间断性或持续性痰中带血,若癌肿侵蚀大血管则有大咯血。

(3)胸闷、气急、喘鸣:肿瘤阻塞或压迫,使支气管狭窄引起胸闷、气急,并可闻及局限性喘鸣音。

(4)发热、体重下降等。

(二)肿瘤压迫和转移引起的症状

1.胸痛

约30%的肿瘤直接侵犯胸膜、肋骨和胸壁,出现持续、固定、剧烈的胸痛。

2.呼吸困难

肿瘤压迫大气道,可出现吸气性呼吸困难。

3.吞咽困难

为肿瘤侵犯或压迫食管引起,还可引起支气管—食管瘘,导致肺部感染。

4.声音嘶哑

肿瘤直接压迫或转移至纵隔淋巴结,肿大后压迫喉返神经所致(多见左侧)。

5.上腔静脉阻塞综合征

肿瘤侵犯纵隔,压迫上腔静脉,使头部静脉回流受阻,出现头面部、颈部和上肢水肿以及胸前部瘀血和静脉曲张,并有头痛、头昏或眩晕等。

6.霍纳(Horner)综合征

位于肺尖部的肿瘤侵犯颈部交感神经节,引起病侧眼睑下垂、瞳孔缩小、眼球内陷,同侧额部与胸壁无汗或少汗;压迫臂丛神经可引起同侧肩关节、上肢内侧疼痛和感觉异常,夜间尤甚。

(三)肺癌远处转移引起的症状

转移至脑、肝、骨、淋巴结,出现头痛、复视,黄疸、肝区疼痛,腹水,局部骨质疼痛和压痛,以及锁骨上淋巴结肿大等。

(四)肺癌的肺外表现(伴癌综合征)

肿瘤分泌促性腺激素、促肾上腺皮质激素样物质、抗利尿激素,主要表现有肥大性肺性骨关节病、神经肌肉综合征、高钙血症等。

三、辅助检查

(一)胸部影像学检查

这是诊断肺癌的重要方法之一,可通过透视、正侧位胸部 X 线摄片、体层摄片、电子计算机体层扫描(CT)、磁共振(MRI)、支气管或血管造影等检查,了解肿瘤的部位和大小,为诊断与治疗提供依据。

(二)痰脱落细胞检查

这是简单有效的早期诊断方法之一。方法是清晨留取患者由深部咳出的新鲜痰送验,标本送验以3~4次为宜。

(三)纤维支气管镜检查

可直接观察肿瘤的病理改变,对可疑组织进行病理检查。这是早期诊断的方法之一,此检查对肺癌的诊断具有重要意义。

(四)其他

如胸腔积液癌细胞检查、淋巴结活检等。

四、治疗

肺癌的治疗原则是根据患者状况、肿瘤的病理类型、病变的范围,选择最佳治疗方案。

(一)手术治疗

此为治疗肺癌首选方法。具体见外科相应内容。

(二)化学药物治疗(简称化疗)

小细胞未分化癌对化疗最敏感,腺癌化疗效果最差。多采用间歇、短程、联合用药。常用药物有环磷酰胺(CTX)、异环磷酰胺(IFO)、甲氨蝶呤(MTX)、长春新碱(VCR)、阿霉素(ADR)、顺铂(DDP)等。

(三)放射治疗(简称放疗)

放疗分为根治性和姑息性两种。根治性放疗用于病灶局限、因解剖原因不宜手术或不愿意手术者。姑息性放疗目的在于抑制肿瘤的发展,延迟肿瘤扩散和缓解症状,对控制骨转移性疼痛、骨髓压迫、上腔静脉压迫综合征、支气管阻塞及脑转移引起的症状有肯定的疗效。小细胞未分化癌对放疗最敏感。鳞癌对放疗不敏感。

(四)疼痛处理

依据WHO三阶梯用药方案,即疼痛由轻到重,分别选择非甾体类抗炎药、弱阿片类药物、强阿片类药物。24小时内定时给药,首选口服用药。

(五)其他生物缓解调解剂(BRM)

如小剂量干扰素、集落刺激因子、转移因子等可增强机体对化疗、放疗的耐受性,提高疗效。

五、护理

(一)基础护理

1.环境与休息

保持室内空气流通与新鲜,并维持适宜温度和湿度,尤其在化疗期间,必要时用紫外线消毒灯照射,以避免发生感染。由于患者气急、疼痛和焦虑、害怕,无法获得足够的休息与睡眠,应为患者创造安静、舒适、清洁、整齐的良好休息环境,必要时遵医嘱用镇静药。

2.饮食护理

向患者及其家属强调增加营养与促进康复、配合治疗的关系,了解患者的饮食习惯、营养状态和饮食摄入情况、影响进食的因素,与患者及其家属共同制订合理的饮食习惯,原则是给予高蛋白、高热量、高维生素、易消化的食物。一般每天需要蛋白质 100~150g,总热量为 1672~2508kJ(400~600kcal),注意调整食物的色、香、味,配制患者喜爱的食物,以适口、清淡为原则,少量多餐。尽可能安排患者与他人共同进餐,以调整患者的心情,增加食欲。避免产气食物,如地瓜、韭菜等。有恶心、呕吐者饭前给予口腔护理。有吞咽困难者应给予流食,进食宜慢,取半卧位,以免发生吸入性肺炎或呛咳,甚至窒息。若无法进食时,应予肠道外营养或鼻饲,补充足够所需的热量和营养。因化疗而引起严重胃肠道反应而影响进食者,应根据情况做好相应处理。

3.口腔护理

患者机体抵抗力下降,易引起口唇干裂、口腔溃疡等,应在餐后、睡前进行口腔清洁,保持口腔湿润、舒适。

(二)专科护理

1.药物治疗的护理

化疗是肺癌的一种全身性治疗方法,它对肺内局部病灶及经血道和淋巴道的微转移病灶均有作用。小细胞肺癌对化疗最敏感,有效率达 80%~95%,鳞癌次之,腺癌最差。用药后观察压迫或转移症状是减轻,X 线影像肿瘤点位灶是否缩小。大多数化疗药物在杀伤肿瘤细胞的同时可引起正常细胞的损害,尤其对生长旺盛的正常细胞。

(1)骨髓抑制:表现为粒细胞减少和血小板降低,也可引起红细胞减少。血细胞减少极易导致严重的感染或出血,甚至危及生命。化疗期间应严密观察血常规的变化,及时发现和处理不良反应。

(2)胃肠道反应:药物对消化道黏膜的刺激和损伤,以及影响自主神经功能,可引起严重的胃肠道反应、口腔炎等。化疗前后 2 小时内应避免进食,当出现恶心、呕吐时应暂停进食,及时清除呕吐物,保持口腔清洁。有呕吐者,遵医嘱使用止吐药,记录出入液量,补充足够的液体。出现血性腹泻、严重腹痛等肠黏膜坏死及穿孔情况时及时报告医生。

(3)肝、肾、心等脏器功能损伤:抗肿瘤药物大多数通过肝、肾代谢和排泄,要注意肝功能变化。应用多柔比星或柔红霉素可引起心律失常或心力衰竭,应做心电图等检查。环磷酰胺可引起出血性膀胱炎,某些药物引起肢体麻木、腱反射消失等。

(4)预防化疗引起的组织坏死:合理选用静脉,最好采用中心静脉或深静脉留置导管。化疗药物注射如不慎外漏,可致局部组织坏死、剧痛,甚至经久不愈。应积极预防,静脉给药时可先用无药物液体引导静脉注射,确定通畅无外渗后再输入化疗药物。注射时要边抽回血边注药。注射完毕用无药液体冲洗,减少药物对局部血管的刺激。一旦出现药液外漏现象,立即停止输液,迅速用生理盐水或 5%利多卡因 5mL+地塞米松 5mg 局部封闭,冰敷 24 小时。

(5)预防栓塞性静脉炎:化疗时应制订静脉使用计划,按计划使用,让静脉有休息时间。化疗时最好用上肢血管,静脉注射或静脉滴注不宜过快,以减少刺激性。如发现静脉出现红、肿、热、痛时应停止滴注,局部皮肤外敷金黄散、硫酸镁或进行理疗。

(6)加强口腔溃疡的护理:重在预防,对已发生口腔溃疡者应加强口腔护理,每天 2 次,并教会患者漱口液含漱及局部溃疡用药方法。

(7)其他:做好必要的消毒、隔离,积极预防各种感染,尤其是上呼吸道感染。化疗期间鼓励多饮水,反复排尿。

2.特殊治疗的护理

放疗可分为根治性和姑息性两种,并常与化疗联合应用。根治性放疗用于病灶局限或因各种原因不宜手术或不愿手术的患者。姑息性放疗可抑制肿瘤发展,延迟肿瘤扩散和缓解症状,如咳嗽、咯血、骨转移性疼痛、气管或支气管梗阻引起的呼吸困难等,亦用于治疗支气管梗阻所致的肺不张、肺炎。不同组织类型的肺癌对放疗的敏感性不一,小细胞癌、鳞状细胞癌、腺癌对放疗的敏感性依次递减。常用放射线有 ^{60} 钴、γ 线、电子束、β 线等。放射剂量一般 40～70Gy,分 5～7 周照射。病情观察和护理如下。①重视皮肤护理:向患者解释放疗可能发生局部反应。对皮肤红斑、表皮脱屑、色素沉着、瘙痒者,应避免搔伤和衣服摩擦,内衣宜柔软、宽大、吸湿性强。保持皮肤清洁,避免过热水和肥皂水洗涤。勿自行将涂在皮肤放射部位上的标记擦去,照射部位避免用力揉擦及涂乙醇、碘酊、红汞、油膏,禁止在照射部位贴胶布。②注意放疗后的全身反应:由于瘤组织的崩解,毒素被吸收,在照射数小时或 1～2 天后,患者可出现全身反应,如头晕、头痛、乏力、恶心或呕吐。故照射前不宜进食,照射后应卧床休息 30 分钟,宜进食清淡、易消化食物,多食蔬菜、水果,多饮水,促进毒素排出。有放射性食管炎发生时,可出现咽下困难、疼痛、黏液增多。嘱患者注意保持口腔清洁,饭后漱口,饮食宜流食或半流食,避免刺激性饮食。放疗 1 个月后易并发放射性肺炎,应严密观察呼吸情况,有无咳嗽、咳痰加重等。放疗中应每周复查血常规,如血常规明显降低,要暂停放疗。

(三)对症护理

疼痛与癌细胞浸润、肿瘤压迫或转移有关。了解并倾听患者诉说对疼痛的感受、忍受程度,尽快缓解其躯体的不适。

1.疼痛评估

评估内容为胸痛的部位、性质、程度及止痛效果。常用数字 0～10 评估量表来描述疼痛程度,0 代表无疼痛,10 为剧烈疼痛;影响患者表达疼痛的因素有性别、年龄、文化背景等;疼痛对睡眠、进食、活动等日常生活的影响程度。

2.非药物止痛

包括局部按摩或冷敷、针灸、放松、气功、看电视、听音乐、阅读报纸,指导放松、深呼吸的技巧等。分散患者的注意力,增进患者身体与心理的舒适,减轻疼痛的感受强度。

(四)用药护理

1.用药知识

遵医嘱按 WHO 制订的三阶梯止痛方案给药。第一阶段:轻微疼痛,给非麻醉性止痛药物,如吲哚美辛(消炎痛)、阿司匹林等。第二阶段:中度疼痛,进展到轻微的麻醉性止痛药或增加止痛药物的剂量,24 小时按时给药,如布桂嗪、可待因等。第三阶段:疼痛无法控制时,使用强烈的麻醉止痛药,每 4 小时一次,当疼痛被控制 48 小时后,可改成长效制剂,如吗啡、哌替啶等。用药期间应取得患者配合,以确定有效止痛作用药物最佳剂量。

2.用药观察

观察疼痛缓解的情况,如呼吸速率、意识状况、食欲是否增加、睡眠质量是否提高、情绪是否稳定。观察用药后的不良反应,如阿片类止痛药物应用后可出现便秘,应嘱患者多饮水、多食富含维生素的水果与蔬菜及富含纤维素的食物,必要时给予缓泻药。吗啡类止痛药会作用于脑干呼吸中枢,随剂量增加会出现呼吸抑制、嗜睡、恶心等,应及时调整用药剂量。非肠道给药者,应在用药后15~30分钟评估效果,口服给药1小时后开始评估,及时调整止痛方案。

(五)心理护理

对大多数已知诊断结论的患者,可适当地向患者介绍病情、治疗计划及可能取得的效果,调动其积极性。进行特殊检查和治疗时要对患者讲明目的和不良反应,以取得患者的积极配合。重视患者家属的心理反应,使家属对患者的病情变化保持镇静,以免恶性情绪扩散,加重病情。帮助患者增加社会支持,以减轻心理压力。晚期患者机体功能衰退,呈恶病质状态,身心极为痛苦,亦感到生命快要终结。此时更需要医务人员和亲人的体贴和关心,需采取各种支持措施,解除患者身心痛苦,做好死亡教育和临终关怀。

(六)健康教育

大力宣传吸烟对人体健康的危害,提倡戒烟。力争改善劳动和生活条件,对职业性致癌物接触者和高发地区人群,定期进行重点普查。开展预防肺癌的宣传教育,对高危人群做到早发现、早治疗。肿瘤缓解期,教育患者家属帮助患者切实安排好每天的休息、饮食和活动。指导患者在门诊随访,掌握下次放疗、化疗的时间,及时复诊。

(周春霞)

第二章　循环系统疾病

第一节　稳定型心绞痛

稳定型心绞痛是在冠状动脉严重狭窄的基础上,由于心肌负荷的增加引起心肌急剧的、暂时的缺血与缺氧的临床综合征,但无心肌坏死。本病患者男性多于女性,劳累、饱食、受寒、情绪激动、急性循环衰竭等为常见诱因。

一、病因及发病机制

最常见的病因为冠状动脉粥样硬化。其他病因最常见为重度主动脉瓣狭窄或关闭不全,肥厚型心肌病、先天性冠状动脉畸形等也可是本病病因。

心肌能量的产生依赖大量的氧气供应。心肌对氧的依赖性最强,耗氧量为 $9mL/(min·100g)$,高居人体其他器官之首。生理条件下,心肌细胞从冠状动脉血中摄取氧的能力最强,可摄取血氧含量的 $65\%\sim75\%$,接近于最大摄取量,因此,当心肌需氧量增加时,心肌细胞很难再从血液中摄取更多的氧,只能依靠增加冠状动脉血流储备来满足心肌需氧量的增加。正常情况下,冠状循环储备能力很强,如剧烈体力活动时,冠状动脉扩张可通过使其血流量增加到静息时的 $6\sim7$ 倍,即使在缺氧状态下,也能使血流量增加 $4\sim5$ 倍。然而在病理条件下(如冠状动脉狭窄),冠状循环储备能力下降,冠状动脉供血与心肌需血之间就会发生矛盾,即冠状动脉血流量不能满足心肌的代谢需要,此时就会引起心肌缺血缺氧,诱发心绞痛。

动脉粥样硬化斑块导致冠状动脉狭窄,冠状动脉扩张性减弱,血流量减少。当冠状动脉管腔狭窄 $<50\%$ 时,心肌血供基本不受影响,即血液供应尚能满足心肌平时的需要,则无心肌缺血症状,各种心脏负荷试验也无阳性表现。然而当至少一支主要冠状动脉管腔狭窄在 $70\%\sim75\%$ 时,静息时尚可代偿,但当心脏负荷突然增加(如劳累、激动、左心衰竭等)时,则心肌氧耗量增加,而病变的冠状动脉不能充分扩张以供应足够的血液和氧气,即可引起心绞痛发作。此种心肌缺血为“需氧增加性心肌缺血”,而且粥样硬化斑块稳定,冠状动脉对心肌的供血量相对比较恒定。这是大多数稳定型心绞痛的发病机制。

疼痛产生的原因:产生疼痛的直接原因可能是在缺血缺氧的情况下,心肌内积聚过多的代谢产物如乳酸、丙酮酸、磷酸等酸性物质或类激肽多肽类物质,刺激心脏内自主神经的传入纤维末梢,经胸第 $1\sim5$ 交感神经节和相应的脊髓段,传至大脑,即可产生疼痛感觉。这种痛觉可反映在与自主神经进入水平相同脊髓段的脊神经所分布的区域——胸骨后和两臂的前内侧与小指,尤其是在左侧,而多不在心脏部位。有学者认为,在缺血区内富有神经分布的冠状血管的异常牵拉或收缩,也可直接产生疼痛冲动。

二、临床表现

(一)病史

有冠心病的易患因素,如高血压、高胆固醇血症、胰岛素抵抗、糖尿病、吸烟、肥胖及早发冠心病家族史等。

(二)诱因

发作常由体力劳动或情绪激动所激发,饱食、寒冷、吸烟、心动过速、休克等也可诱发。

(三)症状

心绞痛以发作性胸痛为主要临床表现。

1.部位

主要在胸骨体上中段,可波及心前区,疼痛范围如手掌大小,界限不清,常放射至左肩、左上肢前内侧及左环指和小指或至颈、咽或下颌部。

2.性质

胸痛常呈压榨、压迫感或紧缩感,严重时伴濒死的恐惧感,迫使患者不自觉地停止原来的活动,直至症状缓解。

3.持续时间

疼痛出现后常逐渐加重,一般持续 1～5 分钟渐消失,可数天或数周发作 1 次,也可 1 天内多次发作。

4.缓解方式

经休息后可减轻,舌下含服硝酸甘油可在 30 秒至数分钟内缓解。

5.体征

心绞痛发作时可见血压增高,心率加快,焦虑不安,皮肤冷或大汗,有时出现第 4 心音或第 3 心音奔马律。可有暂时性心尖部收缩期杂音,是乳头肌缺血以至功能失调引起二尖瓣关闭不全引起。

三、辅助检查

(一)心电图

心电图是诊断心肌缺血、心绞痛最常用的检查方法。

1.静息心电图检查

稳定型心绞痛患者静息心电图一般都是正常的,不能除外严重冠心病。常见异常改变有 ST-T 改变,包括 ST 段压低、T 波低平或倒置,ST 段改变更具特异性。

2.心绞痛发作时心电图检查

发作时出现明显的、有相当特征的心电图改变,主要为暂时性心肌缺血所引起的 ST 段移位。

3.心电图负荷试验

通过对疑有冠心病的患者增加心脏负荷(运动或药物)而诱发心肌缺血的心电图检查。最常用的阳性标准为运动中或运动后 ST 段水平型或下斜型压低 0.1mV,持续超过 2 分钟。

4.动态心电图

连续记录 24 小时或 24 小时以上的心电图,可从中发现 ST-T 改变和各种心律失常,可将出现心电图改变的时间与患者的活动和症状相对照。

(二)超声心动图

观察心室腔的大小、心室壁的厚度以及心肌收缩状态,另外还可以观察到陈旧性心肌梗死时梗死区域的运动消失及室壁瘤形成。

(三)放射性核素检查

心肌灌注成像是通过药物静脉注射使正常心肌显影而缺血时不显影的"冷点"成像法,结合药物和运动负荷试验,可查出静息时心肌无明显缺血的患者。

(四)磁共振成像

可获得心脏解剖、心肌灌注与代谢、心室功能及冠状动脉成像的信息。

(五)心脏 X 线检查

可无异常发现或见主动脉增宽、心影增大、肺淤血等。

(六)CT 检查

可用于检测冠状动脉的钙化以及冠状动脉狭窄。

(七)左心导管检查

主要包括冠状动脉造影术和左心室造影术,是有创性造影检查。

四、治疗

原则是避免诱发因素,改善冠状动脉血供,治疗动脉粥样硬化,预防心肌梗死,改善生存质量。

(一)一般治疗

发作时立刻休息,尽量避免诱发因素;调整饮食结构,戒烟限酒;调整日常生活与工作量,减轻精神负担,保持适当运动;治疗相关疾病。

(二)药物治疗

1.抗心绞痛和抗缺血治疗

例如使用 β 受体拮抗剂、硝酸酯类、钙通道阻滞剂(CCB)、代谢类药物如曲美他嗪。

2.预防心肌梗死的药物

例如使用抗血小板治疗、调脂药物(他汀类药物)、血管紧张素转换酶抑制剂(ACEI)。

3.中医中药

例如使用丹参滴丸、保心丸等。

(三)控制危险因素

控制血压、血糖等。

（四）经皮冠状动脉介入治疗（PCI）

已成为冠心病治疗的重要手段。

（五）冠状动脉旁路手术（CABG）

对于复杂的冠心病患者,尤其是左主干病变、多支血管病变合并心功能不全和糖尿病的患者,CABG 对缓解心绞痛和改善患者的生存有较好的效果。

五、护理

（一）一般护理

(1)心绞痛发作时嘱患者立即停止活动,卧床休息,并密切观察。缓解期一般不需卧床休息。嘱患者尽量避免各种已知的可以避免的诱因。

(2)给氧。

(3)遵医嘱给予低盐、低脂、低胆固醇、高维生素的治疗饮食,注意少量多餐,并告知患者治疗饮食的目的和作用。

(4)运动指导:建议稳定型心绞痛患者每天进行有氧运动 30 分钟,每周运动不少于 5 天。

（二）病情观察

(1)观察患者疼痛的部位、性质、持续时间、生命体征,必要时给予心电监护。注意 24 小时更换电极片及粘贴位置,避免影响监测效果,减少粘胶过敏发生。按照护理级别要求按时记录各项指标参数,如有变化及时通知医生。

(2)心绞痛发作者遵医嘱给予药物治疗后,注意观察患者用药后反应。如需输液治疗,要保证输液管路通畅,按时观察输液泵工作状态,确保药液准确输注。观察穿刺部位,预防静脉炎及药物渗出。

(3)倾听患者主诉,注意观察患者胸痛改善情况。

(4)观察患者活动情况:根据患者的病情、活动能力制订合理的康复运动计划。

（三）用药护理

(1)应用硝酸甘油时,应注意用法是否正确、胸痛症状是否改善;使用静脉制剂时,应遵医嘱严格控制输液速度,观察用药后反应,同时告知患者由于药物扩张血管会导致面部潮红、头部胀痛、心悸等不适,以解除患者顾虑。

(2)应用他汀类药物时,定期监测血清氨基转移酶及肌酸激酶等生化指标。

(3)应用阿司匹林时,建议饭后服用,以减少恶心、呕吐、上腹部不适或疼痛等胃肠道症状。观察患者是否出现皮疹、皮肤黏膜出血等不良反应,如发生及时通知医生。

(4)应用 β 受体拮抗剂时,监测患者心率、心律、血压变化。嘱患者在改变体位时动作应缓慢。

(5)应用低分子肝素等抗凝药物时,注意口腔、黏膜、皮肤、消化道等部位出血情况。

（四）心理护理

心绞痛患者常反复发作胸痛,使其产生紧张不安或焦虑的情绪,而焦虑能增加交感神经兴奋性,增加心肌需氧量,加重心绞痛,所以应向患者做好解释,减轻患者的心理压力;建立良好的护患关系,给予心理支持。

(五)健康教育

1.饮食指导

向患者及其家属讲解饮食的摄入原则为低盐、低脂、少食多餐,避免暴饮暴食。合理膳食,指导选择血糖指数较低、适量优质蛋白质、高纤维食物,以达到既维持全身营养供给,又不给心脏增加负担的目的。

2.药物指导

心绞痛患者需要长期规律口服药物治疗。患者在用药过程中需掌握各种药物的名称、作用、剂量,监测可能出现的不良反应等。如服硝酸甘油片后持续症状不缓解或近期心绞痛发作频繁,应警惕近期内发生心肌梗死的可能,及时就诊治疗。

3.休息与运动指导

发病时应卧床休息,保持环境安静,防止不良刺激。病情稳定后根据年龄、体质、病情,指导患者适当运动。应多选择中小强度的有氧运动,如步行、慢跑、登楼梯、太极拳等,每次20～40分钟,要循序渐进,长期有规律锻炼。肥胖患者可根据自身情况适当增加活动次数。在运动中若出现心悸、头晕、无力、出冷汗等不适时应马上停止活动。

4.定期复查

监测血压、血脂、心电图。

5.预防并发症的指导

平时避免情绪激动、寒冷刺激、劳累、便秘、饱餐等诱因;养成良好的作息习惯,戒烟限酒;平时适当锻炼是预防疾病复发及并发症的重要方法。

(周春霞)

第二节　不稳定型心绞痛

不稳定型心绞痛是指介于稳定型心绞痛和急性心肌梗死之间的一组临床综合征,包括如下亚型:①初发劳力型心绞痛,2个月内新发生的心绞痛(从无心绞痛或有心绞痛病史但在近半年内未发作过心绞痛);②恶化劳力型心绞痛,病情突然加重,表现为胸痛发作次数增加,持续时间延长,诱发心绞痛的活动阈值明显减低,硝酸甘油缓解症状的作用减弱,病程2个月以内;③静息型心绞痛,心绞痛发生在休息或安静状态,发作持续时间相对较长,含服硝酸甘油效果欠佳,病程1个月以内;④梗死后心绞痛,指急性心肌梗死发病24小时后至1个月内发生的心绞痛;⑤变异型心绞痛,休息或一般活动时发生的心绞痛,发作时心电图显示ST段暂时性抬高。不稳定型心绞痛是由于动脉粥样硬化斑块破裂或糜烂并发血栓形成、血管收缩、微血管栓塞所导致的急性或亚急性心肌供氧的减少所致。

一、病因及发病机制

与稳定型心绞痛斑块的稳定性不同,不稳定型心绞痛(UA)冠状动脉内粥样斑块不稳定,会继发破裂出血,血小板聚集并发血栓形成和(或)刺激冠状动脉痉挛,血栓不断增大,可部分或完全阻塞管腔,因此不稳定心绞痛是严重的,具有潜在发生急性心肌梗死的非常危险的情况,需要立即紧急救治。

二、临床表现

不稳定型心绞痛包括除稳定型劳力型心绞痛以外的初发型、恶化型劳力性心绞痛和各型自发性心绞痛。不稳定型心绞痛患者中约有 20％可发生心肌坏死而无 ST 段抬高即非 ST 段抬高性心肌梗死,两者的分界只能通过血液心肌肌钙蛋白和心肌酶学分析来判断。原有稳定的阻塞性冠状动脉病变者在下列情况可诱发不稳定型心绞痛:贫血、感染、甲状腺功能亢进症或心律失常等,有学者将其称为继发性不稳定型心绞痛。诱发心绞痛的体力活动阈值突然或持久地降低;心绞痛发作频率、严重程度和持续时间增加,出现静息型心绞痛或夜间心绞痛;胸痛放射至附近或新的部位;发作时伴有新的相关特征,如出汗、恶心、呕吐、心悸或呼吸困难。原来能使稳定型心绞痛缓解的常规休息或舌下含服硝酸甘油的方法只能暂时或不完全性地缓解症状。

三、辅助检查

(一)实验室检查

1.血常规

一般无血红蛋白下降。严重贫血也会引起心绞痛症状。

2.血糖

测定空腹、餐后 2 小时血糖,部分患者可有血糖升高。

3.血脂分析

部分患者有血脂升高。

4.心肌酶谱

无异常发现。

(二)特殊检查

1.心电图

(1)静息时心电图,不稳定型心绞痛患者静息时心电图半数是正常的,最常见的心电图异常是 ST-T 改变。

(2)心绞痛发作时心电图,近 95％的患者心绞痛发作时出现明显有相当特征的心电图改变,可出现暂时性心肌缺血引起的 ST-T 改变,在平时有 T 波持续倒置的患者,发作时可变为直立(所谓的"假正常化")。

(3)动态心电图监测,从连续记录的 24 小时心电图中发现心电图 ST-T 改变和各种心律失常,出现时间与患者的活动和症状相对照。

2.超声心电图

不稳定型心绞痛患者静息超声心动图大多数无异常,与负荷心电图一样,负荷超声心动图可以帮助识别心肌缺血的范围和程度。根据各室壁的运动情况,可将负荷状态下室壁运动异常分为运动减弱、运动消失、矛盾运动及室壁瘤。

3.运动负荷试验

对于低危险的不稳定型心绞痛患者,病情稳定1周以上可考虑行运动试验检查,若诱发心肌缺血的运动量超过 Bruce Ⅲ级,可采用内科保守治疗;若低于上述的活动量即诱发心绞痛,则需做冠状动脉造影检查以决定是否行介入性治疗或外科手术治疗。对于中危险和高危险的患者在急性期的1周内应避免做负荷试验,病情稳定后可考虑行运动试验。如果已有心电图的缺血证据,病情稳定者也可直接行冠状动脉造影检查。

4.冠状动脉造影

在冠心病的诊断和治疗上,冠状动脉造影是最重要的检查手段,中危和高危的不稳定型心绞痛患者,若条件允许,应做冠状动脉造影检查,目的是明确病变情况及指导治疗。

四、治疗

治疗原则为改善冠状动脉供血,降低心肌耗氧、降脂、抗炎、抗凝、抗栓,稳定并逆转动脉粥样硬化斑块。

五、护理

(一)常规护理

(1)患者心绞痛发作时,应协助其立即卧床休息,卧床休息1~3天,给予氧气吸入,床边24小时心电监护。严密观察血压、脉搏、呼吸、心率、心律的变化。协助患者采取舒适卧位,解开衣领。给予硝酸酯类药物含服,用药3~5分钟仍不缓解时,可再服1片,观察心绞痛能否缓解。

(2)心绞痛剧烈、持续不缓解时,按医嘱应用药物,做心电图,必要时持续心电监护观察心肌缺血改变,警惕心肌梗死的发生。

(二)专科护理

1.重点护理

(1)给予心理护理,安慰患者,消除其紧张情绪。

(2)缓解期可鼓励患者适当活动,避免剧烈运动。

2.治疗过程中的应急护理措施

(1)心律失常:心律失常紧急处理应遵循以下原则。①首先识别和纠正血流动力学障碍。②纠正与处理基础疾病和诱因。③治疗与预防兼顾:心律失常易复发,在纠正后应采取预防措施,尽可能减少复发。根本措施是加强基础疾病的治疗,控制诱发因素。要结合患者的病情确定是否采用抗心律失常药物治疗。

(2)急性心肌梗死:患者首先严格卧床,保持安静,避免精神过度紧张;舌下含服硝酸甘油或硝酸甘油喷雾吸入;镇静;一般鼻导管给氧,氧流量2~4L/min;使用镇痛药物,需注意其血压下降、呼吸抑制及呕吐等不良反应;密切监护心电、血压、呼吸、心率、心律及尿量,开放静脉通路;保持大便通畅。

(3)猝死:对心源性猝死的处理是立即进行有效的心肺复苏。①识别心搏骤停:出现较早并且方便可靠的临床征象是意识突然丧失,呼吸停止,对刺激无反应。②呼救:在心肺复苏术的同时,设法(呼喊或通过他人应用现代通信设备)通知急救系统,使更多的人参与基础心肺复苏和进一步施行高级复苏术。③心前区捶击复律:一旦肯定心搏骤停而无心电监护和除颤仪时,应坚决地予以捶击患者胸骨中下 1/3 处,若 1~2 次后心跳仍未恢复,则立即行基础心肺复苏。④基础心肺复苏:畅通气道,人工呼吸,人工胸外心脏按压。

心肺复苏成功后,需继续有效地维持循环和呼吸稳定,防止心搏再次骤停,处理脑缺氧、脑水肿、肾功能不全和继发性感染等,纠正酸中毒。要积极查明心源性猝死的原因并加以处理,预防再次发生猝死。

(三)健康教育

(1)指导患者改变生活方式,合理膳食,增加膳食纤维和维生素,少食多餐,避免暴饮暴食,戒烟限酒。

(2)告知患者心绞痛发作时安静卧床休息,缓解期应以有氧运动为主,如散步、打太极、骑车、游泳等,运动前做好准备活动并备好硝酸甘油,如有不适应立即停止运动。生活作息规律,保证充足睡眠。保持大便通畅,避免过度用力加重心脏负荷。

(3)指导患者出院后遵医嘱服药,不擅自增减药量或停药,做好药物不良反应的自我监测。随身携带硝酸甘油以备急需。硝酸甘油应在棕色避光瓶内保存并放于干燥阴凉处,开封 6 个月后不再使用,及时更换,以确保疗效。告知服用他汀类药物的患者,如出现肌痛、肝区胀痛等症状时及时就医。

(4)病情监测指导:教会患者及其家属心绞痛发作时缓解胸痛的方法,胸痛发作时应立即停止活动或舌下含服硝酸甘油,如含服硝酸甘油后胸痛不能缓解或心绞痛发作比以往频繁、程度加重、疼痛时间延长,应及时就医。定期复查心电图、血压、血脂、肝功能。

(周春霞)

第三节 急性心肌梗死

急性心肌梗死(AMI)是心肌急性缺血性坏死,是在冠状动脉病变的基础上,发生冠状动脉血供急剧减少,使相应心肌发生严重而持久的急性缺血所致,原因通常是在冠状动脉粥样硬化病变的基础上继发血栓形成;非动脉粥样硬化所导致的心肌梗死可由感染性心内膜炎、血栓脱落、主动脉夹层、动脉炎等引起。

一、病因及发病机制

多发生在冠状动脉粥样硬化狭窄的基础上,由于某些诱因致使冠状动脉粥样斑块破裂,血小板在破裂的斑块表面聚集,形成血块(血栓),突然阻塞冠状动脉管腔,导致心肌缺血坏死。另外,心肌耗氧量剧烈增加或冠状动脉痉挛也可诱发急性心肌梗死,常见的诱因如过劳、激动、暴饮暴食、寒冷刺激、便秘、吸烟、大量饮酒。

二、临床表现

(一)症状

随梗死的大小、部位、发展速度和原来心功能情况等而轻重不同。

1.疼痛

疼痛是最先出现的症状,疼痛部位和性质与心绞痛相同,但常发生于安静或睡眠时,疼痛程度较重,范围较广,持续时间可长达数小时或数日,休息或含用硝酸甘油多不能缓解,患者常烦躁不安、出汗、恐惧,有濒死感。

2.全身症状

主要是发热,伴有心动过速、白细胞增高和红细胞沉降率增快等,由坏死物质吸收所引起。一般在疼痛发生后24~48小时出现,程度与梗死范围常呈正相关,体温一般在38℃上下,很少超过39℃,持续1周左右。

3.胃肠道症状

约1/3有疼痛的患者,在发病早期伴有恶心、呕吐和上腹胀痛,与迷走神经受坏死心肌刺激和心排血量降低致组织灌注不足等有关;肠胀气也不少见;重症者可发生呃逆(以下壁心肌梗死多见)。

4.心律失常

见于75%~95%的患者,多发生于起病后1~2周,尤以24小时内最多见。

5.充血性心力衰竭

急性心肌梗死患者24%~48%存在不同程度的左心衰竭,严重者发生肺水肿。严重右心室梗死可有右心衰竭的临床表现。

6.休克

急性心肌梗死中心源性休克的发生率为4.6%~16.1%,是由于心肌梗死面积广泛、心排血量急剧下降所致。

7.不典型的临床表现

急性心肌梗死可以不发生疼痛。无痛病例绝大多数有休克、重度心力衰竭或脑血管意外等并发症。急性心肌梗死可表现为猝死。极少数心肌梗死患者急性期无任何症状,因其他疾病就诊作心电图检查时发现陈旧性心肌梗死改变。这类人可能对痛的敏感性低,在急性期症状模糊而未被察觉。

(二)体征

心脏听诊可能有以下改变:①心动过速或心动过缓;②心肌梗死早期,较多的患者出现各种心律失常;③第一、第二心音常减弱,是心肌收缩力减弱或血压降低所致;④可出现第四心音奔马律,少数有第三心音奔马律;⑤10%~20%患者在起病第2~3日出现心包摩擦音;⑥心尖区出现粗糙的收缩期杂音或伴收缩中晚期喀喇音。可有心律失常、休克或心力衰竭有关的其他体征。

三、辅助检查

(一)实验室检查

1.白细胞计数

白细胞计数增高常与体温升高平行发展。出现于发病的 24～48 小时,持续数日。白细胞计数在 (10～20)×10⁹/L,中性粒细胞百分比为 75%～90%,嗜酸性粒细胞常减少或消失。

2.红细胞沉降率

红细胞沉降率增快在病后 24～48 小时出现,持续 2～3 周。常为轻中度增快。

3.心肌坏死的生化指标

(1)血清酶学改变:急性心肌梗死的血清酶学动态改变曲线为 CK、CK-MB、LDH1(LDH 同工酶)在胸痛后 4～6 小时开始升高,20～24 小时达高峰,48～72 小时恢复正常;LDH 在胸痛后 8～12 小时开始升高,2～3 日达高峰,1～2 周恢复正常。其中 CK-MB 和 LDH1 特异性高。

(2)肌钙蛋白 TnT 或 Tnl:在临床事件发生后 24 日内超过正常(<0.01ng/mL)上限,可持续 7～10 日。

4.血和尿肌红蛋白测定

尿肌红蛋白排泄和血清肌红蛋白含量测定,也有助于诊断急性心肌梗死。尿肌红蛋白在梗死后 5～40 小时开始排泄,平均持续达 83 小时。血清肌红蛋白升高的出现时间较肌钙蛋白和 CK-MB 的出现时间均略早,高峰消失较快,多数 24 小时即恢复正常。

5.其他

血清肌凝蛋白轻链或重链、血清游离脂肪酸、C 反应蛋白在急性心肌梗死后均增高。血清游离脂肪酸显著增高者易发生严重室性心律失常。此外,急性心肌梗死时,由于应激反应,血糖可升高,糖耐量可暂时降低,2～3 周后恢复正常。

(二)心电图

1.特征性改变(有 Q 波心肌梗死者)

(1)宽而深的 Q 波。

(2)ST 段呈弓背向上型抬高,与 T 波相连形成单相曲线。

(3)T 波倒置,常在梗死后期出现。无 Q 波心肌梗死为普遍性 ST 段压低≥0.1mV,但 aVR(有时还有 V1)导联 ST 段抬高或有对称性 T 波倒置。

2.动态改变(有 Q 波心肌梗死者)

(1)起病数小时内的超急性期,出现异常高大且两支不对称的 T 波。

(2)数小时后,ST 段明显弓背向上抬高与逐渐降低的直立 T 波连接,形成单相曲线;出现病理性 Q 波或 os 波,R 波减低,为急性期改变。

(3)ST 段抬高持续数日至 2 周,逐渐回到基线水平,T 波由低直、平坦、双向至倒置,为亚急性期改变。

(4)数周至数月后 T 波尖锐倒置,以后可回至正常,也可遗留程度不等的 T 波尖锐倒置,以后可回至正常,也可遗留程度不等的 T 波低平改变,为慢性或陈旧性心肌梗死。病理性 Q 波也可为此期唯一的心电图改变。

(三)放射性核素检查

^{99m}Tc MIBI 心肌灌注断层显像可为急性心肌梗死的定位与定量诊断提供证据,方法简便易行。

(四)超声心动图

根据超声心动图上所见的室壁运动异常可对心肌缺血区域做出判断。在评价有胸痛而无特征性心电图变化时,超声心动图有助于除外主动脉夹层,评估心脏整体和局部功能、乳头肌功能不全、室壁瘤和室间隔穿孔等。多巴酚丁胺负荷超声心动图检查还可用于评价心肌存活性。

四、治疗

急性心肌梗死治疗原则是尽快恢复心肌血流灌注,挽救心肌,缩小心肌缺血范围,防止梗死面积扩大,保护和维持心脏功能,及时处理各种并发症。

(一)一般治疗

1.休息

急性期卧床休息 12 小时,若无并发症,24 小时内应鼓励患者床上活动肢体,第 3 天可床边活动,第 4 天起逐步增加活动,1 周内可达到每日 3 次步行 100~150m。

2.监护

急性期进行心电图、血压、呼吸监护,密切观察生命体征变化和心功能变化。

3.吸氧

急性期持续吸氧 4~6L/min,如发生急性肺水肿,按其处理原则处理。

4.抗凝治疗

无禁忌证患者嚼服肠溶阿司匹林 150~300mg,连服 3 日,以后改为 75~150mg/d,长期服用。

(二)解除疼痛

哌替啶 50~100mg 肌内注射或吗啡 5~10mg 皮下注射,必要时 1~2 小时可重复使用 1 次,以后每 4~6 小时重复使用,用药期间要注意防止呼吸抑制。疼痛轻的患者可应用可待因或罂粟碱 30~60mg 肌内注射或口服。也可用硝酸甘油静脉滴注,但需注意心率、血压变化,防止心率增快、血压下降。

(三)心肌再灌注

心肌再灌注是一种积极治疗措施,应在发病 12 小时内,最好在 3~6 小时进行,使冠状动脉再通,心肌再灌注,使濒临坏死的心肌得以存活,坏死范围缩小,减轻梗死后心肌重塑,改善预后。

1.PCI

实施 PCI 首先要有具备实施介入治疗的条件,并建立急性心肌梗死急救的绿色通道,患者到院明确诊断之后,既要对患者给予常规治疗,又要做好术前准备的同时将患者送入心导管室。

(1)直接PCI。

适应证:ST段抬高和新出现左束支传导阻滞。ST段抬高性心肌梗死并发休克。非ST段抬高性心肌梗死,但梗死的动脉严重狭窄。有溶栓禁忌证,又适宜再灌注治疗的患者。

注意事项:发病12小时以上患者不宜实施PCI。对非梗死相关的动脉不宜实施PCI。心源性休克需先行主动脉球囊反搏术,待血压稳定后方可实施PCI。

(2)补救PCI:对于溶栓治疗后仍有胸痛,抬高的ST段降低不明显,应实施补救PCI。

(3)溶栓治疗再通后PCI:溶栓治疗再通后,在7~10天行冠状动脉造影,对残留的狭窄血管适宜行PCI的,可进行PCI。

2.溶栓疗法

对于由于各种原因没有进行介入治疗的患者,在无禁忌证情况下,可尽早行溶栓治疗。

(1)适应证:两个以上(包括两个)导联ST段抬高或急性心肌梗死伴左束支传导阻滞,发病<12小时,年龄<75岁。ST段抬高明显心肌梗死患者,>75岁。ST段抬高性心肌梗死发病已达12~24小时,但仍有胸痛、广泛ST段抬高者。

(2)禁忌证:既往病史中有出血性脑卒中;1年内有过缺血性脑卒中、脑血管病;颅内肿瘤;近1个月有过内脏出血或已知出血倾向;正在使用抗凝药;近1个月有创伤史,>10分钟的心肺复苏,近3周来有外科手术史,近2周内有在不能压迫部位的大血管穿刺术;未控制高血压>180/110mmHg;未排除主动脉夹层。

(3)常用溶栓药物:尿激酶(UK)在30分钟内静脉滴注150万~200万U;链激酶(SK)、重组链激酶(rSK)在1小时内静脉滴注150万U,应用链激酶须注意有无过敏反应,如寒战、发热等;重组组织型纤溶酶原激活剂(rt-PA)在90分钟内静脉给药100mg,先静脉注射15mg,继而在30分钟内静脉滴注50mg,随后60分钟内静脉滴注35mg。另外,在用rt-PA前后均需静脉滴注肝素,应用rt-PA前需用肝素5000U,用rt-PA后需每小时静脉滴注用肝素700~1000U,持续使用2天。之后3~5天,每12小时皮下注射肝素7500U或使用低分子肝素。

血栓溶解指标:抬高的ST段2小时内回落50%;2小时内胸痛消失;2小时内出现再灌注性心律失常;血清CK-MB酶峰值提前出现。

(四)心律失常处理

室性心律失常可引起猝死,应立即处理,首选给予利多卡因静脉注射,反复出现可使用胺碘酮治疗,发生室颤时立即实施电复律;对房室传导阻滞,可用阿托品、异丙肾上腺素等药物,严重者需安装人工心脏起搏器。

(五)控制休克

补充血容量,应用升压药物及血管扩张药,纠正酸碱平衡紊乱。如处理无效时,应选用在主动脉内球囊反搏术的支持下,积极行经皮冠状动脉成形术或支架植入术。

(六)治疗心力衰竭

主要是治疗急性左心衰竭。急性心肌梗死24小时内禁止使用洋地黄制剂。

（七）二级预防

预防动脉粥样硬化、冠心病的措施属于一级预防,对于已经有冠心病、心肌梗死患者预防再梗,防止发生心血管事件的措施属于二级预防。

二级预防措施有:①应用阿司匹林或氯吡格雷等药物,抗血小板集聚,应用硝酸酯类药物,抗心绞痛治疗;②预防心律失常,减轻心脏负荷,控制血压在140/90mmHg以下,合并糖尿病或慢性肾功能不全应控制在130/80mmHg以下;③戒烟、控制血脂;④控制饮食,治疗糖尿病,糖化血红蛋白应低于7%,体重指数应控制在标准体重之内;⑤对患者及家属要普及冠心病相关知识教育,鼓励患者有计划、适当地运动。

五、护 理

（一）身心休息

急性期绝对卧床,减少心肌耗氧,避免诱因。保持安静,减少探视避免不良刺激,保证睡眠。陪伴和安慰患者,操作熟练,有条不紊,理解并鼓励患者表达恐惧。

（二）改善活动耐力

改善活动耐力,帮助患者制订逐渐活动计划。对于有固定时间和情境出现疼痛的患者,可预防性给药。若患者在活动后出现呼吸加快或困难、脉搏过快或停止后3分钟未恢复,血压异常、胸痛、眩晕应停止活动,并以此作为限制最大活动量的指标。

（三）病情观察

监护5～7天,监测心电图、心率、心律、血压、血流动力学,有并发症应延长监护时间。如心率、心律和血压变化,出现心律失常,特别是室性心律失常和严重的房室传导阻滞、休克的发生,及时报告医师处理。观察尿量、意识改变,以帮助判断休克的情况。

（四）给氧

前3天给予高流量吸氧4～6L/min,而后可间断吸氧。如发生急性肺水肿,按其处理原则护理。

（五）止痛护理

遵医嘱给予哌替啶、吗啡、硝酸甘油等止痛药物,对于烦躁不安患者可给予地西泮肌内注射。观察疼痛性质及其伴随症状的变化,注意有无呼吸抑制、心率加快等不良反应。

（六）防止便秘护理

向患者强调预防便秘的重要性,摄入富含纤维食物,注意饮水1500mL/d,遵医嘱长期服用缓泻药,保证大便通畅。必要时应用润肠药、低压灌肠等。

（七）饮食护理

给予低热量、低脂、低胆固醇和高维生素饮食,少量多餐,避免刺激性食品。

（八）溶栓治疗护理

溶栓前要建立并保持静脉通道畅通。仔细询问病史,除外溶栓禁忌证;溶栓前需检查血常规、出凝血时间、血型和配血备用。

溶栓治疗中观察患者有无寒战、皮疹、发热等过敏反应。应用抗凝药物如阿司匹林、肝素,使用过程中应严密观察有无出血倾向。应用溶栓治疗时应严密监测出凝血时间和纤溶酶原，防止出血，注意观察有无牙龈、皮肤、穿刺点出血和大小便的颜色。如出现大出血时需立即停止溶栓、输鱼精蛋白、输血。

溶栓治疗后应定时记录心电图、检查心肌酶谱，观察胸痛有无缓解。

（九）经皮冠状动脉介入治疗后护理

防止出血与血栓形成，停用肝素4小时后，复查全血凝固时间，凝血时间在正常范围之内，拔除动脉鞘管，压迫止血，加压包扎，患者继续卧床24小时，术肢制动。同时，严密观察生命体征，有无胸痛。观察足背动脉搏动情况、鞘管留置部位有无出血、血肿。

（十）预防并发症

1.预防心律失常及护理

急性期要持续心电监护，发现频发室性期前收缩，成对的、多源性的、呈R on T现象的室性期前收缩或发现房室传导阻滞时，应及时通知医师处理，遵医嘱应用利多卡因等抗心律失常药物，同时要警惕发生室颤、猝死。

电解质紊乱、酸碱失衡也是引起心律失常的重要因素，要监测电解质和酸碱平衡状态，准备好急救药物和急救设备如除颤器、起搏器等。

2.预防休克及护理

遵医嘱给予扩容、纠酸、血管活性药物，避免脑缺血、保护肾功能，安置患者平卧位或头低足高位。

3.预防心力衰竭及护理

在起病最初几天甚至在心肌梗死演变期内，急性心肌梗死的患者可以发生心力衰竭，多表现为左心衰竭。因此要严密观察患者有无咳嗽、咳痰、呼吸困难、尿少等症状，观察肺部有无湿啰音。避免情绪烦躁、饱餐、用力排便等加重心脏负荷的因素。如发生心力衰竭，即按心力衰竭进行护理。

（十一）健康教育

1.养成良好生活习惯

调整生活方式，缓解压力，克服不良情绪，避免饱餐、寒冷刺激。洗澡时应注意：不在饱餐和饥饿时洗，水温和体温相当，时间不要过长，卫生间不上锁，必要时有人陪同。

2.积极治疗危险因素

积极治疗高血压、高脂血症、糖尿病，控制体重于正常范围，戒除烟酒。自觉落实二级预防措施。

3.按时服药

了解所服药物作用、不良反应，随身带药物和保健卡。按时服药、定期复查，终身随诊。

4.合理饮食

食用低热量、低脂、低胆固醇，总热量不宜过高的饮食，以维持正常体重为度。清淡饮食，少量多餐。避免大量刺激性食品。多食含纤维素和果胶的食物。

（周春霞）

第四节　窦性心律失常

窦性心律失常是一组以窦房结自律性异常和窦房传导障碍为病理基础的快速性和缓慢性心律失常。

一、临床表现

(一)窦性心动过速
成人窦性心律的频率超过 100 次/分称为窦性心动过速。临床上心慌、乏力、运动耐量下降是常见表现,部分患者可诱发心绞痛,引起或加重心功能不全。

(二)窦性心动过缓
成人窦性心律的频率低于 60 次/分称为窦性心动过缓。生理因素引起者多无明显症状,运动或代谢增强时窦性心律可加快至正常。各种疾病所伴随的窦性心动过缓其临床表现与原发病相关。

(三)病态窦房结综合征(SSS)
轻者表现为心慌、心悸、记忆力减退、乏力和运动耐量下降;重者引起心绞痛、少尿、黑矇、晕厥,晚期可出现心力衰竭、阿-斯综合征,甚至因心搏骤停或继发心室颤动而导致患者死亡。

二、辅助检查

(一)窦性心动过速心电图特点
窦性 P 波的频率>100 次/分,伴有房室传导或室内传导异常者,P-R 间期可延长或 QRS 波群宽大畸形。

(二)窦性心动过缓心电图特点
窦性 P 波的频率<60 次/分,伴有窦性心律不齐时,P-P 间期不规则,但各 P-P 间期之差小于 0.20 秒。

(三)病态窦房结综合征
1.心电图特点

(1)持续而显著的窦性心动过缓(50 次/分以下)。

(2)窦性停搏和窦房传导阻滞。

(3)窦房传导阻滞与房室传导阻滞并存。

(4)心动过缓—心动过速综合征(慢—快综合征)。

(5)房室交界区性逸搏心律等。

2.动态心电图(hotler)

可表现为 24 小时总心跳次数低于 8 万次(严重者低于 5 万次),反复出现大于 2 秒的长间歇。

三、治疗

（一）窦性心动过速

控制病因或消除诱因，也可选用 β 受体拮抗剂或钙离子通道阻滞剂。

（二）窦性心动过缓

除有效治疗原发病外，还可适当使用 M 受体拮抗剂、β 肾上腺能受体兴奋剂等提高心率。

（三）病态窦房结综合征

控制病因，M 受体拮抗剂或 β 肾上腺能受体兴奋剂药物治疗以及心脏起搏治疗。

四、护理

（一）一般护理

1.保证休息

嘱患者心律失常发作时卧床休息，采取舒适体位，尽量避免左侧卧位，因左侧卧位时患者常能感觉到心脏的搏动而使不适感加重，注意保证充足的休息与睡眠。

2.给氧

遵医嘱给予患者氧气吸入，将安全用氧温馨提示牌挂于患者床头，告知患者不可自行调节氧气流量。

3.预防跌倒

病态窦房结综合征的患者可出现与心动过缓有关的心、脑等脏器供血不足的症状，严重者可发生晕厥，属于跌倒高危患者。对跌倒高危患者悬挂跌倒高危标识，每周两次评估患者跌倒的危险程度，调低病床高度。定时巡视患者，将呼叫器置于患者随手可及之处，协助完成生活护理。嘱患者避免剧烈运动、情绪激动、快速变换体位等，患者外出检查时应有专人（家属、护工）陪伴。

（二）病情观察

严密监测患者的心律、心率、脉搏及血压的变化。测量心率、脉搏时应连续测定 1 分钟。对于患者心率小于 60 次/分、大于 100 次/分或出现胸闷、心悸、心慌、头晕、乏力等症状时应及时通知医生，配合处理。

（三）用药护理

严格遵医嘱按时按量给予抗心律失常药物，静脉给药时应严格控制输液速度。观察患者意识和生命体征，必要时监测心电图变化，注意用药前、用药过程中及用药后的心率、心律、P-R间期、Q-T 间期等的变化，以判断疗效和有无不良反应。窦性心律失常常用药物分类及不良反应见表 2-1。

表 2-1　窦性心律失常常用药物的分类及不良反应

分类	代表药物	不良反应
β受体拮抗剂	美托洛尔	心率减慢、血压下降、心力衰竭加重
钙离子通道阻滞剂	维拉帕米	低血压、心动过缓、诱发或加重心力衰竭

续表

分类	代表药物	不良反应
β肾上腺素能受体兴奋剂	肾上腺素	心悸、胸痛、血压升高、心律失常
M受体拮抗剂	阿托品	口干、视物模糊、排尿困难

（四）辅助检查护理

1.心电图检查

心电监护发现心律失常或患者有不适主诉时,遵医嘱进行行心电图检查。告知患者检查时的注意事项,检查过程中注意保暖及隐私保护。

2.24小时动态心电图检查

告知患者在行此项检查期间不要淋浴,向患者强调如出现不适症状需记录发生的时间、活动内容及不适症状。

（五）心理护理

指导患者避免引起或加重窦性心律失常的因素,保持良好心态。情绪激动时交感神经兴奋可使心率增快,激发各种类型的心律失常;反之,情绪重度低迷时,迷走神经兴奋可使心率减慢,出现心动过缓或停搏。

（六）健康教育

1.饮食指导

告知患者应少食多餐,避免过饱。饮食过饱会加重心脏负担,加重原有的心律失常。告知患者禁烟酒、浓茶,少食咖啡及辛辣食物。

2.活动指导

存在明显症状的患者,应卧床休息,尽量减少机体耗氧;偶发、无器质性心脏病的心律失常者,不需卧床休息,可做适当活动,注意劳逸结合;有血流动力学改变的心律失常患者应适当休息,避免劳累;严重心律失常患者应绝对卧床休息,至病情好转后再逐渐起床活动。

3.用药指导

告知患者服药方法、时间及剂量,嘱患者按时服药。告知患者用药后可能出现的不良反应,一旦发生,应及时就诊。

（周春霞）

第五节　房性心律失常

房性心律失常包括房性期前收缩（房早）、房性心动过速（房速）、心房扑动（房扑）、心房颤动（房颤）。房颤是成人最常见的持续性心律失常,在此将主要介绍。房颤是指规律有序的心房电活动丧失,代之以快速且无序的颤动波,是最严重的心房电活动紊乱。患病率随年龄的增长而增多,60岁以上的人群中,房颤的发生率占6%以上,因此,房颤是老年人最常见的心律失常之一。

一、病因及发病机制

房颤主要见于器质性心脏病患者,如风湿性心瓣膜病、冠心病、高血压性心脏病、甲状腺功能亢进等,正常人情绪激动、运动或大量饮酒后也可发生。有不到 1/3 的患者无明确心脏病依据,称为特发性(孤立性、良性)房颤。

二、临床表现

(一)房早

部分房早患者无明显症状,频发者胸闷、心悸、心慌是其常见症状。心脏听诊可闻及心律不齐,提前出现的心搏伴有第一心音增强,之后可出现代偿间歇。

(二)房性心动过速

房性心动过速简称房速,患者可有阵发性心悸、胸闷,发作呈短暂、间歇或持续性。严重者可引起心绞痛,诱发或加重心功能不全。

(三)房扑

房扑其临床表现取决于房扑持续时间和心室率快慢,以及是否存在器质性心脏病。房扑心室率不快时,患者可无症状;房扑伴极快的心室率,并存器质性心脏病时可诱发心绞痛与心力衰竭。

(四)房颤

房颤其临床表现与其发作的类型、心室率快慢、心脏结构和功能状态,以及是否形成心房附壁血栓有关。心房颤动症状的轻重受心室率快慢的影响。心室率不快时可无症状,但多数患者有心悸、胸闷,心室率超过 150 次/分时可诱发心绞痛或心力衰竭。房颤合并体循环栓塞的危险性甚大,栓子来自左心房,多在左心耳部。二尖瓣狭窄或二尖瓣脱垂合并房颤时,脑栓塞的发生率更高。心脏听诊第一心音强弱不等、心律绝对不齐、常有脉搏短绌。

三、辅助检查

(一)房早心电图特点(图 2-1)

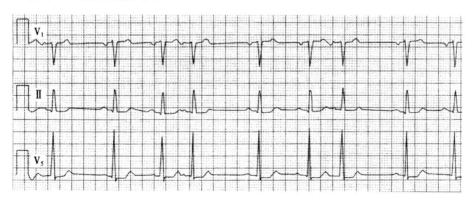

图 2-1　房早

(1)房性期前收缩的P波提前发生,与窦性P波形态不同。

(2)其后多见不完全性代偿间歇。

(3)下传的QRS波群形态通常正常,少数房早未下传则无QRS波群发生,伴差异性传导则出现宽大畸形的QRS波群。

(二)房速心电图特点(图2-2)

房速P波的形态异于窦性P波,频率多为150～200次/分,常出现二度Ⅰ型或Ⅱ型房室传导阻滞,P波之间的等电线仍存在,刺激迷走神经不能终止心动过速,仅加重房室传导阻滞,发作开始时心率逐渐加速。

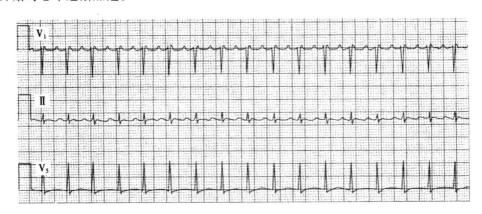

图2-2 房速

(三)房扑心电图特点(图2-3)

(1)典型房扑心电图表现为窦性P波消失,代之以振幅、间期较恒定的房扑波,频率为250～350次/分,多数患者为300次/分左右,房扑波首尾相连,呈锯齿状,房扑波之间无等电位线。

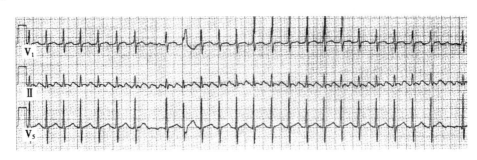

图2-3 典型房扑

(2)心室律规则或不规则,取决于房室传导是否恒定,不规则的心室律系由于传导比率发生变化所致。

(3)QRS波群形态正常,伴有室内差异传导或原有束支传导阻滞者QRS波群可增宽、形态异常。

(四)房颤心电图特点(图2-4)

(1)P波消失,代之以大小不等、形态不一、间隔不匀的f波,频率为350～600次/分。

（2）心室率通常在 100～160 次/分,心室律极不规则。

（3）QRS 波群形态一般正常,当心室率过快,伴有室内差异性传导时 QRS 波群增宽变形。

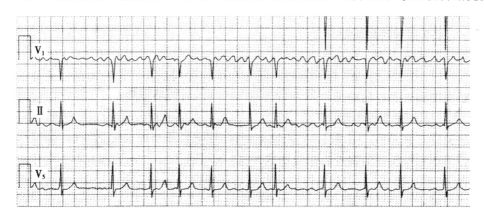

图 2-4　房颤

四、治疗

（一）房早

应重视病因治疗和消除诱因,症状明显、房性期前收缩较多或诱发房性心动过速甚至心房颤动者,可使用Ⅰ类或Ⅲ类抗心律失常药物治疗。

（二）房速

（1）房速发作期:对于心脏结构和功能正常的患者,可选择胺碘酮或普罗帕酮静脉注射,继之静脉滴注维持治疗,也可选择维拉帕米或地尔硫草静脉注射。伴有心功能不全的房速或多源性房速,应选择胺碘酮或洋地黄类药物静脉注射,以减慢心室率或转复为窦性心律。

（2）预防房速复发:在病因治疗和消除诱因的基础上,对房速发作频繁的患者,可选择Ⅰa类、Ⅰc类、Ⅲ类或Ⅳ类抗心律失常药物口服治疗。

（3）射频消融治疗。

（三）房扑

（1）控制心室率:对并发心功能不全的患者应选择洋地黄类药物来控制心室率和改善心功能。

（2）转复窦性心律:病情稳定或房扑心室率得到有效控制的患者,可选择静脉或口服Ⅲ类、Ⅰa 和Ⅰc 类药物来转复,Ⅲ类药物中胺碘酮最常用,静脉注射伊布利特转复为窦性心律成功率较高。对于房扑 1:1 传导或并存心室预激者,心室率极快,易引起急性肺水肿或心源性休克而危及患者生命,此时首选体外同步心脏电复律。

（3）射频消融治疗。

（4）预防血栓栓塞:可选择口服阿司匹林或华法林预防。

（四）房颤

在控制相关疾病和改善心功能的基础上控制心室率、转复和维持窦性心律、预防血栓栓塞是房颤的治疗原则。

五、护理

(一)一般护理

1.休息

嘱患者心律失常发作时卧床休息,采取舒适体位,尽量避免左侧卧位,因左侧卧位时患者常能感觉到心脏的搏动而使不适感加重,注意保证充足的休息与睡眠。

2.给氧

遵医嘱给予患者氧气吸入,将安全用氧温馨提示牌挂于患者床头,告知患者不可自行调节氧气流量。

(二)病情观察

每日应由两人同时分别测量心率及脉率1分钟,并随时监测患者血压及心律的变化。出现胸闷、心悸等症状时应及时通知医生,进行心电图检查,必要时连接心电监护监测患者心律及心率的变化。

(三)用药护理

1.抗凝药物

(1)应用华法林的护理:慢性房颤患者若既往有栓塞病史、瓣膜病、高血压、糖尿病等或是老年患者均应接受长期抗凝治疗。华法林存在治疗窗窄,个体反应差异大,受食物、药物影响,容易发生出血或栓塞等缺点,因此在使用华法林过程中要做到定时服用药物,定期监测凝血酶原时间国际标准化比值(INR),并根据结果来调节药物剂量;告知患者药物的不良反应及食物、药物对华法林抗凝效果的影响。患者如出现华法林的漏服,应及时通知医生,如漏服时间在4小时之内,可遵医嘱即刻补服,如漏服时间超过4小时,应复查INR,根据结果调整药物剂量。

(2)应用达比加群酯的护理:达比加群酯是新一代口服抗凝药物,可提供有效的、可预测的、稳定的抗凝效果,同时较少发生药物相互作用,无须常规进行凝血功能监测或剂量调整。如患者发生漏服,不建议剂量加倍,对于每天一次给药的患者如发现漏服距下次服药时间长于12小时,补服一次剂量。如果发现漏服时间距下次服药时间短于12小时,按下次服药时间服用;对于每天两次给药的患者发现漏服距下次服药时间长于6小时,补服一次,发现漏服距下次服药时间短于6小时,按下次服药时间服用。如患者不确定是否服药:对于每天一次给药的患者,服用当日剂量,次日按原计划服用;对于每天两次给药的患者,按下次服药时间给药。药物过量可导致患者出血风险增加,首先评估患者是否有出血,并监测凝血指标。

2.转复药物

(1)胺碘酮:为Ⅲ类抗心律失常药物,具有钠通道、钙通道、钾通道阻滞及非竞争性α受体和β受体拮抗作用。对心脏的不良反应最小,是目前常用的维持窦性心律药物。适应证:室性心律失常(血流动力学稳定的单形性室性心动过速、不伴QT间期延长的多形性室性心动过速);心房颤动/心房扑动、房性心动过速;心肺复苏。不良反应:低血压、心动过缓、静脉炎、肝功能损害等。注意事项:如患者无入量限制,配制维持液时尽量稀释,选择上肢粗大血管穿刺,用药后立即给予水胶体透明敷料保护穿刺血管预防静脉炎的发生。每小时观察患者穿刺部位有无红肿，询问患者有无穿刺部位疼痛，一旦发生静脉炎立即更换穿刺部位并给予硫酸镁湿敷帖外敷。

（2）伊布利特：为Ⅲ类抗心律失常药物，具有抑制延迟性整流钾电流，促进平台期钠及钙内流的作用。适应证：近期发作的心房颤动/心房扑动。不良反应：室性心律失常，特别是致Q-T延长的尖端扭转型室性心动过速。注意事项：用药前连接心电监护，监测患者心律。静脉注射时应稀释，推注时间＞10分钟，心房颤动终止立即遵医嘱停止用药。发生尖端扭转型室性心动过速的风险随着Q-T间期延长而逐渐增加，并且低血钾可加大这种风险，遵医嘱进行心电图检查，注意患者有无Q-T间期延长；监测电解质，注意有无低血钾表现。

3.控制心室率药物

常用药物为β受体拮抗剂，主要包括美托洛尔及艾司洛尔。①β受体拮抗剂为Ⅱ类抗心律失常药物，可降低心率、房室结传导速度和血压，有负性肌力作用。②适应证：窄QRS心动过速；控制心房颤动/心房扑动心室率；多形性室性心动过速、反复发作单形性室性心动过速。③不良反应：低血压、心动过缓、诱发或加重心力衰竭。④注意事项：严格遵医嘱用药，高浓度给药（＞10mg/mL）会造成严重的静脉反应，如血栓性静脉炎。给药前选择粗大血管穿刺，并注意观察有无静脉炎表现。用药期间注意监测患者心率及血压变化，发现异常及时通知医生并配合处理。

（四）电复律护理

最有效的终止房扑方法为同步直流电复律，房颤患者也可通过电复律恢复窦性心律。

（五）辅助检查护理

1.心电图检查

心电监护发现心律失常及患者自觉不适时，遵医嘱进行心电图检查。告知患者检查时的注意事项，检查过程中注意保暖及保护隐私。

2.24小时动态心电图检查

告知患者在行此项检查期间不要淋浴，向患者强调如出现不适需记录发生的时间、活动内容及不适症状。

（六）并发症的护理

1.出血

房颤抗凝出血风险评分（HAS-BLED）出血风险评分可评价心房颤动患者的出血风险。对于评分≥3分的出血高危患者，责任护士应加强巡视，以便及时发现出血，并加强出血高危患者的健康宣教，指导患者学会自我保护和预防出血的方法。

2.血栓栓塞

房颤合并体循环栓塞的危险性甚大，二尖瓣狭窄或二尖瓣脱垂合并房颤时，脑栓塞的发生率更高。对于非瓣膜性房颤采用房颤卒中危险（CHA2DS2-VASC）积分评估心房颤动患者卒中及血栓栓塞风险，对于积分≥2分，表明患者卒中及血栓栓塞风险较高，密切观察患者神志、肢体活动、语言功能，发现异常及时通知医生，做好脑部CT准备。指导患者按时服用抗凝药，及时复查INR。

3.心力衰竭

房扑与房颤伴极快的心室率(>150次/分)时可诱发心力衰竭。责任护士应密切观察患者有无胸闷、憋气、呼吸困难等症状,记录24小时出入量,监测患者体重,警惕心力衰竭的发生。

4.室颤

预激综合征并发快速性房性心律失常,尤其是房扑或房颤,心室率极快,可诱发心功能不全、心源性晕厥,甚至发展为室颤而危及患者的生命。责任护士应注意监测患者心率、心律、血压变化,当发现患者出现房扑与房颤时,警惕室颤的发生,立即通知医生,同时将除颤器推至患者床旁,如患者伴有晕厥或低血压时,应立即配合医生电复律。

(七)心理护理

采用综合医院焦虑抑郁量表(HADS)评估患者焦虑、抑郁状况,指导患者避免引起或加重窦性心律失常的因素,保持良好心态。情绪激动时交感神经兴奋可使心率增快,激发各种类型的心律失常;反之,情绪重度忧虑,迷走神经兴奋可使心率减慢,出现心动过缓或停搏。

(八)健康教育

(1)向患者及其家属讲解房性心律失常的常见病因、诱因及防治知识,说明遵医嘱服药的重要性,嘱患者不可自行减量、停药或擅自改用其他药物。告诉患者药物可能出现的不良反应,并嘱其有异常时及时就诊。

(2)嘱患者劳逸结合、生活规律,保证充足的休息与睡眠;保持乐观、稳定的情绪;戒烟酒,避免摄入刺激性食物如咖啡、浓茶等,避免饱餐,避免劳累、感染,防止诱发心力衰竭。

(3)嘱患者多食纤维素丰富的食物,保持大便通畅。指导患者保持稳定的膳食结构,某些富含维生素K的食物,虽能降低抗凝药效果,但只要平衡饮食,不必特意偏食或禁食此类食物。

(4)教会患者自测脉搏的方法以便自我监测病情。

(5)若需随访,告知患者随访的具体时间。

(周春霞)

第六节　房室交界性心律失常

房室交界性心律失常包括房室交界性期前收缩、房室交界性逸搏和逸搏心律、非阵发性房室交界性心动过速、房室结折返性心动过速。

一、临床表现

(一)房室交界性期前收缩

除原发病相关的表现外,一般无明显症状,偶尔有心悸。

(二)房室交界性逸搏和逸搏心律

严重缓慢性心律失常(窦性心动过缓和高度或完全性房室传导阻滞)时出现的延迟搏动或

缓慢性心律,是房室交界区次级节律点对心动过缓或停搏的代替反应,常不独立存在。患者可有心动过缓的相关症状和体征。

(三)非阵发性房室交界性心动过速

心动过速发作时心率逐渐增快,终止时心率逐渐减慢,不同于阵发性心动过速。心率70～130次/分,节律相对规则,心率快慢受自主神经张力变化的影响明显。心动过速很少引起明显的血流动力学改变,患者多无症状,少数人可有心悸表现。

(四)房室结折返性心动过速(AVNRT)

心动过速呈有规律的、突发突止的特点,持续时间长短不一。症状的严重程度取决于发作时的心室率及持续时间以及有无器质性心脏病。阵发性心悸是主要的临床表现,其他表现包括胸闷、无力、头晕、恶心、呼吸困难等。心脏听诊时第一心音强弱恒定,心律绝对规整。

二、辅助检查

(一)房室交界性期前收缩心电图特点

提前出现逆行 P 波并可引起 QRS 波群,逆行 P 波可位于 QRS 波群之前(P-R 间期<0.12秒)、之中或之后(R-P 间期<0.20 秒)。QRS 波群形态正常,当发生室内差异性传导时,QRS 波群形态可有变化。

(二)房室交界性逸搏心电图特点

多表现为窦性停搏或阻滞的长间歇后,出现一个正常的 QRS 波群,P 波可缺如或有逆行性 P 波,位于 QRS 波群之前或之后。房室交界性逸搏心律的频率一般为 40～60 次/分,QRS 波群形态正常,其前后可有逆行的 P 波或窦性 P 波频率慢于心室率,形成房室分离。

(三)非阵发性房室交界性心动过速心电图特点

心率在 70～130 次/分,节律规整,QRS 波群形态正常,逆行 P′波可出现在 QRS 波群之前,此时 P′-R 间期<0.12 秒,但多重叠在 QRS 波群之中或出现在 QRS 波群之后,此时 P′-R 间期<0.20 秒。当心动过速频率与窦性心律接近时,由于心室的激动可受到交界区或窦房结心律的交替控制,可发生干扰性房室分离。

(四)房室结折返性心动过速心电图特点

(1)心动过速多由房性或交界性期前收缩诱发,其下传的 P-R 间期显著延长,随之引起心动过速。

(2)R-R 周期规则,心率在 150～240 次/分。

(3)QRS 波群形态和时限多正常,少数因发生功能性束支传导阻滞而使 QRS 波群宽大畸形。

(4)P′波呈逆行性(Ⅱ、Ⅲ、aVF 导联倒置),慢快型 AVNRT 其 P′波多埋藏在 QRS 波群中无法辨认,少数位于 QRS 波群终末部分,P′波与 QRS 波关系固定,R-P′间期<70 毫秒,R-P′间期<P′-R 间期;快慢型 AVNRT 其 P′波位于下一 QRS 波之前,R-P′间期>P′-R 间期;慢慢型 AVNRT 其 P′波位于 QRS 波群之后,R-P′间期<P′-R 间期,但 R-P′间期>70 毫秒。

(5)迷走神经刺激可使心动过速终止。

三、治疗

(一)急性发作期

根据患者的基础心脏情况,既往发作史,对心动过速耐受程度进行适当处理以终止发作。

1.刺激迷走神经

如患者心功能正常,可先尝试刺激迷走神经的方法。①诱导恶心、冰水敷面。②Valsalva动作(深吸气后屏气,再用力呼气的动作)。③按摩一侧颈动脉窦或压迫一侧眼球(青光眼或高度近视者禁用)5~10秒。可终止心动过速的发作,但停止刺激后有时又恢复原来的心率。

2.药物治疗

(1)腺苷及钙通道阻滞剂:首选腺苷6~12mg快速静脉推注,起效迅速。无效者可改用维拉帕米治疗,低血压或心力衰竭者不应选用钙拮抗剂。

(2)洋地黄与β受体阻滞剂:房室结折返性心动过速伴心功能不全时首选洋地黄,其他患者已少用此药。β受体阻滞剂也能终止发作,但应注意禁忌证,如避免用于失代偿的心力衰竭、支气管哮喘患者。

(3)其他:可选用普罗帕酮1~2mg/kg静脉注射。

3.非药物治疗

食管心房调搏术也可有效终止发作。直流电复律可用于患者发作时伴有严重心绞痛、低血压、充血性心力衰竭表现。

(二)预防复发

(1)射频消融术可有效根治心动过速,应优先考虑使用。

(2)药物可选用洋地黄、钙通道阻滞剂及β受体阻滞剂。

四、护理

(一)一般护理

患者心率增快时,嘱其立即卧床休息,减少活动,降低心肌耗氧量。连接心电监护,行心电图检查,开放静脉通路,并遵医嘱给氧、应用抗心律失常药物,准备好除颤器、急救车等抢救用物。

(二)病情观察

观察患者有无胸闷、头晕、心悸等症状。对房室结折返性心动过速的患者行心电监护,密切观察患者的神志、面色、心率、心律、血氧饱和度、血压变化。心率及心律变化时,遵医嘱进行心电图检查。如患者出现面色苍白、皮肤湿冷、晕厥、血压下降,应立即报告医生并做好抢救准备。

(三)刺激迷走神经的护理

对心功能和血压正常的房室结折返性心动过速患者,协助医生指导患者尝试应用刺激迷走神经的方法来终止心动过速的发作。目前临床多采用两种方法,一种是嘱患者深吸气后屏气同时用力呼气(Valsalva动作),另一种是用压舌板等刺激患者咽喉部使其产生恶心感,压迫眼球法及按摩颈动脉窦法现已少用。刺激迷走神经过程中,连接心电监护,监测患者心律及心率变化。

(四)用药护理

血流动力学稳定的房室结折返性心动过速患者可选用静脉抗心律失常药。严格遵医嘱用药,注意观察患者的意识及用药过程中和用药后的心率、心律、P-R间期、Q-T间期、血压等的变化,以观察疗效和有无不良反应。临床常用维拉帕米及盐酸普罗帕酮终止心动过速,腺苷也可用于终止室上性心动过速。终止心动过速的治疗,有可能会出现窦性停搏、房室传导阻滞、窦性心动过缓等严重心律失常现象,责任护士给药前连接好心电监护,给药的同时观察患者心率、心律、血压变化,并备好抢救药物及器械。恢复窦性心律后,立即遵医嘱改用其他药物,并复查心电图。

1.盐酸普罗帕酮

为钠通道阻滞剂,属于Ⅰc类抗心律失常药物。①适应证:室上性心动过速。②不良反应:室内传导障碍加重,QRS波增宽;诱发或使原有心力衰竭加重;口干,舌唇麻木;头痛、头晕、恶心等。③注意事项:盐酸普罗帕酮70mg稀释后缓慢静脉推注,若无效,10~15分钟后重复。在静脉注射过程中,注意监测患者血压、心率及心律变化,一旦转为窦性心律,立即停止注射。

2.维拉帕米

为非二氢吡啶类钙拮抗剂,属于Ⅳ类抗心律失常药物。①适应证:控制房颤/房扑心室率;室上性心动过速;特发性室性心动过速。②不良反应:低血压、心动过缓、诱发或加重心力衰竭。③注意事项:维拉帕米2.5~5.0mg稀释后缓慢静脉注射(注射时间不少于2分钟),密切监测患者血压、心率及心律变化,心动过速停止后即刻停止注射。

3.腺苷

可短暂抑制窦房结频率、抑制房室结传导。①适应证:室上性心动过速;稳定的单形性宽ORS波心动过速的鉴别诊断及治疗。②不良反应:颜面潮红、头痛、恶心、呕吐、咳嗽、胸闷等,但均在数分钟内消失,不影响反复用药;窦性停搏、房室传导阻滞等;支气管痉挛。③注意事项:给药前备好除颤器及急救药物;告知患者腺苷起效快,半衰期短(小于6秒),用药过程中出现的药物不良反应很快会消失;腺苷稀释后应快速静脉注射,如无效,遵医嘱间隔2分钟可再次注射;用药过程中观察患者心率及心律变化,尤其注意患者有无窦性停搏的发生。

(五)电转复护理

患者一旦出现明显低血压和严重心功能不全,应立即给予同步电转复。

(六)射频消融术护理

射频消融术为根治心动过速安全、有效的方法。

(七)经食管心房调搏术的护理

食管心房调搏可用于所有房室结折返性心动过速患者,特别适用于因各种原因无法用药物转复者,如有心动过缓病史的患者。

1.术前护理

告知患者术前保持情绪稳定,避免紧张、焦虑等不良情绪引起交感神经系统兴奋,使心脏窦房结及异位节律点自律性增高。告知患者经食管心房调搏术的过程、术中可能出现的不适及配合方法,取得患者理解与配合。

2.术中护理

如患者在床旁行经食管心房调搏术,术前备好急救药物及仪器,开放静脉通路。协助患者平卧,连接心电监护。备好消毒液状石蜡,便于医生润滑电极导管。当导管尖端抵达会厌时,嘱其做吞咽动作。如患者发生恶心、呛咳,协助其头偏向一侧,以防窒息。起搏刺激时因患者的敏感度不同,部分患者有胸骨下端烧灼不适感及胸闷、气促等。告知患者一旦发生,应及时通知医护人员,嘱患者平静呼吸,予以安慰分散其注意力。密切观察患者神志、心率、心律、血压变化,发现异常及时通知医生并配合处理。

3.术后护理

协助患者取舒适卧位,继续心电监护24小时。

(八)并发症护理

房室结折返性心动过速发作时,因心率增快,可致心排血量减少,极易出现低血压。责任护士应密切监测患者血压变化,预防跌倒、坠床的发生。患者一旦发生低血压,应协助患者卧床休息,立即通知医生,遵医嘱给药。在使用血管活性药物升压时,注意观察患者有无药物渗出及静脉炎的发生,并注意监测血压变化,遵医嘱及时调整药物剂量并记录。

(九)心理护理

耐心向患者或其家属讲解病情,讲解发生心律失常的诱因、常见病因及预防知识,使患者对疾病有正确认识,并给予患者安慰和鼓励,使患者精神上得到支持,树立战胜疾病的信心,以积极的态度去面对疾病。

(十)健康宣教

嘱患者注意劳逸结合、生活规律,保证充足的休息与睡眠,保持乐观、稳定的情绪。教会患者几种兴奋迷走神经而终止心动过速的方法,如 Valsaval 动作、咽喉刺激诱发恶心、冷水浸面等。指导患者自测脉搏的方法以利于自我监测病情,心律失常突发时要保持冷静,绝对就地休息,及时拨打急救电话。

(周春霞)

第七节 室性心律失常

室性心律失常主要表现为快速性心律失常,包括室性期前收缩、室性心动过速、心室扑动和心室颤动。缓慢性室性心律失常不独立发生,如室性逸搏或室性逸搏心律,主要并存于严重窦性心动过缓或心搏骤停,以及高度或完全性房室传导阻滞。

一、临床表现

(一)室性期前收缩

频发室性期前收缩患者多有心慌、心悸、心跳停顿、咽喉牵拉感等不适。

（二）室性心动过速

室性心动过速简称室速。非持续性室速患者症状较轻,类同于室性期前收缩。持续性室速频率不快(≤160 次/分)或持续时间不长,且心功能正常者,其症状多类同于阵发性室上性心动过速。当室速频率快、持续时间长或并存心室扩大和心功能不全者,常有严重的血流动力学影响,可诱发或加重心功能不全、急性肺水肿、心源性休克。部分多形性室速、尖端扭转型室速发作后很快发展为心室颤动,可导致心源性晕厥、心搏骤停,甚至引起心源性猝死。

（三）心室扑动和心室颤动

发病突然,表现为意识丧失、抽搐、呼吸停顿,甚至死亡。触诊大动脉搏动消失,听诊心音消失,血压无法测到。

二、辅助检查

（一）心电图

1.室性期前收缩

(1)室性期前收缩的心电图典型特征为提前出现的宽大畸形的 QRS 波群,时限多超过0.12 秒,其前没有相关的 P 波,ST 段和 T 波常与 QRS 波群主波方向相反,代偿间歇完全。

(2)频发室性期前收缩的心电图特征常呈联律出现,最多见的表现为二联律,即每个窦性心搏后出现一个室性期前收缩,也可为三联律或四联律,即表现 2 个或 3 个窦性心搏后出现一个室性期前收缩(图 2-5)。室性期前收缩可单个出现,也可连续两个出现,称为成对或连发室性期前收缩。室性期前收缩的 R 波落在前一个 QRS-T 波群的 T 波上称 R on T 现象。起源于相同部位的室性期前收缩在同一导联上形态相同,称为单形性或单源性室性期前收缩,同一导联形态不同者提示室性期前收缩为多源性或称为多形性室性期前收缩。

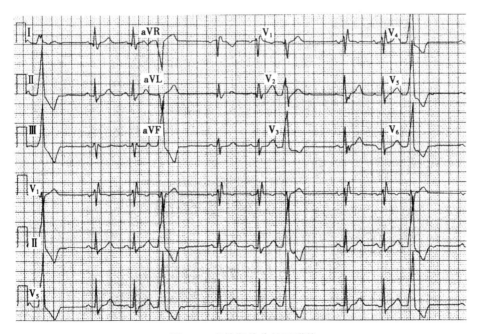

图 2-5 室性期前收缩三联律

2.室性心动过速

室速频率多为100～250次/分,节律规则或轻度不齐。QRS波群宽大畸形,时限≥0.12秒,ST段和T波常融为一体,T波多与QRS波群主波相反(图2-6)。

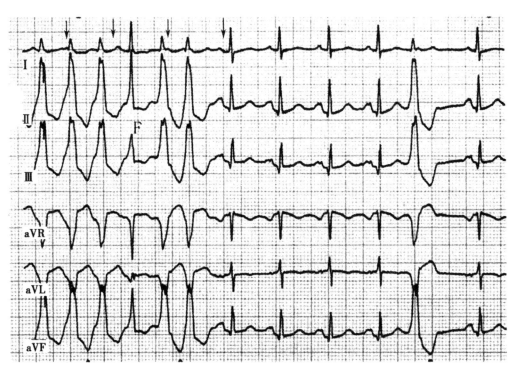

图 2-6   室性心动过速

3.心室扑动

呈正弦波图形,波幅大而规则,频率为150～300次/分(图2-7)。

4.心室颤动

波形、振幅及频率均极不规则,无法辨认QRS波群、ST段与T波(图2-7)。

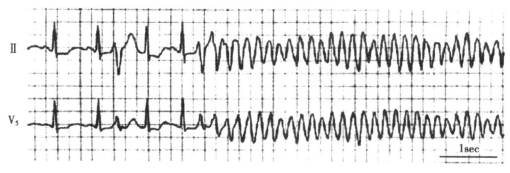

图 2-7   室性期前收缩触发心室扑动和心室颤动

(二)动态心电图

动态心电图可客观评价室性期前收缩的数量、表现形式,是否触发心动过速,以及与患者临床症状的关系。

三、治疗

（一）室性期前收缩的治疗

应在控制病因和消除诱因基础上进行。无器质性心脏病患者频繁室性期前收缩伴有明显症状者,可考虑给予抗心律失常药物治疗;对于有器质性心脏病的患者,可长期使用β受体拮抗剂、ACEI 或 ARB 类药物改善心功能而减少或抑制室性期前收缩的发生;急性心肌缺血或梗死者,易发生恶性室性期前收缩,应尽早实施再灌注治疗,给予胺碘酮治疗,同时应注意补钾、补镁和尽早使用β受体拮抗剂。

（二）室性心动过速的治疗

终止室速并转复窦性心律、预防室速复发和防治心脏性猝死是室速治疗的重要原则。

（三）心室扑动和心室颤动的治疗

院外发生时,目击者应立即实施徒手心肺复苏;住院发生时,应立即行非同步电除颤和心肺复苏。心肺复苏成功的患者,应积极治疗原发病和改善心功能,并考虑植入埋藏式心脏复律除颤器(ICD)以预防心脏性猝死的发生。

四、护理

（一）一般护理

1.休息

室性心动过速的患者应卧床休息,以减少心肌耗氧量,加强卧床期间的生活护理,减轻患者卧床的不适感。

2.给氧

遵医嘱给予吸氧,告知患者吸氧的必要性,取得配合。

3.开放静脉通路

对室性心律失常的患者,应开放静脉通路,备好急救车、除颤器等抢救仪器及物品。

4.饮食护理

按照患者有无基础疾病和诱因制订饮食计划,如患者有心肌梗死应给予低盐、低脂饮食;心力衰竭患者应注意钠和水的摄入;电解质紊乱的患者应定期复查电解质情况,并适时调整饮食。

（二）病情观察

给予心电监护并密切监测患者心律、心率、血压、血氧饱和度的变化。发现频发、多源性、多形性或呈 R on T 现象的室性期前收缩、室性心动过速时应立即通知医生。遵医嘱每日或病情变化时描记心电图。遵医嘱定期监测患者电解质和酸碱平衡情况,配合治疗,纠正诱因。

（三）药物护理

对于血流动力学稳定的室性心动过速,首先考虑应用抗心律失常药物控制心室率和终止心动过速,如胺碘酮、利多卡因、维拉帕米、盐酸普罗帕酮等。尖端扭转型室型心动过速患者在病因治疗的同时可静脉注射硫酸镁、β受体拮抗剂等。

1.胺碘酮

为Ⅲ类抗心律失常药物,具有钠通道、钙通道、钾通道阻滞及非竞争性 α 和 β 受体拮抗作用。①适应证:室性心律失常(血流动力学稳定的单形性室性心动过速,不伴 Q-T 间期延长的多形性室性心动过速);心房颤动/心房扑动、房性心动过速。②不良反应:低血压、心动过缓、静脉炎、肝功能损害等。③注意事项:如患者无入量限制,配制维持液时应尽量稀释,可选择上肢粗大血管穿刺,用药后立即给予水胶体透明敷料保护穿刺血管,以预防静脉炎的发生。每小时观察患者穿刺部位有无红肿,询问患者有无穿刺部位疼痛,一旦发生静脉炎立即更换输液部位,应用硫酸镁湿敷帖外敷。

2.利多卡因

为Ⅰ类抗心律失常药物,具有钠通道阻断作用。①适应证:血流动力学稳定的室性心动过速(不做首选)、心室颤动、无脉室性心动过速(不做首选)。②不良反应:言语不清、意识改变、肌肉抽动、眩晕、心动过缓、低血压、舌麻木等。③注意事项:遵医嘱用药,静脉注射时 2~3 分钟推注,用输液泵控制输液速度,用药期间观察患者心率、心律、血压变化,尤其注意观察有无用药不良反应发生。

3.硫酸镁

细胞内钾转运的辅助因子。①适应证:伴有 Q-T 间期延长的多形性室性心动过速。②不良反应:低血压、中枢神经系统毒性、呼吸抑制等。③注意事项:稀释后用药,用药时需监测血镁水平。

4.β受体阻滞剂

为Ⅱ类抗心律失常药物,可降低心率、房室结传导速度和血压,有负性肌力作用。①适应证:窄 QRS 心动过速;控制心房颤动、心房扑动心室率;多形性室性心动过速、反复发作单形性室性心动过速。②不良反应:低血压、心动过缓、诱发或加重心力衰竭。③注意事项:严格遵医嘱用药,高浓度给药(>10mg/mL)会造成严重的静脉反应,如血栓性静脉炎,给药前应选择粗大血管穿刺,并随时注意观察有无静脉炎表现。用药期间注意监测患者心率及血压变化,发现异常及时通知医生并配合处理。

5.肾上腺素

具有 α、β 受体兴奋作用。①适应证:心肺复苏;用于阿托品无效或不适用的症状性心动过缓患者,也可用于起搏治疗前的过渡。②不良反应:心悸、胸痛、血压升高、心律失常。③注意事项:用于心肺复苏时应快速静脉注射,用药过程中密切观察患者心率、血压变化,注意有无心律失常发生。如药物渗出可引起局部组织缺血坏死,给药前确保静脉通路通畅。

(四)心室扑动、心室颤动及无脉性室性心动过速的护理

如发现患者意识突然丧失,呼叫无反应时,应立即呼叫医生同时给予心肺复苏,准备除颤器,判断发生心室扑动、心室颤动、无脉性室性心动过速立即协助电除颤和抢救。

(五)并发症护理:心脏性猝死

严重心律失常患者,应持续心电监护,严密监测心率、心律、生命体征、血氧饱和度变化,每日或病情变化时及时描记心电图。发现恶性心律失常先兆表现时立即报告医生,同时开放静脉通路,备好急救物品及药品。一旦发生心脏性猝死,立即配合抢救。

（六）心理护理

耐心向患者或其家属讲解病情,讲解发生心律失常的诱因、常见病因及预防知识,使患者对疾病有正确认识,并给予患者安慰和鼓励,使患者精神上得到支持,树立战胜疾病的信心,以积极的态度去面对疾病。

（七）健康教育

嘱患者注意劳逸结合、生活规律,保证充足的休息与睡眠,保持乐观、稳定的情绪。指导患者自测脉搏的方法以利于自我监测病情,心律失常突发时要保持冷静,就地休息,及时拨打急救电话。

（周春霞）

第八节　原发性高血压

高血压是指动脉收缩压和(或)舒张压持续升高。高血压分为原发性高血压和继发性高血压两种类型。病因不明的高血压,称为原发性高血压,简称为高血压。血压升高是继发某些疾病基础之上的症状,称为继发性高血压。

原发性高血压是以血压升高为主要临床表现,伴有或不伴有多种心血管疾病危险因素的综合征。高血压是心、脑、血管疾病的主要病因和危险因素,影响心、脑、肾的结构和功能,最终导致其功能衰竭,是心血管疾病死亡的主要原因之一。

一、病因及发病机制

病因及发病机制目前尚不清楚。

（一）病因

与发病有关因素,可分为遗传因素和环境因素。

1.遗传因素

高血压具有家族聚集性,60%高血压患者均有高血压家族史,父母均有高血压,子女发病概率高达46%。不仅血压升高发生率体现遗传性,在血压高度、并发症发生及相关因素,也有遗传性。

2.环境因素

(1)饮食:摄入钠盐较多导致敏感的人血压升高,摄入盐越多,血压水平和患病率越高;钾的摄入与血压呈负相关;部分研究者认为低钙饮食与高血压发生有关;高蛋白质、饱和脂肪酸、饱和脂肪酸/多不饱和脂肪酸比值较高物质摄入也是升高血压的因素;饮酒量与血压水平,尤其与收缩压水平呈线性相关,每天饮酒量超过50g的患者,发病率明显提高。

(2)精神应激:长期精神过度紧张、焦虑或长期在噪声、视觉刺激的环境下,可引起高血压,可能与大脑皮质兴奋与抑制的平衡失调有关,以致交感神经兴奋性增强,儿茶酚胺类递质释放增加,使小动脉收缩。同时交感神经兴奋促使肾素释放增多,均促进和维持血压升高。

3.其他因素

(1)体重:超重或肥胖是血压升高的重要危险因素,血压与体重指数呈显著正相关,肥胖类型与高血压有密切关系,向心性肥胖者易发生高血压。

(2)避孕药:口服避孕药引起的高血压一般是轻度、可逆转的,停药半年后血压可恢复正常。服用避孕药妇女血压升高发生率及程度与用药时间长短有关,35岁以上妇女更易出现高血压。

(二)发病机制

1.交感神经兴奋性增强

各种病因所致高级神经中枢功能失调,反复过度紧张与精神刺激引起交感神经兴奋、儿茶酚胺分泌增加,使心排血量和外周血管阻力增加。

2.肾性水钠潴留

各种原因如交感神经兴奋性增高,使肾血管阻力增加;肾小球结构微小病变;肾排钠激素分泌减少或机体其他器官排钠激素分泌异常等,均可引起肾性水、钠潴留和血容量增加,机体为避免心排血量增高,导致外周血管阻力增高,可使血压增高。

3.肾素—血管紧张素—醛固酮系统激活

肾素—血管紧张素—醛固酮系统失调,使肾小球球旁细胞分泌肾素增加,激活血管紧张素系统,终使肾上腺髓质分泌去甲肾上腺素增多,导致以下变化。①直接收缩小动脉平滑肌,外周阻力增加。②使交感神经冲动增加。③使醛固酮分泌增加,导致水钠潴留。以上均可使血压增高。

近年来研究发现血管壁、心脏、中枢神经、肾、肾上腺等组织,也有肾素—血管紧张素—醛固酮系统各种组成成分,这些肾素—血管紧张素—醛固酮系统成分,对心脏、血管的功能和结构所起的作用,在高血压发生和维持高血压状态可能有很大影响。

4.细胞膜离子转运异常

各种原因引起细胞膜离子转运异常,可致细胞内钠、钙离子浓度升高,膜电位降低,激活细胞兴奋-收缩耦联,使血管收缩反应性增高和平滑肌细胞增生、肥大,血管阻力增大。

5.胰岛素抵抗

约有50%高血压患者存在不同程度的胰岛素抵抗,在高血压、肥胖、血甘油三酯异常、葡萄糖耐量异常同时并存的患者中,有空腹和(或)葡萄糖负荷时血浆胰岛素浓度增高的征象。

有研究认为胰岛素抵抗是2型糖尿病和高血压发生的共同病理生理基础。部分研究者认为胰岛素抵抗主要影响胰岛素对葡萄糖的利用效应,但其他生物学效应仍然保留,继发性高胰岛素血症,使肾水钠重吸收增强,交感神经系统兴奋性亢进,动脉弹性减退,以致血压升高。从一定意义上来说,胰岛素抵抗增加交感神经兴奋性,机体产热增加,对于肥胖是负反馈调节,但是以血压升高、血脂代谢障碍为代价的。

二、临床表现

(一)症状

起病缓慢,常有头晕、头痛、耳鸣、颈部紧板、眼花、乏力、失眠,有时可有心悸和心前区不适感等症状,紧张或劳累后加重。但约有 1/5 的患者可无任何症状,在查体或出现心、脑、肾等并发症就诊时发现。

合并脏器受累的高血压患者,还可出现胸闷、气短、心绞痛、多尿等症状。在高血压合并动脉粥样硬化、心功能减退的患者易发生严重眩晕,常是短暂性脑缺血发作或直立性低血压、过度降压。

(二)并发症

1.高血压危象

高血压危象在高血压早期与晚期均可发生。主要表现有头痛、烦躁、眩晕、心悸、气急、视物模糊、恶心呕吐等症状,同时可伴有动脉痉挛和累及靶器官缺血症状。

诱因常为紧张、劳累、寒冷、嗜铬细胞瘤发作、突然停用降压药等。

2.高血压脑病

重症高血压患者易发生。临床表现以脑病症状和体征为特点,严重者头痛、呕吐、意识障碍、精神错乱、抽搐,甚至昏迷。

3.脑血管病

包括短暂性脑缺血发作、脑出血、脑血栓、腔隙性脑梗死等。

(三)高血压危险因素

1.主要危险因素

(1)年龄:男>55 岁,女>65 岁。

(2)吸烟。

(3)糖尿病。

(4)高胆固醇血症:血胆固醇>5.75mmol/L。

(5)家族早发冠心病史,男<55 岁,女<65 岁。

(6)高敏 C 反应蛋白≥1mg/dL。

2.次要危险因素

(1)高密度脂蛋白胆固醇(HDL-C)<1.0mmol/L。

(2)低密度脂蛋白胆固醇(LDL-C)>3.3mmol/L。

(3)肥胖,腹围男性≥85cm,女性≥80cm 或体重指数>28kg/m^2。

(4)糖耐量异常。

(5)缺乏体力活动。

三、辅助检查

相关检查有助于发现相关的危险因素、病情程度和靶器官损害。①检查尿常规。②血生化检查,如血糖、血脂、肾功能、血尿酸、血电解质。③检查眼底。④心电图检查。⑤超声心动图检查。

四、治疗

使血压接近或达到正常范围,预防或延缓并发症的发生是原发性高血压治疗的目的。

（一）改善生活行为

改善生活行为要从多方面做起。①减轻体重,尽量将体重指数控制在＜25kg/m²。②限制钠盐摄入,每日食盐量不超过6g。③补充钙和钾,每日食用新鲜蔬菜400～500g,牛奶500mL,可以补充钾1000g和钙400mg。④减少脂肪摄入,脂肪量应控制在膳食总热量的25％以下。⑤戒烟、限制饮酒,每日饮酒量不超过50g乙醇的量。⑥进行低中度等张运动,可根据年龄和身体状况选择运动方式如慢跑、步行,每周3～5次,每次可进行20～60分钟。

（二）药物治疗

1.利尿药

利尿药有噻嗪类、袢利尿药、保钾利尿药三类,使用最多是噻嗪类,如氢氯噻嗪12.5mg,每天1～2次;氯噻酮20～40mg,每天1～2次,主要不良反应有电解质紊乱和高尿酸血症,痛风患者禁用;保钾利尿药可引起高血钾,肾功能不全者禁用,不宜与ACEI、ARB合用;袢利尿药主要用于肾功能不全者。

2.β受体阻滞剂

常用有:美托洛尔25～50mg,每天2次;阿替洛尔50～200mg,每天1～2次,注意需要从小剂量开始,逐渐增量,主要不良反应有心动过缓和支气管收缩,急性心力衰竭、病态窦房结综合征、房室传导阻滞、外周血管病、阻塞性支气管疾病患者禁用。另外,此类药物可以增加胰岛素抵抗,还可以掩盖和延长降糖治疗的低血糖症,在必须使用时需要注意。

3.钙通道阻滞药(CCB)

常用有:硝苯地平5～20mg,每天3次;维拉帕米40～120mg,每天3次,主要不良反应有颜面潮红、头痛,长期服用硝苯地平可出现胫前水肿。注意需要从小剂量开始,逐渐增量。

4.血管紧张素转换酶抑制药(ACEI)

此类药物特别适用于伴有心力衰竭、心肌梗死后、糖耐量减退、糖尿病肾病的高血压患者。常用有:卡托普利12.5～25mg,每天2～3次;依那普利10～20mg,每天2次,主要不良反应有干咳、味觉异常、皮疹等。注意需要从小剂量开始,逐渐增量。高血钾、妊娠、双侧肾动脉狭窄的患者禁用。

5.血管紧张素Ⅱ受体阻滞药(ARB)

常用有:氯沙坦50～100mg,每天1次;缬沙坦80～160mg,每天1次,可以避免ACEI类药物的不良反应。注意需要从小剂量开始,逐渐增量。

（三）并发症的治疗

及时正确处理高血压急症十分重要,在短时间内缓解病情,预防进行性或不可逆靶器官损害,降低病死率。

1.迅速降血压

在血压严密监测的情况下,静脉给予降压药,根据血压情况及时调整给药剂量。如果病情许可,及时开始口服降压药治疗。

2.控制性降压

为防止短时间内血压骤然下降,使机体重要器官的血流灌注明显减少,要采用逐渐降压,在24小时内降压20％～25％,48小时内血压不低于160/100mmHg。如果降压后患者重要器官出现缺血的表现,血压降低幅度应更小些,在随后的1~2周将血压逐渐降至正常。

3.选择合适的降压药

处理高血压急症应要求使用起效快、作用持续时间短、不良反应小的药物,临床上常用有硝普钠、硝酸甘油、尼卡地平、地尔硫䓬、拉贝洛尔等,一般情况下首选硝普钠。

(1)硝普钠:可扩张动脉和静脉,降低心脏前后负荷。可适用各种高血压急症,静脉滴注 $10\sim25\mu g/min$,但需密切观察血压的变化。不良反应比较轻,可有恶心、呕吐、肌肉颤动等,本药不宜长期、大量使用,因长期、大量使用可引起硫氰酸中毒,特别是肾功能不好者。

(2)硝酸甘油:可扩张静脉,选择性扩张冠状动脉和大动脉。主要用于急性心力衰竭或急性冠状动脉综合征时高血压急症,起效快。密切观察血压情况下,静脉滴注 $5\sim10\mu g/min$,然后每5~10分钟增加滴速至 $20\sim30\mu g/min$。不良反应有心动过速、面色潮红、头痛、呕吐等。

(3)尼卡地平:本药作用快、持续时间短。在降压的同时还可以改善脑血流量,主要用于高血压危象、急性脑血管病时高血压急症。开始静脉滴注 $0.5\mu g/(kg\cdot min)$,逐渐增加剂量至 $6\mu g/(kg\cdot min)$。不良反应有心动过速、面色潮红等。

(4)地尔硫䓬:本药具有降压、改善冠状动脉血流量和控制快速室上性心律失常的作用,主要用于高血压危象、急性冠状动脉综合征。密切观察血压情况下,$5\sim15mg/h$ 静脉滴注,根据血压变化调整滴速。不良反应有面色潮红、头痛等。

(5)拉贝洛尔:本药起效快,但持续时间长,主要用于妊娠或肾衰竭时高血压急症。开始缓慢静脉注射 $50mg$,每隔15分钟重复注射1次,使用总量不超过 $300mg$。不良反应有头晕、直立性低血压、房室传导阻滞等。

五、护理

(一)一般护理

(1)患者出现症状时应立即卧床休息,监测血压变化;遵医嘱给氧,开通静脉通路,及时准确给药。

(2)皮肤护理:出现水肿的患者,密切观察其水肿出现的部位、严重程度及消退情况。双下肢水肿患者可抬高双下肢以促进静脉回流。保持皮肤清洁、床单平整,避免皮肤破溃引发感染。

(3)合理膳食:优化膳食结构,控制能量摄入,遵医嘱给予低盐($<3g/d$)、低脂等治疗饮食。

(4)生活护理:如患者头晕严重,协助患者床上大小便。呼叫器置于患者床边可触及处,实施预防跌倒护理措施。如患者呕吐后应协助漱口,保持口腔清洁,及时清理呕吐物,更换清洁病号服及床单。对于卧床的患者,嘱其头偏向一侧,以免误吸。若恶心、呕吐症状严重,遵医嘱应用药物治疗。告知患者待血压稳定后恶心、呕吐症状会好转。

(二)病情观察

密切监测血压变化;严密观察患者神志及意识状态,有无头痛、头晕、恶心、呕吐等症状。

(三)用药护理

高血压需要长期、终身服药治疗,向患者讲解服用药物的种类、方法、剂量、服药时间、药物的不良反应等。告知患者在服用降压药物期间,定时测量血压、脉搏,做好自我监测,当血压有变化时应及时就医,降压药物不可擅自增减或停药。

1.利尿药

通过利钠排水、降低细胞外高血容量、减轻外周血管阻力,从而达到降低血压的目的。常用药物有呋塞米、螺内酯、托拉塞米、氢氯噻嗪。①适应证:主要用于轻中度高血压,尤其是老年人高血压或并发心力衰竭时、肥胖者、有肾衰竭或心力衰竭的高血压患者。②不良反应:低钾血症、胰岛素抵抗和脂代谢异常等。

2.β受体拮抗剂

通过抑制过度激活的交感神经活性、抑制心肌收缩力、减慢心率发挥降压作用。常用药物有美托洛尔、比索洛尔等。①适应证:主要用于轻中度高血压,尤其是静息心率较快的中青年患者或合并心绞痛者。②不良反应:心动过缓、心肌收缩抑制、糖脂代谢异常等。

3.CCB

通过血管扩张以达到降压目的。在具有良好降压效果的同时,能明显降低心脑血管并发症的发生率和病死率,延缓动脉硬化进程。常用药物有氨氯地平、硝苯地平控释片、硝苯地平缓释片、地尔硫草等。①适应证:老年高血压、单纯收缩期高血压、稳定型心绞痛、脑卒中患者。②不良反应:血管扩张性头痛、颜面潮红、踝部水肿等。

4.ACEI

通过抑制血管紧张素转换酶阻断肾素血管紧张素系统发挥降低血压的作用。可有效降低高血压患者心力衰竭发生率及病死率。常用药物有贝那普利、福辛普利钠等。①适应证:适用于伴有糖尿病、慢性肾衰竭、心力衰竭、心肌梗死后伴心功能不全、心房颤动的预防、肥胖以及脑卒中的患者。②不良反应:干咳、高钾血症、血管神经性水肿等。

5.ARB

通过阻断血管紧张素Ⅱ受体发挥降压作用。常用药物有氯沙坦、缬沙坦、厄贝沙坦、替米沙坦。作用机制与ACEI相似,但更加直接。患者很少有干咳、血管神经性水肿等。

(四)并发症护理

1.高血压危象护理

患者应绝对卧床休息,根据病情选择合适卧位,遵医嘱立即给予吸氧、开通静脉通路、使用降压药物。在使用药物降压过程中密切观察患者神志、心率、呼吸、血压及尿量的变化,发现异常时立即通知医生调整用药。硝普钠是治疗高血压危象的首选药物。静脉滴注硝普钠过程中注意药物配伍禁忌,注意避光,现用现配,配制后24小时内使用;滴注时使用微量泵控制滴注速度,硝普钠对血管作用较强烈,可引起血压下降过快,要密切监测患者的血压变化。

2.高血压脑病护理

严密观察患者脉搏、心率、呼吸、血压、瞳孔、神志、尿量变化,观察患者是否出现头晕、头痛、恶心、呕吐等症状。在用药过程中血压不宜降得过低、过快,对神志不清、烦躁的患者应加床挡,防止发生坠床。抽搐的患者应于上下齿之间垫牙垫,以防咬伤舌头,并注意保持患者呼吸道通畅。

3.主动脉夹层动脉瘤护理

密切观察患者血压、心率、呼吸、血氧饱和度变化,对疑似病例的患者应密切观察患者有无疼痛发作及部位、注意双侧肢体血压有无差异,发现异常及时协助患者卧床休息、给氧并遵医嘱给予处理。

(五)心理护理

高血压患者常表现为紧张、易怒、情绪不稳,这些又都是使血压升高的诱因。嘱咐患者改变自己的行为方式,培养对自然环境和社会的良好适应能力,避免情绪激动及过度紧张、焦虑,遇事要冷静、沉着,当有较大的精神压力时设法释放,向朋友、亲人倾诉或参加轻松愉快的业余活动,从而达到维持、稳定血压的目的。

(六)健康教育

1.分层目标教育

健康教育计划的总目标可分为不同层次的小目标,每个层次目标设定为患者可以接受,并通过努力能达到,前一层次目标达到后再设定下一层次目标。对不同人群、不同阶段进行健康教育也应分层、分内容进行(表 2-2、表 2-3)。

表 2-2　对不同人群进行健康教育

一般人群	高血压易患人群	高血压患者
什么是高血压	什么是高血压	什么是高血压
高血压的危害	高血压的危害	高血压的危害
高血压是"不良生活方式"疾病	高血压危险因素的内容	高血压的危险因素,什么是靶器官损害和临床并发症
哪些人容易得高血压	高血压伴心血管病危险因素的危害	高血压患者为什么要分为低危、中危、高危组进行管理
高血压是可以预防的	如何纠正不良生活方式	高血压的非药物治疗内容:限盐、限酒、控制体重、适量运动、缓解精神压力
什么是健康的生活方式	如何减少心血管病的危险因素	常用抗高血压药物的种类、用法、注意事项、不良反应、禁忌证
定期测量血压的意义	要特别关注自己的血压,每月测 1 次	积极倡导患者家庭自测血压
关注血压,定期监测	鼓励家庭自测血压	配合社区医务人员做好高血压分级管理,定期随访
		高血压患者要长期服药治疗,加强自我血压管理,以降低心脑血管病的发生危险

表 2-3　医务人员于不同阶段对高血压患者教育的重点内容

初诊时(诊断评估)	复诊时(明确诊断后)	随访时(长期观察)
高血压的危害	告知个体血压控制目标	坚持长期随访
高血压的危害因素	告知个体危险因素及控制	坚持血压达标
确诊高血压须做哪些检查	降压药可能出现的不良反应	坚持危险因素控制
家庭自测血压的方法	降压药联合应用的好处	如何进行长期血压监测

初诊时(诊断评估)	复诊时(明确诊断后)	随访时(长期观察)
危险因素控制	尽量服用长效降压药	如何观察高血压的并发症
	如何记录家庭自测血压数值	如何进行自我管理

2.健康教育方法

(1)门诊教育:门诊可采取口头讲解、发放宣传手册、宣传单,设立宣传栏等形式开展健康教育。

(2)开展社区调查:利用各种渠道宣传、普及高血压病相关健康知识,提高社区人群对高血压及其危险因素的认识,提高健康意识。

(3)社会性宣传教育:利用节假日或专题宣传日(全国高血压日等),积极参加或组织社会性宣传教育、咨询活动,免费发放防治高血压的自我检测工具(盐勺、油壶、计步器等)。

3.活动指导

嘱咐患者要劳逸结合,保证充足的睡眠。为了防止直立性低血压的发生,指导患者做到"下床三步曲":第一步将病床摇起,在床上坐半分钟;第二步将下肢垂在床旁,坐于床沿休息半分钟;第三步站立于床旁,扶稳,活动下肢半分钟,再缓慢移步。告知患者运动可降低安静时的血压,一次10分钟以上、中低强度运动的降压效果可以维持10~22小时,长期坚持规律运动,可以增强运动带来的降压效果。嘱患者应根据血压情况合理安排休息和活动,每天应进行适当的、30分钟以上中等强度的有氧活动,每周至少进行3~5次。应避免短跑、举重等短时间内剧烈使用肌肉和需要屏气的无氧运动,以免血压瞬间剧烈上升引发危险。安静时血压未能很好控制或超过180/110mmHg的患者暂时禁止中度的运动。

4.饮食指导

饮食以低盐(<3g/d)、低脂、低糖、清淡食物为原则。减少动物油和胆固醇的摄入,减少反式脂肪酸摄入,适量选用橄榄油,每日烹调油用量<25g(相当于2.5汤匙)。适量补充蛋白质,高血压患者每日蛋白质的量为每千克体重1g为宜,如高血压合并肾功能不全时,应限制蛋白质的摄入。主张每天食用400~500g(8两~1斤)新鲜蔬菜,1~2个水果,对伴有糖尿病的高血压患者,在血糖控制平稳的前提下,可选择低糖或中等含糖的水果,包括苹果、猕猴桃等。增加膳食钙摄入,补钙最有效及安全的方法是选择适宜的高钙食物,保证奶类及其制品的摄入,即250~500mL/d脱脂或低脂牛奶。多吃含钾、钙丰富,而含钠低的食品。

5.用药指导

高血压患者需长期坚持服药,不能自己随意加减药物种类及剂量,避免血压出现较大幅度的波动。

6.戒烟限酒

告诫患者应做到绝对戒烟;每日酒精摄入量男性不应超过25g,女性减半。

7.控制体重

成年人正常体重指数为18.5~23.9kg/m²,患者应适当降低体重,减少体内脂肪含量,最有效的减重措施是控制能量摄入和增加体力活动。减肥有益于高血压的治疗,可明显降低患者的心血管危险,每减少 1kg 体重,收缩压可降低 2mmHg。

8.血压监测

告知患者及其家属做好血压自我监测,让患者出院后定期测量血压,1～2 周应至少测量 1 次。条件允许,可自备血压计,做到定时、定部位、定体位、定血压计进行测量,并做好记录。

9.延续护理

告知患者定期门诊复查。血压升高或过低、血压波动大时或出现眼花、头晕、头痛、恶心呕吐、视物模糊、偏瘫、失语、意识障碍、呼吸困难、肢体乏力等异常情况随时就医。

(周春霞)

第九节　心力衰竭

一、慢性心力衰竭

慢性心力衰竭是多数心血管疾病的终末阶段,也是主要的死亡原因。心力衰竭是一种复杂的临床综合征,特定的症状是呼吸困难和乏力,特定的体征是水肿,这些情况可造成器官功能障碍,影响生活质量。主要表现为心脏收缩功能障碍的主要指标是 LVEF 下降,一般<40%;而心脏舒张功能障碍的患者 LVEF 相对正常,通常心脏无明显扩大,但有心室充盈指标受损。

我国引起慢性心力衰竭的基础心脏病的构成比与过去有所不同,过去我国以风湿性心脏病为主,近十年来其所占比例趋于下降,而冠心病、高血压的所占比例明显上升。

(一)病因及发病机制

1.病因

各种原因引起的心肌、心瓣膜、心包或冠状动脉、大血管结构损害,导致心脏容量负荷或压力负荷过重均可造成慢性心力衰竭。

冠心病、高血压、瓣膜病和扩张性心肌病是主要的病因;心肌炎、肾炎、先天性心脏病是较常见的病因;而心包疾病、贫血、甲状腺功能亢进与减退、脚气病、心房黏液瘤、动静脉瘘、心脏肿瘤和结缔组织病、高原病及少见的内分泌病等,是比较少见而易被忽视的病因。

2.诱因

(1)感染:是最主要的诱因,最常见的是呼吸道感染,其次是风湿热,在幼儿中风湿热则占首位。女性患者泌尿系统感染的诱发亦常见,感染性心内膜炎、全身感染均是诱发因素。

(2)心律失常:特别是快速心律失常如房颤等。

(3)生理、心理压力过大:如劳累过度、情绪激动、精神紧张。

(4)血容量增加:液体摄入过多过快、高钠饮食。

(5)妊娠与分娩。

(6)其他:大量失血、贫血;各种原因引起的水、电解质及酸碱平衡紊乱;某些药物应用不当等。

3.发病机制

慢性心力衰竭的发病机制是很复杂的过程,心脏功能大致经过代偿期和失代偿期。

(1)心力衰竭代偿期:心脏受损初始引起机体短期的适应性和代偿性反应,启动了 Frank-Starling 机制,增加心脏的前负荷,使回心血量增加,心室舒张末容积增加,心室扩大,心肌收缩力增强,而维持心排血量的基本正常或相对正常。

机体的适应性和代偿性的反应,激活交感神经体液系统,交感神经兴奋性增强,增强心肌收缩力并提高心率,以增加心脏排血量,但同时机体周围血管收缩,增加了心脏后负荷,心肌增厚,心率加快,心肌耗氧量加大。

心脏功能下降,心排血量降低、肾素—血管紧张素—醛固酮系统也被激活,代偿性增加血管阻力和潴留水、钠,以维持灌注压;交感神经兴奋性增加,同时激活神经内分泌细胞因子如心钠素、血管加压素、缓激肽等,参与调节血管舒缩,排钠利尿,对抗由于交感神经兴奋和肾素—血管紧张素—醛固酮系统激活造成的水钠潴留效应。在多因素作用下共同维持机体血压稳定,保证了重要脏器的灌注。

(2)心力衰竭失代偿期:长期、持续的交感神经和肾素—血管紧张素—醛固酮系统高兴奋性,多种内源性的神经激素和细胞因子的激活与失衡,又造成继发心肌损害,持续性心脏扩大、心肌肥厚,使心肌耗氧量增加,加重心肌的损伤。神经内分泌系统活性增加不断,加重血流动力学紊乱,损伤心肌细胞,导致心排血量不足,出现心力衰竭症状。

(3)心室重构:所谓的心室重构,就是在心脏扩大、心肌肥厚的过程中,心肌细胞、胞外基质、胶原纤维网等均有相应变化,左心室结构、形态、容积和功能发生一系列变化。研究表明,心力衰竭发生发展的基本机制就是心室重构。由于基础病的不同、进展情况不同和各种代偿机制的复杂作用,有些患者心脏扩大、肥厚已很明显,但临床可无心力衰竭表现。但如基础病病因不能除,随着时间的推移,心室重构的病理变化,可自身不断发展,心力衰竭必然会出现。

从代偿到失代偿,除了因为代偿能力限度、代偿机制中的负面作用外,心肌细胞的能量供应和利用障碍,导致心肌细胞坏死、纤维化也是重要因素。

心肌细胞的减少使心肌收缩力下降,又因纤维化的增加使心室的顺应性下降,心室重构更趋明显,最终导致不可逆的心肌损害,发展到心力衰竭终末阶段。

(二)临床表现

慢性心力衰竭早期可以无症状或仅出现心动过速、面色苍白、出汗、疲乏和活动耐力减低等症状。

1.左心衰竭

(1)症状。

1)呼吸困难:劳力性呼吸困难是最早出现的呼吸困难症状,因为体力活动会使回心血量增加,左心房压力升高,肺瘀血加重。开始仅剧烈活动或体力劳动后出现症状,休息后缓解,随肺瘀血加重,逐渐发展到更轻活动后,甚至休息时,也出现呼吸困难。

夜间阵发性呼吸困难是左心衰竭早期最典型的表现,又称为"心源性哮喘"。是由于平卧血液重新分布使肺血量增加,夜间迷走神经张力增加,小支气管收缩,横膈位高,肺活量减少所致。典型表现是患者熟睡1～2小时后,突然憋气而惊醒,被迫坐起,同时伴有咳嗽、咳泡沫痰和(或)哮鸣性呼吸音。多数患者端坐休息后可自行缓解,次日白天无异常感觉。严重者可持续发作,甚至发生急性肺水肿。

端坐呼吸多在病程晚期出现,是肺瘀血达到一定程度,平卧回心血量增多、膈肌上抬,呼吸更困难,必须采用高枕卧位、半卧位,甚至坐位,才可减轻呼吸困难。最严重的患者即使端坐床边,下肢下垂,上身前倾,仍不能缓解呼吸困难。

2)咳嗽、咳痰、咯血:咳嗽、咳痰早期即可出现,是肺泡和支气管黏膜瘀血所致,多发生在夜间,直立或坐位症状减轻。咳白色浆液性泡沫样痰为其特点,偶见痰中带有血丝。如发生急性肺水肿,则咳大量粉红色泡沫痰。

3)其他症状:如倦怠、乏力、心悸、头晕、失眠、嗜睡、烦躁等症状,重者可有少尿,是与心排血量低下,组织、器官灌注不足有关。

(2)体征。

1)慢性左心衰竭可有心脏扩大,心尖搏动向左下移位。心率加快、第一心音减弱、心尖区舒张期奔马律,最有诊断价值。部分患者可出现交替脉,是左心衰竭的特征性体征。

2)肺部可闻湿啰音,急性肺水肿时可出现哮鸣音。

2.右心衰竭

(1)症状:主要表现为体循环静脉瘀血。消化道症状如食欲缺乏、恶心呕吐、水肿、腹胀、肝区胀痛等为右心衰竭的最常见症状。

劳力性呼吸困难也是右心衰竭常见症状。

(2)体征。

1)水肿:早期在身体的下垂部位和组织疏松部位,出现凹陷性水肿,为对称性。重者可出现全身水肿,并伴有胸腔积液、腹水和阴囊水肿。胸腔积液是因体静脉压力增高所致,胸腔静脉有一部分回流到肺静脉,所以胸腔积液更多见于全心衰竭时,以双侧为多见。

2)颈静脉征:颈静脉怒张是右心衰竭的主要体征,其程度与静脉压升高的程度正相关;压迫患者的腹部或肝脏,回心血量增加而使颈静脉怒张更明显,称为肝颈静脉回流征阳性,肝颈静脉回流征阳性则更是具有特征性。

3)肝肿大和压痛:可出现肝肿大和压痛;持续慢性右心衰竭可发展为心源性肝硬化,晚期肝脏压痛不明显,但伴有黄疸、肝功能损害和腹水。

4)发绀:发绀是由于供血不足,组织摄取血氧相对增加,静脉血氧降低所致。表现为面部毛细血管扩张、青紫、色素沉着。

3.全心衰竭

右心衰竭继发于左心衰竭而形成全心衰竭,但当右心衰竭后,肺瘀血的临床表现减轻。扩张型心肌病等表现左、右心同时衰竭者,肺瘀血症状都不严重,左心衰竭的表现主要是心排血量减少的相关症状和体征。

(三)辅助检查

1.X 线检查

(1)心影的大小、形态可为病因诊断提供重要依据,根据心脏扩大的程度和动态改变,间接反映心功能状态。

(2)肺门血管影增强是早期肺静脉压增高的主要表现;肺动脉压力增高可见右下肺动脉增宽;肺间质水肿可使肺野模糊;Kerley B 线是在肺野外侧清晰可见的水平线状影,是肺小叶间隔内积液的表现,是慢性肺瘀血的特征性表现。

2.超声心动图

超声心动图比 X 线检查更能准确地提供各心腔大小变化及心瓣膜结构情况。左心室射血分数(LVEF)可反映心脏收缩功能,正常 LVEF>50%,LVEF≤40%为收缩期心力衰竭诊断标准。

应用多普勒超声是临床上最实用的判断心室舒张功能的方法,E 峰是心动周期的心室舒张早期心室充盈速度的最大值,A 峰是心室舒张末期心室充盈的最大值,正常人 E/A 的比值不小于 1.2,中青年应更大。

3.有创性血流动力学检查

此项检查常用于重症心力衰竭患者,可直接反映左心功能。

4.放射性核素检查

它可以帮助判断心室腔大小,反映 LVEF 值和左心室最大充盈速率。

(四)治疗

1.病因治疗

(1)基本病因治疗:对有损心肌的疾病应早期进行有效治疗如高血压、冠心病、糖尿病、代谢综合征等;心血管畸形、心瓣膜病力争在发生心脏衰竭之前进行介入或外科手术治疗;对于一些病因不明的疾病亦应早期干预如原发性扩张型心肌病,以延缓心室重构。

(2)诱因治疗:积极消除诱因,最常见的诱因是感染,特别是呼吸道感染,积极应用有针对性的抗生素控制感染。心律失常特别是房颤都是引起心脏衰竭常见诱因,对于快速房颤要积极控制心室率,及时复律。纠正贫血、控制高血压等均可防止心力衰竭发生和(或)加重。

2.一般治疗

减轻心脏负担,限制体力活动,避免劳累和精神紧张。低钠饮食,少食多餐,限制饮水量。给予持续氧气吸入,流量 2～4L/min。

3.利尿药

利尿药是治疗心力衰竭的常用药物,通过排钠排水减轻水肿、减轻心脏负荷、缓解瘀血症状。原则上应长期应用,但在水肿消失后应以最小剂量维持,如氢氯噻嗪 25mg 隔日 1 次。常用利尿药有排钾利尿药如氢氯噻嗪等;袢利尿药如呋塞米、丁脲胺等;保钾利尿药如螺内酯、氨苯蝶啶等。排钾利尿药主要不良反应是可引起低血钾,应补充氯化钾或与保钾利尿药同用。噻嗪类利尿药可抑制尿酸排泄,引起高尿酸血症,大剂量长期应用可影响胆固醇及糖的代谢,应严密监测。

4.肾素—血管紧张素—醛固酮系统抑制药

(1)血管紧张素转换酶(ACE)抑制药应用:ACE 抑制药扩张血管,改善瘀血症状,更重要的是降低心力衰竭患者代偿性神经—体液的不利影响,限制心肌、血管重构,维护心肌功能,推迟心力衰竭的进展,降低远期病死率。①用法:常用 ACE 抑制药如卡托普利 12.5～25mg,2 次/小时,培哚普利 2～4mg,1 次/小时,贝那普利对有早期肾功能损害患者较适用,使用量是5～10mg,1次/小时。临床应用一定要从小剂量开始,逐渐加量。②ACE抑制药的不良反应:有低血压、肾功能一过性恶化、高血钾、干咳等。③ACE抑制药的禁忌证:无尿性肾衰竭、肾动脉狭窄、血肌酐升高≥225μmol/L、高血压、低血压、妊娠、哺乳期妇女及对此药过敏者。

(2)血管紧张素受体阻滞药(ARBB)应用:ARBB在阻断肾素血管紧张素系统作用与ACE抑制药作用相同,但缺少对缓激肽降解抑制作用。当患者应用ACE抑制药出现干咳不能耐受,可应用ARBB类药,常用ARBB如坎地沙坦、氯沙坦、缬沙坦等。

ARBB类药的用药注意事项、不良反应除干咳以外,其他均与ACE抑制药相同。

(3)醛固酮拮抗药应用:研究证明螺内酯20mg,每小时1～2次小剂量应用,可以阻断醛固酮效应,延缓心肌、血管的重构,改善慢性心力衰竭的远期效果。

注意事项:中重度心力衰竭患者应用时,需注意血钾的检测;肾功能不全、血肌酐异常、高血钾及应用胰岛素的糖尿病患者不宜使用。

5.β受体阻滞药应用

β受体阻滞药可对抗交感神经激活,阻断交感神经激活后各种有害影响。临床应用其疗效常在用药后2～3个月才出现,但明显提高运动耐力,改善心力衰竭预后,降低病死率。

β受体阻滞药具有负性肌力作用,临床中应慎重应用,应用药物应从小剂量开始,如美托洛尔12.5mg,每小时1次;比索洛尔1.25mg,每小时1次;卡维地洛6.25mg,每小时1次,逐渐加量,适量维持。

注意事项:用药应在心力衰竭稳定、无体液潴留情况下,小剂量开始应用。

有支气管痉挛性疾病、心动过缓、二度以上包括二度的房室传导阻滞的患者禁用。

6.正性肌力药物应用

它是治疗心力衰竭的主要药物,适于治疗以收缩功能异常为特征的心力衰竭,尤其对心脏扩大引起的低心排血量心力衰竭,伴快速心律失常的患者作用最佳。

(1)洋地黄类药物:是临床最常用的强心药物,具有正性肌力和减慢心率作用,在增加心肌收缩力的同时,不增加心肌耗氧量。

1)适应证:充血性心力衰竭,尤其伴有心房颤动和心室率增快的心力衰竭是最好指征,对心房颤动、心房扑动和室上性心动过速均有效。

2)禁忌证:严重房室传导阻滞、肥厚性梗阻型心肌病、急性心肌梗死24小时内不宜使用。洋地黄中毒或过量者为绝对禁忌证。

3)用法:地高辛为口服制剂,维持量法0.25mg,每小时1次。此药口服后2～3小时血浓度达高峰,4～8小时获最大效应,半衰期为1.6天,连续口服7天后血浆浓度可达稳态。适用于中度心力衰竭的维持治疗。

毛花苷C为静脉注射制剂,注射后10分钟起效,1～2小时达高峰,每次0.2～0.4mg,稀释后静脉注射,24小时总量0.8～1.2mg。适用于急性心力衰竭或慢性心力衰竭加重时,尤其适用于心力衰竭伴快速心房颤动者。

4)毒性反应:药物的治疗剂量和中毒剂量接近,易发生中毒。易导致洋地黄中毒的情况主要有:急性心肌梗死、急性心肌炎引起的心肌损害、低血钾、严重缺氧、肾衰竭等情况。

常见不良反应有:胃肠道表现如恶心、呕吐;神经系统表现如视物模糊、黄视、绿视;心血管系统表现,多为各种心律失常,也是洋地黄中毒最重要的表现,最常见的心律失常是室性期前收缩,多呈二联律。快速房性心律失常伴有传导阻滞是洋地黄中毒特征性的表现。

(2)β受体兴奋药:临床常是短期应用治疗重症心力衰竭,常用的有多巴酚丁胺、多巴胺静脉滴注。适用于急性心肌梗死伴心力衰竭的患者;小剂量多巴胺 $2\sim5\mu g/(kg\cdot min)$ 能扩张肾动脉,增加肾血流量和排钠利尿,从而用于充血性心力衰竭的治疗。

(五)护理

1.环境与心理护理

保持环境安静、舒适,空气流通;限制探视,减少精神刺激;注意患者情绪变化,做好心理护理,要求患者家属要积极给予患者心理支持和治疗的协助,使患者心情放松,情绪稳定,减少机体耗氧量。

2.休息与活动

一般心功能Ⅰ级:不限制一般的体力活动,但避免剧烈运动和重体力劳动。心功能Ⅱ级:可适当轻体力工作和家务劳动,强调下午多休息。心功能Ⅲ级:日常生活可以自理或在他人协助下自理,严格限制一般的体力活动。心功能Ⅳ级:绝对卧床休息,生活需要他人照顾,可在床上做肢体被动运动和翻身,逐步过渡到坐床边或下床活动。当病情好转后,鼓励患者尽早做适量的活动,防止因长期卧床导致的静脉血栓、肺栓塞、便秘和压疮的发生。在活动中要监测有无呼吸困难、胸痛、心悸、疲劳等症状,如有不适应停止活动,并以此作为限制最大活动量的指征。

3.病情观察

(1)观察水肿情况:注意观察水肿的消长情况,每日测量并记录体重,准确记录液体出入量。

(2)保持呼吸道通畅:监测患者呼吸困难的程度、发绀情况、肺部啰音的变化以及血气分析和血氧饱和度等变化,根据缺氧的轻重程度调节氧流量和给氧方式。

(3)注意水、电解质变化及酸碱平衡情况:低钾血症可出现乏力、腹胀、心悸、心电图出现 u 波增高及心律失常,并可诱发洋地黄中毒。少数因肾功能减退,补钾过多而致高血钾,严重者可引起心搏骤停。低钠血症表现为乏力、食欲减退、恶心、呕吐、嗜睡等症状。如出现上述症状,要及时通报医师给予检查、纠正。

4.保持大便通畅

患者常因精神因素使规律性排便活动受抑制,排便习惯改变,加之胃肠道瘀血、进食减少、卧床过久影响肠蠕动,易致便秘。应帮助患者训练床上排便习惯,同时饮食中增加膳食纤维,如发生便秘,应用小剂量缓泻药和润肠药,病情许可时扶患者坐起使用便器,并注意观察患者的心率、反应,以防发生意外。

5.输液的护理

根据患者液体出入情况及用药要求,控制输液量和速度,以防诱发急性肺水肿。

6.饮食护理

给予高蛋白、高维生素的易消化清淡饮食,注意补充营养。少量多餐,避免过饱;限制水、钠摄入,每日食盐摄入量少于5g,服利尿药者可适当放宽。

7.用药护理

(1)使用利尿药的护理:遵医嘱正确使用利尿药,并注意有关不良反应的观察和预防。监测血钾及有无乏力、腹胀、肠鸣音减弱等低钾血症的表现,同时多补充含钾丰富的食物,必要时遵医嘱补充钾盐。口服补钾宜在饭后或将水剂与果汁同饮;静脉补钾时每500mL液体中氯化钾含量不宜超过1.5g。

应用保钾利尿药需注意有无胃肠道反应、嗜睡、乏力、皮疹、高血钾等不良反应。

利尿药的应用时间选择早晨或日间为宜,避免夜间排尿过频而影响患者的休息。

(2)使用洋地黄类制剂的护理。

1)给药要求:严格遵医嘱给药,发药前要测量患者脉搏1分钟,当脉搏<60次/分或节律不规则时,应暂停服药并通知医师。静脉给药时务必稀释后缓慢静脉注射,并同时监测心率、心律及心电图变化。

2)遵守禁忌:注意不与奎尼丁、普罗帕酮(心律平)、维拉帕米(异搏定)、钙剂、胺碘酮等药物合用,以免降低洋地黄类药物肾脏排泄率,增加药物毒性。

3)用药后观察:应严密观察患者用药后毒性反应,监测血清地高辛浓度。

4)毒性反应的处理:立即停用洋地黄类药;停用排钾利尿药;积极补充钾盐;快速纠正心律失常,血钾低者快速补钾,不低的可应用利多卡因等治疗,但一般禁用电复律,防止发生室颤;对缓慢心律失常,可使用阿托品0.5~1mg皮下或静脉注射治疗,一般不用安置临时起搏器。

(3)肾素—血管紧张素—醛固酮系统抑制药使用的护理:应用ACE抑制药时需预防直立性低血压、皮炎、蛋白尿、咳嗽、间质性肺炎等不良反应的发生。应用ACE抑制药和(或)ARBB期间要注意观察血压、血钾的变化,同时注意要小剂量开始,逐渐加量。

8.并发症的预防与护理

(1)感染:室内空气流通,每日开窗通风2次,寒冷天气注意保暖,长期卧床者鼓励翻身,协助拍背,以防发生呼吸道感染和坠积性肺炎;加强口腔护理,以防发生由于药物治疗引起菌群失调导致的口腔黏膜感染。

(2)血栓形成:长期卧床和使用利尿药引起的血流动力学改变,下肢静脉易形成血栓。应鼓励患者在床上活动下肢和做下肢肌肉收缩运动,协助患者做下肢肌肉按摩。每天用温水浸泡脚以加速血液循环,减少静脉血栓形成。当患者肢体远端出现局部肿胀时,提示有发生静脉血栓可能,应及早与医师联系。

(3)皮肤损伤:应保持床褥柔软、清洁、干燥,患者衣服柔软、宽松。对于长期卧床患者应加强皮肤护理,保持皮肤清洁、干燥,定时协助患者更换体位,按摩骨隆凸处,防止推、拉、扯强硬动作,以免皮肤完整性受损。如需使用热水袋取暖,水温不宜过高,40~50℃为宜,以免烫伤。

对于有阴囊水肿的男患者可用托带支托阴囊,保持会阴部皮肤清洁、干燥;水肿局部有液体外渗情况,要防止继发感染;注意观察皮肤有无发红、破溃等压疮发生,一旦发生压疮要积极给予减少受压、预防感染、促进愈合的护理措施。

9.健康教育

(1)治疗病因、预防诱因:指导患者积极治疗原发心血管疾病,注意避免各种诱发心力衰竭的因素,如呼吸道感染、过度劳累和情绪激动、钠盐摄入过多、输液过多过快等。育龄妇女注意避孕,要在医师的指导下妊娠和分娩。

(2)饮食要求:饮食要清淡、易消化、富营养,避免饮食过饱,少食多餐。戒烟、酒,多食蔬菜、水果,防止便秘。

(3)合理安排活动与休息:根据心功能的情况,安排适当体力活动,以利于提高心脏储备力,提高活动耐力,同时也帮助改善心理状态和生活质量。但避免重体力劳动,建议患者进行散步、练气功、打太极拳等运动,掌握活动量,以不出现心悸、气促为度,保证充分睡眠。

(4)服药要求:指导患者遵照医嘱按时服药,不要随意增减药物,帮助患者认识所服药物的注意事项,如出现不良反应及时就医。

(5)坚持诊治:慢性心力衰竭治疗过程是终身治疗,应嘱患者定期门诊复诊,防止病情发展。

(6)患者家属教育:帮助患者家属认识疾病和目前治疗方法、帮助患者的护理措施和心理支持的技巧,教育其要给予患者积极心理支持和生活帮助,使患者树立战胜疾病信心,保持情绪稳定。

二、急性心力衰竭

急性心力衰竭简称急性心衰,是指心力衰竭的症状和体征急性发作或急性加重,导致以急性肺水肿、心源性休克为主要表现的临床综合征。临床上以急性左心衰竭较为常见。急性心衰通常危及患者的生命,必须紧急实施抢救和治疗。

(一)病因及发病机制

急性心衰通常是由一定的诱因引起急性血流动力学变化。

1.心源性急性心衰

(1)急性弥散性心肌损害:急性冠状动脉综合征、急性心肌损害如急性重症心肌炎,使心肌收缩力明显降低,心排出量减少,肺静脉压增高,引起肺瘀血、急性肺水肿。

(2)急性心脏后负荷过重:如动脉压显著升高、原有瓣膜狭窄、突然过度体力活动、急性心律失常(快速型心房颤动或心房扑动、室性心动过速)并发急性心衰,由于后负荷过重导致肺静脉压显著增高,发生急性肺水肿。

(3)急性容量负荷过重:如新发心脏瓣膜反流,使容量负荷过重导致心室舒张末期容积显著增加、肺静脉压升高,引起急性肺水肿。

2.非心源性急性心衰

无心脏病患者由于高心排血量状态(甲亢危象、贫血、败血症)、快速大量输液导致容量骤增、肺动脉压显著升高(哮喘、急性肺栓塞、房颤射频消融术后等),引起急性肺水肿。

(二)临床表现

1.症状

发病急骤,患者突然出现严重的呼吸困难、端坐呼吸、烦躁不安,呼吸频率增快,达30~40次/分,咳嗽,咳白色泡沫痰,严重时可出现咳粉红色泡沫痰,并可出现恐惧和濒死感。

2.体征

患者面色苍白、发绀、大汗、皮肤湿冷、心率增快。开始肺部可无啰音,继之双肺满布湿啰音和哮鸣音,心尖部可闻及舒张期奔马律,肺动脉瓣第二心音亢进。当发生心源性休克时可出现血压下降、少尿、神志障碍等。

急性右心衰主要表现为低心排血量综合征、右心循环负荷增加、颈静脉怒张、肝颈静脉征反流阳性、低血压。

(三)辅助检查

1.心电图

主要了解有无急性心肌缺血、心肌梗死和心律失常,可提供急性心衰病因诊断依据。

2.X线胸片

急性心衰患者可显示肺瘀血征。

3.超声心动图

床旁超声心动图有助于评估急性心肌梗死的机械并发症、室壁运动失调、心脏的结构与功能、心脏收缩与舒张功能,了解心脏压塞。

4.脑钠肽检测

检查血浆 BNP 和 NT-proBNP,有助于急性心衰快速诊断与鉴别,阴性预测值可排除急性心力衰竭。诊断急性心衰的参考值:NT-proBNP＞300pg/mL,BNP＞100pg/mL。

5.有创的导管检查

安置漂浮导管进行血流动力学检测,有助于指导急性心衰的治疗。急性冠状动脉综合征的患者酌情可行冠状动脉造影及血管重建治疗。

6.血气分析

急性心衰时常有低氧血症;酸中毒与组织灌注不足可有二氧化碳潴留。

(四)治疗

1.一般治疗

协助患者取坐位,使其双腿下垂;给予鼻导管或面罩高流量(6～8L/min)吸氧;给予心电监护;快速利尿;扩张血管等。

2.镇静

必要时给予吗啡镇静。

3.药物治疗

应用利尿药、扩张血管药、正性肌力药物、支气管解痉药物等。

4.机械通气

无创或有创通气治疗。

5.主动脉内球囊反搏治疗

改善心肌灌注,降低心肌耗氧,增加心排血量。

6.病因治疗

针对引起急性心衰的各种病因治疗。

(五)护理

1.一般护理

(1)休息:协助患者取坐位,使其双腿下垂,以减少静脉回流。患者烦躁不安时要注意及时拉起床挡,防止发生跌倒、坠床。

(2)吸氧:给予高流量吸氧(6～8L/min)。观察患者的神志,防止患者将面罩或鼻导管摘除,必要时予以保护性约束。病情严重使用无创通气的患者,应指导其如何适应呼吸机,不要张嘴呼吸,并预防性使用减压敷料,以防止无创面罩对鼻面部的压伤。如果患者喉部有痰或出现恶心、呕吐时,要及时为患者摘除面罩,清理痰液及呕吐物,避免发生误吸和窒息。

(3)开通静脉通道:迅速开通两条静脉通道,遵医嘱正确给药,观察疗效和不良反应。注意观察穿刺部位皮肤情况,如出现红肿、疼痛,要重新更换穿刺部位,以防止发生静脉炎或药液渗出,必要时协助医生留置中心静脉导管。

(4)皮肤护理:患者发生急性心衰时常采取强迫端坐位,病情允许时可协助患者改变体位,防止发生骶尾部压疮。抢救时由于各种管路以及导线较多,患者改变体位后要及时观察整理,防止其对皮肤造成损害。

2.病情观察

密切观察患者心率、心律、血压、呼吸(频率、节律、深浅度)、血氧饱和度,发现异常时及时通知医生,并记录;观察患者皮肤温湿度、色泽及甲床、口唇的变化;观察患者痰液性状及颜色,使用无创呼吸机的患者鼓励患者咳痰,并及时帮助患者清理痰液;观察并控制患者输液、输血的速度(必要时使用输液泵控制输液速度),避免增加心脏负荷,加重心力衰竭的症状;密切观察并准确记录患者的出入量。

3.用药护理

(1)吗啡:可使患者镇静、减少躁动,同时扩张小血管而减轻心脏负荷。应用时注意观察患者有无呼吸抑制、心动过缓、血压下降等不良反应。

(2)利尿药:可以有效降低心脏前负荷。应用时严密观察患者尿量,准确记录出入量,根据尿量和症状的改善状况及时通知医生调整药物剂量。

(3)支气管解痉药:如氨茶碱等。使用时应注意观察患者心率、心律的变化。

(4)血管扩张药:包括硝普钠、硝酸甘油、乌拉地尔等。可扩张动静脉,使收缩压降低,减轻心脏负荷,缓解呼吸困难。用药期间严格监测患者的血压变化,根据患者的血压变化和血管活性药物使用的剂量调整测量血压的间隔时间,同时做好护理记录。

(5)正性肌力药:包括洋地黄类、多巴胺、多巴酚丁胺等。可缓解组织低灌注所致的症状,保证重要脏器的血液供应。用药期间注意观察患者心率、心律、血压的变化。

4.心理护理

发生急性心力衰竭时,患者常有恐惧或焦虑的情绪,可导致交感神经系统兴奋性增高,使呼吸困难加重。医护人员在抢救时必须保持镇静,在做各种操作前用简单精练的语言向患者解释其必要性和配合要点,使其能够更好地接受和配合。操作要熟练、合理分工,使患者产生信任与安全感。避免在患者面前讨论病情,以减少误解。同时,医护人员与患者及家属要保持良好的沟通,提供情感和心理支持。

5.健康教育

(1)向患者讲解心力衰竭的基本症状和体征,使患者了解可反映心衰加重的一些临床表现,如疲乏加重、运动耐力降低、静息心率增加15～20次/分、活动后喘憋加重、水肿(尤其是下肢)重新出现或加重、体重增加等。

（2）嘱咐患者注意下列情况：①避免过度劳累和体力活动，避免情绪激动和精神紧张等；②避免呼吸道感染及其他各种感染；③勿擅自停药、减量，勿擅自加用其他药物，如非甾体类抗炎药、激素、抗心律失常药物等；④低盐饮食；⑤避免液体摄入过多。

（3）嘱咐患者出现下列情况时应及时就诊：心衰症状加重、持续性血压降低或增高（＞130/80mmHg）、心率加快或过缓（≤55次/分）、心脏节律显著改变（从规律转为不规律或从不规律转为规律、出现频繁期前收缩且有症状）等。

（周春霞）

第十节 心肌病

一、扩张型心肌病

扩张型心肌病（DCM）是一种以左心室或双侧心室扩张及收缩功能障碍为特征，可通过超声心电图明确诊断，临床表现为进行性心力衰竭、左心室收缩功能下降、室性及室上性心律失常、传导系统异常、血栓栓塞及猝死，并可发生在病程中任何阶段的疾病，是心力衰竭的第三大病因及心脏移植最常见原因。

（一）病因及发病机制

大量研究证明，DCM 的发病与肠道病毒、肝炎病毒、疱疹病毒和艾滋病病毒等病毒感染有关。部分 DCM 患者血清中可检测出较高滴度的 IgM 类抗柯萨奇 B 病毒独特型抗体。近年来，也有国内外许多学者先后提出，在 DCM 患者的血清中存在抗心肌 β_1 肾上腺素受体和 M_2 胆碱受体的自身抗体，并认为它们与 DCM 发病有关，进一步证明 DCM 的发病与病毒感染或自身免疫有关。

遗传因素及基因突变与 DCM 的研究目前也逐渐成为研究热点，不断有关于家族性扩张型心肌病（FDCM）的报道。到目前为止，相关报道可见在扩张型心肌病的家系中采用候选基因筛查和连锁分析策略已定位了 26 个染色体位点与该病相关，并已从中成功鉴定出 22 个致病基因。同时，部分研究表示 DCM 是由心肌结构蛋白突变所致的心脏疾病。

此外，还有相关研究认为 DCM 的发生和发展中有细胞凋亡机制参与。

（二）临床表现

1. 症状

扩张型心肌病是原发性心肌病中最常见的类型，DCM 的发病是一个缓慢、隐匿的过程，早期表现为心室扩大、心律失常，可以没有心力衰竭症状；然后逐渐发展为充血性心力衰竭，一旦发生心力衰竭，患者病情则进行性恶化。

临床将 DCM 的病程分为以下 3 个阶段。

第一阶段：为无症状阶段，体检可以正常，X 线检查心脏可以轻度增大，心电图有非特异性改变，左心室舒张末期内径（LVEDd）为 50～65mm，LVEF 在 40%～50%。

第二阶段：主要表现为极度疲劳、乏力、气促、心悸等症状，舒张早期奔马律，二尖瓣反流性杂音，LVEDd 为 65～75mm，LVEF 在 20%～40%。

第三阶段：为疾病晚期，肝肿大、水肿、腹水等充血性心力衰竭的表现，其病程长短不一，有的可相对稳定，有的心力衰竭进行性加重，短期内死亡。

2.体征

心脏扩大最常见，心尖部第一心音减弱，由于相对性二尖瓣关闭不全，心尖常有收缩期杂音，偶尔心尖部可闻及舒张期杂音，心力衰竭加重时杂音增强，心力衰竭减轻时杂音减弱或消失，约 75% 患者可闻及第三心音或第四心音。10% 患者血压升高，可能与心力衰竭时儿茶酚胺分泌增高、水钠潴留有关。心力衰竭控制后，血压恢复正常，亦有并存高血压者。

（三）辅助检查

1.X 线检查

心脏扩大为突出表现，以左心室扩大为主，伴以右心室扩大，也可见左心房及右心房均扩大。心力衰竭时扩大明显，心力衰竭控制后，心脏扩大减弱，心力衰竭再次加重时，心脏再次扩大，呈"手风琴效应"。心脏冲动幅度普遍减弱，病变早期可出现节段性运动异常。主动脉正常，肺动脉轻度扩张，肺瘀血较轻。

2.心电图

QRS 低电压，ST-T 改变，少数病例有病理性 Q 波；可有各种心律失常，以室性期前收缩最多见，心房颤动次之；可有不同程度的房室传导阻滞，以右束支传导阻滞较常见。

3.超声心动图

主要表现为大、薄、弱。大即心脏增大，以左心室扩大为主，左心室流出道扩大；薄为室间隔和左心室室壁变薄；弱为室壁运动弥散性减弱，射血分数降低；附壁血栓多发生在左心室心尖部，多合并二尖瓣、三尖瓣反流；左心室舒张末期内径＞2.7cm/m²、舒张末期容积＞80mL/m²。

4.放射性核素检查

放射性核素心肌灌注显影，主要表现为心腔扩大，尤其两侧心室扩大，心肌显影呈弥散性稀疏，但无局限性缺损区，心室壁搏动幅度减弱，射血分数降低。放射性核素心肌灌注显影不仅可用于本病的诊断，还可用于本病与缺血性心肌病的鉴别诊断。

5.心导管检查

左心导管检测左心室舒张末压和射血分数，心室和冠状动脉造影有助于与冠心病鉴别。

6.其他

心内膜心肌活检有助于特异性心肌疾病和急性心肌炎鉴别。

（四）治疗

1.内科常规治疗

目前，针对 DCM 患者尚缺乏特异性药物，临床用药主要以改善患者心功能、延缓患者病情进展为主。大量研究发现，DCM 患者在临床上显著获益，包括降低患者心血管事件的发生，改善患者预后，提高生存质量及延长患者寿命，与使用 ACEI、ARB、β 肾上腺素受体拮抗药、醛固酮拮抗药及血管扩张药相关。正如指南共识，"黄金三角"即 ACEI＋β受体拮抗药＋醛固酮受体拮抗药,应当根据患者病情尽早使用,除非有不良反应或禁忌证。当 DCM 患者出现心功能不全时,肾素—血管紧张素—醛固酮系统(RAAS)、交感神经系统均被激活,进而易引起心肌细胞重构,加快 DCM 的恶化。近期研究再次表明,β 受体拮抗药可通过降低交感神经系统活性,减少心肌耗氧来改善患者心功能及降低心源性猝死。故目前临床提倡应根据患者病情尽早加用 β 受体拮抗药,降低患者心血管事件的发生,改善预后。而 ACEI 或 ARB 可以通过抑制 RAAS 而抑制心室重构。对于有症状、为纽约心脏病协会(NYHA)分级 Ⅱ～Ⅳ 级的患者,可加用利尿药或者盐皮质激素受体拮抗药,预防或减少顽固性体液潴留、恶性心律失常、猝死等后期并发症的发生。另外,地高辛被推荐使用于并发有心房颤动或者 NYHA Ⅱ～Ⅳ 级的患者。对于经积极治疗后窦性心律仍 ≥70 次/分者建议加用伊伐布雷定。多巴酚丁胺、磷酸二酯酶抑制剂或左西孟旦均可在短期内改善患者症状。新型小分子药物可以激动心脏肌球蛋白,增强心肌收缩力,目前正处于实验期,有望成为治疗心力衰竭的新药物。

2.置入器械治疗

对于部分 DCM 患者在使用优化药物治疗的基础上仍不能改善临床症状时,可通过介入手段进一步诊疗。据报道,置入双腔起搏器同步刺激左、右心室(CRT),可纠正双心室收缩不同步,改善心脏功能和血流动力学而不增加耗氧,能改善严重心力衰竭患者症状。置入 CRT 指征:NYHA 分级的 Ⅰ～Ⅲ 级或不卧床的 Ⅳ 级、伴有不同步或起搏适应证的患者。

3.左心室减容手术

DCM 患者特征之一表现为左心室扩大、收缩能力减弱。减容手术的原理是将扩大的左心室游离壁纵向部分切除,左心室心腔减小更趋向椭圆形,使左心室壁局部应力减小,减少心室耗氧量,从而改善心室功能,降低 DCM 患者病死率。

4.心脏移植

被认为是 DCM 患者终末期较为有效的外科治疗,目前也是一项较为成熟的治疗手段。

5.细胞移植

干细胞疗法在治疗缺血性心脏疾病的临床试验中已经显现出显著的疗效,但对 DCM 患者是否有显著疗效仍有待确定,目前缺少大规模临床试验,仍需进一步被证实。

6.基因治疗

有研究表明,DCM 患者中 20%～30% 是家族性的。该病具有遗传异质性特点,研究显示,DCM 发病机制是由于某些基因缺陷所导致,因此针对一些基因靶向治疗也渐渐成为该领域研究热点。基因治疗的探索将有助于寻找治疗家族遗传性 DCM 的方法。

7.免疫治疗及其他

NF-κB 诱导和 IgG3 心脏自身抗体的免疫吸附的临床应用已被用作免疫调节疗法,并且对于难治的 DCM 患者可提供新的治疗方法。用于治疗 DCM 患者慢性 HF 的常规药物,如 β 受体拮抗药、ACEI、ARB 及醛固酮拮抗药,这些药物在基础治疗上的抗炎免疫反应应当被重新评估。重组人生长激素、辅酶 Q_{10} 及联合中药调理等其他治疗目前均有相关研究证实对 DCM 患者的预后有益。

（五）护理

1.一般护理

（1）休息与活动：根据患者心功能状况,限制或避免体力活动,但并不主张完全休息。有心力衰竭及心脏明显扩大者,需卧床休息,避免激烈运动、突然屏气或站立、持重、情绪激动等。以左心衰呼吸困难为主的患者,协助其取半坐卧位,以减轻肺瘀血、缓解呼吸困难;以右心衰、组织水肿为主的患者,应避免下肢长期下垂和某种固定姿势的卧位,以免加重下肢和局部组织的水肿,协助患者间歇性抬高下肢,侧卧位、平卧位、半坐卧位交替进行。待患者病情稳定,鼓励患者做轻、中度的活动,以等长运动为佳。

（2）吸氧：患者有呼吸困难、发绀、严重心律失常时,遵医嘱给予低流量吸氧,并根据患者缺氧程度选择适宜的给氧方式。

（3）皮肤护理：长期卧床患者应每1~2小时翻身1次,保持床单位干燥、平整,必要时应用防压疮气垫床及透明敷料,预防压疮的发生。

（4）饮食：给予高蛋白、高维生素、富含纤维素的清淡饮食。心力衰竭时应给予低盐饮食,限制含钠高的食物。

（5）开通静脉通道,遵医嘱给药,注意药物的疗效和不良反应。观察穿刺部位皮肤情况,避免发生静脉炎和药物渗出。

（6）注意保持环境安静、整洁和舒适,避免不良刺激。

（7）养成定时排便的习惯,病情许可时可协助患者使用便器,同时注意观察患者的心率、血压,以免发生意外。嘱患者大便时不可用力,必要时遵医嘱应用开塞露或甘油灌肠剂通便。若患者排尿困难,遵医嘱留置尿管,并保持尿管通畅,定时更换引流袋。

2.病情观察

（1）观察生命体征：观察体温、脉搏、呼吸、血压的变化,对危重患者给予心电监护。

（2）观察心力衰竭的表现：有无咳嗽、咳痰,有无咳粉红色泡沫痰;有无呼吸困难、食欲缺乏、进食减少、腹胀、恶心、呕吐等;有无发绀、脉搏和心率增快、心律不齐、呼吸增快、颈静脉怒张、双下肢水肿等。

（3）监测体重和24小时出入量：准确记录出入量,每日晨监测体重,并向患者说明监测的意义和重要性。

3.用药护理

在静脉用药的时候需注意控制滴速,避免损伤血管或加重心脏负担。洋地黄类药物可能诱发中毒,应做好用药反应观察,发现异常及时报告医生并协助处理。应用血管扩张类药物的同时要做好血压监测,避免血压过低引发虚脱、头晕等症状。应用抗心律失常类药物时要注意生命体征监护,避免负性肌力作用加重心衰。应用利尿剂的患者注意监测电解质,尤其是血钾,必要时遵医嘱给予口服或者静脉补钾治疗或与保钾利尿剂合用。对失眠者酌情给予镇静药物。

4.并发症的预防及护理

（1）心力衰竭：密切观察患者的表现,有无呼吸困难、食欲缺乏、呕吐、水肿等,准确记录患者的出入量和体重,如有异常及时通知医生。应用洋地黄制剂的患者注意有无中毒表现。

(2)心律失常：扩张型心肌病患者易出现各种类型心律失常，以室性心律失常的发生率最高，其次为室内传导阻滞、左束支传导阻滞、双支阻滞，且电轴左偏，QRS 增宽。对 DCM 患者进行持续心电监护，做到随时观察心律、心率、血压变化，遵医嘱定期监测电解质的变化，避免药物毒副作用。当发现异常时及时通知医生，根据医嘱给予相应处理，同时准备好除颤器、临时心脏起搏器等，一旦出现室速、室颤、心搏骤停，及时协助抢救。

(3)血栓栓塞：DCM 患者晚期因心肌明显扩张、心肌收缩力下降、心室内残存的血液增多，易出现心室的附壁血栓。血栓如果脱落，可致心、脑、肾、肺等器官的栓塞。遵医嘱给予阿司匹林、华法林等抗凝、抗血小板药物治疗。应仔细观察患者有无栓塞症状，如偏瘫、失语；腰痛、肉眼血尿；突然胸痛、气促、发绀或咳黯红色黏稠血痰；肢端苍白、皮肤温度降低、脉搏消失等。若发现有栓塞现象，应及时报告医生，给予相应处理。

5.心理护理

心肌病患者多较年轻，病程长、病情复杂，预后差，故常产生紧张、焦虑和恐惧心理，甚至对治疗悲观失望，导致心肌氧耗量增加，加重病情。所以，在护理过程中对患者应多关心体贴，帮助其消除悲观情绪，增强治疗信心；详细讲解药物的作用及在治疗过程中的注意事项，使患者能够正确认知自己的病情，更好地配合治疗和护理。

6.健康教育

(1)合理饮食，宜低盐、高维生素、富营养饮食，少食多餐，增加粗纤维食物，避免高热量和刺激性食物。

(2)避免劳累、病毒感染、酒精中毒及其他毒素对心肌的损害。避免剧烈活动、情绪激动、突然用力或提取重物，以免增加心肌收缩力突发猝死。

(3)注意保暖，预防呼吸道感染。

(4)嘱患者坚持服用抗心力衰竭、纠正心律失常的药物，定期复查，以便调整药物剂量。教会患者及家属观察药物疗效及不良反应。

(5)保持二便通畅，避免用力排便加重心脏负荷。

7.运动指导

(1)不同年龄、性别的患者需根据个人情况制订不同的运动计划。

(2)运动要循序渐进，首先从提高生活自理能力开始，在此基础上逐渐恢复运动及工作，切忌盲目求快，以免发生意外。

(3)告知患者训练要持之以恒，不可半途中断。

(4)要注意康复训练的全面性，不能只注重某一肢体的活动，那样易产生单个肢体的疲劳，多样化的运动还可促进肢体协调。训练种类：步行、慢跑、踏固定自行车，有氧健身操。训练前进行 5～10 分钟的热身运动，运动持续 20～60 分钟，每星期 3～5 次。

二、肥厚型心肌病

肥厚型心肌病是以心室非不对称性肥厚，并累及室间隔，使心室腔变小为特征，以左心室血液充盈受阻、舒张期顺应性下降为基本病态的心肌病。约有 1/2 患者有家族史，患病男性高于女性,青年发病率高,本病主要死亡原因是心源性猝死,亦为青年猝死的常见原因。

根据左心室流出道有无梗阻又可分为梗阻性肥厚型和非梗阻性肥厚型心肌病。梗阻性病例主动脉瓣下部室间隔肥厚明显,过去也称为特发性肥厚型主动脉瓣下狭窄。

(一)病因及发病机制

本病常有明显家族史。近年研究发现,约有 1/2 患者是由心肌肌节收缩蛋白基因如心脏肌球蛋白重链及心脏肌钙蛋白 T 基因突变为主要的致病因素,本病是常染色体显性遗传疾病。还有学者认为儿茶酚胺代谢异常、细胞内钙调节异常、高血压、强度运动等均可作为本病发病的促进因子。

肥厚型心肌病的主要改变为心肌显著肥厚、心腔缩小,以左心室为多见,常伴有二尖瓣瓣叶增厚。本病的组织学特征为心肌细胞肥大,形态特异,排列紊乱。

(二)临床表现

1.症状

部分患者可无自觉症状,因猝死、心力衰竭或在体检中被发现。

绝大多数患者可有劳力性呼吸困难;部分患者可有胸痛、心悸、多种形态的心律失常;伴有流出道梗阻的患者由于左心室舒张期充盈不足,心排血量减低,可出现黑矇,在起立或运动时可出现眩晕,甚至神志丧失等。室性心律失常、室壁过厚、流出道阶差大,常是引起猝死的主要危险因素。

心房颤动可促进心力衰竭的发生,少数患者可并发感染性心内膜炎或栓塞等。

2.体征

可有心脏轻度增大,能听到第四心音,流出道有梗阻的患者可在胸骨左缘第 3～4 肋间听到较粗糙的喷射性收缩期杂音;心尖部也常可听到收缩期杂音。

现在认为杂音产生除因室间隔不对称肥厚造成左心室流出道狭窄外,主要是由于收缩期血流经过狭窄处时的漏斗效应,把二尖瓣吸引移向室间隔使狭窄更严重,在收缩晚期甚至可完全阻挡流出道;同时二尖瓣本身出现关闭不全。胸骨左缘第 3～4 肋间所闻及的流出道狭窄所致的收缩期杂音,与主动脉瓣膜器质性狭窄所产生的杂音不同。凡能影响心肌收缩力,改变左心室容量和射血速度的因素,都使杂音的响度有明显变化,如使用 β 受体阻滞药、下蹲位、举腿或体力运动,使心肌收缩力下降或使左心容量增加,均可使杂音减轻;相反如含服硝酸甘油或做 Valsalva 动作,会使左心室容量减少或增加心肌收缩力,均可使杂音增强。

(三)辅助检查

1.X 线检查

心影增大多不明显,如有心力衰竭则有心影增大。

2.心电图

可因心肌肥厚的类型不同而有表现不同。最常见的表现为左心室肥大,ST-T 改变,胸前导联常出现巨大倒置 T 波。在 I、aVL 或 II、III、aVF、V$_5$、V$_4$ 可出现深而不宽的病理性 Q 波,在 V$_1$ 有时可见 R 波增高,R/S 比增大。室内传导阻滞、期前收缩亦常见。

3.超声心动图

超声心动图是主要诊断手段,无论对梗阻性与非梗阻性的诊断都有帮助。

可示室间隔的非对称性肥厚,舒张期室间隔的厚度与后壁之比≥1.3,间隔运动低下。有梗阻性的患者可见室间隔流出道向左心室内部分突出、二尖瓣前叶在收缩期前移、左心室顺应性降低所致舒张功能障碍等。运用彩色多普勒可了解杂音起源和计算梗阻前后的压力差。

4.心导管检查

心室舒张末期压上升。梗阻性肥厚型心肌病在左心室腔与流出道间有收缩压差,心室造影显示左心室变形。

5.心内膜心肌活检

心肌细胞畸形肥大,排列紊乱,有助于诊断。

(四)治疗

本病的治疗原则是弛缓肥厚的心肌,防止心动过速,维持正常窦性心律,减轻左心室流出道狭窄,抗室性心律失常。

1.避免诱因

要求患者在日常生活中,避免激烈运动、持重、情绪激动、突然起立或屏气等诱因,减少猝死的发生。

避免使用增强心肌收缩力的药物如洋地黄等以及减轻心脏负荷的药物,以减少加重左心室流出道梗阻。

2.药物治疗

建议应用β受体阻滞药、钙通道阻滞药治疗。

有的肥厚型心肌病患者,逐渐呈现扩张型心肌病的症状和体征,称其为肥厚型心肌病的扩张型心肌病像,治疗方式需用扩张型心肌病有心力衰竭时的治疗措施进行治疗。

3.介入治疗

重症梗阻性患者可做介入治疗,但不作为首选治疗方法,必要时可置入双腔起搏器或置入心脏电复律除颤器。乙醇消融也可缓解临床症状。

4.手术治疗

切除最肥厚的部分心肌,缓解机械性梗阻。在任何治疗无效的情况下,可考虑心脏移植。

(五)护理

1.一般护理

(1)休息与活动:对于心衰症状明显、伴有严重心律失常、反复发作头晕甚至晕厥的患者,应绝对卧床休息,避免一切加重心脏负荷的因素,如用力排便、情绪激动、饱餐等。限制探视时间和人数,预防感染。指导患者正确的活动方法及方式,防止肌肉萎缩。

(2)生活护理:协助患者床上进食和床上排便,保持大便通畅,必要时遵医嘱给予缓泻剂。

(3)皮肤护理:注意预防卧床期间的并发症,做好皮肤护理。明显水肿时,组织缺氧,皮肤抵抗力差,容易破损而继发感染,应嘱咐患者穿棉质柔软的衣服,保持床单干燥、平整,给予便器时应注意防止划破皮肤,每1~2小时指导并协助患者翻身,避免长时间局部受压。

(4)饮食护理:给予高蛋白、高维生素、富含纤维素的清淡、易消化食物,少食多餐,避免生硬、辛辣、油炸等刺激性食物,避免进食引起患者肠胀气的产气食物(如红薯、牛奶),心力衰竭时予低盐饮食,限制含钠量高的食物。

2.病情观察

(1)观察生命体征:观察患者心率、血压、呼吸变化,必要时持续心电监护,及时发现心律失常。

(2)观察临床表现:有无胸痛、心绞痛的发作;有无头晕、黑矇、晕厥等表现。尤其在患者突然站立、运动或应用硝酸酯类药物时,因外周阻力降低,加重左心室流出道梗阻,可导致上述症状加重。

(3)每日准确记录 24 小时出入量和体重。

3.用药护理

遵医嘱用药,肥厚型心肌病患者应用钙通道阻滞剂时,注意观察血压,防止血压降得过低。应用 β 受体拮抗剂时注意有无头晕、嗜睡等不良反应,并监测心率,观察有无心动过缓、房室传导阻滞等不良反应。当患者出现心绞痛时不宜用硝酸酯类药物,以免加重左心室流出道梗阻。

4.并发症的预防及护理

(1)猝死:注意评估患者有无猝死的危险因素,对有危险因素的患者,嘱患者限制做对抗性强的运动,慎用或禁用正性肌力药物、血管扩张药等。给予持续心电监护,密切观察患者的心电波形。如有异常及时通知医生,并备好抢救仪器和药物。

(2)心源性晕厥:有头晕、晕厥发作或曾有跌倒病史者应卧床休息,加强生活护理,嘱患者避免单独外出,注意安全。嘱患者避免剧烈活动,保持情绪稳定。如改变体位时,一旦有头晕、黑矇等先兆应立即平卧,避免发生受伤的危险。

(3)心律失常:部分患者可伴有心房颤动,注意观察患者的心率、心律变化,必要时及时通知医生并遵医嘱用药。

5.心理护理

心肌病尚无特殊治疗方法,只能对症治疗,且患者多正值青壮年,担心疾病影响将来的学习、工作和家庭生活,思想负担大,可产生明显的焦虑或恐惧心理,家属也有较大的心理压力和经济负担。护理人员应经常与患者及其家属沟通、交流,做好解释、安慰工作,解除其思想顾虑,使其树立战胜疾病的信心。

6.健康教育

(1)合理饮食,宜低盐、高维生素、富营养饮食,宜少食多餐,增加粗纤维食物,避免高热量和刺激性食物。

(2)避免病毒感染、酒精中毒及其他毒素对心肌的损害,预防呼吸道感染。

(3)坚持药物治疗,定期复查,以便随时调整药物剂量。

(4)保持二便通畅,避免用力排便,必要时遵医嘱使用缓泻剂。

(5)劳逸结合,适当活动。症状轻者可参加轻体力工作,避免劳累、剧烈活动如球类比赛等。避免突然持重或屏气用力,保持情绪稳定。

(6)有晕厥病史或猝死家族史者应避免独自外出活动,以免发生意外。

三、应激性心肌病

应激性心肌病(SCM),又称为 Tako-Tsubo 心肌病或 Tako-Tsubo 综合征,由日本学者首次报道,该病发病时表现为心脏收缩期心尖部膨隆、心底部狭小的左心室造影影像,心尖部呈球形改变,也称为心尖球形综合征、暂时性左心室心尖球形综合征(LVABS);美国心脏协会(AHA)关于心肌病的科学声明中,将其归为一种独立的心肌病,命名为应激性心肌病。该病的特点为:常见于绝经后女性,发作前常有精神或躯体应激,表现为突发胸痛,短暂的左心室功能障碍,酷似急性心肌梗死(AMI)的心电图改变,心肌酶轻度升高,而冠状动脉造影无阻塞性冠状动脉病变。本病呈全球性分布,人群患病率低,占 AMI 的 0.07%~5%。

(一)病因及发病机制

发病机制尚不明确。冠状动脉结构异常、儿茶酚胺介导的心肌顿抑、冠状动脉痉挛、微循环障碍、血栓自发溶解导致的 ST 段抬高型心肌梗死半途终止、心肌炎或病毒感染、遗传、雌激素减少均是目前探讨的可能发病机制。

(二)临床表现

1.一般资料

目前本病缺乏大规模系统研究,真实的发病率不甚明了,多数报道该病常见于绝经后妇女,占疑似 AMI 的 0.07%~5%。

2.诱发因素

该病均有强烈的心理或躯体应激作为诱发因素。心理应激指某种突发的严重情绪激动,如亲属死亡、亲人灾难性医学诊断、与人激烈争吵、被公司解雇、严重经济损失、惊恐状态、驾车迷路、赌场失意、遇到抢劫等。躯体应激指各种严重内外科疾病,如脑血管意外、支气管哮喘、癫痫发作、急腹症、严重外伤等,在用氯胺酮和肾上腺素治疗期间,右心室流出道室性期前收缩行射频消融术期间,多巴酚丁胺/阿托品超声心动图负荷试验期间亦可发病。

3.症状

SCM 是一种发病酷似 AMI 的心肌病,其临床症状与 AMI 无明确差异。

(1)胸痛常位于左侧心前区或胸骨后,可呈压榨样、烧灼样、腌渍样,持续 20 分钟以上,可有肩背部或咽喉部、左上臂及上腹部放射痛,常有情绪激动、手术打击等心理或躯体应激诱因。

(2)往往急性起病,病程可持续 3~10 天,重者可以引起心力衰竭、恶性心律失常,轻者可很快恢复。部分患者可于院外疑诊 AMI 而给予抗血小板聚集等过程。

(3)患者可伴有恶心、呕吐、腹痛等胃肠道症状。

(4)可有发热、乏力等全身症状。

(5)多无咳嗽、咳痰,伴心功能明显受损者可有胸闷、呼吸困难等症状。

该病起病突然,多数患者有胸痛、胸闷,胸痛多为持续性,压迫样,与心肌梗死难以鉴别;部分患者可有呼吸困难、晕厥、心室颤动、心搏骤停、心源性休克、心力衰竭、肺水肿等。

4.体征

轻者体检往往无明显体征。重者查体可见心率增快、血压降低、心音低钝。由于本病可引起心功能不全,患者可能发生急性肺水肿,此时双肺可闻及满布肺野的湿性啰音等。需要提醒的是,本病发病率低,当患者出现胸痛等类似 AMI 表现时应首先考虑引起胸痛的其他疾病,仔细查体及进行相关检查以排除引起胸痛的其他疾病。

（三）辅助检查

1.心电图

常见类似 AMI 的心电图动态演变过程。入院时最常见的心电图表现是 ST 段抬高和 T 波倒置，但心电图也可以正常。报道显示，ST 段抬高者占 50.0％～81.6％，通常出现于胸前导联（83.9％），尤其是 V_3～V_6 导联，前侧壁导联 ST 段抬高占 34％，前壁导联占 36％。ST 段一般呈轻度抬高，部分可呈现横跨胸前导联至肢体导联的 ST 段明显抬高。T 波异常占 64.3％，Q 波占 31.8％，常伴 QT 间期延长。2～3 天后明显的特征性变化包括抬高的 ST 段回落，随后出现累及多数导联的广泛性 T 波明显倒置。

2.心肌损伤标志物

与 AMI 相比，肌钙蛋白、肌酸激酶（CK）、肌酸激酶同工酶（CK-MB）轻度到中度升高。肌钙蛋白阳性者占 85.0％～86.2％，CK-MB 升高者占 73.9％。CK-MB 峰值常低于 AMI 患者。

3.心脏影像学

大部分患者冠状动脉造影（CAG）正常或无明显的狭窄，少部分患者有冠心病的危险因素，如高血压、糖尿病、吸烟等，冠状动脉也可出现病变，但该病变往往不能解释明显的胸痛发作。关键的检查为左心室造影，可见左心室中部及心尖部节段运动减弱或消失，基底部收缩功能仍保留或增强，导致心尖球形样变，左心室收缩期的形状很像日本渔民捕获章鱼用的章鱼罐，故而最初被命名为"Takotsubo 心肌病"。MRI、UCG 亦可见中段节段性室壁运动障碍，心尖部运动减弱、不运动，心室中部及心底代偿性运动增强，心尖部收缩期呈球形改变，左心室基底部代偿性收缩加强，左心室射血分数显著降低。短期内 UCG 或 MRI 随访可观察到 SCM 患者严重受损的左心室功能可迅速恢复。

4.其他检查

（1）B 型钠尿肽（BNP）：有报道显示 SCM 患者血浆 BNP 水平均高于正常，而且 BNP 水平与 LVEF 呈负相关。

（2）儿茶酚胺：目前多数学者认为在应激状态下，机体突然大量分泌儿茶酚胺，使循环内儿茶酚胺水平急剧升高，造成心肌急性损伤是 SCM 形成的关键机制。SCM 患者在住院的第 1～2 天，其血浆儿茶酚胺水平是心功能 Killip Ⅲ级 AMI 患者的 2～3 倍，是正常人的 7～34 倍，在住院第 7～9 天，患者血浆多数儿茶酚胺、神经代谢产物和神经肽恢复至峰值的 1/3～1/2，但仍高于 AMI 患者相应的血浆浓度。

（3）雌激素：有学者认为血清中足够的雌二醇水平能够减少精神应激诱导的心脏病理改变，雌激素水平减低可能是绝经后女性 SCM 发病率增高的基础。

（4）核素心肌显像：有助于显示局部心肌供血情况。

（5）心肌活检：心内膜心肌活检可无坏死组织，可与心肌梗死鉴别。

（四）治疗

目前由于该病发病率不高，尚无大型循证医学研究何种治疗方案最为有效，因此 SCM 的处理基本上限于经验性治疗，大部分学者是按照非 ST 段抬高型 AMI 和 ST 段抬高型 AMI 指南采用他汀类药物、β 受体阻滞剂、阿司匹林、硝酸甘油、肝素联合治疗。SCM 的临床表现与 ACS 无法鉴别，初步处理应针对心肌缺血及心功能不全或心律失常的对症处理，同时持续进行心电监测,给予阿司匹林、静脉肝素和β受体阻滞剂、他汀类药物。若能耐受,应持续应用β受体阻滞剂,主要是因为过多的儿茶酚胺在本病发生、发展过程中发挥着重要作用。轻者给予上述一般治疗即可在2～7天恢复,预后良好。利尿剂治疗心力衰竭有效,左心室收缩功能严重障碍的患者可应用血管紧张素转换酶抑制剂,应尽量避免使用β受体激动剂。泵衰竭所致心源性休克则需应用血管活性药物和主动脉内球囊反搏。对严重左心室收缩功能障碍患者应考虑抗凝预防血栓栓塞,直至左心室功能恢复正常,同时给予上述药物治疗,必要时给予机械辅助循环等基本支持措施。

(五)护理

1.一般护理

(1)休息:发病急性期绝对卧床休息,避免强光、噪声。尽量避免搬动患者,减少患者的移动。

(2)给氧:应激性心肌病患者急性期心肌受损,心肌收缩力减弱,心脏搏出量降低,心肌缺氧加重,应给予高流量持续吸氧,改善心肌供氧,减轻心肌缺血损伤。如果患者经鼻导管给氧仍无法明显改善缺氧情况,可改用面罩给氧,严重者可采用Bipap无创呼吸机辅助通气。

(3)开放静脉通道:保证静脉通道通畅,避免药物渗出。

2.病情观察

(1)立即给予持续心电监护,密切观察心电图,注意有无室性期前收缩、室性心动过速、心室颤动及房室传导阻滞的发生。保证相关急救药品、物品以及仪器设备时刻处于备用状态。

(2)密切观察心率、血压、意识、面色、出汗、尿量、末梢循环等情况。警惕有无休克的发生,如有休克,应及时配合医生抢救。协助患者保持平卧位,注意保暖。观察心率、呼吸及肺部呼吸音的变化,如有心力衰竭应协助患者取坐位,安慰患者,使其保持安静,并积极协助抢救工作。

3.用药护理

遵医嘱用药,使用β受体拮抗剂的患者,注意监测心率、血压的变化;应用利尿剂的患者,注意观察尿量和电解质变化;胸痛患者给予吗啡镇痛时,注意观察有无呼吸抑制、疼痛有无好转。

4.并发症的护理

临床发现约1/3患者于发病时出现肺水肿、心源性休克及室性心律失常等严重心脏综合征。出现急性心力衰竭时,应保持室内环境安静,减少不良刺激,严密观察患者呼吸频率、深度、意识、皮肤色泽及温度,注意有无肺部啰音并监测血气分析。协助患者取端坐位,使其双腿下垂以减少静脉回流,给予高流量鼻导管吸氧6～8L/min,重症患者应用面罩呼吸机加压给氧。应用血管扩张剂时要注意输液速度,监测血压变化,防止低血压的发生。严重左心功能不全导致低血压,并进展为心源性休克者,应尽早配合医生实施主动脉球囊反搏治疗。

5.冠状动脉造影和左心室造影护理

应激性心肌病的患者临床症状、心电图、心肌酶等改变类似于急性心肌梗死,应尽快行冠状动脉造影术检查协助诊治。造影前,充分做好术前准备,完善术前各项检查,如凝血功能、血常规、肾功能等。

6.心理护理

应激性心肌病患者认为自己病情严重,易产生焦虑、恐惧、紧张、悲观心理等,应先向患者及家属做好解释工作,讲明病情与情绪的利害关系。安慰患者,帮助解除思想顾虑和紧张情绪,使其树立战胜疾病的信心,充分配合治疗。

7.健康教育

本病预后较好,心功能及左心室运动异常一般在数周内迅速恢复,部分患者有可能再次发作。本病的预防主要是避免各种应激因素,避免精神情绪的过度激动,避免过度的体力透支,遵医嘱服药,并做好冠心病各项危险因素的预防。嘱患者定期复诊,症状加重时立即就诊,防止病情进展、恶化。

（周春霞）

第十一节　心包疾病

一、急性心包炎

急性心包炎是由于心包的脏层和壁层急性炎症引起的以胸痛、心包摩擦音为特征的一种临床综合征。急性心包炎临床表现为干性、纤维素性或渗出性心包炎。可单独出现,但多数是某种疾病的并发症。由于能够自愈或被原发疾病的症状所掩盖,临床上诊断的急性心包炎远较尸检率低。

（一）病因及发病机制

我国过去常见病因为风湿热、结核及细菌感染,现在病毒感染、肿瘤、尿毒症性及心肌梗死后心包炎发病率逐渐增多。常规诊断实验不能明确为何种特殊病因者,称为急性非特异性心包炎,推测大多数为病毒感染所致,常为自限性,其他类型心包炎根据病因的不同,转归各异。急性心包炎病因具体见表 2-4。

表 2-4　急性心包炎的病因

非特异性心包炎（特发性）	通过目前检查手段不能明确为何种特殊病因
感染性	病毒性:如柯萨奇病毒、艾柯病毒、EB 病毒、流感病毒、巨细胞病毒、脊髓灰质炎病毒、水痘病毒、乙型肝炎病毒、HIV
	细菌性:如结核杆菌、肺炎球菌、葡萄球菌、链球菌、脑膜炎双球菌、淋球菌、土拉菌、嗜肺军团菌、嗜血杆菌
	真菌性:如组织胞质菌、放线菌、奴卡菌、念珠菌、酵母菌、球孢子菌、曲霉菌
	其他病原体:如立克次体、螺旋体、支原体、衣原体、阿米巴原虫、包囊虫、弓形虫感染
肿瘤性	原发性:如间皮瘤、肉瘤
	继发性:如肺癌、乳腺癌、黑色素瘤、多发性骨髓瘤、白血病和淋巴瘤转移
自身免疫—炎症性	风湿热及其他结缔组织病,如 SLE、类风湿关节炎等

非特异性心包炎(特发性)	通过目前检查手段不能明确为何种特殊病因
自身免疫—炎症性	心肌梗死后早期(24～72小时)
	心肌梗死后后期(Dressler综合征)
	心脏切开、胸廓切开后的后期,创伤后期
	药物引起,如普鲁卡因胺、异烟肼、环孢素
内分泌或代谢性疾病	甲状腺功能减退症、肾上腺皮质功能减退、糖尿病性、尿毒症性、痛风性、乳糜性、胆固醇性等
物理因素	如创伤或心包切开后综合征等
	乳腺癌、霍奇金病等经放疗后
	与介入性诊疗操作相关
邻近器官疾病	如心肌梗死后综合征、主动脉夹层、肺炎、胸膜炎、肺栓塞

(二)临床表现

除系统性红斑狼疮引起者外,其他原因引起的急性心包炎发病率男性明显高于女性,成年人较儿童多见。其临床症状和体征因病因不同而异,轻者无症状或症状轻微,常被原发病的症状掩盖;症状明显者如出现胸痛才引起重视。

1.症状

(1)胸痛:常位于心前区或胸骨后,偶可位于上腹部,可放射到颈、左肩、左臂及左肩胛骨,性质多尖锐呈锐痛,也可呈闷痛或压榨样,常因咳嗽、深呼吸、变换体位或吞咽而加重,坐位前倾时减轻。

(2)呼吸困难:为心包炎伴心包积液时最突出的症状。

(3)全身症状:原发病因的非心脏表现,如发热、乏力、食欲缺乏、消瘦等。

(4)心脏压塞:渗出性心包炎,如心包积液大量积聚或短时间内快速积聚,则可发生心脏压塞,产生相应症状,如显著气促、心悸、大汗淋漓、肢端冰凉,严重者出现意识恍惚、休克等。

2.体征

(1)心包摩擦音:是急性纤维蛋白性心包炎的典型体征,是一种搔抓样的粗糙高频声音,往往盖过心音且较心音更贴近于耳。典型者包含与心室收缩、早期心室充盈、心房收缩相一致的3个成分,但大多为心室收缩、舒张相一致的双相性摩擦音;位于心前区,以胸骨左缘第3、第4肋间坐位前倾、深吸气时最为明显。心包摩擦音本身变化快,短时间内可消失或重现,需反复听诊。此外,若积液增多致使脏、壁层心包完全分开时,则心包摩擦音消失;经治疗后积液吸收减少时可能重现。

(2)心包积液:心浊音界向两侧增大且皆为绝对浊音区;心尖冲动弱且位于心浊音界内侧或不能扪及;心音低钝遥远;大量积液时可有 Ewart 征(左肩胛骨下叩诊浊音,因左肺受压而闻及支气管呼吸音);大量积液影响静脉回流产生体循环瘀血体征(颈静脉怒张、肝大、腹水、下肢水肿)。

(3)心脏压塞:若积液积聚迅速,仅 150～200mL 积液即可使心包内压上升至 20～

30mmHg 而产生急性心脏压塞,表现为心动过速、动脉血压下降而脉压变小、静脉压明显升高,严重者发生急性循环衰竭、休克;若大量积液但经过较缓慢积聚过程,可产生亚急性或慢性心脏压塞,突出表现为体循环瘀血、颈静脉怒张、静脉压升高和奇脉。

(三)辅助检查

1.实验室检查

(1)炎性标志物:白细胞计数(WBC)、红细胞沉降率(ESR)、C反应蛋白(CRP)可增高。

(2)心肌受累标志物:磷酸肌酸激酶同工酶(CK-MB)、Tnl可轻中度升高,如血清CK-MB、Tnl 明显升高提示心外膜下浅层心肌受累。

(3)病因学检查:抗核抗体、结核菌素纯蛋白衍生物(PPD)皮肤试验、HIV血清免疫学、血培养。

2.心电图检查

急性心包炎表现为继发于心外膜下心肌炎症损伤的心电图特异性 ST-T 改变。其表现通常分为4期(表2-5)。

表 2-5　急性心包炎心电图表现

临床分期	心电图表现
Ⅰ期	为早期变化,ST段普遍呈凹面向下抬高(前壁+下壁+侧壁),P-R 段与P波方向偏离,T波直立,可持续数小时至数日
Ⅱ期	ST段随后逐渐下降到等电位线上,T波渐变低平或倒置,持续2天~2周
Ⅲ期	T波全面倒置,各导联上的T波演变可能不尽一致
Ⅳ期	T波最后可恢复正常,心电图恢复至病前状态,时间历时数周至3个月不等

3.X线检查

急性心包炎早期心影可正常,当心包渗液超过250mL时,可出现心影增大,右侧心膈角变钝,心缘的正常轮廓消失,心影呈烧瓶状,随体位改变而移动。心尖冲动减弱或消失,心影增大而肺野清晰,有助于与心力衰竭鉴别。心包积液逐渐增多时,短期内心脏检查发现心影增大,常为早期的诊断线索。部分伴胸腔积液,多见于左侧。

4.超声心动图检查

超声心动图检查中,纤维蛋白性心包炎时可能无异常发现,也可显示不同程度的心包积液,少量(生理性)心包液体仅仅于心室收缩期在后壁可见;渗液量＞250mL 于前后心包处均可显示液性暗区;大量积液时于左心房后可见液体暗区;可显示心包填塞的特征,最主要表现为舒张期右心室前壁受压塌陷、局限性左心房塌陷。超声心动图是急性心包炎一项基本检查,可监测心包积液,筛查并存的心脏病或心包病变。

5.MRI检查或CT检查

MRI能够清晰显示心包积液的容量和分布情况,并可初步分辨积液的性质。如非出血性渗液多为低强度信号;尿毒症、创伤性、结核性积液含蛋白和细胞较多,可见中或高强度信号。CT检查显示心包增厚＞5mm可确立诊断。若既无心包积液,又无心包增厚,则应考虑限制型心肌病。

6.心包穿刺及心包镜检查

适用于诊断困难或有心包压塞征象者。对渗液做涂片、培养或寻找病理细胞,有助于病因诊断。结核性心包积液表现为:有 1/3 的患者心包积液中可找到结核杆菌;测定腺苷脱氨基酶(ADA)活性≥30U/L,具有高度的特异性;聚合酶链反应(PCR)阳性。抽液后再注入空气100～150mL 并进行 X 线摄片,以了解心包的厚度、心包面是否规则(与肿瘤区别)、心脏大小和形态等。若心包积液反复发生应进行心包活检和细菌学检查。凡心包积液需要手术引流者,可先行心包镜检查,直接观察心包,在可疑区域实施心包活检,以提高病因诊断的准确性。

(四)治疗

急性心包炎的治疗包括对原发疾病的病因治疗、解除心脏压塞和对症治疗。患者必须住院观察,卧床休息,胸痛时给予镇静剂、阿司匹林、布洛芬,必要时可使用吗啡类药物。

1.非特异性(特发性)心包炎的治疗

病程常具有自限性,但少数患者反复发作。目前尚无特殊的治疗方法,主要是减轻炎症反应,解除疼痛。

(1)非甾体类抗炎药(NSAIDs):一般疗程为 2 周。

(2)麻醉类止痛药:NSAIDs 效果不佳者,应用麻醉类止痛药辅助治疗。

(3)糖皮质激素:NSAIDs 效果不佳者,短暂应用糖皮质激素,泼尼松 40～60mg/d,1～3周减量至 0。

(4)复发和反复发作的心包炎:给予第二个 2 周疗程的 NSAIDs 或糖皮质激素或试用秋水仙碱疗法(0.5～1mg/d 或首次予负荷量 2～3mg,口服,疗程至少 1 年,缓慢减量至停药)。顽固性复发性心包炎可考虑外科心包切除术。

2.感染性心包炎的治疗

(1)病毒性心包炎:心包积液或心包活检是确诊的必要条件,主要依据 PCR 或原位杂交技术。血浆抗体滴度可提示病毒性心包炎,但不能确诊病毒性心包炎。治疗推荐使用干扰素或免疫球蛋白,原则上禁用糖皮质激素。

(2)结核性心包炎:早期、足量和全程抗结核治疗。对于有严重中毒症状的患者,酌情选用糖皮质激素。常选用泼尼松,起始剂量为 15～30mg/d,根据病情逐渐加量,至症状明显改善后,每周递减 5～10mg/d,疗程一般 6～8 周。大量心包积液出现压塞症状时,及时穿刺抽液,如渗液继续产生或有心包缩窄的表现时,应尽早实施心包切开术或心包切除术。

(3)化脓性心包炎:选用足量有效的抗生素,并反复心包抽液及注入抗生素。感染控制后,再继续使用抗生素至少 2 周。如抗感染治疗疗效不佳,需要尽早实施心包切开引流术,以防止发展成为缩窄性心包炎。若引流时发现心包增厚,应考虑实施广泛的心包切除术。

(4)真菌性心包炎:多见于免疫功能低下的患者,心包液涂片与培养可明确诊断,血浆抗真菌抗体测定有助于诊断。组织胞质菌病合并心包炎宜使用非固醇类抗炎药;诺卡菌感染可用磺胺药物;放线菌病使用包括青霉素在内的三联抗生素治疗。

3.肿瘤性心包炎的治疗

转移性心包肿瘤比原发性心包肿瘤要多 40 倍,间皮瘤是最常见的原发肿瘤,迄今无法根治。常见的继发性心包肿瘤病因为肺癌、乳腺癌、淋巴瘤、白血病与恶性黑素瘤。恶性心包积液可以是全身肿瘤的最早表现且可无症状,但心包积液量＞500mL 时,可有呼吸困难、咳嗽、胸痛、气急、颈静脉怒张等心包压塞症状。必须注意的是,约 2/3 的恶性心包渗液由放疗引起,故应常规做心包积液检查以进一步诊断。

治疗原则:①全身性抗肿瘤治疗,可预防约 67％的心包积液复发;②心包穿刺的目的是确立诊断或缓解症状;③心包内滴注细胞增殖抑制药或致硬化药物;④大量心包积液者应实施引流;⑤继发于肺癌者,心包腔内注射顺铂最有效;乳腺癌引起者噻替哌最有效;⑥使用四环素作为硬化剂可控制 85％患者的恶性心包渗液,不良反应有发热、胸痛与房性心律失常等,使用硬化剂注射的长期存活患者,心包缩窄发生率很高;⑦放疗对放射敏感的肿瘤如淋巴瘤、白血病等有效率高达 93％,但可诱发心肌炎与心包炎;⑧经皮球囊心包切开术可创造胸膜—心包直接通道,使液体引流到胸膜间隙,适用于大量恶性心包积液与复发性心包压塞者。

4.自身免疫性疾病伴心包炎的治疗

诊断标准:心包积液淋巴细胞计数与单核细胞计数＞5×10⁹/L(自身反应性淋巴细胞)或在心包积液中出现针对心肌组织的抗体(自身免疫介导)。同时排除病毒、结核、细菌、支原体、衣原体等感染以及肿瘤、尿毒症或全身性、代谢性疾病引起的心包炎。

治疗原则:以治疗原发病为主,应用糖皮质激素和免疫抑制药效果较好,常需要糖皮质激素冲击治疗。大量心包积液引起压塞症状时,实施心包穿刺抽液或心包切开引流。心包腔内注射氟羟泼尼松龙治疗高度有效,且不良反应少。

5.肾衰竭伴心包炎的治疗

肾衰竭是心包炎的常见病因,约 20％的患者可产生大量心包积液。临床上分为尿毒症性心包炎和透析相关性心包炎。前者见于进展性的急性或慢性肾衰竭,后者见于 13％接受持续性透析的患者,也偶见于腹膜透析不充分和(或)液体严重潴留的患者。大多数无症状,仅少数有胸膜性胸痛与发热,因伴有自主神经功能障碍,当合并心包压塞时仅表现为低血压而无心率明显增快,心电图检查无典型 ST-T 段改变,这是由于心肌无炎症反应所致。如果尿毒症患者出现典型心包炎的心电图改变,应考虑合并心包感染。肾衰竭合并心包炎的患者,血液透析时应避免使用肝素,并注意防治低钾血症、低磷血症。施行强化透析治疗可使心包积液迅速吸收,必要时可换用腹膜透析(不需肝素)。心包压塞或顽固性大量积液可进行心包引流并向心包腔内注射氟羟泼尼松龙 50mg,每 6 小时 1 次,共治疗 2～3 日。当血液透析难以控制心包炎的病情发展,尤其是合并严重感染及存在大量积液时,应当考虑心包切除术,成功率＞90％,复发率极低。

6.其他类型的心包炎和心包积液

(1)药物性心包炎:患者发生急性心包炎时,应当审视原有的治疗方案,停用可能引起心包炎的可疑药物。对于急性心包炎患者,应尽量避免使用抗凝药(如华法林与肝素类),因可引起心包内出血,甚至发生致命性的心包压塞,但继发于 AMI 与合并心房颤动者除外。

(2)放射性心包炎:可发生于照射后即时或数月、数年之后,个别人潜伏期长达 15～20 年。可导致心包缩窄,但不伴钙化。治疗原则同其他心包炎,约 20％演变为缩窄性心包炎而需做心包切除,但术后 5 年存活率仅 10％左右,多与心肌存在严重弥散性纤维化有关。

(3)心包切开术后综合征:一般发生于心脏、心包损伤后数天或数月,与心肌梗死后综合征一样均与免疫反应有关。心脏移植后也有 21% 的患者发生心包积液。可能由于术前多已使用抗凝药,故瓣膜手术比冠状动脉旁路手术(CABG)更多发生心包压塞。术后有心包积液者若使用华法林,则心包内出血的风险明显升高,而未心包引流者危险性更大。治疗主要使用非固醇类抗炎药或秋水仙碱。顽固性病例可心包腔内注射糖皮质激素。

(4)乳糜心包:CT 检查与淋巴管造影结合,可定位胸导管的部位并显示淋巴管与心包的连接部位。心胸手术后的乳糜心包可用心包穿刺与进食中链甘油三酯治疗;内科治疗失败者可施行心包-腹膜开窗术;对胸导管路径能精确定位者,可在横膈上进行结扎与切除。

二、缩窄性心包炎

缩窄性心包炎继发于急性心包炎,是指心脏被致密厚实的纤维化或钙化心包所包裹,使心室舒张充盈受限而产生一系列循环障碍的疾病。

目前,我国结核性心包炎引起的缩窄性心包炎最常见,其次由急性非特异性心包炎、化脓性心包炎和创伤性心包炎演变而来。

缩窄性心包炎是在急性心包炎症之后,心包发生瘢痕粘连和钙质沉着,可为弥散性,也可为局灶性,长期缩窄可导致心肌萎缩。纤维化或钙化的心包限制了心脏各腔室的充盈,在心室舒张早期,即快速充盈期血流能迅速地流入心室,然而在心室舒张的中晚期心室的扩张突然受到心包限制,血流充盈受阻,心室内压力迅速上升。此时在颈静脉波上可见明显的"Y"倾斜的突然回升,同时流入心室而突然受到限制的血流,冲击心室壁和形成漩涡而产生的震动,使在听诊时可闻及舒张早期额外音——心包叩击音。由于心室舒张期容量固定,心搏量降低并保持固定,只有通过代偿性心率加速,才能维持偏低的心排出量。当增加体力活动时,由于心率不能进一步加速,心排出量不能适应身体的需要,临床上就出现呼吸困难和血压下降。在心包缩窄的后期,因为心肌的萎缩影响心脏的收缩功能,心排血量减少更为显著。这些患者的左心室功能往往是正常的,心力衰竭症状以全身表现为主而没有肺瘀血发生。

(一)临床表现

1.症状

(1)体循环瘀血症状:腹胀、肝区胀痛、食欲减退、水肿等。

(2)肺静脉压升高症状:咳嗽、劳累后呼吸困难甚至端坐呼吸。

(3)慢性低心排症状:乏力、眩晕、衰弱等全身症状。

(4)其他:缩窄性心包炎起病隐匿,一般不会产生疼痛。但由于心排血量减少或增厚的心包压迫心外膜的冠状动脉可导致冠状动脉灌注不足而产生心绞痛症状。

2.体征

(1)颈静脉怒张并 Kussmaul 征:Kussmaul 征是缩窄性心包炎的另一显著特征,即呼吸时胸腔内压力的变化不能传递到心包腔和心腔内,使吸气时体静脉和右心房压不下降,入右心房的静脉血流不增多,某些患者甚至吸气时体静脉压升高。Kuwwmaul 征也可见于慢性右心衰竭和限制型心肌病中,但不出现在急性心包填塞中,因这时吸气时胸腔压力的下降可以传递到充满液体的心包腔。

（2）动脉收缩压：正常或降低、脉压变小，可有奇脉，奇脉发生的机制基本上与心包填塞时相同，但因心脏附近大血管的粘连和心包腔的闭塞使呼吸对心排血量的影响减少，奇脉的发生较心包压塞时少见。

（3）心脏体征：心尖搏动减弱或消失，大多数患者收缩期心尖负性搏动，心音遥远。可听到心包叩击音。心率快，心音低。

（4）体循环瘀血表现：肝肿大，伴与颈静脉搏动一致的肝脏搏动，腹水，胸腔积液，下肢水肿等。继发肝功能不全或心源性肝硬化等体征。

（二）辅助检查

1.血流检查

可有轻度贫血。病程较久者因肝瘀血常有肝功能损害，血浆蛋白尤其是白蛋白生成减少。部分患者因肾瘀血可有持续性蛋白尿，使低白蛋白血症更为明显。

2.心电图检查

QRS 波低电压，尤其在肢体导联为甚；T 波平坦或倒置。两者同时存在是诊断缩窄性心包炎的强力佐证。仅有 T 波变化而无低电压对临床诊断有帮助，仅有低电压而无 T 波改变则无意义。心电图的改变常可提示心肌受累的范围和程度。由于慢性左心房压升高，50％左右的 P 波增宽有切迹，可有右心室肥大或右束支传导阻滞，有广泛心包钙化时可见宽大 Q 波，有 1/3 的患者可以合并有心房颤动，尤其在病程久和年龄较大的患者中。

3.X 线检查

心包钙化是曾患过急性心包炎的最可靠的 X 线征象，有半数患者存在心包钙化，心包常呈不完整的环状。但心包钙化并不是缩窄性心包炎的特异性诊断标准。半数以上患者可伴有轻度心影扩大，其余心影大小正常。可表现为普遍性增大呈三角形或球形，心缘变直或形成异常心弓，如主动脉结缩短或隐蔽不见，左、右心房、右心室或肺动脉圆锥增大，上腔静脉扩张。肺门影增大，肺血管充血，胸膜常增厚或有胸腔积液，持续而无法解释的胸腔积液常是一种代表性的临床征象。

4.心导管检查

可以明确诊断。缩窄性心包炎右心导管检查的主要特点为肺微血管压、肺动脉舒张压、右心室舒张末期压、右心房平均压和腔静脉压均显著增高和趋向于相等，心排血量减低。右心室压力曲线呈现舒张早期下陷和舒张后期的高原波。右心室舒张末压是收缩压的 1/3，有轻微的肺动脉高压。右心房压力曲线呈 M 型，a 波与 V 波几乎是同等高度。此外，吸气后屏气时右心房压力曲线升高。这些特征与限制型心肌病相类似要加以鉴别，后者的右心室收缩压明显升高 8.0kPa（>60mmHg），左心室舒张压超过右心室舒张压 0.67kPa（5mmHg）。

5.超声心动图

可见心包增厚、粘连、反射增强，心房增大而心室不大，室壁舒张受限，室间隔舒张期呈矛盾运动，以及下腔静脉和肝静脉增宽等表现。

6.CT 和 MRI 检查

对心包增厚具有相当高的特异性和分辨率，可分辨心包增厚及有无缩窄存在。一般心包约 3mm 厚，而缩窄性心包炎患者可达 6mm 或更厚。图像曲线呈现致密组织现象，可提示增厚。

7.活组织检查

目前用心包腔的纤维内镜作探查,并行活组织检查,对了解患者病因更有帮助。同时心内膜活检有助于与限制型心肌病相鉴别。

(三)治疗

一般治疗为改善患者一般状况,严格休息,低盐饮食。可使用利尿剂或抽除胸、腹腔积液,必要时给以少量多次输血。有心力衰竭或心房颤动的患者可适当应用洋地黄类药物。少数轻微颈静脉扩张和周围水肿的患者经饮食控制和利尿剂就可长期存活。减慢心跳的药物如 β 受体阻滞剂和钙离子拮抗剂应该避免使用。

1.外科心包剥离术

外科心包剥离术是唯一确切的治疗,应尽早施行。感染或结核病因者通常在心包感染被控制、结核活动已静止即应手术。

2.对症治疗

(1)利尿药物加限盐以缓解水肿。静脉补液必须谨慎,否则会导致急性肺水肿。

(2)窦性心动过速为代偿性机制,避免使用 β 受体阻滞剂。

(3)房颤伴快速心室率:地高辛为首选,并应在 β 受体阻滞剂和钙拮抗剂使用前使用,总体心率应在 80～90 次/分。

三、心包疾病护理

(一)一般护理

1.休息与卧位

保持环境安静,限制探视,注意病室的温度和湿度,避免患者受凉,以免发生呼吸道感染从而加重呼吸困难。衣着应宽松,以免妨碍胸廓运动。指导患者进行活动,防止肌肉萎缩。注意休息,避免劳累。根据病情协助患者采取不同卧位,呼吸困难的患者协助取半卧位或坐位,心脏压塞的患者往往被迫采取前倾坐位,应提供可以依靠的床上小桌,使患者取舒适体位,并协助完成生活护理。告知患者出现胸痛时应卧床休息,勿用力咳嗽、深呼吸或突然改变体位,以免引起疼痛加重,待症状消失后,可逐渐增加活动量。

2.给氧

对于呼吸困难的患者可遵医嘱给予氧气吸入,在吸氧过程中要告知患者用氧的注意事项,应远离明火,保证用氧的安全。

3.皮肤护理

卧床患者做好皮肤的护理,避免发生压疮,保持床单位的平整、干燥,避免潮湿。患者变换体位时应避免拖、拉、拽等动作,防止损伤皮肤的完整性,衣着应宽松,避免穿过紧的衣服。对于发热的患者,密切观察体温变化,保持衣服的干爽。

4.饮食

给予高热量、高蛋白质、高维生素易消化饮食,若有心脏压塞或心功能不全,则应注意控制液体和钠盐总量的摄入。

（二）病情观察

1.生命体征

监测患者生命体征变化,如体温、血压、心率、呼吸等。

2.关注患者的主诉

观察患者有无胸痛、干咳、声音嘶哑、吞咽困难、食欲缺乏等症状。

3.出入量

每日准确记录患者的出入量及体重。

（三）用药护理

遵医嘱准确用药,注意控制输液速度,防止加重心脏负担。应用抗菌、抗结核、抗肿瘤等药物治疗时,做好相应的观察和护理。应用解热镇痛药时注意观察患者有无胃肠道反应、出血等不良反应。应用吗啡时注意有无呼吸抑制以及观察患者疼痛的缓解情况。

（四）并发症的预防与护理

对心包渗出液明显的患者,严密观察心脏受压征象,备好抢救物品。如患者出现呼吸困难、心率加快、面色苍白、血压下降、大汗、奇脉时,应及时报告医生协助处理,必要时配合医生进行心包穿刺。

（五）辅助检查的护理

心包穿刺是心包疾病患者中主要的辅助检查,在此重点介绍心包穿刺的配合和护理。

1.术前护理

向患者说明手术的配合方法、意义和必要性,解除患者思想顾虑;开放静脉通路,进行持续心电监测;备齐用物及抢救物品。

2.术中配合

嘱患者勿活动、剧烈咳嗽或深呼吸,穿刺过程中有任何不适立即告诉医护人员;操作要注意严格无菌,抽液过程中随时夹闭管路,防止空气进入;抽液要缓慢,每次抽液量不超过300mL,以防急性右心室扩张,若抽出新鲜血,应立即停止抽液,抽液过程中密切观察患者有无心脏压塞症状;记录抽液量、性质,按要求及时送检;操作结束后密切观察患者的反应并听取患者的主诉,注意观察面色、呼吸、血压、脉搏变化等,如有异常,及时通知医生并协助处理。

3.术后护理

患者穿刺部位覆盖无菌纱布,用胶布固定;穿刺后嘱患者卧床休息,继续行心电监护,密切观察患者生命体征变化;行心包引流者做好引流管的护理,待每天心包抽液量＜25mL时及时拔除导管,留置心包引流管期间如有不适应随时通知医护人员。

（六）心理护理

患者入院后,常常精神紧张,需给予解释和安慰,消除不良心理因素,取得患者的配合。在行心包穿刺抽液治疗前,做好解释工作,通过讲解此项治疗的意义、过程、术中配合事项等,减轻患者焦虑不安情绪。

（七）健康教育

(1)嘱患者注意休息,避免劳累,劳逸结合,适量活动,预防心力衰竭。

(2)嘱患者注意防寒保暖,增加机体抵抗力,预防各种感染。

（3）嘱咐患者进食高热量、高蛋白质、高维生素、易消化饮食，并限制钠盐摄入。

（4）指导患者遵医嘱按时服药，不可擅自停药，注意自我观察药物的不良反应，定期检查肝肾功能。

（5）告知患者相关药物的不良反应，教会患者要学会自我监测。

（6）嘱患者定期复查。

（周春霞）

第十二节　心脏瓣膜病

一、二尖瓣狭窄

二尖瓣狭窄是急性风湿热引起心脏炎后所遗留的以瓣膜病变为主的心脏病，是风湿性心脏瓣膜病中最常见的类型，多见于20～40岁青壮年，女性较男性多见，两者比例约2∶1。

（一）病因及发病机制

1.风湿性心脏病

风湿性心脏病是二尖瓣狭窄最常见的病因。近年来，由于加强了对风湿热的防治，风湿性心脏瓣膜病的发病率明显下降。一般认为，从风湿热首次发作后至少2年才会引起二尖瓣狭窄。

2.先天性发育异常

二尖瓣狭窄先天性发育异常可分为4种类型，见表2-6。

表 2-6　二尖瓣狭窄先天性发育异常类型

类型	特点
交界融合型	指瓣膜交界处先天性融合或闭锁，导致瓣口狭窄，瓣膜本身基本正常
吊床型	指前后瓣叶本身相互融合，仅留小孔，腱索异常缩短，乳头肌肥大，前后乳头肌可融合成拱桥形状，二尖瓣呈吊床样
降落伞型	二尖瓣本身及其交界开口均正常，病变主要在腱索和乳头肌。左心室内仅单一乳头肌，由此发出腱索与前后瓣叶相连，形成多个筛孔的锥形膜片，血液只能经筛孔流入左心室腔内
漏斗型	瓣膜交界相互融合，遗留一小孔，瓣膜由短腱索连接乳头肌，致使瓣膜下陷呈漏斗状

3.二尖瓣环及环下钙化

二尖瓣环及环下钙化是老年人常见的退行性变，偶见于年轻人，随着人类平均寿命延长，本病有增多趋势。瓣环钙化可影响二尖瓣正常的启闭，可引起二尖瓣狭窄和（或）关闭不全。二尖瓣环钙化有时可累及心脏传导组织和主动脉根部，此时可引起心律失常和主动脉瓣钙化性狭窄。本病钙化程度不一，多位于二尖瓣环后部，也可出现在环前部，甚至整个环部。

4.其他罕见病因

其他罕见病因如系统性红斑狼疮、硬皮病、多发性骨髓瘤、肠源性脂肪代谢紊乱、恶性类癌瘤等。

(二)临床表现

1.症状

风湿性二尖瓣狭窄患者中约 60% 能追溯到风湿热或游走性多关节炎病史。风湿热若累及心脏,会导致心瓣膜损害,成为风湿性心瓣膜病。通常病变过程进展缓慢,从初次风湿性心脏病到呈现二尖瓣狭窄的症状一般长达 10 年以上。

(1)呼吸困难:常为最早出现的症状,为肺瘀血的表现。早期为劳力性呼吸困难,随着病情进展,可出现静息性呼吸困难、阵发性夜间呼吸困难,严重时端坐呼吸;极重者可发生急性肺水肿,咳粉红色泡沫样痰,多于劳累、情绪激动、呼吸道感染、快速心房颤动或妊娠等情况下诱发。二尖瓣狭窄时,心功能不全是由轻到重、从左心功能不全到右心功能不全的一个发展过程。随着病情进展,出现纳差、腹胀、下肢水肿等心力衰竭的症状时,由于有心排血量减少,呼吸困难等肺瘀血症状反而有所减轻。

(2)咯血:可为痰中带血或大咯血。大咯血多发生在病程早期,呈发作性,常见于劳累后,与肺静脉压异常升高所致的支气管静脉曲张与破裂有关。痰中带血或血痰,与肺部感染和肺毛细血管破裂有关。咳粉红色泡沫痰,是急性肺水肿的特征。二尖瓣狭窄晚期并发肺梗死时,也可咳黯红色血痰。

(3)咳嗽:多为干咳,可咳白痰,伴呼吸道感染时转为脓痰,劳累后或夜间平卧易发,可能与支气管黏膜瘀血水肿或左心房增大压迫左主支气管有关。

(4)声音嘶哑和吞咽困难:较少见。左心房扩大和左肺动脉扩张压迫左喉返神经,可引起声音嘶哑;左心房显著扩大压迫食管,可引起吞咽困难。

2.体征

(1)心脏听诊:心尖区舒张期隆隆样杂音、拍击性第一心音亢进和二尖瓣开瓣音,是二尖瓣狭窄的听诊特征。①心尖区舒张期隆隆样杂音,是二尖瓣狭窄最具特征性的体征。典型的杂音特征是位于心尖区的舒张中晚期低调的隆隆样杂音,范围局限,呈递增性并在收缩期前增强,左侧卧位、呼气末及活动后杂音更明显,可伴有舒张期震颤。当心率很快时杂音有时不易听清,当合并心房颤动时杂音的递增性特点不再明显。在重度狭窄患者,杂音常反而减轻,甚至消失,呈"哑铃型"二尖瓣狭窄。②心尖区第一心音亢进,呈拍击性。③二尖瓣开瓣音(OS),紧跟第二心音后,高调短促而响亮,呼气时明显,胸骨左缘 3~4 肋至心尖内上方最清楚。开瓣音距第一、第二心音时限愈短,则房室间压差愈大,提示二尖瓣狭窄愈重。开瓣音距第一、第二心音<0.08 秒常提示严重二尖瓣狭窄。④肺动脉瓣第二心音(P_2)亢进、分裂,提示有肺动脉高压存在;严重肺动脉高压时,在胸骨左缘第 2~3 肋可闻及高调、短促、递减型的舒张早期叹气样杂音,可沿胸骨左缘向三尖瓣区传导,深吸气时增强。严重二尖瓣狭窄时,由于肺动脉高压、右心室扩大,引起三尖瓣瓣环的扩大,造成相对性三尖瓣关闭不全。可在三尖瓣区闻及全收缩期吹风样杂音,向心尖区传导,吸气时明显。

(2)其他体征:二尖瓣面容见于重度二尖瓣狭窄的患者,患者双颧部发红,口唇轻度发绀。儿童期发病者,心前区可隆起。心脏浊音界呈梨形,于胸骨左缘第 3 肋间向左扩大,提示肺动脉段和右心室增大。颈静脉搏动明显,表明存在严重肺动脉高压。左心房压力增高致肺瘀血时,双肺底可出现湿啰音;右心衰竭时,出现颈静脉怒张、肝大和下肢水肿等体循环瘀血的体征。

3.并发症

(1)充血性心力衰竭和急性肺水肿:充血性心力衰竭是二尖瓣狭窄的主要死亡原因。急性肺水肿是二尖瓣狭窄的严重并发症,多于劳累、情绪激动、呼吸道感染、快速心房颤动或妊娠等情况下诱发,如不及时处理,往往致死。右心室衰竭为二尖瓣狭窄的晚期并发症。因右心排血量降低,呼吸困难等肺循环瘀血的症状减轻,临床主要表现为体循环瘀血的症状和体征。

(2)心房颤动:二尖瓣狭窄患者易于发生房性心律失常,尤其是心房颤动。有症状的二尖瓣狭窄患者30%～40%发生心房颤动。急性发生的心房颤动可能会导致血流动力学的明显变化,并诱发心力衰竭,二尖瓣狭窄的患者往往比二尖瓣关闭不全的患者表现得更明显。此外,心房颤动的患者,左心房易于形成血栓,使二尖瓣疾病患者的栓塞事件增加。

(3)栓塞:体循环栓塞出现于10%～20%的二尖瓣狭窄患者。栓塞事件可为二尖瓣狭窄的初发症状,栓子多来自扩大的左心耳伴心房颤动者,发生体循环栓塞,其中以脑梗死最常见。右心房来源的栓子可造成肺梗死。

(4)肺部感染:本病患者常有肺瘀血,易合并肺部感染。出现肺部感染后往往可诱发或加重心力衰竭。

(5)亚急性感染性心内膜炎:较少见。

(三)辅助检查

1.心电图检查

轻度二尖瓣狭窄者,心电图可正常。左心房增大时,P波增宽(>0.11秒)且呈双峰形,称"二尖瓣型P波"。合并肺动脉高压时,显示右心室肥大,电轴右偏。病程后期常有心房颤动。

2.X线检查

典型的二尖瓣狭窄,表现为左心房扩大、右心室扩大、肺动脉主干突出、主动脉球缩小,后前位X线胸片的心影呈梨形,称为"二尖瓣型心"。左心房明显增大时,心脏右缘在右心房之上左心房凸出形成双弓,即"双房影"。左心室一般不大。左主支气管上抬,食管可见左心房压迹。肺瘀血时,肺血管影增多、增粗,中下肺可见KerleyB线。长期肺瘀血后含铁血黄素沉积,双肺野可出现散在的点状阴影。

3.超声心动图检查

超声心动图检查是确诊二尖瓣狭窄的首选无创性检查,并为二尖瓣狭窄的诊断和功能评估提供定性和定量的客观依据。超声心动图检查可获得瓣口面积、跨瓣压力阶差、肺动脉压力、瓣膜形态及是否合并其他瓣膜损害等信息。M型超声示二尖瓣曲线的正常双峰消失,二尖瓣前叶EF斜率减慢,二尖瓣后叶于舒张期与前叶呈同向运动,即"城墙样改变";二维超声心动图示二尖瓣瓣膜增厚粘连、反射增强,舒张期二尖瓣口开放受限,伴左心房扩大、右心室肥大,并对二尖瓣的瓣口面积、瓣膜病变的程度等进行判断;彩色多普勒超声可探及二尖瓣狭窄舒张期湍流频谱,并对二尖瓣跨瓣压力阶差和肺动脉压力等血流动力学情况进行评估;经食管超声有利于左心耳及左心房附壁血栓的检出。

4.心导管检查

心导管检查可判断二尖瓣狭窄程度和血流动力学情况。右心导管检查可测定右心室、肺动脉及肺毛细血管楔压;穿刺心房间隔后可直接测定左心房和左心室的压力,评估舒张期跨瓣压力阶差,从而评估二尖瓣狭窄的严重程度。心导管检查不作为二尖瓣狭窄的常规检查,其主要应用于超声心动图等无创性检查不能提供准确信息时。应用指征包括:①当无创性检查所显示的二尖瓣狭窄与临床表现不符合时,行心导管检查评估二尖瓣狭窄程度和血流动力学情况;②当多普勒所测量的跨瓣压力阶差与瓣膜面积不一致时,行心导管检查评估血流动力学,同时行左心室造影评估二尖瓣反流。

5.实验室检查

化验检查是辅助诊断风湿热活动的检查。主要有两类:①测定血清中链球菌抗体,如抗链球菌溶血素 O(ASO);②非特异性风湿活动性试验,如 ESR、CRP 等。若 ASO 升高,而 ESR 与 CRP 阴性,则表明有链球菌感染;若 3 项均阳性,则提示风湿活动;若 3 项均阴性,则多排除有风湿活动期,但并不尽如此。应该指出,这 3 种化验指标不是特异性的,必须与临床表现结合,才有诊断价值。

(四)治疗

1.一般治疗

(1)有风湿活动者应给予抗风湿治疗,特别重要的是预防风湿热复发,一般应坚持至患者40 岁,甚至终身应用苄星青霉素 120 万 U,每 4 周肌内注射 1 次。

(2)预防感染性心内膜炎。

(3)无症状者避免剧烈体力活动,定期(6～12 个月)复查。

(4)呼吸困难者应减少体力活动,限制钠盐摄入,口服利尿药,避免和控制诱发急性肺水肿的因素,如急性感染、贫血等。

(5)对二尖瓣狭窄伴窦性心律者,若有劳力性症状且症状出现于快心室率时,减慢心率的药物,如 β 受体阻滞药及非二氢吡啶类钙通道阻滞药可能有益,其中 β 受体阻滞药可能更有效。

2.并发症治疗

(1)心力衰竭的治疗:二尖瓣狭窄患者早期易发急性肺水肿,晚期则为右心力衰竭。急性肺水肿的处理原则与急性左心衰竭所致的肺水肿相似。但应注意:①避免使用以扩张小动脉为主、减轻心脏后负荷的血管扩张药物,应选用扩张静脉系统、减轻心脏前负荷为主的硝酸酯类药物。②正性肌力药物对二尖瓣狭窄的肺水肿无益,仅在心房颤动伴快速心室率时可静脉注射毛花苷 C,以减慢心室率。

(2)心房颤动的治疗:二尖瓣狭窄伴慢性心房颤动时,治疗主要是控制心室率和抗凝,必要时可用药物或电复律治疗。控制心室率主要应用洋地黄、β 受体阻滞药及非二氢吡啶类钙通道阻滞剂。洋地黄对于减慢静息情况下心室率有效;β 受体阻滞药或非二氢吡啶类钙通道阻滞药预防运动时心率的增加更有效。当 β 受体阻滞药及非二氢吡啶类钙通道阻滞药有禁忌时,可口服胺碘酮。如无禁忌证,心房颤动者应当长期给予华法林抗凝治疗,以预防血栓形成和栓塞事件的发生。对有选择的病例(病程<1 年,左心房直径<60mm,无病态窦房结综合征

和房室传导阻滞),可行电复律或药物转复,复律之前3周和成功复律后4周需服华法林抗凝。成功复律后需长期口服Ⅰc类(如普罗帕酮)或Ⅲ类(如胺碘酮)等抗心律失常药物来维持窦律,但通常难以长期维持。

二尖瓣疾病伴快速心房颤动急性发作,如果血流动力学不稳定,应紧急实施电复律。电复律前、中、后应静脉给予肝素抗凝。与二尖瓣关闭不全相比,恢复窦性心律对于二尖瓣狭窄意义更大。因为心动过速使舒张期缩短,将进一步增大二尖瓣狭窄时的跨瓣压差和左心房压,甚至诱发急性肺水肿。血流动力学稳定者,首先考虑静脉用药控制心室率,可先静脉注射毛花苷C,效果不佳时,联合经静脉使用β受体阻滞药或非二氢吡啶类钙通道阻滞剂。

(3)栓塞的预防:对二尖瓣狭窄患者进行抗凝治疗可降低4～15倍栓塞事件的发生,包括体循环和肺循环的栓塞。对于二尖瓣狭窄患者,若合并心房颤动(包括阵发性、持续性或永久性心房颤动)或既往有栓塞史或左心房血栓的患者,推荐进行口服抗凝药物治疗。

3.介入治疗与外科手术

(1)经皮二尖瓣球囊成形术:经皮二尖瓣球囊成形术是缓解单纯二尖瓣狭窄的首选方法。此方法能使二尖瓣口面积扩大至 $2.0cm^2$ 以上,明显降低二尖瓣跨瓣压力阶差和左心房压力,术后即刻获得血流动力学的改善,改善临床症状,长期疗效与外科手术类似。

经皮二尖瓣球囊成形术的适应证有:①中度或重度二尖瓣狭窄(二尖瓣面积≤ $1.5cm^2$),伴有症状(NYHA分级≥Ⅱ级),中度或重度二尖瓣狭窄,无症状但伴肺动脉高压(肺动脉压力静息时>50mmHg或运动时>60mmHg);②瓣膜形态适合经皮介入术(瓣叶柔韧性尚可,无明显钙化和瓣膜下结构病变);③无左心房血栓形成;④无中度或重度二尖瓣反流。对高龄、伴有严重心、肺、肾、肿瘤等疾病不宜外科手术、妊娠及外科分离术后再狭窄的患者也可选用。经皮二尖瓣球囊成形术不推荐用于轻度二尖瓣狭窄的患者。

(2)二尖瓣分离术:二尖瓣分离术有闭式分离术和直视分离术两种,闭式分离术临床已少用。

二尖瓣分离术的适应证有:①二尖瓣病变为隔膜型,无明显二尖瓣关闭不全;②无风湿活动并存或风湿活动控制后6个月;③心功能Ⅱ～Ⅲ级;④年龄20～50岁;⑤有心房颤动及动脉栓塞但无新鲜血栓时均非禁忌;⑥合并妊娠后,若反复发生肺水肿,内科治疗效果不佳时,可考虑在妊娠4～6个月行紧急手术。

(3)二尖瓣置换术:二尖瓣置换术常用机械瓣或生物瓣两种。机械瓣经久耐用,不致钙化或感染,但须终身抗凝治疗。生物瓣无须抗凝治疗,但可发生感染性心内膜炎或数年后瓣膜钙化而失效。

二尖瓣置换术的适应证有:①心功能不超过Ⅲ级;②隔膜型二尖瓣狭窄伴有明显关闭不全;漏斗形二尖瓣狭窄或者瓣膜及瓣膜下有严重粘连、钙化或缩短者。但需注意若患者有出血性疾病,不能进行抗凝治疗时,不宜置换机械瓣。

二、二尖瓣关闭不全

(一)病因及发病机制

二尖瓣结构包括瓣叶、瓣环、腱索、乳头肌等四部分,正常的二尖瓣功能有赖于此四部分及左心室的结构和功能完整性,其中任何一个或多个部分发生结构异常或功能失调均可导致二尖瓣关闭不全,当左心室收缩时,血液反向流入左心房。

以前认为二尖瓣关闭不全的原因主要为风湿热,随着心脏瓣膜病手术治疗的开展及尸检资料的累积,发现风湿性单纯性二尖瓣关闭不全占全部二尖瓣关闭不全的百分数逐渐在减少。非风湿性单纯性二尖瓣关闭不全的病因,以腱索断裂最常见,其次是感染性心内膜炎、二尖瓣黏液样变性、缺血性心脏病等。缺血性心脏病造成二尖瓣关闭不全的机制可能与左心室整体收缩功能异常、左心室节段性室壁运动异常以及心肌梗死后左心室重构有关。二尖瓣关闭不全的病因分类见表2-7。

表2-7 二尖瓣关闭不全的病因分类

病损部位	慢性	急性或亚急性
瓣叶—瓣环	风湿性	感染性心内膜炎
	黏液样变性	外伤
	瓣环钙化	人工瓣周漏
	结缔组织疾病	
	先天性,如二尖瓣裂	
腱索—乳头肌	瓣膜脱垂(腱索或乳头肌过长)	原发性腱索断裂
	乳头肌功能不全	继发性腱索断裂
		感染性心内膜炎或慢性瓣膜病变所致
		心肌梗死并发乳头肌功能不全或断裂
		创伤所致腱索或乳头肌断裂
心肌	扩张型心肌病	
	梗阻性肥厚型心肌病	
	冠心病节段运动异常或室壁瘤	

1.瓣叶

(1)风湿性损害最为常见,占二尖瓣关闭不全的1/3,女性为多。慢性炎症及纤维化使瓣膜僵硬、缩短、变形以及腱索粘连、融合缩短。风湿性二尖瓣关闭不全的患者约半数合并二尖瓣狭窄。

(2)二尖瓣脱垂多为二尖瓣原发性黏液性变使瓣叶宽松膨大或伴腱索过长,心脏收缩时瓣叶突入左心房而影响二尖瓣关闭。部分二尖瓣脱垂为其他遗传性结缔组织病(如马方综合征)的临床表现之一。

(3)感染性心内膜炎、穿通性或非穿通性创伤均可损毁二尖瓣叶。

(4)肥厚型心肌病收缩期二尖瓣前叶向前运动导致二尖瓣关闭不全。

(5)先天性心脏病,心内膜垫缺损常合并二尖瓣前叶裂,导致关闭不全。

2.瓣环扩大

(1)任何病因引起左心室增大均可造成二尖瓣环扩大而导致二尖瓣关闭不全。

（2）二尖瓣环退行性变和瓣环钙化,多见老年女性。尸检发现70岁以上女性,二尖瓣环钙化的发生率为12%。严重二尖瓣环钙化者,50%合并主动脉瓣环钙化,大约50%的二尖瓣环钙化累及传导系统,引起不同程度的房室或室内传导阻滞。

3.腱索

这是引起二尖瓣关闭不全的重要原因,先天性异常、自发性断裂或继发于感染性心内膜炎、风湿热的腱索断裂均可导致二尖瓣关闭不全。

4.乳头肌

乳头肌的血供来自冠状动脉终末分支,对缺血很敏感,冠状动脉灌注不足可引起乳头肌缺血、损伤、坏死和纤维化伴功能障碍。如乳头肌缺血短暂,可出现短暂的二尖瓣关闭不全;如急性心肌梗死发生乳头肌坏死,则产生永久性二尖瓣关闭不全。乳头肌坏死是心肌梗死的常见并发症,而乳头肌断裂在心肌梗死的发生率低于1%,乳头肌完全断裂可发生严重致命的急性二尖瓣关闭不全。其他少见的疾病为先天性乳头肌畸形,如一侧乳头肌缺如,称为降落伞二尖瓣综合征;罕见的乳头肌脓肿、肉芽肿、淀粉样变和结节病等。

瓣叶穿孔(如发生在感染性心内膜炎时)、乳头肌断裂(如发生在急性心肌梗死时)、创伤损伤二尖瓣结构或人工瓣损坏等可发生急性二尖瓣关闭不全。

（二）临床表现

1.症状

（1）急性:轻者可仅有轻微劳力性呼吸困难,重者可很快发生急性左心衰竭,甚至急性肺水肿、心源性休克。

（2）慢性:慢性二尖瓣关闭不全患者的临床症状轻重取决于二尖瓣反流的严重程度及关闭不全的进展速度、左心房和肺静脉压的高低、肺动脉压力水平及是否合并有其他瓣膜损害和冠状动脉疾病。如轻度二尖瓣关闭不全者可以持续终身没有症状;对于较重的二尖瓣关闭不全,通常情况下,从罹患风湿热至出现二尖瓣关闭不全的症状一般超过20年,但一旦发生心力衰竭,则进展常较迅速。

程度较重的二尖瓣关闭不全患者,由于心排出量减少,可表现为疲乏无力,活动耐力下降;同时,肺静脉瘀血导致程度不等的呼吸困难,包括劳力性呼吸困难、静息性呼吸困难、夜间阵发性呼吸困难及端坐呼吸等。发展至晚期则出现右心衰竭的表现,包括腹胀、纳差、肝脏瘀血肿大、水肿及胸腹水等。在右心衰竭出现后,左心衰竭的症状反而有所减轻。另外,合并冠状动脉疾病的患者因心排血量减少可出现心绞痛的临床症状。

2.体征

（1）急性二尖瓣关闭不全:心尖搏动呈高动力型,为抬举样搏动。肺动脉瓣区第二心音分裂,左心房强有力收缩可致心尖区第四心音出现。心尖区收缩期杂音是二尖瓣关闭不全的主要体征,可在心尖区闻及>3/6级的收缩期粗糙的吹风样杂音,累及腱索、乳头肌时可出现乐音性杂音。由于左心房与左心室之间压力差减小,心尖区反流性杂音持续时间变短,于第二心音前终止。出现急性肺水肿时双肺可闻及干、湿啰音。

（2）慢性二尖瓣关闭不全。

1）心界向左下扩大,心尖搏动向下向左移位,收缩期可触及高动力性心尖搏动;右心衰竭时可见颈静脉怒张、肝颈回流征阳性、肝大及双下肢水肿等。

2)心音:二尖瓣关闭不全时,心室舒张期过度充盈,使二尖瓣漂浮,第一心音减弱;由于左心室射血期缩短,主动脉瓣关闭提前,导致第二心音分裂;严重反流可出现低调第三心音,但它未必提示心衰,而可能是收缩期左心房存留的大量血液迅速充盈左心室所致。

3)心脏杂音:二尖瓣关闭不全的典型杂音为心尖区全收缩期吹风样杂音,杂音强度≥3/6级,可伴有收缩期震颤。前叶损害为主者杂音向左腋下或左肩胛下传导,后叶损害为主杂音向心底部传导。二尖瓣脱垂时收缩期杂音出现在喀喇音之后。腱索断裂时杂音可似海鸥鸣或乐音性。严重反流时,由于舒张期大量血液通过二尖瓣口,导致相对性二尖瓣狭窄,故心尖区可闻及短促的舒张中期隆隆样杂音。相对性二尖瓣关闭不全杂音与心功能状况呈正相关,心功能改善和左心室缩小时杂音减轻,而器质性二尖瓣关闭不全产生的收缩期杂音,心功能不全时杂音减轻,心功能改善时杂音增强。

(三)辅助检查

1.X 线检查

轻度二尖瓣关闭不全者,可无明显异常发现。严重者左心房、左心室明显增大,明显增大的左心房可推移和压迫食管,左心衰竭者可见肺瘀血及肺间质水肿。晚期可见右心室增大,二尖瓣环钙化者可见钙化阴影。急性者心影正常或左心房轻度增大,伴肺瘀血甚至肺水肿征。

2.心电图

轻度二尖瓣关闭不全者心电图可正常。严重者可有左心室肥厚和劳损。慢性二尖瓣关闭不全伴左心房增大者多伴房颤,如为窦性心律则可见 P 波增宽且呈双峰状(二尖瓣 P 波),提示左心房增大。急性者心电图常正常,有时可见窦性心动过速。

3.超声心动图

M 型超声心动图及二维超声心动图不能确定二尖瓣关闭不全。M 型超声心动图主要用于测量左心室超容量负荷改变,如左心房、左心室增大。二维超声心动图可显示二尖瓣装置的形态特征,如瓣叶或瓣叶下结构的增厚、缩短、钙化、瓣叶冗长脱垂、连枷样瓣叶,瓣环扩大或钙化、赘生物、左心室扩大和室壁矛盾运动等,有助于明确病因。脉冲多普勒超声可于收缩期在左心房内探及高速射流,从而确诊二尖瓣反流。彩色多普勒血流显像诊断二尖瓣关闭不全的敏感性可达 100%,并可对二尖瓣反流进行半定量及定量诊断。

半定量诊断标准为:若反流局限于二尖瓣环附近为轻度,达到左心房中部为中度,直达心房顶部为重度。定量诊断标准为:轻度是指射流面积<4cm²、每次搏动的反流量<30mL、反流分数<30%;中度是指射流面积为 4~8cm²、每次搏动的反流量 30~59mL、反流分数为30%~49%;重度是指射流面积>8cm²、每次搏动的反流量>60mL、反流分数>50%。

(四)治疗

慢性二尖瓣关闭不全患者在相当长时间内无症状,但一旦出现症状,则预后差。

1.内科治疗

(1)急性:急性二尖瓣重度反流时,患者常有心衰症状,甚至发生休克。内科治疗的目的是减少反流量,降低肺静脉压,增加心排出量。动脉扩张剂可减低体循环血流阻力,故能提高主动脉输出流量,同时减少二尖瓣反流量和左心房压力。如已发生低血压,则不宜使用,而可行主动脉内球囊反搏,在提高体循环舒张压的同时,减低心室后负荷,从而提高前向性心排出量。

(2)慢性:二尖瓣关闭不全在相当时期内可无症状,此时无须治疗,但应定期随访,重点是预防风湿热及感染性心内膜炎的发生。无症状且为窦性节律的二尖瓣关闭不全患者,如无左心房和左心室的扩张及肺动脉高压证据,其运动没有限制。如左心室明显增大(左心室舒张末内径≥60mm)、静息时存在左心室收缩功能不全或存在肺动脉高压,则应避免竞技性运动。已有症状的二尖瓣反流,ACEI已证明能减低左心室容积,缓解症状。血管扩张剂对于慢性二尖瓣关闭不全作用不大。如合并房颤,应进行长期抗凝治疗,INR目标值同二尖瓣狭窄。

2.手术治疗

手术治疗是治疗二尖瓣关闭不全的根本性措施,应在左心室功能发生不可逆损害之前进行。

(1)急性:急性二尖瓣关闭不全应在药物控制症状的基础上,采取紧急或择期手术治疗。

(2)慢性:慢性二尖瓣关闭不全的手术适应证如下。①重度二尖瓣关闭不全伴NYHA心功能分级Ⅲ级或Ⅳ级。②NYHA心功能分级Ⅱ级伴心脏大,左心室收缩末期容量指数(LVESVI)>30mL/m²。③重度二尖瓣关闭不全,LVEF减低,左心室收缩及舒张末期内径增大,LVESVI高达60mL/m²,虽无症状也应考虑手术治疗。

常用的手术方法有二尖瓣修补术和二尖瓣置换术。前者适用于瓣膜损坏较轻,瓣叶无钙化,瓣环有扩大,但瓣下腱索无严重增厚者。手术病死率低,术后射血分数的改善较好,不需终生抗凝治疗,占所有适合手术患者的70%。后者适用于瓣膜损坏严重者,其手术病死率约5%。

三、主动脉瓣狭窄

主动脉瓣由3个大小近乎相同的半月瓣组成,分隔左心室与主动脉。正常的主动脉瓣在心室收缩期完全开放,使左心室正常射血。主动脉瓣异常或流出道(瓣上或瓣下)狭窄,使左心室血液流出受阻。最常见的主动脉流出道梗阻是主动脉瓣异常(瓣膜活动度异常、瓣膜开放异常)导致的主动脉瓣狭窄。

(一)病因及发病机制

瓣膜性主动脉瓣狭窄最常见的基本病因为先天性、风湿性和退行性变。主动脉瓣狭窄的病因在不同年龄段中各异。

1.先天性瓣膜病变

儿童常为先天性瓣膜异常,可为单叶式、二叶式或三叶式主动脉瓣,甚至可能是少见的四叶式。单叶式瓣膜常有严重梗阻,在婴儿期即可出现症状。二叶式瓣膜和畸形的三叶式瓣膜很少在儿童时期出现症状,但因为进行性的纤维化、钙化,往往在40~70岁时引起狭窄。

2.风湿性瓣膜病变

风湿性主动脉瓣狭窄通常发生于30~50岁人群。由于风湿热的发病率显著降低,风湿性主动脉瓣病变的发病率较过去明显下降。单纯的风湿性主动脉瓣狭窄很少见,多合并二尖瓣风湿性病变。风湿性瓣膜病以交界处的融合钙化为特征,而退行性变通常很少累及交界处。

不伴二尖瓣病变的主动脉瓣狭窄以先天性或退行性变为常见。

3.退行性瓣膜病变

随着年龄的增长,原先正常的瓣膜亦可逐渐钙化变性,引起后天性异常。可能的原因有脂蛋白积聚、炎症、瓣膜表面内皮细胞的骨软骨原分化标志物导致瓣膜"骨形成"等。

另外,心内膜炎引起的梗阻性赘生物、类风湿疾病导致的严重瓣叶结节性增厚等也可引起主动脉瓣狭窄,但非常少见。

左心室流出道梗阻造成左心室收缩压升高、左心室射血时间延长、左心室舒张压升高、主动脉压降低。左心室收缩压和容量负荷增加使左心室肥厚,可引起左心功能不全。左心室收缩压、左心室肥厚和左心室射血时间延长使心肌氧耗增加。左心室射血时间延长导致舒张时间(心肌灌注时间)减少。左心室舒张压升高和主动脉舒张压降低使冠状动脉的灌注压降低。舒张时间和冠状动脉的灌注压降低使心肌氧供减少。心肌氧耗增加和氧供减少引起心肌缺血,进一步损害左心室功能。

(二)临床表现

主动脉瓣狭窄常可多年无症状。随着病变的进展可出现主动脉瓣狭窄的临床三联症:心绞痛、晕厥和呼吸困难。

大部分严重主动脉瓣狭窄的患者有心绞痛,其中大约一半患者有显著的冠状动脉狭窄,另外心肌肥厚所致需氧量增加和冠状动脉流量相对减少引起心内膜下心肌缺血亦可引起心绞痛发作。

因为主动脉瓣严重狭窄,体力活动时全身血管扩张而心排血量不能相应增加,导致低血压,患者常于体力活动时发生晕厥。此外,显著增加的左心室收缩压激活心室压力感受器,引起一个过大的血管减压反应,进一步减少大脑灌注。常见的心律失常,如房颤或房室传导异常,减少左心室充盈和心排血量,能引起晕厥。主动脉狭窄患者出现恶性心律失常,比如室速或室颤,也能引起晕厥,甚至可导致心源性猝死。

呼吸困难是充血性心力衰竭的表现。其发生与心功能失代偿,左心房及肺静脉压升高引起的肺瘀血有关。

主动脉瓣狭窄患者如果梗阻一直不能解除,一旦出现这些症状,则预后较差。生存曲线显示:出现充血性心力衰竭的未换瓣患者的平均生存期少于 2 年,有晕厥或心绞痛症状的未换瓣者的平均生存期分别为 3 年和 5 年。尽管主动脉瓣狭窄可引起猝死,但多发生于先前有症状的患者。

严重主动脉瓣狭窄最有意义的体征之一是颈动脉搏动减弱和动脉超射波形的减慢(细迟脉)。轻度主动脉瓣狭窄患者的颈静脉搏动可能不明显,然而在疾病晚期,由于肺动脉高压和室间隔过度肥厚膨出到右心室导致三尖瓣关闭不全,可以出现明显的"V"波。随着瓣膜狭窄的进展,左心室心尖搏动向下外侧移位,晚期出现明显的收缩期前搏动。如果心尖搏动明显,需考虑同时伴有主动脉瓣和(或)二尖瓣关闭不全。收缩期震颤在患者前倾深吸气时明显,在第 2 肋骨旁或胸骨切迹处最容易触及,并沿颈动脉传导。收缩期震颤是严重主动脉瓣狭窄的特异表现。

第一心音正常或柔软。主动脉瓣活动受限使第二心音减弱或消失,左心室射血时间延长可产生矛盾分裂,提示伴有束支传导阻滞或左心室功能不全。第三心音提示充血性心力衰竭。如有第四心音,反映左心室肥厚和舒张末期压力升高。主动脉喷射音多见于儿童和年轻人的先天性主动脉瓣狭窄,很少见于成人后天性钙化性主动脉瓣狭窄和瓣膜僵硬。喷射音发生在第一心音后约 0.06 秒。主动脉瓣狭窄特征性的杂音为胸骨右缘第 2 肋间粗糙的菱形杂音,常向颈部传导。主动脉瓣钙化杂音在心底部粗糙,但其高频的成分向心尖部传导,称为 Gallavardin 现象,此杂音在心尖部比较明显,可能误认为是二尖瓣关闭不全。但二尖瓣关闭不全的杂音是全收缩期的,更多呈乐音样的,杂音强度不随心动周期改变,而主动脉瓣狭窄的杂音在长间歇后(如期前收缩或房颤长间歇后)增强。在主动脉狭窄的早期,杂音局限于收缩中期,但是随着狭窄的恶化,杂音变得更长、涵盖于整个收缩期,在左心室衰竭和心排血量减少时,杂音变轻。随着年龄的增长,主动脉瓣叶增厚、钙化、轻微地减少瓣叶活动,这是主动脉瓣硬化,并不是主动脉瓣真正狭窄。主动脉瓣硬化的杂音与主动脉瓣狭窄相似,但其杂音高峰较早、颈动脉搏动正常。主动脉瓣硬化不直接导致严重后果,但是与更高的冠状动脉疾病发病率和心血管病死率相关。梗阻性肥厚型心肌病的杂音与主动脉瓣狭窄相似。在下蹲或增加前负荷的动作时,流过瓣膜的血流增加,主动脉瓣狭窄的杂音增强,Valsava 动作可以减弱杂音。梗阻性肥厚型心肌病的杂音在减少前负荷时更明显,比如 Valsava 动作或站立时。

(三)治疗

1.药物治疗

主动脉瓣狭窄的药物治疗通常限于治疗并发症,比如充血性心力衰竭、心律失常和感染性心内膜炎。对合并高血压的患者应使用降压药,但是应避免血压过低。因为严重的主动脉瓣狭窄限制心排血量的增加,血压过低能引起跨瓣压力阶差升高和症状恶化。应避免由于过度利尿引起容量不足,因为这可减少左心室充盈压,导致严重低血压。房颤可以发生于疾病晚期,能导致显著的血流动力学障碍,这是由于这些患者依赖于心房有力的收缩来足够充盈左心室和支撑正常的心搏量,所以着重强调维持窦性心律。研究尚未发现包括 β 受体阻滞剂、他汀类、ACEI 或 ARB 在内的任何药物能减慢主动脉瓣狭窄的进展,但推荐使用动脉粥样硬化二级预防指南中推荐的药物。

2.介入治疗

(1)经皮球囊扩张瓣膜成形术:适应证是青少年先天性二叶瓣,瓣口面积$<0.4cm^2/m^2$,瓣膜无钙化和关闭不全者;老年人在心电图、心脏超声上示左心室肥厚,跨瓣压差$>50mmHg$,无关闭不全者;出现心绞痛、晕厥、心力衰竭等症状者。但由于此手术术后短期内(3~12 个月)会发生再狭窄,而且这种治疗方法可引起主动脉破裂、主动脉瓣反流、卒中和血管损伤等并发症,更重要的是并没有明显改善术后的生存率,所以目前认为主动脉瓣成形术仅仅作为重危患者主动脉瓣置换的过渡,针对紧急非心脏手术患者或临终患者的姑息治疗。

(2)经导管主动脉瓣植入术(TAVI):是通过一定的途径送入介入导管,将人工心脏瓣膜送至主动脉瓣区打开,从而完成人工瓣膜植入,恢复瓣膜功能。途径包括顺行法(经静脉穿刺房间隔,经左心房—二尖瓣—左心室路径)、逆行法(经股动脉—主动脉路径)及经心尖法。TAVI 主要的适应证为:①有症状的严重主动脉瓣狭窄(瓣口面积$<1cm^2$)。②欧洲心脏手术风险评分$\geq20\%$或美国胸外科学会危险评分$\geq10\%$。目前临床入选患者大多为高龄、存在严

重合并症而不能耐受外科手术的患者。

3.外科治疗

对于有症状的主动脉瓣狭窄患者,需要行主动脉瓣置换。机械瓣、生物瓣、同种移植瓣膜都能很好地缓解症状和改善病死率,预期存活率接近正常人群。左心室功能差和低心排血量的主动脉瓣狭窄患者,需要给予多巴酚丁胺来精确评估瓣口面积,不完成此项评估可能导致不适当的瓣膜置换和不良的临床转归。主动脉瓣置换术的平均围术期病死率是 $3\% \sim 4\%$,并且人工瓣膜存在附加风险,如瓣膜功能不良、人工瓣膜心内膜炎和抗凝治疗导致出血。

无症状的主动脉瓣狭窄患者通常有一个可接受的病程,未换瓣者年猝死率<1%,大部分无症状患者并不推荐行瓣膜置换术。但是这些患者需要密切临床随访,只有不到一半的未换瓣者在 5 年内能不发生心脏症状。对于无症状但是合并左心室功能障碍、活动后反应异常(症状加重或活动引起的低血压)、有快速进展可能性或非常严重(瓣口面积<0.6cm²)的主动脉瓣狭窄患者,需考虑手术治疗。

有症状和左心室收缩功能受损的主动脉瓣狭窄患者通常能在主动脉瓣置换术后获益,但他们的手术直接风险比左心室收缩功能正常的主动脉瓣狭窄患者高。瓣膜置换后,很多患者的左心室收缩功能可恢复正常。由于生物瓣有明显的瓣膜退化和再次手术的风险,65 岁以下患者通常接受机械瓣置换;65 岁以上患者通常接受生物瓣置换,因为血栓栓塞风险较低并能减少抗凝需要。

在主动脉瓣置换之前,所有 35 岁以上、合并 2 个以上冠状动脉疾病危险因素的患者应行冠状动脉造影。严重钙化的主动脉瓣狭窄患者中,估计高达 $50\% \sim 60\%$ 有严重的冠状动脉狭窄。

四、主动脉瓣关闭不全

主动脉瓣关闭不全是指主动脉瓣、瓣环受损或主动脉根部扩大,导致主动脉瓣闭合不严,血液从主动脉反向流入左心室。男性患者多见,约占 75%,女性患者多同时伴有二尖瓣病变。轻症患者常无明显症状。重症患者可有心悸及身体各部分动脉的强烈搏动感,特别是头部和颈部更为明显。约有 5% 患者可出现心绞痛。晚期可出现左心功能不全和右心功能不全的表现。

(一)病因及发病机制

1.急性主动脉瓣关闭不全

急性主动脉瓣关闭不全的病因有:①感染性心内膜炎;②创伤,伤及主动脉根部、瓣叶、瓣叶支持结构;③主动脉夹层,通常见于马方综合征,特发性升主动脉扩张,高血压或妊娠;④人工瓣膜破裂。

2.慢性主动脉瓣关闭不全

(1)主动脉瓣疾病。①风湿性心脏病(风心病):约 2/3 的主动脉瓣关闭不全为风心病所致,常合并二尖瓣损害。②感染性心内膜炎:可为急性、亚急性或慢性关闭不全,为单纯性主动脉瓣关闭不全的常见病因。③先天性畸形:二叶式主动脉瓣常见。④主动脉瓣黏液样变性。

⑤强直性脊柱炎:瓣叶基底部和远端边缘增厚伴瓣叶缩短。

（2）主动脉根部扩张。①梅毒性主动脉炎。②马方综合征:为遗传性结缔组织病。③强直性脊柱炎:升主动脉呈弥散性扩张。④特发性升主动脉扩张。⑤严重高血压或动脉粥样硬化。

（二）临床表现

1.症状

通常情况下,主动脉瓣关闭不全患者在较长时间内无症状,即使明显主动脉瓣关闭不全者到出现明显的症状可长达 10～15 年,一旦发生心力衰竭,则进展迅速。

（1）急性主动脉瓣关闭不全:急性主动脉瓣关闭不全时,由于突然的左心室容量负荷加大,室壁张力增加,左心室扩张,可很快发生急性左心衰竭或出现肺水肿。

（2）慢性主动脉瓣关闭不全:慢性主动脉关闭不全,可多年无症状,甚至可耐受运动。

1）心悸:心脏搏动的不适感可能是最早出现的症状,由于左心室明显增大,心尖冲动增强所致,尤以左侧卧位或俯卧位时明显。情绪激动或体力活动引起心动过速或室性期前收缩可使心悸感更为明显。由于脉压显著增大,患者常感身体各部有强烈的动脉搏动感,尤以头颈部为甚。

2）呼吸困难:劳力性呼吸困难最早出现,表示心脏储备能力已经降低,随着病情的进展,可出现端坐呼吸和夜间阵发性呼吸困难。

3）胸痛:心绞痛可在活动时和静息时发生,持续时间较长,对硝酸甘油反应不佳。夜间心绞痛的发作,可能是由于休息时心率减慢致舒张压进一步下降,使冠状动脉血流减少。亦有诉腹痛者,推测可能与内脏缺血有关。

4）晕厥:当快速改变体位时,可出现头晕或眩晕,晕厥较少见。

5）其他症状:①疲乏,活动耐力显著下降;②在出现夜间阵发性呼吸困难或夜间心绞痛发作时过度出汗、咯血(较少见)、栓塞(较少见);③晚期右心衰竭时可出现肝瘀血增大、触痛,踝部水肿,胸腔积液,腹水。

2.体征

（1）急性主动脉瓣关闭不全:表现为收缩压、舒张压和脉压正常或舒张压稍低,脉压稍增大。无明显周围血管征。心动过速常见。二尖瓣舒张期提前部分关闭,致第一心音减低。第二心音肺动脉瓣成分增强。第三心音常见。主动脉瓣舒张期杂音较慢性者短和调低,是由于左心室舒张压上升使主动脉与左心室间压差很快下降所致。如出现 Austin-Flint 杂音,多为心尖区舒张中期杂音。

（2）慢性主动脉瓣关闭不全。

1）血管:收缩压升高,舒张压降低,脉压增大。周围血管征常见,包括随心脏搏动的点头征（DeMusset 征）、颈动脉和桡动脉扪及水冲脉、股动脉枪击音（Traube 征）、听诊器轻压股动脉闻及双期杂音（Duroziez 征）和毛细血管搏动征等。主动脉根部扩大者,在胸骨旁右侧第 2、第 3 肋间可扪及收缩期搏动。

2）心尖冲动:向左下移位,呈心尖抬举性搏动。

3）心音:第一心音减弱,由于收缩期前二尖瓣部分关闭引起。第二心音主动脉瓣成分减弱或缺如,但梅毒性主动脉炎时常亢进。心底部可闻及收缩期喷射音,与左心室心搏量增多突然扩张已扩大的主动脉有关。由于舒张早期左心室快速充盈增加,心尖区常有第三心音。

4)心脏杂音:可闻及与第二心音同时开始的高调叹气样递减型舒张早期杂音,坐位并前倾和深呼气时易听到。轻度反流时,杂音限于舒张早期,音调高;中或重度反流时,杂音粗糙,为全舒张期。杂音为乐音性时,提示瓣叶脱垂、撕裂或穿孔。由主动脉瓣损害所致者,杂音在胸骨左侧中下缘明显;升主动脉扩张引起者,杂音在胸骨右上缘更清楚,向胸骨左缘传导。老年人的杂音有时在心尖区最响。心底部常有主动脉瓣收缩期喷射性杂音,较粗糙,强度 2/6～4/6 级,可伴有震颤,与左心室心搏量增加和主动脉根部扩大有关。重度反流者,常在心尖区听到舒张中晚期隆隆样杂音(Austin-Flint 杂音)。

3.并发症

充血性心力衰竭多见,并为本病的主要死亡原因。感染性心内膜炎是较常见而危险的并发症,常导致瓣膜穿孔和断裂而加重主动脉瓣反流,加速心力衰竭的发生。室性心律失常的出现预示左心功能受损,心脏性猝死较少见。

(三)辅助检查

1.心电图检查

急性患者,窦性心动过速和非特异性 ST-T 改变常见,可有或无左心室肥大。慢性常见为左心室肥厚、心室内传导阻滞、室性和房性心律失常。

2.X 线检查

急性主动脉瓣关闭不全时心脏大小正常或稍有增大,常有肺瘀血和肺水肿征。慢性主动脉关闭不全者心脏明显扩大,典型扩大为左心室向左下扩大,致左心室长轴明显增长,但横径仅略有增加。单纯主动脉瓣关闭不全主动脉钙化不常见。升主动脉扩张较明显,严重主动脉瘤样扩张提示主动脉根部疾病,如马方综合征或中层囊性坏死。左侧心力衰竭可见肺瘀血征。

3.超声心动图检查

超声心动图对主动脉瓣关闭不全时左心室功能的评价亦很有价值;还有助于病因的判断,可显示二叶式主动脉瓣,瓣膜脱垂、破裂或赘生物形成,升主动脉夹层分离等。M 型显示舒张期二尖瓣前叶快速高频的振动是主动脉瓣关闭不全的特征表现。二维超声心动图上能够更全面地观察主动脉瓣及其周围结构,有助于主动脉瓣反流不同病因的鉴别。多普勒超声可显示主动脉瓣下方舒张期涡流,对检测主动脉瓣反流非常敏感,并可判定其严重程度,定量分析主动脉瓣反流程度。

4.放射性核素检查

放射性核素心室造影可测定左心室收缩、舒张末容量和休息、运动射血分数,判断左心室功能。根据左心室和右心室每搏量比值估测反流程度。

5.心脏 MRI 检查

可准确测定反流容量、左心室收缩末期和舒张容量及关闭不全瓣口的大小。

6.心导管检查

评价反流程度、左心室功能状态及主动脉根部大小。主要用于无创检查难以明确诊断或检查结果与临床表现不吻合时。有冠状动脉疾病危险的患者,在主动脉瓣置换术前可实施冠状动脉造影检查。

（四）治疗

主动脉瓣关闭不全常进展为难治性心力衰竭,并常于心力衰竭发生后2～3年死亡,而出现心绞痛者多于4年内死亡。因病情发展快,预后差,必须积极治疗病因,给予标准化抗心力衰竭治疗和尽早实施瓣膜置换术。

1.急性主动脉瓣关闭不全

（1）外科治疗（人工瓣膜置换术或主动脉瓣修复术）为根本措施。

（2）内科治疗一般仅为术前准备过渡措施,目的在于降低肺静脉压,增加心排血量,稳定血流动力学,应尽量在Swan-Granz导管床旁血流动力学监测下进行。

（3）静脉滴注硝普钠对降低前后负荷、改善肺瘀血、减少反流量和增加排血量有益。

（4）也可酌情经静脉使用利尿药和正性肌力药物。

（5）血流动力学不稳定者,如严重肺水肿,应立即手术。

（6）主动脉夹层即使伴轻或中度反流,也需紧急手术。

（7）活动性感染性心内膜炎患者,争取在完成7～10天强有力抗生素治疗后手术。

（8）创伤性或人工瓣膜功能障碍者,根据病情采取紧急或择期手术。

（9）个别患者,药物可完全控制病情,心功能代偿良好,手术可延缓。

（10）但真菌性心内膜炎所致者,无论反流轻重,几乎均需早日手术。

2.慢性主动脉瓣关闭不全

（1）内科治疗。

1）预防感染性心内膜炎,如为风心病或有风湿活动应预防风湿热。

2）梅毒性主动脉炎应给予1个疗程的青霉素治疗。

3）舒张压＞90mmHg者应用降压药。

4）无症状的轻或中度反流者,应限制重体力活动,并每1～2年随访1次,应包括超声心动图检查。在有严重主动脉瓣关闭不全和左心室扩张者,即使无症状,可使用血管紧张素转换酶抑制药,以延长无症状和心功能正常时期,推迟手术时间。

5）左心室收缩功能不全出现心力衰竭时应用血管紧张素转换酶抑制药和利尿药,必要时可加用洋地黄类药物。

6）心绞痛者可用硝酸酯类药物。

7）积极纠正心房颤动和治疗心律失常,主动脉瓣关闭不全患者耐受这些心律失常的能力极差。

8）如有感染应及早积极控制。

（2）外科治疗:人工瓣膜置换术为严重主动脉瓣关闭不全的主要治疗方法,应在不可逆的左心室功能不全发生之前进行,而又不过早冒手术风险。无症状（呼吸困难或心绞痛）和左心室功能正常的严重反流不需手术,但需密切随访。

术后存活者大部分有明显临床改善,心脏大小和左心室质量减少,左心室功能有所恢复,但恢复程度不如主动脉瓣狭窄者大,术后远期存活率也低于后者。部分病例（如创伤、感染性心内膜炎所致瓣叶穿孔）可行瓣膜修复术。主动脉根部扩大者,如马方综合征,需行主动脉根部带瓣人工血管移植术。

1)适应证:下列情况的严重关闭不全应手术治疗。①有症状和左心室功能不全者。②无症状伴左心室功能不全者,经系列无创检查(超声心动图、放射性核素心室造影等)显示持续或进行性左心室收缩末容量增加或静息射血分数降低者应手术;如左心室功能测定为临界值或不恒定的异常,应密切随访。③有症状而左心室功能正常者,先试用内科治疗,如无改善,不宜拖延手术时间。

2)禁忌证:LVEF 0.15～0.20,LVEDD≥80mm 或 LV-EDVI≥300mL/m²。

五、心脏瓣膜病护理

(一)活动与休息

按心功能分级安排适当的活动,合并主动脉病变者应限制活动,风湿活动时卧床休息,活动时出现不适,应立即停止活动并给予吸氧 3～4L/min。

(二)饮食护理

给予高热量、高蛋白、高维生素的易消化饮食,以协助提高机体抵抗力。

(三)病情观察

1.体温观察

定时观测体温,注意热型,体温超过 38.5℃时给予物理降温,半小时后测量体温并记录降温效果。观察有无风湿活动的表现,如皮肤出现环形红斑、皮下结节、关节红肿疼痛等。

2.心脏观察

观察有无心力衰竭的征象,监测生命体征和肺部、水肿、肝大的体征,观察有无呼吸困难、乏力、尿少、食欲减退等症状。

3.评估栓塞

借助各项检查评估栓塞的危险因素,密切观察有无栓塞征象,一旦发生应立即报告医师,给予溶栓、抗凝治疗。

(四)风湿的预防与护理

注意休息,病变关节应制动、保暖,避免受压和碰撞,可用局部热敷或按摩,减轻疼痛,必要时遵医嘱使用止痛药。

(五)心衰的预防与护理

避免诱因,积极预防呼吸道感染及风湿活动,纠正心律失常,避免劳累、情绪激动。严格控制入量及输液滴速,如发生心力衰竭置患者半卧位,给予吸氧,给予营养易消化饮食,少量多餐。保持大便通畅。

(六)防止栓塞发生

1.预防措施

鼓励与协助患者翻身,避免长时间蹲、坐,勤换体位,常活动下肢,经常按摩、用温水泡脚,以防发生下肢静脉血栓。

2.有附壁血栓形成患者护理

应绝对卧床,避免剧烈运动或体位突然改变,以免血栓脱落,形成动脉栓塞。

3.观察栓塞发生的征兆

脑栓塞可引起言语不清、肢体活动受限、偏瘫;四肢动脉栓塞可引起肢体剧烈疼痛、皮肤颜色及温度改变;肾动脉栓塞可引起剧烈腰痛;肺动脉栓塞可引起突然剧烈胸痛和呼吸困难、发绀、咯血、休克等。

（七）亚急性感染性心内膜炎的护理

应做血培养以查明病原菌;注意观察体温、新出血点、栓塞等情况。注意休息,合理饮食,补充蛋白质和维生素,提高抗病能力。

（八）用药护理

遵医嘱给予抗生素、抗风湿热药物、抗心律失常药物及抗凝治疗,观察药物疗效和不良反应。如阿司匹林导致的胃肠道反应,柏油样便,牙龈出血等不良反应;观察有无皮下出血、尿血等;注意观察和防止口腔黏膜及肺部有无二重感染;严密观察患者心率/心律变化,准确应用抗心律失常药物。

（九）健康教育

1.解释病情

告诉患者及其家属此病的病因和病程发展特点,将其治疗长期性和困难讲清楚,同时要给予鼓励,建立信心。对于有手术适应证的患者,要劝患者择期手术,提高生活质量。

2.环境要求

居住环境要避免潮湿、阴暗等不良条件,保持室内空气流通,温暖干燥,阳光充足,防风湿复发。

3.防止感染

在日常生活中要注意适当锻炼,注意保暖,加强营养,合理饮食,提高机体抵抗力,加强自我保健,避免呼吸道感染,一旦发生,应立即就诊,用药治疗。

4.避免诱发因素

协助患者做好休息及活动的安排,避免重体力劳动、过度劳累和剧烈运动。要教育患者家属理解患者病情并要给予照顾。

要劝告反复发生扁桃体炎的患者,在风湿活动控制后2～4个月可手术摘除扁桃体。在拔牙、内镜检查、导尿、分娩、人工流产等手术前,应告诉医师自己有风心病史,便于预防性使用抗生素。

5.妊娠

育龄妇女要在医师指导下,根据心功能情况,控制好妊娠与分娩时机。对于病情较重不能妊娠与分娩的患者,做好患者及配偶的心理工作,接受现实。

6.提高患者依从性

告诉患者坚持按医嘱服药的重要性,提供相关健康教育资料。同时告诉患者定期门诊复诊,对于防止病情进展也是重要的。

（周春霞）

第十三节　感染性心内膜炎

感染性心内膜炎(IE)是指因细菌、真菌和其他微生物(如病毒、立克次体、衣原体、螺旋体等)直接感染心脏瓣膜或心室壁内膜或邻近大动脉内膜并伴有赘生物形成的炎症反应。根据病情和病程可将感染性心内膜炎分为急性感染性心内膜炎和亚急性感染性心内膜炎,前者起病急骤,病程进展快,常伴有严重全身中毒症状,后者起病缓慢而潜隐,病情较轻,病程较长。但临床上急性和亚急性感染性心内膜炎常有重叠现象,故不可单纯的依据上述某一因素判断为急性或亚急性感染性心内膜炎。近年来,较多采用感染的病原体或者感染的部位来分类:如根据病原学分为细菌性、衣原体性、真菌性等感染性心内膜炎;根据累及瓣膜性质分为自体瓣膜、人工瓣膜者的心内膜炎;根据发病部位分为左心感染性心内膜炎和右心感染性心内膜炎。

一、病因及发病机制

感染性心内膜炎的病因包括基础心血管病变及病原微生物两方面。近年来,大量的研究表明,血流动力学因素、机械因素导致的原始损伤、非细菌性血栓性心内膜炎、暂时性菌血症及血液中致病微生物的数量、毒力、侵袭性和黏附于黏膜的能力均与感染性心内膜炎的发病有关。

(一)心脏病因学

急性感染性心内膜炎通常累及正常心瓣膜,尤其见于长时间经静脉治疗、静脉注射成瘾、免疫功能障碍及接受创伤性检查和介入性治疗的患者。亚急性感染性心内膜炎常多发生于原已有基础心脏疾病的患者。由于在心瓣膜病损处存在着一定的血液压力阶差,容易引起局部心内膜的内皮受损,可形成非细菌性血栓性心内膜炎,涡流可使细菌沉淀于低压腔室的近端、血液异常流出处受损的心内膜上,使之转为感染性心内膜炎。在单个瓣膜病变中,二叶式主动脉瓣狭窄最易发生;瓣膜脱垂(主动脉瓣,二尖瓣)也是罹患本病的重要病因;各种先天性心脏病中,动脉导管未闭、室间隔缺损、法洛四联症最常发生。另外,肥厚型心肌病、冠心病抵抗力减低时罹患本病也有报道。

(二)病原微生物

急性感染性心内膜炎的致病菌常来自患者皮肤、肌肉、骨骼或肺等活动性感染灶的化脓性细菌。多为毒力较强的病原体,其中金黄色葡萄球菌几乎占50%以上,少数由肺炎球菌、淋球菌、A族链球菌和流感杆菌引起。亚急性感染性心内膜炎在抗生素广泛应用之前,80%为非溶血性链球菌引起,主要为草绿色链球菌的感染,其次为D族链球菌,表皮葡萄球菌和其他细菌较少见。近年金黄色葡萄球菌、肠球菌、表皮葡萄球菌、革兰阴性菌或真菌的比例明显升高。

二、临床表现

(一)全身性感染表现

由于急性感染性心内膜炎常继发于机体的化脓性感染,如肺炎、脑膜炎及关节炎等或继发于败血症成为全身严重感染的一部分,发热是本病最常见的症状,热型以不规则者为最多,可为间歇型或弛张型,伴有畏寒和出汗。体温大多在 37.5～39℃,可高达 40℃ 以上。也有小部分患者体温正常或低于正常,多见于老年、伴有栓塞或真菌性动脉瘤破裂引起脑出血和蛛网膜下隙出血及严重心力衰竭、尿毒症患者。此外,未确诊本病前已应用过抗生素、退热药、激素者也可暂时不发热。另外,大部分患者有进行性贫血,有时可达严重程度。病程较长者常有全身疼痛、关节痛,低位背痛和肌痛在起病时较常见,主要累及腓肠肌和股部肌肉。

亚急性感染性心内膜炎多数起病缓慢,有全身不适、疲倦、低热及体重减轻等非特异性症状。少数以并发症形式起病,如栓塞、不能解释的卒中、心瓣膜病的进行性加重、顽固性心力衰竭、肾小球肾炎和手术后出现心瓣膜杂音等。

(二)心脏受累表现

几乎所有患者均可闻及心脏杂音,为短期内心瓣膜和腱索的急剧损害所致,可产生高调杂音或使原有的杂音性质迅速改变。由于瓣叶或瓣膜支持结构的损害,多出现瓣膜关闭不全的反流性杂音。约 15% 患者开始时没有心脏杂音,而在治疗期间出现杂音,少数患者直至治疗 2～3 个月才出现杂音。在病程中杂音性质的改变往往是由于贫血、心动过速、心排血量变化等血流动力学上的改变所致,大部分患者都可能出现不同程度的心力衰竭,其主要由瓣膜及细菌毒素所致心肌的损害等因素引起。

(三)栓塞症状

1.脑栓塞

常发生于大脑中动脉,呈偏瘫失语。

2.弥散性栓塞性脑膜炎

因小动脉或毛细血管的散在性细菌性栓塞所致,可酷似化脓性脑膜炎、脑炎或结核性脑膜炎。

3.脑出血

因脑部细菌性动脉瘤破裂出血,弥散性脑出血,特别是蛛网膜下隙出血,可引起颈部强直及血性脑脊液。

4.冠状动脉栓塞

可引起胸痛、休克、心力衰竭、严重心律失常等心肌梗死的表现,并可迅速死亡。

5.肾栓塞

可有腰痛、血尿。

6.脾栓塞

可发生左上腹或左肋部突然的疼痛和脾脏增大、压痛,并有发热和脾区摩擦音。

7.四肢动脉栓塞

可引起肢体的软弱或缺血性疼痛。

8.眼部变化

除结膜可见瘀点外,眼底检查可见扇形或圆形出血,有白色中心,并可见视网膜 Roth 斑。

9.皮肤及黏膜栓塞

瘀点可呈白色或灰色。大的皮内或皮下栓塞,呈紫红色,微微隆起,有明显压痛,发生在手指足趾末端的掌面,称为 Osler 小结;Janeway 结节为另一种特殊性皮肤损害,呈小结节状出血,见于手掌及足底。

10.中枢神经系统病灶

有时引起偏盲、复视。视网膜中心动脉栓塞引起突然失明。

三、辅助检查

(一)血培养

绝大多数感染性心内膜炎患者存在菌血症,故而阳性血培养是诊断本病最直接的证据,而且还可以随访菌血症是否持续。在未接受抗生素治疗的感染性心内膜炎患者血培养阳性率可高达95%,其中90%以上患者的阳性结果获自入院后第一日采取的标本。由于抗生素的广泛使用,血培养阳性率逐渐减低。提高血培养阳性率的措施有:①急性感染性心内膜炎患者宜在应用抗生素前1小时内不同时间进行2个部位的,亚急性感染性心内膜炎患者于应用抗生素前6小时内应在3个部位不同时间进行;已用过抗生素的患者应当至少每天抽取并连续3天;②取血时间以寒战或体温骤升时为最佳时间,一般每次抽血20～30mL并更换静脉穿刺部位;③已应用抗生素治疗的患者取血量不宜过多,以避免血液中含有过多的抗生素而影响细菌生长;④常规进行需氧菌和厌氧菌的培养,对人工瓣膜置换、长时间留置静脉导管或导尿管及静脉药物成瘾者应当加做真菌培养,尤其是血培养阴性的患者;⑤真菌性感染性心内膜炎血培养时间至少2周,血培养结果阴性时应保持到3周。确诊感染性心内膜炎必须具备>2次的血培养结果阳性。值得提醒的是,动脉血培养并不高于静脉血培养,血培养结果阴性时骨髓培养阳性的情况罕见。

(二)超声心动图

超声心动图在诊断和评估感染性心内膜炎,尤其在血培养阴性的感染性心内膜炎及并发症中起着特别重要的作用。用于判断有无基础心脏疾病,显示瓣膜有无赘生物及其部位、大小、数量和活动度,评价瓣膜及其支持结构(如瓣环、腱索、乳头肌等)有无损害,判定有无瓣周脓肿、瘘管、心包积液等并发症,了解心功能的状态、心腔大小及心腔内压力等。超声心动图显示瓣膜赘生物、室壁脓肿、瓣膜撕裂及新发生的瓣膜反流,均是诊断感染性心内膜炎的重要依据。超声心动图检查的注意事项有:①对疑为感染性心内膜炎者应尽快(最好24小时内)超声心动图检查,经胸超声心动图检查是最初的选择;②在经胸或经食管超声心动图检查阴性时,如果仍高度怀疑感染性心内膜炎,可在7～10天重复检查;③葡萄球菌或念珠菌菌血症的患者需要做超声心动图检查,最好在治疗的1周内或者存在其他证据疑为感染性心内膜炎患者在24小时内;④在完成抗生素治疗后推荐经胸超声心动图检查评估心脏和瓣膜的形态与功能;⑤如果有心脏并发症的证据或治疗效果不佳,应随访超声心动图,其随访时间及形式由临床情况决定;⑥在治疗过程中不需要常规重复经胸或经食管超声心动图检查。

(三)一般实验室检查

感染性心内膜炎患者红细胞和血红蛋白降低。偶可有溶血现象。白细胞计数在无并发症的患者可正常或轻度增高,分类计数有时可见到核左移。红细胞沉降率大多增快。半数以上患者可出现蛋白尿和镜下血尿。在并发急性肾小球肾炎、间质性肾炎或大的肾梗死时,可出现肉眼血尿、脓尿及血尿素氮和肌酐的增高。肠球菌性心内膜炎及金黄色葡萄球菌性心内膜炎常可导致菌尿,因此完善尿培养有利于诊断。

(四)心电图检查

一般无特异性。在并发栓塞性心肌梗死、心包炎时可显示特征性改变。在伴有室间隔脓肿或瓣环脓肿时可出现不全性或完全性房室传导阻滞或束支阻滞和室性期前收缩。

(五)放射影像学检查

(1)胸部 X 线检查仅对并发症如心力衰竭、肺梗死的诊断有帮助。肺部多处小片状浸润性阴影提示脓毒性肺栓塞所致肺炎。左心衰竭时有肺瘀血或肺水肿征。

(2)CT 以及 MRI 对怀疑有较大的主动脉瓣周脓肿时有一定的诊断作用,还可有助于脑梗死、脓肿和出血的诊断。

四、治疗

(一)内科保守治疗

采用有效的抗生素是治愈本病最根本的因素,及早治疗可以提高治愈率,但在应用抗生素治疗前应抽取足够的血培养。对于需紧急进行抗生素治疗(如败血症)的患者,则可在采血后给予经验性治疗,其他患者在未获得血培养结果前不用抗生素。推迟抗生素治疗几小时乃至1~2日,并不影响本病的治愈率和预后。

理想的抗生素治疗感染性心内膜炎方案仍难以确定,具体的治疗方案因个体情况不同而异。一般应遵循的原则是:①早期应用,早期应获得血培养结果;②足够剂量;③疗程宜长;④选择杀菌药;⑤必要时监测药物浓度及联合用药。

1.抗生素经验治疗

在连续送血培养后,对于病情较重的患者立即静脉给予青霉素每日 600 万~1800 万 U,并与庆大霉素合用,每日 12 万~24 万 U 静脉滴注。如疗效欠佳宜改用其他抗生素,如苯唑西林、阿莫西林、哌拉西林等,每日 6~12g,静脉滴注。需注意大剂量青霉素可产生神经毒性表现,如肌阵挛、反射亢进、抽搐和昏迷,此时需注意与本病的神经系统表现相鉴别,以免误诊为本病的进一步发展而增加抗生素剂量。

2.已知致病微生物时的治疗

(1)对青霉素敏感的细菌的抗生素治疗。草绿色链球菌、牛链球菌、肺炎球菌等多属此类。首选青霉素,400 万 U 每 6 小时静脉缓注或滴注,一般可有效控制病情;对青霉素过敏的患者可选用红霉素、万古霉素或第一代头孢菌素。需要注意的是,有青霉素严重过敏者,忌用头孢菌素类。所有病例均至少用药 4 周。

(2)对青霉素耐药的细菌的抗生素治疗。肠球菌、粪链球菌等多对青霉素不敏感,青霉素的用量需高达 1800 万~3000 万 U,持续静脉滴注或用氨苄西林 2g,每 4 小时静脉注射或滴注,加用庆大霉素 160~240mg/d,用药 4~6 周。治疗过程中酌减或撤除庆大霉素,预防其不良反应。上述治疗效果不佳或患者不能耐受者也可改用万古霉素 1g,每 12 小时静脉滴注。

对于高度耐药的链球菌应首选万古霉素。

(3)对金黄色葡萄球菌和表皮葡萄球菌的抗生素治疗。①萘夫西林或苯唑西林 2g,每 1 小时 1 次,静脉注射或滴注,用药 4～6 周。②如用青霉素后延迟出现皮疹,用头孢噻吩 2g,每 4 小时 1 次或头孢唑林 2g,每 6 小时 1 次,静脉注射或滴注,用药 4～6 周。③如对青霉素和头孢菌素过敏或耐甲氧西林菌株致病者,用万古霉素 4～6 周;如有严重感染播散,每一方案的初始 3～5 日加庆大霉素。④对万古霉素中度耐药的金黄色葡萄球菌和凝固酶阴性葡萄球菌已经广泛出现,作用机制是由于染色体突变影响了细菌细胞壁的合成。新喹诺酮对该细菌多耐药,研制新的治疗耐万古霉素的葡萄球菌药物是当务之急。

(4)真菌感染的抗生素治疗。真菌性感染性心内膜炎病死率高,药物治疗效果有限,应在抗真菌治疗期间早期手术切除受累的瓣膜组织,术后应继续抗真菌治疗才有可能有治愈的机会。药物治疗以用静脉滴注两性霉素 B 为首选,首日 1mg,之后每日递增 3～5mg,直至 25～30mg/d。应注意两性霉素 B 的不良反应,如发热、头痛、显著的胃肠道反应、局部的血栓性静脉炎和肾功能损害,神经系统和精神系统的损害。氟康唑和氟胞嘧啶是两种毒素较低的抗真菌药物,单独使用只有抑菌作用,而与两性霉素 B 合并使用可增强疗效,减少两性霉素 B 的用量。两性霉素 B 用够疗程后口服氟胞嘧啶 100～150mg/(kg・d),每 6 小时 1 次,用药数月。

3.抗生素的停药标准

应用抗生素 4～6 周后体温和血沉恢复正常,自觉症状改善和消失,脾缩小,红细胞、血细胞和血红蛋白上升,尿常规转阴,且在停用抗生素后第 1、第 2 和第 6 周做血培养均为阴性,可认为感染性心内膜炎已治愈。如在治疗结束、症状改善、血培养转阴后又出现感染征象,且菌种和早期培养相同,称为复发,提示赘生物深部隐藏的细菌尚未彻底杀灭或细菌对抗生素有耐药性,应更换抗生素进行新一轮的治疗。

(二)外科治疗

尽管抗生素治疗已使本病预后有所改观,但手术治疗也是本病重要的治疗措施之一。凡是出现进行性瓣膜功能减退或不易纠正的心力衰竭、持续的脓毒血症以及赘生物栓塞等都是手术的指征。治疗感染性心内膜炎的主要术式包括局部病灶清除术(赘生物或脓肿)、瓣膜修补、瓣膜置换。瓣膜修补或置换视病情的严重程度和瓣膜损害的程度而定。

1.自体瓣膜感染性心内膜炎的手术适应证

(1)严重瓣膜狭窄或关闭不全致心力衰竭。

(2)主动脉或二尖瓣反流导致血流动力学改变(左心室舒张末期容量增加或左心房压增加)。

(3)真菌性或其他高度耐药菌性心内膜炎。

(4)房室阻滞、主动脉瓣脓肿需手术引流及其他严重病变。

(5)充分抗微生物治疗后仍存在赘生物并反复发生大动脉栓塞者。

(6)超声心动图检查证实有赘生物(≥10mm)。

2.人工瓣膜致感染性心内膜炎的手术适应证为

(1)心力衰竭。

(2)人工瓣膜开裂。

(3)瓣膜梗阻或反流加重。

(4)存在并发症,如形成脓肿。

(5)充分抗微生物治疗后,血培养持续阳性或反复复发并发生大动脉栓塞者。

(6)感染性心内膜炎再次复发。

(三)并发症的治疗

1.心力衰竭

除按心力衰竭的常规治疗外,重要的应该注意根据瓣膜的损害情况,以及参照相关手术适应证应及早手术。

2.肾衰竭

对于并发急性肾功能不全患者应做血液透析,除有利于改善全身状况外,还可使患者安然度过抗生素应用和免疫机制所致的肾脏损害阶段。

3.血管栓塞

主要为对症处理,虽然赘生物基本是个血栓,并且可能脱落成栓子,抗凝无助于减少栓塞、预防赘生物生长,相反的倒有应用肝素后使颅内小血管瘤破裂、栓塞、栓子并发症的报道。人工瓣膜患者患 IE 时,使用抗生素与华法林是安全的。因此,目前的做法是完全不用肝素,除非有大块肺动脉栓子。使用华法林时,剂量尽量小,达到 2.0～3.0U 为宜。反复栓塞宜做手术以消除栓塞源。

4.细菌性动脉瘤

微小的细菌性动脉瘤在有效抗生素治疗后可消失;直径 1～2cm 的动脉瘤即使感染性心内膜炎治愈仍可破裂出血,应及早手术。颅内细菌性动脉瘤常为多发性,如为较大的动脉瘤或已发生过出血,且病变部位可以手术的应及早处理;未破裂的或出血较小的动脉瘤则应区别情况做相应处理。

五、护理

(一)一般护理

(1)活动与休息:超声心动检查确诊有心内赘生物形成的患者应绝对卧床休息,防止赘生物脱落。急性期限制患者活动,病情好转后逐渐增加活动量。卧床期间协助患者完成生活护理。

(2)饮食:发热患者给予高蛋白、高热量、高维生素、清淡易消化的半流食或软食,鼓励患者多饮水。

(3)严密观察体温变化并记录,体温≥38.5℃的患者需遵医嘱采取降温措施,出汗较多时及时更换衣服及床单,防止受凉。

(二)病情观察

严密观察有无栓塞的表现;观察体温,判断病情进展及治疗效果;观察患者有无皮肤、黏膜病损;注意心脏杂音的变化情况,杂音性质改变或出现新的杂音,应及时报告医生。

(三)用药护理

严格控制给药时间,维持有效的血药浓度,遵医嘱合理有效地使用抗生素,并观察药物疗效及不良反应。在抗生素治疗过程中,因治疗时间较长要注意保护静脉,输液过程中要观察输液速度、是否畅通、穿刺处皮肤有无红肿、有无药物外渗的情况。出现静脉炎时应及时更换注射部位,红肿处覆盖水胶体敷料。长期服用抗生素还可以引起真菌感染,应加强观察患者口腔的颊部和舌面是否有白色斑块,舌苔较厚、口腔有异味时要做好口腔护理,叮嘱患者勤漱口。

(四)并发症护理

1.栓塞

栓塞累及肺部时可表现为突发胸痛、气促、发绀、咯血等;累及脑部时可导致偏瘫、失语、瞳孔不对称、抽搐、昏迷、突然出现意识改变、烦躁不安等;累及肾脏时可致血尿、肾绞痛等;发生肢体栓塞时相应部位明显缺血和疼痛;发生肠系膜动脉栓塞时常伴腹痛、肠绞痛等。告知患者不宜过度活动,防止因剧烈活动导致栓子脱落而发生栓塞,密切观察病情变化,发现异常及时报告医生并协助处理。

2.心力衰竭

对心衰患者的护理。

(五)心理护理

本病治疗时间长,费用较高,容易发生栓塞、心力衰竭等并发症,患者或家属很容易出现焦虑、抑郁等不良情绪,嘱咐患者避免情绪激动,防止心动过速引起心脏过度收缩,促使赘生物脱落。同时护士向患者或家属介绍感染性心内膜炎的疾病特点,并做好日常生活指导和安抚、心理疏导工作,帮助患者树立战胜疾病的信心。

(六)健康教育

(1)嘱进食清淡、易消化、高热量、高蛋白、高维生素的食物,避免辛辣、刺激性的食物,戒烟、酒。

(2)告知患者要保持口腔卫生,饭前、饭后漱口,最好用碳酸氢钠液含漱。

(3)指导患者坚持完成足够剂量和足够疗程的抗生素治疗。嘱患者遵医嘱按时服药,不可自行调节药量,同时告知患者正确的服药方法、剂量以及不良反应。服药后还要密切关注药物的不良反应和用药效果。

(4)注意防寒保暖,避免感冒,尽量少去公共场所;勿挤压痤疮、疖、痈等感染病灶,减少病原体入侵的机会。

(5)避免剧烈运动和重体力劳动,适当进行身体锻炼,增强机体抵抗力,合理安排休息,注意劳逸结合。

(6)施行口腔手术如拔牙、上呼吸道手术或操作及其他器官侵入性诊疗操作前,应向医生说明自己的心内膜炎病史,防止感染性心内膜炎的再次发作。

(7)教会患者回家后自我监测体温变化,如出现发热、胸痛、腰部不适、头痛、肢体活动障碍时应及时到医院就诊。

(周春霞)

第十四节　病毒性心肌炎

病毒性心肌炎(VMC)是由病毒感染(尤其是柯萨奇B组病毒)所致的局限性或弥散性心肌炎性病变。大多数可以自愈,部分可迁延而遗留有各种心律失常(如期前收缩、房室传导阻滞等),更为严重的是有可能发生高度房室传导阻滞,患者则需安装永久心脏人工起搏器。有少数病毒性心肌炎可演变为扩张型心肌病,导致心力衰竭,甚至猝死。

一、病因及发病机制

(一)病因

绝大部分心肌炎是由病毒感染所致。估计在病毒感染的人群中,心脏受累者为2%～5%。目前已知,几乎所有的人类病毒感染均可累及心脏,引起病毒性心肌炎,其中肠道病毒最常见,而肠道病毒中又以柯萨奇B组病毒占大部分;人类腺病毒也被认为可能是重要病毒之一,巨细胞病毒、疱疹病毒、EB病毒、流感和副流感病毒、微小病毒及腮腺炎病毒也占少量比例。

(二)发病机制

1.病毒直接损害心肌

嗜心肌病毒感染后定位于宿主心肌细胞内,直接翻译合成病毒蛋白质,并大量复制。病毒基因组通过重组双链DNA导致细胞功能障碍,直接导致心肌细胞的损伤、凋亡。

(1)机体感染病毒后直接感染心肌的概率虽不高,但病毒感染后1～2天血中可检测到心肌损伤标志物升高,心肌组织中能检测到致病的病毒颗粒,此后心肌遭受破坏并释放病毒颗粒,进一步加重心肌损害。

(2)肠道病毒通过与心肌细胞膜上的特异性受体(柯萨奇—腺病毒受体)结合,是病毒感染直接损伤心肌的关键。柯萨奇—腺病毒受体存在于人类及免疫细胞表面,属于免疫球蛋白超家族成员。肠道病毒颗粒与心肌细胞膜上特异受体及衰变加速因子复合体结合,在受体介导下发生构象改变,病毒RNA释放到细胞质中,利用宿主细胞的蛋白质合成系统,以自身基因组作为mRNA指导合成病毒蛋白。

(3)病毒感染3～9天机体发生非特异性免疫反应,主要表现为巨噬细胞和自然杀伤细胞(NK细胞)侵入心肌并达到高峰。

(4)感染后未被完全清除的病毒,其核酸定位在心肌细胞内低水平复制,继续损伤心肌。柯萨奇病毒RNA在迁延性和慢性心肌炎以及扩张型心肌病中被发现,甚至在炎症痊愈的心肌中仍可发现。

(5)HIV感染者易并发心肌炎,对HIV感染伴发左心室功能障碍者进行心内膜心肌活检证实50%以上合并心肌炎,尸检表明HIV感染者患心肌炎者达67%。

2.自身免疫对心肌细胞的损伤

病毒对心肌的直接损伤难以解释病毒性心肌炎的整个病变过程。动物实验研究表明,细胞免疫在其中发挥了重要作用。病毒抗原、病毒诱导心肌细胞表达新抗原及心肌细胞裂解释放的自身抗原均可激活机体的免疫系统。

(1)细胞免疫损伤:病毒感染后7～14天机体发生特异性免疫反应,心肌组织中出现 T 淋巴细胞,从而替代了巨噬细胞和 NK 细胞,T 淋巴细胞在抗病毒的同时也损伤心肌细胞。

(2)体液免疫损伤:B 淋巴细胞通过产生抗体、介导体液性免疫和提升可溶性抗原而发挥免疫作用。

(3)炎性因子:病毒介导了各种炎性因子的释放,特别是 IL-1、IL-2、TNF-α、IFN-γ,更进一步吸引炎症细胞浸润和加强炎症反应,并具有直接的负性肌力作用,在病毒性心肌炎的病理生理过程中起着重要作用。

(4)自身免疫反应:心肌间质血管内皮细胞上人类白细胞抗原(HLA)-Ⅰ、HLA-Ⅱ表达增多,HLA-Ⅱ抗原分子异常表达提示心脏自身免疫反应被激活。

3.其他发病机制

(1)基因表达调节:Taylor 提出 169 个基因在柯萨奇 B 病毒感染后的表达有明显升高或降低,并与病毒性心肌炎发病有重要关系,如多聚腺苷酸 A 结合蛋白在感染后表达明显上调,而此蛋白升高有利于提高存活细胞蛋白质的翻译,从而促进心肌细胞的修复和保持心肌细胞的活性以及完整性。目前许多研究报道,病毒性心肌炎发病与某些基因的调控有关,如 Bc12-Bax 蛋白、*Fas-FasL* 基因、*c-Fos* 与 *c-Fos mRNA* 基因有关。

(2)生化机制:目前的研究主要集中在氧自由基对心肌损害的机制上。当机体感染病毒,中性粒细胞在吞噬病毒时耗氧量增加,可产生大量超氧阴离子自由基。活性氧增多,引起心肌细胞核酸断裂、多糖裂解、不饱和脂肪酸过氧化而损伤心肌。

(3)某些诱因促使发病:在病毒性心肌炎发病过程中,某些诱因如感染、营养不良、剧烈运动、过度疲劳、妊娠和缺氧等都可使机体抵抗力下降而易受病毒感染,诱发病毒性心肌炎。

二、临床表现

病情轻重取决于病变部位、范围和严重程度,临床表现差异甚大,从非特异性心电图异常和轻度病毒性心肌炎到出现急性心力衰竭、心源性休克、严重心律失常,甚至猝死。

(一)症状

多数患者在发病前有发热、全身酸痛、咽痛、乏力、易出汗、腹痛、腹泻等症状。部分患者症状轻微,常被忽视。患者常诉胸闷、心前区隐痛、心悸、乏力、恶心、头晕等。临床上诊断的病毒性心肌炎中 90%左右以心律失常为主诉或首见症状,其中少数患者可由此而发生晕厥或阿一斯综合征。极少数患者起病后发展迅速,出现心力衰竭或心源性休克。

(二)体征

1.心脏增大

轻者心脏浊音界不增大,也可有暂时性心脏浊音界增大,不久即恢复。心脏增大显著者反映心肌炎症范围广泛而病变严重。

2.心率改变

心率增速与体温变化不成比例或心率异常缓慢,均为病毒性心肌炎的可疑征象。

3.心音改变

心尖区第一心音可减低或分裂,重症可出现奔马律。心音呈胎心样。心包摩擦音的出现反映有心包炎存在。

4.心脏杂音

心尖区可能有收缩期吹风样杂音或舒张期杂音,前者为发热、贫血、心腔扩大所致,后者因左心室扩大造成的相对性二尖瓣狭窄。杂音响度都不超过3级,随着病情好转而减轻或消失。

5.心律失常

各种心律失常均可见到,无特异性表现,但以房性与室性期前收缩最常见,其次为房室传导阻滞;此外,心房颤动、病态窦房结综合征均可出现。心律失常是造成猝死的原因之一。

6.心力衰竭 重症弥散性心肌炎患者可出现急性心力衰竭,属于心肌泵血功能衰竭,左右心同时发生衰竭,引起心排血量过低,无代偿期,故除一般心力衰竭表现外,易合并心源性休克。

三、辅助检查

(一)X线检查
局灶性心肌炎常无异常表现。病变弥散者可有心影扩大,心脏搏动减弱,有心力衰竭者则有肺瘀血或肺水肿征象。合并心包炎者可因心包积液而心影扩大。

(二)心电图检查
(1)窦性心动过速。

(2)ST-T改变,QRS波低电压,异常Q波(类似心肌梗死QRS波型),Q-T间期延长。

(3)心律失常包括各种期前收缩(房性、室性和房室交界性)、室上性和室性阵发性心动过速、心房颤动、心房扑动及各种传导阻滞(窦房、房室及束支阻滞)等,其中以室性和房性期前收缩多见,24小时动态心电图可显示上述各种心律失常。病毒性心肌炎心律失常的发生机制可能与心肌细胞膜的完整性、流动性和通透性等性质改变有关。病毒性心肌炎心电图改变缺乏特异性,如能在病程中和治疗过程中动态观察心电图变化,将有助于判断心肌炎的存在和心肌炎症的变化过程。

(三)心肌血生化指标
1.心肌酶谱

包括乳酸脱氢酶(LDH)、门冬氨酸氨基转移酶(AST)、肌酸激酶(CK)及其同工酶(CK-MB)、α-羟丁酸脱氢酶(α-HBDH)。心肌炎早期主要是CK和CK-MB增高,其高峰时间一般在起病1周内,以2~3天最明显,1周后基本恢复正常;晚期主要是LDH和α-HBDH增高为主。由于影响心肌酶谱的因素较多,儿童正常值变异较大,在将其作为心肌炎诊断依据时,应结合临床表现和其他辅助检查。

2.心肌肌钙蛋白

心肌肌钙蛋白是心肌收缩单位的组成成分之一,主要对心肌收缩和舒张起调节作用。cTn有三个亚单位,分别为cTnT、cTnI和cTnC,目前认为cTn是反映心肌损伤的高敏感和特异性的标志物,常用的指标是 cTnT 和 cTnl。

(四)超声心动图

超声心动图可显示心房和心室大小、收缩和舒张功能的受损程度、心肌阶段性功能异常和心室壁增厚(心肌水肿)及心包积液和瓣膜功能情况。超声心动图在病毒性心肌炎诊断中的重要价值在于其能很快排除瓣膜性心脏病(左心房室瓣脱垂)、心肌病(肥厚型心肌病)、心脏肿瘤(左心房黏液瘤)和先天性心脏病等心脏结构病变。

(五)核素心肌灌注显像

无创伤性,易于开展,用于筛查心肌炎的心肌损害。可使用^{201}Tl、^{99}Tc、^{67}Ga 等放射性核素进行非特异性心肌显像,而使用放射性核素^{123}I、^{111}In 标记的单克隆抗肌凝蛋白重链抗体进行特异性心肌显像,可显示心肌特征性的炎症和坏死改变。

(六)心脏 MRI 检查

通常情况下,心肌炎导致的心肌损伤呈斑片状分布,而且组织成分发生改变,心脏 MRI 检查的优势在于既可显示局部组织成分的改变,又可整体显示心肌病变,具有定量和定性的特点。研究显示,心肌处于免疫反应和炎症浸润阶段 MRI 就可显示,对心肌炎早期心肌组织的炎症改变较为敏感,可清晰显示炎症组织的部位,并能发现心肌炎导致的心肌重构和纤维化。数项研究表明,心肌晚期增强现象对检出心肌炎和心肌坏死导致的纤维化具有很高的特异性。目前研究表明,心脏 MRI 检查对于心肌炎具有较高的诊断价值,并可用于临床疑似心肌病(均匀分布且无早期对比剂增强和延迟增强现象)和(或)非缺血性心肌病(对比剂分布呈阶段性且与冠状动脉供血区域相关)的初步鉴别诊断。但不能提供心肌炎的类型和病毒感染的种类等。

(七)心内膜心肌活检

心内膜心肌活检是诊断病毒性心肌炎的金标准,但不作为病毒性心肌炎的常规检查项目。可提供病理学、免疫组化及特异性病毒 RNA 等检测,主要包括诊断心肌炎,评价治疗效果,随访心肌炎患者的自然病程及与扩张型心肌病之间的组织学关系。

四、治疗

病毒性心肌炎的治疗总体上仍然缺乏有效而特异的手段。国内治疗病毒性心肌炎一般以中西医综合治疗为主,包括抗病毒治疗、免疫调节及对症处理等。

(一)基础治疗

1.一般治疗

(1)休息:休息是减轻心脏负荷的最好方法,也是病毒性心肌炎急性期重要的治疗措施。对有严重心律失常和心力衰竭的患者应至少休息 3 个月(卧床休息 1 个月),6 个月内不参加体力活动,直至心脏形态和大小恢复正常;无心脏形态改变者,休息半个月,3 个月内不参加重体力活动。

(2)饮食:宜摄入易消化和富含维生素和高蛋白的食物。

(3)吸氧:根据呼吸状况、心力衰竭程度、有无严重心律失常、外周供血不足症状等因素决定是否吸氧。休息时无呼吸异常,无供血不足症状,且无严重心律失常患者一般不需吸氧。

2.病因治疗

病毒性心肌炎的发病虽与免疫反应有密切关系,但引起本病的直接原因却是病毒感染。因此,抗病毒治疗是本病治疗中的重要组成部分。抗病毒治疗主要用于疾病早期,一般抗病毒药物不能进入细胞内。

(1)利巴韦林通过阻断病毒某些酶的活性而抑制病毒核酸的合成,可有效抑制病毒合成,减轻心肌损伤,提高生存率,适用于病程早期(尤其是感染4天内)。对于柯萨奇病毒和腺病毒感染等也可选用阿昔洛韦、更昔洛韦抗病毒治疗,流行性感冒引起的心肌炎可用吗啉胍和金刚烷胺治疗。

(2)多数研究发现,病毒性心肌炎患者存在免疫失控,故通过免疫调节剂纠正其免疫失控是有益的。干扰素的抗病毒及调节细胞免疫功能已被肯定。一般IFN-α用量为300U/mL,每周1次,肌内注射,3~6个月为1个疗程。IFN-α不良反应少,偶有发热倦怠、感冒样症状,但反复使用后症状可消失。

(3)采用板蓝根、连翘、大青叶、苦参、虎杖、大蒜素等中草药可能对抗病毒和抑制炎症有效,但不同的患者对药物反应存在个体差异。

(4)病毒感染是诱发细菌感染的条件因子,临床上存在病毒感染的患者常继发细菌感染,因此主张在病程早期应用抗生素,如青霉素类或大环内酯类抗生素或根据咽拭子培养选用抗生素。

3.改善心肌代谢及抗氧化治疗

(1)极化液(GIK):10%葡萄糖注射液500mL+胰岛素(8~12U)+氯化钾(1~1.5g),每天1次,10~14天为1个疗程。镁极化液效果可能更好,即在GIK的基础上,同时加用25%硫酸镁5~10mL或用门冬氨酸钾镁替代氯化钾。

(2)1,6二磷酸果糖(FDP):是一种有效的心肌代谢活性剂,又具有明显保护心肌细胞的作用,尽管其本身不能进入细胞内,但能转动心肌细胞膜的Na-K-ATP泵,增加心肌细胞内磷酸肌酸及ATP含量,减轻心肌损伤,尤其是对合并心功能不全者有较好的疗效。该药对血管刺激较大。应用时应谨慎。

(3)辅酶Q_{10}:作为心肌细胞呼吸必需的一种酶,参与能量转移的多个酶系统,常用于心肌炎的治疗。

(4)维生素:维生素C 100~200mg/(kg·d),静脉滴注。具有抗病毒、促进心肌代谢、加速心肌修复的有益作用,应用2~4周为宜。

4.糖皮质激素

没有足够证据证明有效,特别是在病毒感染早期有可能因抑制免疫反应而促进病毒复制,不应作为常规治疗。对重症病毒性心肌炎在常规治疗效果不良时可以短期应用,如应用地塞米松5~10mg,每天1次,静脉注射,疗程3~7天;也可选用泼尼松,疗程不超过2周。通常可使心力衰竭症状好转,严重心律失常减轻或消失。主要作用机制为抑制心肌炎症、减轻心肌水肿、消除免疫反应,减轻毒素对心肌的损害。

5.免疫抑制药

尚无确切的证据表明免疫抑制药治疗有效,目前不推荐作为病毒性心肌炎的常规治疗,但在某些特殊情况下可以短期试用。短期应用的适应证:①严重的病毒感染或免疫反应所致的病毒性心肌炎;②急性期伴有充血性心力衰竭、心源性休克、严重心律失常或严重全身中毒症状者;③由自身免疫性疾病,如系统性红斑狼疮、硬皮病、多发性肌炎等引起者。病毒性心肌炎经积极的标准治疗无效者可以使用免疫抑制药。常选用硫唑嘌呤和环孢素 A,许多临床试验将糖皮质激素与免疫抑制药联用。

6.免疫球蛋白

心肌炎和急性心肌病干预研究未能表明免疫球蛋白能够改善 LVEF 和降低病死率。但对儿童患者经静脉滴注大剂量丙种球蛋白治疗似乎能更快改善左心室功能和生存率。有研究表明,腺病毒 PCR 检测阳性者注射 IgG 和 IgM 有效。

7.醛固酮拮抗药

病毒性心肌炎慢性期主要表现为纤维化,应用螺内酯后与心肌纤维化密切相关的部分基因的表达明显下降,从而使Ⅰ型、Ⅲ型胶原生成减少,并预防和逆转心肌间质纤维化及外周血管的重构,对病毒性心肌炎尤其是慢性病毒性心肌炎有改善心肌和病情的作用。

8.中药治疗

黄芪、牛磺酸等中药制剂已证实能够抑制心肌炎症,对心肌损伤的恢复具有促进作用。10%葡萄糖注射液 500mL+黄芪注射液 20~40mL,静脉滴注,每天 1 次;牛磺酸颗粒 2g,每天 3 次,用量<1.8g/d 疗效不佳。丹参静脉滴注连用 2 周也有一定疗效。

(二)特殊治疗

1.免疫吸附治疗

病毒性心肌炎以自身免疫反应为主时,多种抗心肌抗体,如抗 β 受体抗体、抗线粒体抗体、抗肌凝蛋白抗体等可加重心肌损伤。免疫吸附治疗可选择性地清除血液中的炎性因子和抗心肌抗体,对急性重症病毒性心肌炎可能有益。免疫吸附治疗同时可使左心室舒张末容积减小,心功能改善,1 年预后改善。

2.机械辅助治疗

适用于泵衰竭、心源性休克,早期实施机械辅助治疗,以帮助患者度过危险阶段,改善预后。主要包括主动脉内气囊反搏(IABP)、经皮心肺支持(PCPS)和心室辅助装置(VAD)等。急性病毒性心肌炎并发泵衰竭发病较急,而部分患者 2 周内心功能可恢复,应当首选操作相对简单的 PCPS,病情需要时再实施 VAD,但易发生感染和栓塞并发症。

3.起搏或电复律治疗

因高度 AVB、窦房结严重功能障碍等缓慢性心律失常引起低血压、晕厥,可选择置入临时或永久性起搏器治疗。如果出现快速性心律失常伴血流动力学障碍,应当紧急实施电复律。因急性心肌炎患者病情多变,并且经合理治疗后多能缓解,如需置入 ICD,一般需要数月后。

(三)并发症的处理

1.心力衰竭和休克治疗

有心力衰竭者应低盐饮食,适当应用利尿药、ACEI、β 受体阻滞药,并酌情使用小剂量快速型洋地黄类药物(如毛花苷 C 或毒毛花苷 K);对顽固性心力衰竭者可短期应用多巴酚丁胺、米力农(米利酮)等非洋地黄类正性肌力药物;严重心力衰竭或休克者可并用酚妥拉明、多巴胺或硝普钠等血管活性药物。

2.合并多器官功能损害

如肝、肾功能明显受损,可行血液透析治疗清除毒素,促进患者恢复。

五、护理

(一)一般护理

活动期或伴有严重心律失常,心力衰竭者要绝对卧床休息4周~3个月,限制探视,保证休息和睡眠。待症状消失,化验及体征恢复正常后,方可逐渐增加活动量,同时严密监测活动时心律、心率、血压变化,如果出现心悸、胸闷、呼吸困难、心律失常等,应立即停止活动,这个活动量作为最大活动量的限制指标。

(二)饮食护理

给予高蛋白质、富含维生素和易消化的饮食,尤其补充维生素 C 的食物如新鲜蔬菜、水果,以促进心肌代谢与修复。心力衰竭者限制钠盐摄入,避免刺激性食物,戒烟、酒。

(三)病情观察

1.预防心律失常

注意有无心律失常的改变,必要时进行心电监护,注意心率、心律及心电图变化,做好急救物品的准备。

2.预防心力衰竭

密切观察生命体征、意识、尿量、皮肤黏膜颜色,注意观察有无呼吸困难、咳嗽、咳痰、易疲劳、颈静脉怒张、水肿症状,注意检查有无肺部啰音、心脏有无奔马律的体征。一旦发生,立即报告医师,及时处理。

(四)健康教育

(1)注意休息,1年内避免重体力劳动。

(2)指导患者尽量避免呼吸道感染,剧烈运动、情绪激动、饱餐、妊娠、寒冷、用力排便等诱因。

(3)要食用高蛋白质、富含维生素和易消化的饮食,多食新鲜蔬菜、水果等高维生素 C 的食物。

(4)坚持药物治疗,定期随访。

(周春霞)

第十五节　心搏骤停

心搏骤停是指心脏泵血功能的突然停止。最常见的病因为室性快速性心律失常(心室颤动和尖端扭转型室速、室扑);其次为缓慢性心律失常或心室停顿;较少见的是无脉性电活动(PEA),也称电—机械分离。心搏骤停发生后,由于脑血流突然中断,10 秒左右患者即可出现意识丧失,经及时救治者可存活,否则发生生物学死亡,罕见自发逆转者。因此,一旦发现心搏骤停患者,必须争分夺秒,必须在心跳停止后立即就地进行有效的心肺复苏术。心搏骤停是心源性猝死的直接原因和最常见的形式。慢性病和癌症终末期都会出现心搏骤停,但并非是真正的心搏骤停。

一、病因及发病机制

(一)心源性心搏骤停

心血管疾病是心搏骤停的最常见原因。心源性猝死大部分是由冠心病及其并发症引起,其余小部分是由其他心血管疾病所致,如先天性冠状动脉异常、冠状动脉炎、先天性心脏病、马方综合征、心肌病、心肌炎、心脏瓣膜病、心力衰竭、主动脉夹层、病态窦房结综合征、预激综合征、长 Q-T 间期综合征、Brugada 综合征等。心血管疾病引起的心搏骤停多由恶性心律失常引起,严重的心律失常尤其是室性心动过速与心室颤动是心搏骤停的主要原因。老年人的心搏骤停常有慢性心血管疾病,儿童和青少年多见于遗传性疾病,如长 Q-T 间期综合征、短 Q-T 间期综合征、Brugada 综合征、致心律失常性右心室心肌病、肥厚型梗阻性心肌病、遗传性儿茶酚胺依赖性心动过速等。

(二)非心源性心搏骤停

(1)严重的电解质紊乱和酸碱平衡失调易导致心律失常的发生而引起心搏骤停,如高钾血症或低钾血症、高钙血症或低钙血症、高镁血症或低镁血症均可引起。

(2)脑卒中。

(3)严重呼吸系统疾病和各种原因的窒息。

(4)各种原因的休克、过敏反应。

(5)中毒或药物过量。

(6)严重创伤、手术和麻醉意外。

(7)突发意外事件,如雷击、触电、溺水、低温等。儿童发生非心源性心搏骤停的原因多为呼吸道疾病,如窒息、哮喘和呼吸道感染。

二、临床表现

心搏骤停或心源性猝死的临床过程可分为 4 个时期:前驱期、终末事件期、心搏骤停期和生物学死亡期。

(一)前驱期

在猝死前数天至数个月,有些患者可出现胸痛、气促、疲乏、心悸等非特异性症状。亦可无前驱表现。

(二)终末事件期

指心血管状态出现急剧变化到心搏骤停发生前的一段时间,瞬间至持续 1 小时不等。典型表现包括严重胸痛、急性呼吸困难、突发心悸或眩晕等。

(三)心搏骤停期

患者意识完全丧失,伴有局部或全身性抽搐。呼吸断续,呈叹息样或短促痉挛性呼吸,随后呼吸停止。皮肤苍白或发绀,瞳孔散大。由于尿道括约肌和肛门括约肌松弛,可出现大小便失禁。

(四)生物学死亡期

从心搏骤停至发生生物学死亡时间的长短取决于原发病的性质以及心搏骤停至复苏开始的时间。心搏骤停发生后,大部分患者将在4～6分钟开始发生不可逆脑损害,随后经数分钟过渡到生物学死亡。临床主要表现如下。

(1)先兆症状:部分患者发病前有心绞痛、胸闷和极度疲乏感等非特异性症状。也可无任何先兆症状,瞬即发生心搏骤停。

(2)意识丧失。

(3)颈动脉、股动脉等大动脉搏动消失,心音消失。

(4)呼吸断续呈叹息样,随后呼吸停止。

(5)瞳孔散大,对光反射减弱以致消失。

三、辅助检查

心电图检查:心室颤动或扑动约占91%;心电—机械分离,有宽而畸形、低振幅的 QRS 波,频率20～30次/分,不产生心肌机械性收缩;心室静止,呈无电波的一条直线或仅见心房波,心室颤动超过4分钟仍未复律,几乎均转为心室静止。

四、治疗

(一)初级与高级生命支持

恢复有效血液循环,呼吸停止时立即开放气道及人工呼吸,纠正酸中毒。

(二)复苏后期处理

维持血液循环,维持有效通气功能,心电监护发现心律失常酌情处理,积极进行脑复苏,保护肾功能。

五、护理

复苏后的护理措施如下。

(一)基础护理

(1)保持床单位清洁、干燥、平整、无渣屑。

(2)加强晨晚间护理,每天进行温水擦浴,必要时可热敷受压部位,改善血液循环。

(3)根据病情,每30分钟至2小时翻身1次,避免拖、拉、推患者,以免皮肤磨损。

(二)气道管理

(1)保持气道通畅,及时拍背、排痰。

(2)如为气管吸痰,需严格无菌操作,预防感染。

(3)吸痰前后给予高浓度氧通气2～3分钟。每次吸痰不应超过15秒。痰液过多的患者应给氧、吸痰交替进行,避免低氧血症。

(4)定时予气管插管气囊放气,一般 4～6 小时,放气 10～30 分钟,避免气管黏膜受压过久坏死。

(5)呼吸机管道每周更换或消毒。

(三)鼻饲护理

(1)给予高蛋白、低脂、高维生素、高热量流食。

(2)鼻饲要定量、定时,每天 4～5 次,每次 200～300mL。根据患者心功能情况,鼻饲温水每次 200～300mL,每天 4～5 次。

(3)每次鼻饲前后应用温水冲洗胃管,鼻饲后胃管末端应反折用无菌纱布包裹。

(4)鼻饲液应现配现用,冰箱保存不得超过 24 小时。

(5)长期鼻饲的患者胃管每周更换 1 次,双侧鼻孔交替进行。

(四)尿管护理

(1)安置保留尿管时应严格无菌操作。

(2)准确记录尿量、性状、颜色。

(3)消毒尿道口 2 次/天。

(4)引流袋每周更换 2 次,尿管每月更换 1 次。

(5)必要时可用生理盐或者生理盐水 500mL＋庆大霉素 8 万 U 冲洗膀胱。

(五)口腔护理

(1)口腔护理 2 次/天。

(2)发现口腔黏膜溃疡时可局部涂抹碘甘油。

(3)发现口唇干裂可涂抹液状石蜡或唇膏。

(六)眼部护理

由于昏迷患者多眼睑闭合不全,容易发生角膜炎、结膜炎等,应每天用盐水冲洗 1 次,遵医嘱使用滴眼液。必要时可使用油纱布遮盖眼部。

(七)亚低温疗法的护理

(1)定时检查冰帽温度,保持有效的降温效果。

(2)用干毛巾保护双耳,避免冻伤耳部。

(3)密切观察患者使用后的反应,有无寒战,如发生可遵医嘱使用镇静剂和解痉剂或短效肌肉松弛剂。

(八)心理护理

(1)昏迷患者对外界仍有感知能力,可以给患者听音乐,鼓励家属多与患者聊天,促进早日苏醒。

(2)患者清醒后,耐心解释给予相关各项健康教育。消除患者顾虑,促进康复。

(周春霞)

第十六节　心脏性猝死

心脏性猝死(SCD)是指心脏原因引起的、短时间内发生的(一般在症状出现后 1 小时内)、以突发性意识丧失为前驱症状的意外性自然死亡。发生的时间及形式通常不可预知,患者可以有或无已知的心脏病史或临床症状。SCD 的确切发生率尚不清楚。美国每年有 20 万～45 万人发生 SCD,发病率为每年 0.1%～0.2%,在 30 岁以上的人群中,SCD 年发病率随年龄增加而升高。男性高于女性。

一、病因及发病机制

SCD 的主要机制是致命性心律失常,主要为致命性的快速性心律失常(室性心动过速或心室颤动),严重缓慢性心律失常、心搏骤停及无脉性电活动也是 SCD 的重要原因,少数 SCD 机制为非心律失常性,如心脏破裂、心包填塞、心内机械性梗阻、主动脉破裂等。致命性快速性心律失常的发生是触发事件与易感心肌相互作用的结果。缓慢性心律失常的机制则主要是窦房结和房室结失去正常功能,而其他自律性组织不能进行逸搏,严重器质性心脏病可引起浦肯野纤维弥散性损害,多表现为缓慢性心律失常、心搏骤停。无脉性电活动,即电机械分离,指心脏存在规律电活动现象,但无有效的机械收缩。原发性无脉性电活动见于严重器质性心脏病,如心肌缺血、严重心力衰竭等,常为严重心脏病终末期表现,继发性无脉性电活动可见于心脏静脉回流突然中断,如大面积肺栓塞、大失血、人工瓣膜急性功能不全、心包填塞等。

SCD 发生涉及其触发机制。绝大多数 SCD 发生在有器质性心脏病的患者中,结构异常基础上的功能改变常可导致电活动不稳定,甚至发生致命性的快速性或缓慢性心律失常。心肌一过性缺血与再灌注对心脏电生理有重要影响,心肌缺血影响心肌传导速度、方式和不应期,导致电活动不稳定,易于发生折返性心律失常;再灌注引起心肌细胞钙超载并触发后除极,血流恢复后缺血心肌恢复程度不同,容易产生折返。室性期前收缩可增加不同心肌间复极离散度,导致室性心动过速或心室颤动。代谢因素,如低氧、酸碱失衡、电解质紊乱等可诱发心律失常,药物也可能存在致心律失常作用。心功能恶化血流动力学不稳定也与心律失常发生相关。未显示心脏结构异常的患者受限于当前的检测方法,也可能发生 SCD。自主神经系统失衡也是 SCD 十分重要的触发机制。交感神经张力增加能够降低心室颤动阈值,促进斑块破裂,促进血小板聚集,而迷走神经可通过拮抗交感神经作用,对其诱发致命性心律失常具有预防和保护效应。此外 SCD 可能存在遗传因素,一方面是由于一些遗传性疾病可出现 SCD,另一方面也可能为相似的环境因素,如饮食、精神等因素。

SCD 有很多可能的病因(表 2-8)。SCD 患者常有潜在的器质性心脏病,在各种器质性心脏病中,冠状动脉粥样硬化性疾病(冠心病)仍为最常见的原因,特别是大于 35 岁的人群。其次是扩张型心肌病和肥厚型心肌病。心脏瓣膜病、先天性心脏病、电生理异常、急性心包填塞以及中枢神经系统疾病、代谢紊乱引起电活动不稳定等均可引起 SCD。

表 2-8 心脏性猝死的主要病因

冠状动脉异常

冠状动脉粥样硬化(心肌缺血、急性心肌梗死等)

先天性冠状动脉异常(起源异常、冠状动静脉瘘、冠状动脉发育不全、冠状动脉—心内分流等)

冠状动脉炎(结节性多动脉炎、系统性硬化症等)

冠状动脉栓塞(血栓、赘生物、羊水、空气等)

冠状动脉阻塞(机械性阻塞如冠状动脉夹层动脉瘤,功能性阻塞如冠状动脉肌桥、痉挛等)

心肌病与心力衰竭

遗传性原发性心肌病(肥厚型心肌病、致心律失常型右心室心肌病、心室肌致密化不全等)

混合性原发性心肌病(扩张型心肌病、限制型心肌病)

获得性原发性心肌病(病毒性心肌炎、围生期心肌病、心内膜弹力纤维增生症)

继发性心肌病(心肌淀粉样变、血色病性心肌病、酒精性心肌病、结节病性心肌病、嗜铬细胞瘤性心肌病、Emery-Dreifuss肌营养不良、强直性肌营养不良、神经纤维瘤病、系统性硬化症等)

缺血性心肌病、高血压性心肌病等

电生理异常

长QT间期综合征、Brugada综合征、儿茶酚胺敏感多形性室性心动过速、短QT间期综合征、特发性心室颤动、遗传性病态窦房结综合征、早期复极综合征、希氏束-浦肯野系统纤维化(Lenegre病、病毒感染后传导系统纤维化等)、异常传导通道(房室旁路传导)、心震荡

先天性心脏病(法洛四联症、Ebstein畸形、大动脉转位、主动脉狭窄等)

心脏瓣膜病(主动脉瓣狭窄/关闭不全、二尖瓣脱垂、二尖瓣断裂、人工瓣膜异常等)

其他

机械性原因(急性心包填塞、心内血栓、心脏肿瘤、主动脉夹层、心脏破裂、肺栓塞等)、中毒/代谢性紊乱(电解质紊乱、低温、药物、代谢紊乱等)、中枢神经系统疾病(过度激动、心理压力等)、婴儿猝死综合征、极度体力活动时猝死等

(一)冠状动脉异常

毫无疑问,冠状动脉粥样硬化引起的缺血性心脏病是SCD最常见的原因。冠状动脉炎、夹层、痉挛、冠状动脉栓塞和先天性冠状动脉异常等是引起心肌缺血的罕见原因。冠心病引起所有SCD的70%~80%。根据相关试验结果分析,46%的男性和34%的女性SCD患者系以冠状动脉粥样硬化性心脏病引起的心搏骤停为始动机制。在对院外心搏骤停存活的84名患者的研究中,立即行冠状动脉造影提示71%的患者冠状动脉有明显病变,可能引起心搏骤停;而其中约一半血管完全闭塞。冠状动脉左前降支或左回旋支的急性闭塞预示着SCD的高风险。心绞痛和心肌梗死后患者比无症状性冠心病患者的风险高得多,但SCD也可以是冠心病患者的首发症状。

冠心病患者引起SCD的原因包括心肌缺血或梗死、心力衰竭、电解质紊乱、药物中毒或原发性(无明显诱因)。冠心病患者发生室速或室颤的可能机制是急性缺血和心肌瘢痕形成的折返,特别是在有心肌梗死史的患者。4个非ST段抬高型心肌梗死研究的Meta分析发现,在初始住院时持续性室速或室颤的发生率为2.1%,发生室速和室颤的心肌梗死患者在心肌梗死后最初30天内及6个月内死亡风险明显增高。关于急性ST段抬高型心肌梗死溶栓研究的GUSTOI试验发现,ST段抬高型心肌梗死持续性室速或室颤总发生率高达10.2%,3.5%的患者仅发生持续性室速,4.0%的患者仅发生室颤,2.6%的患者两者均发生。其中83.6%发生

在最初的 48 小时内("早期")。在住院期间病死率和生存大于 30 天的患者出院后 1 年病死率方面,同时有室速和室颤患者分别为 44％和 7.1％,仅有室速者为 18.6％和 7.2％,仅有室颤患者为 24％和 2.9％,显著高于未发生心律失常者(分别为 4.2％和 2.7％)。晚期有室性心律失常(最初 48 小时后)的患者如能生存大于 30 天,其 1 年时病死率增加(室速为 24.7％,室颤为 6.1％,两种均有为 4.7％),而其中既往有心肌梗死史、有冠状动脉搭桥史和心肌梗死后未及时接受治疗者死亡风险更高。

冠状动脉解剖异常发生率并不高,但年轻运动员因此而死亡的比率并不低。发生 SCD 的机制可能是冠状动脉痉挛或是起源于升主动脉或肺动脉干的异位冠状动脉张力异常所致的缺血。病死率最高的畸形是左冠状动脉起源于右冠状窦,左主干走行于肺动脉和主动脉之间。

(二)心肌病与心力衰竭

心力衰竭,尤其是终末期心力衰竭仍然是引起心血管疾病死亡的重要原因。心力衰竭患病率及病死率逐渐升高,有学者曾对 187 例 LVEF≤45％的慢性心力衰竭患者进行随访,发现 1 年、2 年、3 年病死率分别达 14％、22％、32％,并且发现随着 LVEF 降低,病死率进一步升高,LVEF≤35％的患者 1 年、2 年、3 年病死率分别高达 17％、30％、38％。心力衰竭由于心肌细胞肥厚、炎症细胞浸润和间质纤维化等均可形成局灶病变和折返环路,成为恶性心律失常发生的基础。MERIT-HF 研究显示,心力衰竭患者 SCD 占全因死亡的 58.3％。缺血性心肌病(ICM)、高血压性心肌病、肺源性心脏病是引起心力衰竭的常见病因。ICM 是指由于长期心肌缺血导致心肌局限性或弥散性纤维化,从而产生心脏收缩和(或)舒张功能受损,引起心脏扩大和僵硬、充血性心力衰竭、心律失常等一系列临床表现,特征为心肌缺血引起的以纤维化为主的心肌病变,分为限制型缺血性心肌病和扩张型缺血性心肌病,可发生各种心律失常,频发室性期前收缩、短阵室速和房颤多见,临终前多为心室颤动及心搏骤停。高血压性心肌病是高血压引起的左心室壁或左心室腔异常变化,严重者可引起左心室肥厚、左心腔扩大伴有舒张性、收缩性心功能不全。心肌肥厚是 SCD 的危险因素,肥厚心肌的有效不应期和动作电位时程延长,这与异常肥厚的心肌组织形态共同构成发生恶性心律失常的基质。

心肌病是以心肌病变为主要表现的一组疾病,病因复杂,临床表现为心室肥厚或扩张,因机械性或心电的功能异常而导致恶性心律失常和进行性心力衰竭。有 10％～15％的 SCD 发生于没有冠心病的心肌病。SCD 是非缺血性心肌病的主要死亡原因(在一些研究中达到 72％)。AHA 将心肌病分为原发性心肌病和继发性心肌病,原发性心肌病又分为遗传性、混合性和获得性。

1.扩张型心肌病

扩张型心肌病以左心室和(或)右心室明显扩大,心室收缩功能减低为特征,临床常表现为心脏扩大、心力衰竭、心律失常和栓塞。扩张型心肌病患者 5 年病死率为 35％,10 年病死率为 70％,预后极差,多数为进行性心力衰竭,即使得到系统的内科治疗,猝死比例亦高达 30％～40％,多数为致死性室性心律失常。患者存在非持续性室速、晕厥和严重的心力衰竭是发生 SCD 高危的预测指标。引起室性心律失常的最主要原因是折返机制。扩张型心肌病时,心功能减退,心肌细胞代偿性肥大,心肌细胞离子通道水平重构,主要是一过性钾外流减少使复极相延长,进而发生不应期的不均一性。广泛的心肌损伤和心肌间质的纤维化等因素又为单向阻滞和传导延缓提供了病理解剖学基础。由于心肌纤维扭曲、排列紊乱、间质纤维组织的分隔,形成不均一的传导而导致折返性心律失常。扩张型心肌病时最常见的折返途径为心肌内折返,也可为束支折返。后者是一类特殊的单形性室速,可以记录到由束支、浦肯野纤维系统和心肌构成的"巨大"的折返环。此外,扩张型心肌病时的机械电反馈、长期应用利尿剂引起的电解质紊乱、交感神经和肾素—血管紧张素系统活性增高以及抗心律失常药物的致心律失常作用等也与心律失常的发生有关。

2.肥厚型心肌病

肥厚型心肌病是一种常染色体显性遗传病,多以心肌非对称性肥厚、心室腔变小为特征,通常伴有舒张功能异常、心肌缺血、心律失常而引发相应的临床症状,发病率0.2%。由于广泛的心肌细胞肥厚、畸形、排列紊乱及间质胶原增生,使心肌发生肥厚和纤维化,造成兴奋传导速度和不应期的不均一,折返易于形成而造成室性心律失常。肥厚的心室壁内小血管的内膜与中层胶原增生、管壁增厚、管腔变窄、血栓形成,甚至血管腔闭塞,导致心肌缺血,也成为心肌纤维化和心律失常的因素之一。肥厚型心肌病发生 SCD 的总的风险为每年 1%～4%,但是该病的各个亚组中发生 SCD 的危险又各不相同。有过 SCD 的肥厚型心肌病患者的直系亲属都应进行筛查。总的来说,下列肥厚型心肌病患者发生 SCD 的危险性最高:心搏骤停或自发性持续性室速、反复晕厥史、Holter 监测发现非持续性室速、超声心动图可见左心室严重肥厚(>30mm)、左心室流出道梗阻、运动时血压反应异常,有因肥厚型心肌病发生 SCD 家族史者。对于年轻的肥厚型心肌病患者进行评估非常重要,因为许多报告提示肥厚型心肌病是青年人和竞技运动员最常见、最重要的 SCD 原因。遗传性心脏离子通道病和心肌病基因检测中国专家共识推荐对于肥厚型心肌病的家族成员及其他相关亲属应在发现先证者特异性基因突变的基础上进行特异性突变筛查,有助于明确风险、识别高危患者,为预防治疗提供依据,筛查也应包括详细的病史询问、体格检查、心电图和心脏超声检查。

3.致心律失常型右心室发育不良或右心室心肌病

致心律失常型右心室发育不良或右心室心肌病是一种少见的遗传疾病,约 1/3 的患者为常染色体显性遗传,男女比例约为 2.7∶1。该病的特征性病理改变为右心室的心肌被脂肪或纤维脂肪组织所代替,其间夹杂残存的心肌细胞;晚期可能累及左心室。这种病变可以导致心电不稳定以及进展性心室功能不良。致心律失常型右心室发育不良或右心室心肌病 SCD 多在 50 岁前发生,是 35 岁以下人群发生室性心律失常和 SCD 的重要原因。

体表心电图可记录到呈左束支图形和电轴左偏的室速,窦性心律时在 V_1～V_3 导联可见到 T 波倒置,这是最常见的改变;若 T 波改变的范围扩大到其他胸前导联,常提示左心室受累。近 1/3 的患者心电图可见 QRS 波之后、ST 段之前有一分离波,尤以 V_1 导联明显,称为 ε 波(又称 Epsilon 波),这种低振幅电位代表某些部位延迟的心室激动。出现 ε 波以及 V_1～V_3 导联 QRS 波延长是本病的主要诊断标准。最有确诊价值的影像学检查是磁共振,典型表现是心肌内脂肪浸润,右心室扩张或运动障碍或两者均有;但如果未能诊断,可能需要其他诊断性检查,包括心内膜心肌活检等。

4.心室肌致密化不全

心室肌致密化不全(NVM)是由于胚胎早期网织状肌小梁致密化过程失败,导致心室内有许多突起的肌小梁,小梁间深陷的隐窝和心室收缩与舒张功能减退为该病特征。人群发病率为 $0.05\%\sim0.24\%$。本病可单独存在,也可与其他先天性心脏病,如主动脉狭窄、肺动脉闭锁、右位心等同时存在,有的同时合并线粒体疾病、Bath 综合征。临床表现为进行性心力衰竭、血栓栓塞、心律失常等,室性心律失常多见,可表现为头晕、晕厥甚至猝死,传导阻滞亦多见,包括房室或束支传导阻滞。可并发瓣膜脱垂。心电图表现无特异性,超声心动图是简单可靠的方法:心外膜层薄而致密,心内膜疏松增厚,其间可见深陷隐窝,心室收缩末期内层心肌厚度与外层心肌厚度比值>2;好发于左心室心尖部、侧壁、下壁;深陷隐窝之间有血流灌注并与心腔相通,而不与冠状动脉循环相通;排除其他先天性或获得性心脏病。CT、磁共振有助于诊断,心肌活检准确可靠。NVM 有症状者较无症状者预后差,发病年龄越早,预后越差,有报道猝死率高达 $13\%\sim18\%$。

5.心肌淀粉样变

心肌淀粉样变(CA)为淀粉样物质沉积于心肌细胞外基质引起的一类疾病,淀粉样物质可沉积在心室、心房、血管周围、瓣膜和心脏传导系统等部位,临床表现为限制型心肌病、心力衰竭、瓣膜性心脏病以及各种类型的心律失常。有学者研究发现 CA 患者心房颤动、传导阻滞、肢体导联低电压、心肌梗死波形发生率高,心脏超声主要表现为左心室壁增厚、舒张功能不全、心肌回声增强、颗粒样强回声、毛玻璃样改变,心房增大、心包积液、收缩功能降低也较常见。心脏磁共振表现为室壁心内膜下为主或累及室壁全层的延迟强化。心内膜心肌活检对 CA 诊断具有重要价值,有学者研究发现,临床高度怀疑而心肌活检组织刚果红染色阴性者对心肌组织进行超微结构观察有助于明确诊断。根据病因可分为免疫球蛋白轻链型、遗传性、继发性、老年性、透析相关性和孤立心房型淀粉样变。轻链型淀粉样变多见于原发性淀粉样变、多发性骨髓瘤等浆细胞疾病,预后相对于其他类型差。轻链型淀粉样变猝死较常见,严重 CA 患者猝死常常是由于电机械分离,而不是室性心律失常,首次发生事件后患者很难存活。

(三)电生理异常

电生理异常主要疾病为心脏离子通道病,又称原发性心电疾病。心脏离子通道病是由于基因突变导致心肌离子通道数量、结构、功能异常,造成离子流改变,从而引起心律失常,临床未能发现解剖学异常,表现为各种室性心律失常(室性心动过速、尖端扭转型室性心动过速、室颤),甚至发生猝死。主要包括长 QT 间期综合征、Brugada 综合征、儿茶酚胺敏感性多形性室性心动过速、短 QT 间期综合征、特发性心室颤动等。此外,本文还将探讨早期复极综合征、Lenegre 病、房室旁路传导、心震荡等电生理异常。

1.长 QT 间期综合征(LQTS)

LQTS 又称长 QT 综合征、QT 间期延长综合征,指以体表心电图 QT 间期延长,易产生室性心律失常,尤其是尖端扭转型室性心动过速(TdP)、晕厥和猝死为临床特征的一组综合征,占 SCD 的 $5\%\sim10\%$。可以是先天性的或获得性的;先天性 LQTS 分为 Romano-Ward 综合征(RWS)和 Jervell-Nielsen 综合征(JLNS)。RWS 为常染色体显性遗传,至少与 12 个不同的基因相关。其中 LQTS1、LQTS2、LQTS3 占 90%。LQTS1 由 *KCNQ1* 基因突变导致,该基因编码电压门控钾通道的 α 亚基,与缓慢激活延迟整流钾电流 I_{Ks} 相关,由于其为肾上腺素能敏感性钾通道,所以 LQTS1 患者的心脏事件通常发生在剧烈运动中或运动后,特别是游泳诱发,所有因游泳诱发心脏事件的 LQTS 患者中 LQTS1 占 99%,部分因情绪激动(如恐惧、害怕、受惊吓和生气等)诱发,安静状态下心电图表现为平滑、基底部较宽的 T 波,对 β 受体阻滞剂治疗反应好。LQTS2 由 *KCNH2* 基因突变导致,与快速激活延迟整流钾电流 I_{Kr} 相关,心肌复极延迟,QTc 延长。安静状态下心电图常见低振幅和有切迹的 T 波,惊吓或情绪激动往往诱发心脏事件,大部分由情绪应激诱发,突然的声音刺激对 LQTS2 患者非常危险,13% 的心脏事件发生在运动时。β 受体阻滞剂对 LQTS2 疗效低于 LQTS1,对 LQTS2 更应强调补钾、补镁。I_{Kr} 对药物敏感,是绝大多数获得性 LQTS 的靶通道。LQTS3 是由于心脏钠通道基因 *SCN5A* 突变所致,造成晚钠电位 I_{Na-L} 反复开放、延迟电流衰退,动作电位平台期延长,*SCN5A* 通过功能放大机制(突变通道功能正常,但热性改变)引起 LQTS3,这种情况在慢频率下尤其明显,所以 LQTS3 患者存在心动过缓依赖性 ST 段延长,晚发 T 波和 QTc 延长,且 LQTS3 患者心脏事件常发生在睡眠或休息时,只有少许发生在运动时,静息心电图更突出地以延迟出现的高尖 T 波为特征,β 受体阻滞剂对 LQTS3 疗效欠佳,钠通道阻滞剂美西律能够缩短延长的 QT 间期,对 LQTS3 可能有一定疗效。JLNS 是 LQTS 伴耳聋的亚型,由 KCNQ1 或 KCNE1 突变引起,过去认为是常染色体隐性遗传,最新研究发现 JLNS 是一种常染色体隐性(伴耳聋)和显性(LQTS)遗传相结合的遗传类型,多数心脏事件由情绪波动或体力紧张而诱发,β 受体阻滞剂仅能提供中等程度保护。

长 QT 间期是指 QTc 间期 >440ms,其发生室速和 SCD 的风险增加。遗传性 LQTS 诊断标准见表 2-9。LQTS 患者 SCD 年发生率为 1%~2%,伴有晕厥的患者约为 9%。威胁生命的心律失常表现为尖端扭转型室速和室颤。尖端扭转型室速或"点扭转",是一种多形性室速,与延长的 QT 间期、R on T 的室性期前收缩和长-短 R-R 间期有关。尖端扭转型室速的诱因可能有:①伴 QT 间期显著延长的心动过缓;②窦性心动过速加上交感神经张力亢进。

表 2-9 遗传性 LQTS 的诊断标准

诊断依据	具体表现	计分
ECG 表现	QTc>480ms	3
	QTc460~470ms	2
	QTc>450ms(男)	1
	TdP*	2
	T 波交替	1
	T 波切迹(3 导联以上)	1
临床表现	静息心率低于正常 2 个百分位数	0.5
	晕厥:紧张引起	2
	晕厥:非紧张引起	1
家族史	先天性耳聋	0.5
	家族成员有肯定的 LQTS	1
	直系亲属中有 <30 岁的心脏性猝死	0.5

注:*,除外继发性 TdP;得分 >4 分为肯定的 LQTS;2~3 分为可能的 LQTS。

获得性 LQTS 是由于继发性原因导致的可逆性 QT 延长,药物是最常见的诱因,尤其是抗心律失常药物,任何破坏复极电流的药物都可能增加服用阻滞 I_{Kr} 的药物时促发 TdP 的可能性。现在认为所谓获得性 LQTS 可能就是一些携带沉默基因突变的先天性 LQTS 患者,他们在没有触发因素时无症状,直到某些因素进一步破坏了复极才有外显症状。

2.Brugada 综合征

Brugada 综合征是以心电图上特征性的 Brugada 波,即右胸前 $V_1 \sim V_3$ 导联 ST 段穿隆型抬高为特征,伴致死性室性心律失常、SCD 或家族史,并具有遗传异质性的心脏电紊乱性疾病。所有猝死病例的 4%~12% 和心脏结构正常年轻人中猝死病例的 20% 由此引起。Brugada 综合征呈常染色体显性遗传,目前发现 8 个相关基因,SCN5A 基因突变占 15%。目前确定 3 种心电图类型:Ⅰ 型特征为 ST 段起始部分显著抬高:J 点或 ST 段抬高($\geqslant$2mV),形成穿隆型 ST 段,继以倒置 T 波,无明显的等电位线,类似右束支阻滞图形;2 型称为马鞍型,ST 段起始部位显著抬高,抬高的 J 点($\geqslant$2mV)后为逐渐下降的抬高的 ST 段(比基线抬高$\geqslant$1mV),继以正向或双向的 T 波;3 型为穿隆型或马鞍型,ST 段抬高<1mV。Brugada 综合征患者可反复发生室速或室颤,发生率高达 40%~60%。SCD 多在休息、睡眠、夜间环境下,以及温度升高时发生(如发热性疾病或热水浴),多见于男性。Brugada 综合征诊断标准见表 2-10。目前 ICD 是唯一有效的治疗措施。有症状患者,1 型心电图出现过心搏骤停,无须电生理检查,必须 ICD 治疗。无症状患者,对自发或应用钠拮抗剂后出现 1 型心电图表现,如有 SCD 家族史且怀疑 Brugada 综合征所致,行电生理检查,电生理检查诱发室性心律失常,植入 ICD。无症状且无 SCD 家族史,仅在使用钠拮抗剂后出现 Ⅰ 型心电图表现,严密随访。

表 2-10　Brugada 综合征诊断标准

1.无论是否应用钠拮抗剂,>1 个右胸导联($V_1 \sim V_3$)出现 1 型 ST 段抬高	
2.基础情况下,>1 个右胸导联($V_1 \sim V_3$)出现 2 型或 3 型 Brugada ST 段抬高,应用钠拮抗剂后转变为 1 型 ST 段抬高	
并且伴有以下情况之一:	
记录到的室性心律失常	记录到心室颤动(自行终止的)多形性室性心动过速
	电生理检查可诱发室性心动过速
家族史	心脏性猝死家族史(<45 岁)
	家系成员中有穿隆型心电图改变
心律失常有关的症状	晕厥
	夜间极度呼吸困难
除外其他引起心电图异常的因素	

3.儿茶酚胺敏感性多形性室性心动过速(CPVT)

CPVT 多发生于心脏结构及 QT 间期正常的儿童和年轻人,以运动或情绪激动时出现双向或多形性 VT、导致晕厥和猝死为特征。分为两种类型,CPVT1 为常染色体显性遗传,RyR2 为基因突变所致,CPVT2 为常染色体隐性遗传,CASQ2 基因突变所致。CPVT 患者临床特点如下:①发病年龄轻,多见于儿童、青少年;②有反复发作 VT 和晕厥甚至猝死;③由交感神经系统激活诱发,包括情绪激动、运动或给予外源性儿茶酚胺等;④心脏结构和功能正常且 QTc 间期正常;⑤有学者报道,CPVT 与心房颤动的发生相关,电生理检查研究发现,CPVT 患者窦房结恢复时间延长,容易诱发心房颤动和心房扑动,病变并不局限于心室,而是影响到窦房结和心房肌的功能。本病预后较差,30 岁以下病死率高达 30％～50％,β 受体阻滞剂为有效治疗 CPVT 的药物。服用 β 受体阻滞剂时出现晕厥的 CPVT 患者应植入 ICD;既往心搏骤停 CPVT 患者也应联合 ICD 和 β 受体阻滞剂治疗。

4.短 QT 间期综合征

短 QT 间期分为特发性和继发性,特发性短 QT 间期中将以短 QT、房颤和(或)室性心动过速、室颤及 SCD 为特征而心脏结构正常的称为短 QT 间期综合征(SQRS)。患者高发 SCD,诊断标准未统一,以 QTc≤360ms 可能比较合理。目前发现的 SQTS 致病基因有 *KCNH2*、*KCNQ1*、*KCNJ2*、*CACNA1*、*CCACNB2*。继发性 SQTS 则可由发热、高钙血症、高钾血症、洋地黄中毒、酸中毒、急性心肌梗死超急性期、甲状腺功能亢进、心动过速、自主神经张力失衡、运动员、早期复极综合征等引发。ICD 是最有效的治疗方法,奎尼丁是治疗 SQTS 较有效的药物,普罗帕酮是治疗 SQTS 合并房颤较有效的药物,对 QT 间期无影响。

5.早期复极综合征(ERS)

ERS 已经发现了几十年,并且既往认为其是一种正常的心电图表现,常见于年轻人、男性、运动员等。心电图表现为 J 点抬高＞0.1mV,明显 J 波,下壁导联和(或)侧壁导联多见,伴或不伴有 ST 段抬高与 QRS 波异常,通常 T 波高耸直立。ERS 在人群中有较高的发生率,但其中绝大多数终身可无症状,在报道其与特发性室颤相关后,ERS 受到了重视。ERS 与恶性心律失常的关系也通过实验室研究得到了证实,这为 J 点抬高及其致心律失常机制提供了细胞和离子基础。遗传性 ERS 是一种与离子通道异常有关的原发性心电疾病,也属 SCD 高危人群。有症状且曾有 SCD 史的 ERS 患者应植入 ICD;有晕厥、抽搐或夜间濒死性呼吸等症状,排除非心脏原因后应植入 ICD;无症状患者如有 SCD 家族史,应进行电生理检查;无症状、无 SCD 家族史,可行电生理检查,如诱发出室性心律失常,应植入 ICD。

6.Lenegre 病

Lenegre 病又称为原发性房室传导阻滞、原发性双侧束支硬化症、*SCN5A* 等位基因性心律失常等。常染色体显性遗传,致病基因为 *SCN5A*,但本病随年龄增长逐渐恶化,可能为基因突变与年龄相关退行性病变共同作用的结果。病理表现为传导系统进行性纤维化。心电图表现为进行性加重的传导阻滞,起初为右束支,逐渐发展为双束支,最后为完全性房室传导阻滞,可发生于新生儿期、青春期或中年期,临床表现为心悸、黑矇、晕厥,70％猝死,但仅少数死于心率过慢,多死于慢性心律失常诱发的快速室性心律失常,室性期前收缩或短阵室速是猝死前兆,ICD 治疗更为合适。本病应与 Lev 病鉴别,Lev 病表现为传导系统进行性纤维化,出现束支或房室传导阻滞,但中老年多见,无家族史,病变局限,主要累及左束支近端及邻近的希氏束。

7.房室旁路传导预激综合征

发生房室旁路传导预激综合征时房颤或房扑经旁路快速前传可引起快速心室率和室颤。有多条旁路或者房颤伴预激的 RR 间期短于 250 毫秒的预激综合征患者发生 SCD 的风险更高。

8.心震荡

心震荡发生在心脏无结构异常的个体,胸部受到钝击造成 SCD,胸骨、肋骨和心脏未发生创伤性损害。胸部撞击发生在 T 波波峰前 15～30 毫秒可诱发室颤。在一个以猪为模型的试验中,发现撞击越剧烈,越能可靠地诱发出室颤。心震荡的总体生存率不到 25%。一个研究发现,在心震荡事件发生 3 分钟后才开始心肺复苏的患者(38 例),生存率仅为 3%。防止此类事件发生的最佳策略是配备运动防护器械、安全操作和快速心肺复苏(包括立即进行自动体外除颤)。

(四)婴儿猝死综合征(SIDS)

SIDS 指貌似健康的 1 岁以内的婴儿或新生儿(常发生于出生后 3 周至 8 个月)在睡眠中突然发生的或通过病史、环境调查和尸检等仍不能明确病因的意外死亡。发病突然,男婴高于女婴,2～4 个月为高峰,多在睡眠中,50%～80% 发生于午夜至清晨 6 点,高峰季节为冬季,尤其是 1 月份,生前无特异性表现,临床症状容易被忽视,主要特征有:对环境反应差;在喂养时易有呼吸暂停或衰竭,有异常的啼哭声;睡眠中发生呼吸停顿,早期可仅为呼吸不规则,偶有暂停,严重者呼吸长时间停止,并可有突然发紫;轻度呼吸道感染症状,有些可分离出柯萨奇病毒、埃可病毒、呼吸道合胞病毒;睡眠中脉搏不规则,缓慢或停顿,并可出现青紫或苍白现象;四肢软瘫、肌张力减退等。病因不明,俯卧位睡眠、感染及胃食管反流所致呼吸障碍、心脏病变、代谢障碍、中枢神经系统病变、遗传因素等是可能的病因。

二、临床表现

SCD 的临床过程可分为 4 个时期:前驱期、发病期、心搏骤停期和生物学死亡期。

(一)前驱期

在心搏骤停前数天至数月,有些患者可出现胸痛、气促、疲乏、心悸等不适或者原有的心绞痛、心力衰竭等症状加重。这些前驱表现多为非特异性的,仅提示有发生心血管病的危险,而不能预测心脏性猝死的发生。有些患者无明显前驱表现,而突发心搏骤停。

(二)发病期

发病期是指心血管状态出现急剧变化到心搏骤停发生前的一段时间,通常不超过 1 小时。由于 SCD 的原因不同,发病期的临床表现各异。典型表现包括:严重胸痛、急性呼吸困难、突发心悸或眩晕等。若心搏骤停为突发,事前无明显预兆,则多数为心源性。从 SCD 者所获得的连续心电图记录中可见在猝死前数小时或数分钟内常有心电活动的改变,其中以心率增快和室性期前收缩的恶化升级最常见。猝死于心室颤动者,常先有一阵持续的或非持续的室性心动过速。这些以心律失常发病的患者,在发病前大多清醒并在日常活动中,发病期短。心电图异常大多为心室颤动。另有部分患者以循环衰竭发病,在心搏骤停前已处于不活动状态,甚至已昏迷,其发病过程相对较长。

(三)心搏骤停期

该期以意识完全丧失为特征。如不立即抢救,一般在数分钟内进入死亡期。心搏骤停的症状和体征依次出现:意识突然丧失或伴有短阵抽搐,抽搐常为全身性,多发生于心搏骤停后 10 秒内,有时伴有眼球偏斜;脉搏扪不到、血压测不出;心音消失;呼吸断续,呈叹气样,以后即停止,多发生于心搏骤停后 20～30 秒;昏迷,多发生于心搏骤停 30 秒后;瞳孔散大,多在心搏骤停后30~60秒出现。此期尚未到生物学死亡,如给予及时恰当的抢救,尚有复苏的可能。

(四)生物学死亡期

从心搏骤停到发生生物学死亡时间的长短取决于原发病的性质,以及心搏骤停至复苏开始的时间。心搏骤停发生后,大部分患者将在4~6分钟开始发生不可逆脑损害,随后经数分钟过渡到生物学死亡。心搏骤停发生后立即实施心肺复苏和尽早除颤,是避免发生生物学死亡的关键。心肺复苏成功后死亡的最常见原因是中枢神经系统损伤,其他常见原因有继发感染、低心排血量以及恶性心律失常等。

三、辅助检查

(一)心室颤动

心室肌纤维发生不协调的、极不规则的、快速的连续颤动,心脏不能完成有效的收缩和舒张以射出血液;心电图上QRS波群消失,代之以不规则的、连续的心室颤动波,频率为150~400次/分,可呈持续性或反复短阵发作。颤动波振幅高且频率快者,复律机会多;如波幅甚低、频率又慢者,多为全心停搏的前奏。

(二)全心停搏

心脏无任何电与机械活动,心电图呈等电位。

(三)心电—机械分离

心脏停止了机械活动,临床上无血压和脉搏;但心电图可显示有规律的QRS波与T波,甚至有P波,其频率可快可慢。多见于急性心肌梗死后心脏破裂、大面积肺梗死等情况,临床上很少见。

四、治疗

(一)心搏骤停的紧急治疗

1.心肺复苏(CPR)

快速反应是最关键的。院外心脏复苏最重要的两个组成部分是应急反应系统的有效性和目击者进行的CPR。如果心搏骤停发生时有目击者在场,且目击者接受了早期心肺复苏的培训,心搏骤停的幸存者最有可能从医院出院。目前正大力推动培训警察、学生和公众学习心肺复苏技术,主要是高质量的、不间断的胸外按压。

2.自动体外除颤器(AED)和公众启动除颤

AED的设计是为处于紧急情况的个人或没受过/受过很少训练的普通施救者所用,特别是院外发生的心搏骤停。此装置通过贴在胸壁上有自黏性的除颤电极板监测患者的心电图,进行检测心室颤动的情况。如果装置检测到心室颤动,则会发出报警,紧跟着会给予除颤电击或提示施救者按电击按钮。在几个大型临床试验中,这些装置的有效性使得患者得到更快速的除颤治疗,提高了幸存者的生存率。在机场、体育设施旁、购物中心设置的AED装置对心搏骤停幸存者的生存率产生了显著的影响。而家庭AED并未表现出增加生存率的效果。

3.高级生命支持（ACIJS）

与 AED 不同，院前高级生命支持技术并没有增加院外心搏骤停患者的生存率。高级心脏支持的模式一直在不断改进完善，包括强调最小化间断时间的高质量的心肺复苏。

4.心搏骤停后的院内管理

最初的治疗关注于建立和维持血流动力学的稳定和支持性治疗上。胺碘酮和利多卡因（特别是怀疑缺血作为诱因时）常用于防止更多的室性心律失常的发生。对于复苏后仍昏迷患者的低温治疗会适当提高神经系统方面的预后。如果有再血管化的指征，立即行冠状动脉造影可能会提高疑为缺血患者的生存率。

（二）SCD 的一级预防

1.鉴别 SCD 的风险

没有任何单一因素可精确地预测 SCD 的发生，相比起来，联合多因素更有效。总体来说，这些检测的特异性和阳性预测值都较差，而阴性预测值更有价值（特别是联合不同试验时）。总之，最有预测价值的是左心室射血分数，但是其他因素在预测预后和指导治疗方面有帮助。其他预测猝死风险的工具，如电生理检查、动态心电图、信号平均心电图、压力反射敏感性、心率变异性、T 波电交替，被用于鉴别高危患者，但是没有一项有令人信服的证据。虽然联合不同检查结果会提高敏感性和特异性，但是阳性预测值仍为中度。

2.药物和外科/经皮再血管化治疗

由于大多数 SCD 患者有冠心病，减少心肌缺血的药物（β 受体阻滞药）、阻止或限制心肌梗死范围的药物及改变心肌梗死后心室重构的药物（血管紧张素转化酶抑制药和醛固酮拮抗药）都可减低 SCD 的发生。虽然没有直接证据表明抗血小板或他汀类药物减少 SCD，但是在大多数人群中有减少病死率的效果。早期外科心肌再血管化的研究表明，与药物治疗相比，再血管化减少了三支病变患者猝死的风险和左心室功能异常。溶栓治疗和经皮冠状动脉介入治疗也会降低心肌梗死患者猝死的发生率。对于室性心动过速，除了抗心律失常药物和置入性装置的治疗，一些患者也可行射频导管消融治疗，特别是有无休止性心律失常的患者。

40 多年前，心肌梗死后的室性期前收缩被认为是发生猝死的危险因素。因此，应用抗心律失常药物治疗室性期前收缩被认为可使患者获益。然而，心律失常抑制试验（CAST 研究）表明虽然心肌梗死后抑制异位搏动，但是ⅠC 类抗心律失常药物的致心律失常作用远大于获益，导致病死率增加了 2.6 倍。研究也证实心肌梗死后左心室功能较差的患者应用Ⅱ类/Ⅲ类抗心律失常药物如索他洛尔（SWORD 研究）和美西律都会增加病死率。

目前，所有的抗心律失常药物中，只有胺碘酮在某些人群中降低了 SCD 的发生率。最初有一些胺碘酮治疗心肌梗死后患者的小型研究，这些研究的 Meta 分析显示其降低了 SCD 的病死率，随后更大的非盲的研究（GESICA 研究）证实了这一发现。然而，一些前瞻性、安慰剂对照的试验并未证实。充血性心力衰竭患者应用胺碘酮的生存试验（CHFSTAT 试验）入选 EF≤40%、频发室性期前收缩、大样本量的男性心力衰竭患者，并没能证明胺碘酮能减低 SCD 或全因死亡。虽然欧洲心肌梗死胺碘酮研究（EMIAT）证实胺碘酮可使新近心肌梗死患者心律失常相关死亡降低 35%，在全因死亡上无差异。加拿大心肌梗死胺碘酮研究（CAMIAT）也报道了类似的结果，胺碘酮降低心肌梗死后频发室性期前收缩患者的心律失常性死亡，但全因死亡无差异。最近的心力衰竭患者心肌梗死大型研究（SCD-HeFT）显示胺碘酮与安慰剂在全因死亡的主要终点方面没有差异。更新的苯并呋喃衍生物决奈达龙在 ATHENA 研究中也降低有危险因素的心房颤动患者 SCD 发生率，但是在 ANDROMEDA 研究中显示增加了严重心力衰竭患者的全因病死率。在大型随机对照研究中，美西律对于新近心肌梗死的患者有增加病死率的趋势，多非利特和阿奇利特对全因病死率没有影响。

总之，胺碘酮以及其他的抗心律失常药物，包括Ⅰ C 类抗心律失常药物，美西律，决奈达龙和索他洛尔降低了 SCD 的发生率，但并没有减低心力衰竭患者或新近心肌梗死患者的全因病死率，甚至可能会增加致死率。

3.置入装置

鉴于抗心律失常药物预防猝死的无效性甚至是有害性，对药物的关注被转移到了置入性心脏转复除颤器（ICD）上。随着一系列的大型临床试验的进行不断拓展了一级预防人群的适应证，技术也不断随之改进。多中心自动除颤装置置入研究（MADIT）显示：入选 196 例陈旧心肌梗死患者，纽约心功能分级Ⅰ～Ⅲ级，EF≤35%，非持续性室性心动过速或电生理检查有可诱发的、难以被抑制的室性心动过速，ICD 与一般治疗相比使全因死亡风险降低了 54%。多中心非持续性心动过速研究（MUSTT）将有冠心病、EF≤40%、非持续性室性心动过速或电生理检查可诱发的室性心动过速/心室颤动、需接受抗心律失常药物治疗的患者随机分为置入或不置入 ICD 或不治疗组，电生理检查指导下应用抗心律失常药物组的心律失常性病死率或心搏骤停发生率降低 27%，而 ICD 组降低了 76%，药物治疗和非药物治疗相比无显著差异。电生理检查被认为有中度的预测价值，MADITⅡ研究将电生理检查可诱发的室性心动过速作为排除标准，纳入了先前有心肌梗死、EF≤30%的患者。这个随机试验对比了 ICD 和一般治疗，平均随访 20 个月后显示 ICD 将全因死亡的风险降低了 31%。MADIT、MUSTT 和 MADITⅡ研究都入选的先前有心肌梗死的患者。而 AMIOVIRT（胺碘酮与 ICD 比较研究）和 CAT（心肌病研究）研究提示对于非缺血性心肌病的患者，ICD 与药物治疗相比并未显出获益，但是 DEFINITE 研究（非缺血性心肌病的除颤治疗评估）将 ICD 的一级预防治疗扩展至此类患者。非缺血性心肌病、心力衰竭、EF≤35%、非持续性室性心动过速或频发室性期前收缩的患者，ICD 使全因病死率有不显著的降低，但使 SCD 的发生率显著降低。更大型的研究 SCD-HeFT 随机入选 2521 例患者，其中缺血性心肌病占 52%，非缺血性心肌病占 48%，这些患者 EF≤35%、纽约心功能分级Ⅱ～Ⅲ级，接受常规治疗、安慰剂、胺碘酮或单腔 ICD 治疗。ICD 与安慰剂相比降低全因病死率 23%，而胺碘酮并未带来获益。这些试验，特别是 SCD-HeFT 研究，对于主要以射血分数作为猝死风险分层指标的患者，引领了 ICD 作为一级预防治疗的时代。

MADIT、MUSTT 和 MADITⅡ试验也研究了患者 3 周以上的远期的缺血事件。急性心肌梗死除颤器研究（DINAMIT）评估了心肌梗死后早期置入 ICD 是否获益。此研究入选心肌梗死后 4～6 天、EF<35%、心率变异性异常或 24 小时平均心律增快的患者，将他们随机分为 ICD 组及非 ICD 组。虽然 ICD 治疗降低了心律失常导致的病死率，但是被非心律失常性病死率增加所抵消，因此在超过 30 个月的随访中，全因病死率并没有差异。这个研究结果也被更大型的早期风险评估提高生存率的 IRIS 研究（IRIS）所证实，这两项研究入选的人群相似。将

两研究汇总发现,ICD 对于高危的、早期的、心肌梗死患者降低 SCD 的发生率,但仅是将死亡的模式改为非猝死,并没有影响总生存率。DINAMIT 研究的二次分析结果也提示 ICD 组中接受过适当放电治疗的患者,其非猝死性死亡的风险增高 4.8 倍。以上这些发现使医疗保险和医疗补助服务中心(CMS)有了覆盖 ICD 的决心,但排除了 40 天内心肌梗死的患者和经外科或经皮再血管化 3 个月的患者。在行诊断性试验的过程中或有一过性增高的风险时可暂时应用可穿戴的体外除颤器。

4.心脏再同步化治疗(CRT)

严重心力衰竭(EF≤35%)患者中约 30% 合并心室传导的延迟,导致 QRS 波时限≥120 毫秒,这是心脏再同步治疗的指征。双心室起搏能提高严重心力衰竭患者的生存率、生活质量、运动能力和 EF 值。从心力衰竭患者心脏再同步治疗研究(CARE-HF)的延长随访数据来看,与无再同步化治疗相比,置入无除颤功能的 CRT 能显著降低 SCD 的风险达 46%。然而,在 CRT 组还是有较多患者发生了 SCD,其中一些猝死是可以被除颤器所预防的。唯一的比较 CRT-P 和 CRT-D 和无置入装置的大型随机试验即 COMPANION 试验,虽然未能发现 CRT-P 和 CRT-D 的区别,但是对于 EF≤35%、NYHA 分级 Ⅲ级或 Ⅳ级、QRS 波时限大于120 毫秒的心力衰竭患者,CRT-D 可降低 SCD 的风险达 50%。这些数据表明,对于大多数适合双心室起搏的患者,应该考虑置入 CRT-D。

（三）SCD 的二级预防

1.药物

就像 SCD 的一级预防一样,鉴于 Ⅰ类抗心律失常药物令人失望的有效性和安全性,医生们将 SCD 二级预防的注意力转移到其他的抗心律失常药物中。在 CASCADE 研究中,对于二级预防的人群,胺碘酮与传统的 Ⅰ类抗心律失常药物相比,前者减少了心源性猝死、心搏骤停和 ICD 放电的发生率。另外,ESVEM 研究提示,对于既往有室性心动过速或心室颤动、心搏骤停或晕厥患者,经电生理检查或动态心电图监测证实,Ⅱ级/Ⅲ级抗心律失常药物索他洛尔在降低全因死亡、心脏性死亡或心律失常性死亡方面优于六种 Ⅰ类抗心律失常药物,然而,ICD 的出现使得随机临床试验开始比较 ICD 置入与最佳药物治疗对于 SCD 二级预防的差别。

2.置入装置

AVID 试验研究了 ICD 置入与抗心律失常药物胺碘酮或索他洛尔对于 SCD 患者二级预防的有效性,入选心室颤动或持续室性心动过速复苏后的患者或伴晕厥的室性心动过速或不伴晕厥但 EF≤40% 以及室性心动过速期间有血流动力学受损的患者。可诱发的心律失常并不是入选的要求,只有索他洛尔治疗是受电生理检查指导的(随机分配到抗心律失常药物组的患者中,服用索他洛尔的患者只有 2.6% 出院)。在为期 3 年的随访中,ICD 降低全因病死率 31%。

继 AVID 研究之后另外两项研究 ICD 对于 SCD 二级预防的大型临床试验得到了相似的结果。CASH 研究发现:ICD 降低由于室性心动过速/心室颤动导致心搏骤停患者的全因病死率为 23%,但与抗心律失常药物胺碘酮或美托洛尔相比没有达到统计学差异。研究中的普罗帕酮组由于在试验中期发现病死率超过 ICD 组而被提前终止。CID 研究入选人群与 AVID 研究相似,随机入选心室颤动后复苏患者、伴晕厥或血流动力学损害、EF≤35% 的持续性室性心动过速患者或自发或可诱发的室性心动过速导致晕厥的患者,比较 ICD 与胺碘酮治疗的差别。平均随访 3 年,ICD 降低全因病死率相对风险 19.7%,降低 SCD 的风险达 32.8%,虽然并没达到统计学差异。以上的每个研究均排除了有一过性或可逆性原因导致的室性心律失常,如心肌梗死 72 小时内或电解质紊乱。一项对于这三个研究的荟萃分析显示:ICD 显著降低全因死亡的风险为 28%,主要是由于降低了 SCD 的风险达 50%。

让人感兴趣的是,在 AVID 研究中筛查过、被认为有一过性或可逆性心搏骤停原因,而未能入选的患者也被注册、随访,发现他们的长期生存率很差,与那些同样没有入选研究但是已知高危 SCD 患者的生存率相似。这些数据强调了详细评价每一个 SCA 幸存者的必要性以及需要仔细考虑 SCA 是否不只是一过性或可逆性原因导致,而是由将来可预防的原因所致。

五、护理

(一)常规护理

1.卧床休息

绝对卧床休息,严禁搬动,不要摇晃患者。用最短的时间判断患者有无呼吸和心跳,若没有立刻进行心肺复苏。

2.吸氧

医院内患者常用呼吸机,开始可以给予 100% 氧气,然后根据血气分析结果进行调整。改善心肌缺氧,降低心肌耗氧量,缓解胸闷、气促等症状,纠正低氧血症。

3.迅速建立两条静脉通路

SCD 患者病情发展快,使用药物复杂,只有保持有效的静脉通路才能及时有效地用药。一路静脉输注抗心律失常药物,同时另一路可以静脉输注营养心肌等药物。建立静脉通道时首选一次性静脉套管针,为使急救药尽快显效,同时考虑到有些患者需行急诊介入手术,为方便医生手术,应首选左侧上肢静脉(如前臂静脉、头静脉)穿刺和给药,以提高患者抢救成功率。

4.心理护理

心源性猝死患者发病突然,复苏后一般均有不同程度的紧张、恐慌甚至濒死感。因此在患者病情平稳时,应允许家属陪护以激励患者的求生欲,并向患者及家属讲述心理因素在疾病治疗过程中的重要性,鼓励患者注意休息,坚持治疗,减轻思想负担。

(二)专科护理

1.重点护理

(1)建立人工循环:检查颈动脉搏动,如动脉搏动消失,立即胸外按压。按压节律均匀,切忌用力猛击造成胸骨或肋骨骨折和血气胸等并发症。胸外按压连续进行,直至心跳恢复。如需描记心电图、心内注射或更换操作者,间断时间不宜超过 10 秒。

(2)畅通气道:应迅速畅通气道,这是复苏成功的重要步骤。采用仰头抬颏法开放气道,即术者将一手置于患者前额加压使患者头后仰,另一手的示指、中指抬起下颏,使下颏尖、耳垂的连线与地面垂直,以通畅气道。迅速清除患者口中异物和呕吐物,必要时使用吸引器,取下活动性义齿。

(3)人工呼吸:迅速确定呼吸是否停止。若无自主呼吸,即行口对口人工呼吸。用手捏住患者鼻孔,深吸一口气,用口唇把患者的口全部罩住然后缓慢吹气。在人工呼吸过程中应注意观察患者的胸廓运动,参照其胸廓起伏情况控制吹气量。避免发生胃胀气而导致胃内容物反流。如患者出现胃胀气,应将其侧转并压迫上腹部,排出胃气后继续进行心肺复苏。

(4)严密心电监护:心脏危象往往突然发生,有效的心电监护能够及时提供心脏信息,心电图的表现是识别症状的重要依据,故心电监护及心电图检查对恶性心律失常的识别至关重要。护理人员应认真监护患者心电波形,当出现频发室性期前收缩、多源性室性期前收缩、短阵室性心动过速时应立即通知医生。注意电极片贴放的位置要避开电复律的位置。

2.治疗过程中的应急护理措施

(1)肋骨骨折。

1)判断。①单纯骨折:只有肋骨骨折,胸部无伤口,局部有疼痛,呼吸急促,皮肤有血肿。②多发性骨折:多发性肋骨骨折,吸气时胸廓下陷,胸部多有创口,剧痛,呼吸困难。这种骨折常并发血胸和气胸,抢救不及时很快会死亡。

2)急救。①简单骨折时局部用多层干净布、毛巾或无菌纱布盖住,并加压包扎;②多发性骨折用宽布或宽胶布围绕胸腔半径固定住即可,防止再受伤害,并速请医生处理;③有条件时吸氧。

(2)血气胸。

1)保持呼吸道通畅。清除口腔及咽喉部分泌物及呕吐物,保持呼吸道通畅,对休克或昏迷患者应取平卧位,头偏向一侧,以防血液、呕吐物或分泌物堵塞气道引起窒息。

2)立即脱去衣服,用凡士林纱布加棉垫封闭伤口,变开放性气胸为闭合性气胸。

3)迅速纠正呼吸系统及循环系统障碍。立即协助做好胸腔闭式引流或胸腔穿刺术,引出积气、积血,减轻对肺及纵隔的压迫。张力性气胸可在锁骨中线第2肋间插入一针头,以暂时减轻胸腔内压力,争取抢救时间。

(3)心包积血:立即给予心电、血压、血氧饱和度监测,建立通畅的静脉通路,给予高流量吸氧,遵医嘱给予升压药,必要时进行交叉配血。遵医嘱联系彩超室并准备心包穿刺用品和化验标本所用试管。配合医生进行心包穿刺放液,解除心脏压塞症状,改善血流动力学。穿刺过程中严密监测生命体征。密切观察病情变化,如果症状无明显缓解或加重,要及时通知主管医生。认真做好护理记录,记录患者的临床表现、生命体征、处理后的结果。

(周春霞)

第三章　消化系统疾病

第一节　急性胃炎

急性胃炎是多种原因引起的急性胃黏膜炎症。临床常急性发病,可有明显上腹部症状,内镜检查可见胃黏膜充血、水肿、出血、糜烂、浅表溃疡等一过性的急性病变。急性胃炎主要包括:急性幽门螺杆菌(H.pylori,Hp)感染引起的急性胃炎,除幽门螺杆菌之外的病原体感染及其毒素对胃黏膜损害引起的急性胃炎和急性糜烂出血性胃炎。后者是指由各种病因引起的、以胃黏膜多发性糜烂为特征的急性胃黏膜病变,常伴有胃黏膜出血和一过性浅溃疡形成。

一、病因及发病机制

引起急性糜烂出血性胃炎的常见病因有以下 3 种。

(一)药物

常见的有非甾体类抗炎药(NSAID)如阿司匹林、吲哚美辛等,某些抗肿瘤药、口服氯化钾及铁剂等。

(二)应激

严重创伤、大面积烧伤、大手术、颅内病变、败血症及其他严重脏器病变或多器官功能衰竭等均可使机体处于应激状态而引起急性胃黏膜损害。

(三)乙醇

由乙醇引起的急性胃炎有明确的过量饮酒史,乙醇有亲脂性和溶脂能力,高浓度乙醇可直接破坏胃黏膜屏障,引起上皮细胞损害、黏膜出血和糜烂。

二、临床表现

(一)症状

急性糜烂出血性胃炎通常以上消化道出血为主要表现,一般出血量较少,呈间歇性,可自止,但也可发生大出血引起呕血和(或)黑便。部分 Hp 感染引起的急性胃炎患者可表现为一过性的上腹部症状。不洁食物所致者通常起病较急,在进食污染食物后数小时至 24 小时发病,表现为上腹部不适、隐痛、食欲减退、恶心、呕吐等,伴发肠炎者有腹泻,常有发热。

(二)体征

多无明显体征,个别患者可有上腹部轻压痛。

三、辅助检查

（一）内镜检查

胃镜检查最具诊断价值，急性胃炎内镜下表现为胃黏膜局限性或弥散性充血、水肿、糜烂，表面覆有黏液和炎性渗出物，以出血为主要表现者常可见黏膜散在的点、片状糜烂，黏膜表面有新鲜出血或黑色血痂。

（二）大便隐血检查

以出血为主要表现者，大便隐血试验阳性。

四、治疗

（1）针对病因，积极治疗原发疾病。

（2）去除各种诱发因素。嗜酒者宜戒酒，如由非甾体类抗炎药引起，应立即终止服药并用抑制胃酸分泌药物来治疗，如患者必须长期使用这类药物，则宜同时服用抑制胃酸分泌药物。

（3）对症治疗：可用甲氧氯普胺（胃复安）或多潘立酮（吗丁啉）止吐，用抗酸药或 H_2 受体拮抗药如西咪替丁、雷尼替丁或法莫替丁等以降低胃内酸度，减轻黏膜炎症。保护胃黏膜可用硫糖铝、胶体铋等。

五、护理

（一）常规护理

1.一般护理

（1）休息：患者要注意休息，减少活动，避免劳累。急性出血时应卧床休息。

（2）饮食：一般进无渣、温热、半流质饮食。少量出血时可给牛奶、米汤等流质饮食，以中和胃酸，利于胃黏膜的修复。呕血者应暂禁食，可静脉补充营养。

（3）环境：为患者创造整洁、舒适、安静的环境，定时开窗通风，保证空气新鲜及温、湿度适宜，使其心情舒畅。

（4）出血期间协助患者用生理盐水漱口，每天 2 次。

（5）评估：评估患者的心理状态，有针对性地疏导，解除患者的紧张情绪。

2.药物治疗的护理

观察药物的作用、不良反应、服用时的注意事项，如抑制胃酸的药物多于餐前服用，抗生素类多于餐后服用；并询问患者有无过敏史，严密观察用药后的反应；应用止泻药时应注意观察排便次数，观察大便的颜色、性状及量，腹泻控制后及时停药；保护胃黏膜的药物多是餐前服用，个别药物例外；应用解痉镇痛药，如山莨菪碱或阿托品，使用后会出现口干等不良反应，并且青光眼及前列腺增生症者禁用。保证患者每天的液体入量，根据患者情况和药物性质调节滴注速度，合理安排所用药物的前后顺序。

3.高热的护理

高热 39℃ 以上者应行物理降温，如头置冰袋或用冰水冷敷，用酒精或温水擦浴。效果不理想者遵医嘱给予解热药。对畏寒患者应注意保暖。患者退热时往往大量出汗,应及时给予更换衣裤、被盖,并进行保暖,防止湿冷受寒而上呼吸道感染。

4.消化道出血的急救与护理

(1)患者有呕血、便血等出血病史,出现面色苍白,表情淡漠,出冷汗,脉搏细数,肠鸣音亢进,应首先考虑有出血情况,严密观察血压。

(2)患者出现呕血,立即去枕平卧,头偏向一侧,绝对卧床,禁食,及时备好吸引器。

(3)立即通知值班医师或主管医师。

(4)迅速建立静脉通路(大号针头),同时验血型、交叉配血,加快患者的输液速度,如已有备血立即取血。

(5)测血压、脉搏、体温,每隔15～30分钟监测1次,并做好记录。

(6)给予吸氧,保持呼吸道通畅,同时注意保暖。

(7)密切观察病情变化,注意呕吐物及粪便的颜色、性质、量,做好记录。

(8)食管静脉曲张破裂出血,备好三腔二囊管,配合医师置三腔二囊管进行止血。

(9)按医嘱给予止血药及扩容药。

(10)正确记录24小时出入量,必要时留置导尿,做好重症护理记录。做好心理指导,消除紧张、焦虑情绪。如经内科治疗出血不止,应考虑手术治疗,做好术前准备。

5.预防窒息及抢救护理

(1)应嘱患者呕血时不要屏气,尽量将血轻轻呕出,以防窒息。

(2)准备好抢救用品,如吸引器、鼻导管、气管插管和气管切开包等。

(3)出现窒息时立即开放气道,上开口器。

(4)立即清除口腔、鼻腔内血凝块,用吸引器吸出呼吸道内的血液及分泌物。

(5)迅速抬高患者床尾,使其成头低足高位。如患者意识清楚,鼓励用力咳嗽,并用手轻拍背部帮助支气管内瘀血排出。如患者意识不清则应迅速将患者上半身垂于床边并一手托扶,另一手轻拍患侧背部。

(6)清除患者口、鼻腔内的瘀血。用压舌板刺激其咽喉部,引起呕吐反射,使其能咯出阻塞于咽喉部的血块,对牙关紧闭者用开口器及舌钳协助。

(7)如以上措施不能使血块排出,应立即用吸引器吸出瘀血及血块,必要时立即行气管插管或气管镜直视下吸取血块。气道通畅后,若患者自主呼吸未恢复,应行人工呼吸,给予高流量吸氧或按医嘱应用呼吸中枢兴奋药。

6.腹痛的护理

(1)明确诊断后可遵医嘱给予局部热敷、按摩、针灸或给予镇痛药物等缓解腹痛症状,同时应安慰、陪伴患者以使其精神放松,消除紧张、恐惧心理,保持情绪稳定,以增强患者对疼痛的耐受性。

(2)非药物镇痛方法,可以用分散注意力法,如数数、谈话、深呼吸等。

(3)行为疗法,如放松技术、冥想、音乐疗法等。

7.恶心、呕吐与上腹不适的护理

(1)评估症状是否与精神因素有关,关心和帮助患者,消除紧张情绪。

（2）及时为患者清理呕吐物、更换衣物，协助患者采取舒适体位。

（3）避免不良刺激。严重呕吐患者要密切观察，及时纠正水、电解质平衡紊乱。一般呕吐物为消化液和食物时有酸臭味，混有大量胆汁时呈绿色，混有血液呈鲜红色或棕色残渣。

8.呕血、黑便的护理

（1）排除鼻腔出血及进食大量动物血、铁剂等所致呕吐物呈咖啡色，或有黑便。

（2）必要时遵医嘱给予输血、补液、补充血容量治疗。

（二）健康教育

1.饮食指导

（1）急性期病情较重，排便次数多，常伴呕吐，严重者会出现脱水和电解质紊乱。此时应禁食，使胃肠道彻底休息，依靠静脉输液补充水和电解质。

（2）病情较轻的患者，可饮糖盐水，补充水和盐，纠正水盐代谢紊乱。

（3）病情缓解后的恢复期，首先试食流质饮食。

（4）一般患者呕吐停止后可选用清流质软食，注意少量多餐，以每天6～7餐为宜。开始可给少量米汤、藕粉、杏仁霜等，待症状缓解、排便次数减少，可改为全流质食物。

（5）尽量少用产气及其他含脂肪多的食物，如牛奶及其他奶制品、蔗糖、过甜食物以及肉类。

2.心理指导

（1）解释症状出现的原因：患者因出现呕血、黑便或症状反复发作而产生紧张、焦虑、恐惧心理。护理人员应向其耐心说明出血原因，并给予解释和安慰。应告知患者，通过有效治疗，出血会很快停止，并通过自我护理和保健，可减少疾病的复发。

（2）心理疏导：耐心解答患者及家属提出的问题，向患者解释精神紧张不利于呕吐的缓解，特别是有的呕吐与精神因素有关，紧张、焦虑还会影响食欲和消化能力，而树立信心及情绪稳定则有利于症状的缓解。

（3）应用放松技术：利用深呼吸、转移注意力等放松技术，减少呕吐的发生。

3.出院指导

向患者及家属进行卫生宣传教育，本病是胃的一种急性损害，只要去除病因和诱因就能治愈，也可以防止其发展为慢性胃炎。应向患者及家属讲明病因，如是药物引起，应告诫今后禁用此药；如疾病需要必须使用，应遵医嘱配合服用制酸药以及胃黏膜保护药。指导患者饮食要有规律性，少食多餐，避免刺激性食物和对胃有损害的药物或遵医嘱从小量开始、饭后服药；要节制烟、酒。遵医嘱坚持服药，如有不适，及时来医院就诊，并定期门诊复查。嘱患者进食要有规律，避免食生、冷、硬及刺激性食物和饮料。

（李　蕾）

第二节　慢性胃炎

慢性胃炎是病变基本局限于胃黏膜层的慢性炎性病变，以淋巴细胞和浆细胞的黏膜浸润为主，一般无黏膜糜烂，故常称为慢性非糜烂性胃炎。临床上可分为慢性胃窦炎（B型）和慢性胃体炎（A型）两型。

一、病因及发病机制

（一）幽门螺杆菌（Hp 感染）

幽门螺杆菌是慢性胃炎的主要病因,幽门螺杆菌作为慢性胃炎最主要病因,其确立基于如下证据。①绝大多数慢性活动性胃炎患者胃黏膜中可检出幽门螺杆菌。②幽门螺杆菌在胃内的分布与胃内炎症分布一致。③根除幽门螺杆菌可使胃黏膜炎症消退。④从志愿者和动物模型中可复制幽门螺杆菌感染引起的慢性胃炎。幽门螺杆菌具有鞭毛,能在胃内穿过黏液层移向胃黏膜,其所分泌的黏附素能使其贴紧上皮细胞,其释放的尿素酶分解尿素产生 NH_3,从而保持细菌周围中性环境,幽门螺杆菌的这些特点有利于其在胃黏膜表面定植。幽门螺杆菌通过上述产氨作用、分泌空泡毒素 A 等物质而引起细胞损害,其细胞毒素相关基因蛋白能引起强烈的炎症反应,其菌体胞壁还可作为抗原诱导免疫反应。这些因素的长期存在导致胃黏膜的慢性炎症。

（二）自身免疫

自身免疫性胃炎以富含壁细胞的胃体黏膜萎缩为主,患者血液中存在自身抗体如壁细胞抗体。自身抗体攻击壁细胞,使壁细胞总数减少,导致胃酸分泌减少或丧失;内因子抗体与内因子结合,阻碍维生素 B_{12} 吸收从而导致恶性贫血。

（三）十二指肠液反流

幽门括约肌松弛→十二指肠液(胆汁、胰酶)反流→削弱胃黏膜屏障→胃液、胃蛋白酶损害。

（四）其他因素

饮用酒、浓茶、咖啡,食用过冷、过热、过于粗糙的食物等损伤胃黏膜。

二、临床表现

慢性胃炎病程迁延,大多数患者没有明显症状,部分有上腹饱胀不适(特别是在餐后),无规律性上腹隐痛,嗳气、反酸、呕吐等消化不良的症状;少数有上消化道出血;A 型胃炎患者可出现厌食、体重减轻、贫血、舌炎、舌萎缩、周围神经病变等症状。

三、辅助检查

（一）纤维胃镜及活组织检查

这是诊断慢性胃炎最可靠的方法,可取活检进一步证实胃炎类型。

（二）幽门螺杆菌检测

侵入性检测是通过胃镜检查取胃黏膜活组织进行检测;还可进行非侵入性检测,主要有 ^{13}C 或 ^{14}C 尿素呼气试验(常用),其敏感性和特异性高。

（三）胃液分析

B 型胃炎患者大致正常,A 型胃炎患者胃酸明显减少或缺乏。

（四）血清学检查

B型胃炎血清胃泌素水平可降低或正常。A型胃炎血清胃泌素水平常明显升高，血中可测得抗壁细胞抗体和抗内因子抗体。

四、治疗

（一）根除 Hp 感染

以质子泵抑制剂（PPI）或胶体铋任选一种为基础方案，再加上两种抗生素的三联治疗方案有较高根除率。

1.胶体次枸橼酸铋

能与炎症渗出物和黏蛋白结合形成复合物，包绕细菌使之失去黏附上皮细胞的能力，继而铋离子进入细菌体使之死亡。用量 110mg，每日 4 次口服，连续服用2～4 周。

2.质子泵抑制剂（PPI）

如奥美拉唑 40mg/d 服用。

3.抗菌药物

可使用羟氨苄青霉素（阿莫西林）2000mg/d、替硝唑 800mg/d、克拉霉素 1000mg/d 中的任意两种，每天剂量分两次服用，疗程 7～14 天。

（二）对症治疗

若患者服用非甾体类消炎药物，立即停服并服用制酸剂或硫糖铝；若有胆汁反流，服用氢氧化铝；若有胃动力不足，可用甲氧氯普胺、吗丁啉、西沙必利等。

五、护理

（一）基础护理

1.休息与体位

急性发作或症状明显时应卧床休息，以患者自觉舒适体位为宜。平时注意劳逸结合，生活有规律，避免晚睡晚起或过度劳累，保持心情愉快。

2.饮食

注意饮食规律及饮食卫生，选择营养丰富易于消化的食物，少量多餐，不暴饮暴食。避免刺激性和粗糙食物，勿食过冷过热易产气的食物和饮料等。养成细嚼慢咽的习惯，使食物和唾液充分混合，以帮助消化。胃酸高时忌食浓汤、酸味或烟熏味重的食物，胃酸缺乏者可酌情食用酸性食物如山楂等。

3.心理护理

因腹痛等症状加重或反复发作，患者往往表现出紧张、焦虑等心理，有些患者因担心自己所患胃炎会发展为胃癌而恐惧不安。护理人员应根据患者的心理状态，给以关心、安慰，耐心细致地讲授有关慢性胃炎的知识，指导患者规律的生活和正确的饮食，消除患者紧张心理，使患者认真对待疾病，积极配合治疗，安心养病。

（二）疾病护理

1.疼痛护理

上腹疼痛时可给予局部热敷与按摩或针灸合谷、足三里等穴位，也可用热水袋热敷胃部，以解除胃痉挛，减轻腹痛。

2.用药护理

督促并指导患者及时准确服用各种灭菌药物及制酸剂等，以缓解症状。

（三）健康指导

（1）劳逸结合，适当锻炼身体，保持情绪乐观，提高免疫功能和增强抗病能力。

（2）饮食规律，少食多餐，软食为主；应细嚼慢咽，忌暴饮暴食；避免刺激性食物，忌烟戒酒、少饮浓茶、咖啡及进食辛辣、过热和粗糙食物；胃酸过低和有胆汁反流者，宜多吃瘦肉、禽肉、鱼、奶类等高蛋白低脂肪饮食。

（3）避免服用对胃有刺激性的药物（如水杨酸钠、吲哚美辛、保泰松和阿司匹林等）。

（4）嗜烟酒者患者与家属一起制订戒烟酒的计划并督促执行。

（5）经胃镜检查肠上皮化生和不典型增生者，应定期门诊随访，积极治疗。

（李　蕾）

第三节　消化性溃疡

消化性溃疡主要是指发生在胃和十二指肠球部的慢性溃疡，也可发生于食管下端、胃-空肠吻合口附近以及 Meckel 憩室。是由于胃、十二指肠黏膜的防卫因子削弱，攻击因子加强，使胃酸胃蛋白酶消化作用占优势，导致胃十二指肠慢性溃疡形成。其缺损超过了黏膜肌层。临床上胃溃疡（GU）和十二指肠溃疡（DU）最常见，故通常所指的消化性溃疡是指 GU 和 DU。据我国资料，两者之比约为 3∶1。10％～15％的消化性溃疡无症状，以 GU 较为多见。DU 好发于青壮年。GU 的发病年龄较迟，平均晚 10 年。消化性溃疡的发作有季节性，秋冬和冬春之交远比夏季常见。

一、病因及发病机制

病因尚不完全明了。比较明确的病因为 Hp 感染及 NSAID。

（一）Hp 感染

大量研究充分证明 Hp 感染是消化性溃疡的主要病因。正常人十二指肠黏膜不能生长 Hp，但如有胃上皮化生，则能生长。十二指肠黏膜的胃上皮化生，主要是胃酸和胃蛋白酶不断刺激所致，可为 Hp 定居和感染创造条件，引起十二指肠球炎，削弱了黏膜抵抗力，然后在某种情况下发生溃疡。Hp 的毒素、有毒性作用的酶和 Hp 诱导的黏膜炎症反应均能导致胃十二指肠黏膜的损害。

（二）胃酸分泌过多

胃酸的存在是溃疡发生的决定因素，溃疡只发生于与胃酸相接触的黏膜，抑制胃酸分泌可使溃疡愈合,充分说明了胃酸的致病作用。

(三)NSAID

某些药物可引起胃十二指肠黏膜损害,其中以 NSAID 最为明显。

(四)遗传因素

消化性溃疡患者一级亲属中的发病率明显高于对照人群,统计资料表明单卵双生儿相同类型溃疡患者占 50%。遗传素质是发病因素之一。O 型血者十二指肠溃疡的发病率较其他血型高 30%～40%,近年来研究发现 O 型血者细胞表面的黏附受体有利于 Hp 定植,提示 O 型血者消化性溃疡家族聚集现象与 Hp 感染环境因素有关,而不仅仅是遗传起作用。

(五)胃黏膜防御机制受损

正常情况下,各种食物的理化因素和酸性胃液的消化作用均不能损伤胃黏膜而导致溃疡形成,是由于正常胃黏膜具有保护功能,包括胃黏膜屏障完整性、丰富的黏膜血流、快速的细胞更新和修复、前列腺素、生长因子作用等,任何一个或几个因素受到损伤,保护性屏障便遭到破坏。

(六)环境因素

本病发病有显著的地理环境差异和季节性,长期吸烟者本病发病率显著高于对照人群,这是由于烟草能使胃酸分泌增加,血管收缩,抑制胰液和胆汁的分泌而减弱其在十二指肠内中和胃酸的能力,导致十二指肠持续酸化;使幽门括约肌张力减低,胆汁反流,破坏胃黏膜屏障。因此,长期大量吸烟不利于溃疡的愈合,容易复发。

(七)精神因素

心理因素可影响胃液分泌,如愤怒使胃液分泌增加,抑郁则使胃液分泌减少。火灾、空袭、丧偶、离婚、事业失败等因素所造成的心理影响,往往可引起应激性溃疡或促发消化性溃疡急性穿孔。

二、临床表现

(一)腹痛

为本病的主要症状。胃溃疡的疼痛部位多位于剑突下正中或偏左,十二指肠溃疡常在上腹偏右。疼痛性质可为钝痛、灼痛、胀痛甚至剧痛或呈饥饿样不适感。十二指肠溃疡的患者约 2/3 的疼痛呈节律性(早餐后 1～3 小时开始出现上腹疼痛,持续至午餐后才缓解,午餐后 2～4 小时又出现疼痛),进食缓慢,又称为空腹痛,约半数有午夜痛,患者常被痛醒。如此状况持续几周,并可反复发生。胃溃疡也可出现规律性疼痛,但餐后出现较早,亦称餐后痛,午夜痛可出现,但较十二指肠溃疡少。部分患者无上述典型疼痛,而仅表现为无规律性较含糊的上腹隐痛不适,可因并发症的发生,疼痛的性质、程度、节律也随之发生。

(二)其他

常有反酸、嗳气、恶心、呕吐等胃肠道症状,也可有失眠、多汗、脉缓等自主神经功能失调的表现。少数患者首发症状可以是呕血和黑便。

三、辅助检查

(一)Hp 检测

Hp 的检测是消化性溃疡的常规检查项目。检查方法可分为侵入性和非侵入性。侵入性检查需在胃镜下钳取胃黏膜活组织进行检查,快速尿素酶是侵入性试验中首选的方法,操作简便,费用低。非侵入性试验主要有 ^{13}C 或 ^{14}C 尿素呼气试验($^{13}CUBT$ 或 $^{14}CUBT$)和血清学试验等。

(二)胃液分析

GU 患者胃酸分泌正常或稍低于正常;DU 患者则常有胃酸分泌过高,但也只见于 $1/4\sim1/3$ 病例,以基础分泌(BAO)和夜间分泌五肽胃泌素刺激的最大酸排量(MAO)为明显,其余则在正常偏高范围。胃液分析多用五肽胃泌素刺激法,因所得胃酸值与正常人多有重叠,故已不作常规应用。

(三)血清胃泌素测定

消化性溃疡时血清胃泌素较正常人稍高,DU 患者餐后应答可较正常人为强,但诊断意义不大。故不应列为常规。但如怀疑有胃泌素瘤,应做此项测定。

(四)血常规

如伴有消化道出血,则有血红蛋白下降。

(五)大便隐血检查

应素食 3 天后收集大便检查隐血,以了解溃疡有否活动。现有采用人血红蛋白单克隆抗体检查法,无须素食,检查更为准确而特异。

(六)特殊检查

1.胃镜及活检

为确诊本病的主要方法,可见圆形、椭圆形或线形的溃疡,边缘光滑,由灰白色或灰黄色苔所覆盖,周围黏膜充血、水肿,病理证实为良性溃疡。

2.X 线钡餐检查

气钡双重对比造影可以清楚显示龛影及周围黏膜情况,亦可根据检查时压痛、痉挛及激惹等间接征象协助判断,但效果远较胃镜为差,主要用于有胃镜检查禁忌证或不愿做胃镜者。

四、治疗

消除症状,促进溃疡愈合,防止复发,预防和避免并发症的发生。治疗消化性溃疡的策略是减少侵袭因素,增强胃、十二指肠黏膜的防御能力。

五、护理

(一)休息

溃疡病急性发作合并出血、疼痛剧烈者应卧床休息。避免过度劳累和精神紧张,戒烟限酒。

（二）饮食

选择营养丰富、易消化、低脂、适量蛋白质和面食为主及刺激性小的食物，定时定量进餐，使胃酸分泌有规律，少量多餐（每天 4～5 次），减少胃酸的分泌；细嚼慢咽，减少机械性刺激，增加唾液分泌，可稀释、中和胃酸。蛋白质类食物具有中和胃酸的作用，可适量摄取脱脂牛奶，宜安排在两餐之间饮用。少量出血或大出血停止后 24 小时，可进少量温凉流食。

（三）用药护理

1.抑制胃酸分泌药

（1）H$_2$ 受体拮抗剂（H$_2$RA）：H$_2$ 受体拮抗剂能阻止组胺与 H$_2$ 受体结合，使壁细胞胃酸分泌减少，促进溃疡的愈合。常用的药物有西咪替丁、雷尼替丁、法莫替丁等。服药时间宜在餐中、餐后或夜间睡前。如需同时服用抗酸药，两药应间隔 1 小时以上。药物可通过肾脏、母乳排泄。注意肾功能，哺乳期间禁用。西咪替丁对雄激素具有亲和力，使男性乳房发育、阳痿及性功能紊乱。长期服用有乏力、腹泻、粒细胞减少、皮疹等不良反应。静脉给药应注意控制速度，速度过快可引起低血压和心律失常。

（2）质子泵阻滞剂（PPI）：奥美拉唑（洛赛克）可引起头晕，应嘱患者在服药期间避免开车和从事需要注意力高度集中的工作。

2.保护胃黏膜药

主要有 3 种，即硫糖铝、枸橼酸铋钾和前列素类药物如米索前列醇。硫糖铝：宜在进餐前1 小时服药，主要不良反应为便秘。枸橼酸铋钾：为避免铋在体内积蓄，不宜长期服用。米索前列醇：主要不良反应为腹泻，可引起子宫收缩，孕妇忌用。

3.抗生素

对有幽门螺杆菌感染的患者可应用克拉霉素、阿莫西林、甲硝唑等抗生素。

目前，临床上常用三联疗法治疗幽门螺杆菌感染，即 3 种抗生素中选用两种、PPI 或胶体铋剂中选择一种。

4.碱性抗酸药

氢氧化铝凝胶应在餐后 1 小时和睡前服用，片剂应嚼服，乳剂服时应摇匀。不良反应：阻碍磷的吸收，引起磷缺乏症，重者可引起骨质疏松；长期服用可引起便秘、代谢性碱中毒与钠潴留，为防止便秘，可与氢氧化镁交替服用。注意事项如下：不宜与酸性饮料和食物同服；避免与奶制品同服，因两者相互作用可形成结合物；在密闭阴凉处保存，但不得冷冻。

（四）并发症护理

1.出血

发现患者上消化道大量出血时，应立即通知医生，积极配合抢救；当出血不止时应考虑手术治疗，做好术前准备。

2.幽门梗阻

观察患者呕吐物量、性质、气味，准确记录出入量，并注意监测电解质、酸碱变化。持续胃肠减压以排空胃内潴留物，使胃恢复张力及正常大小。每晚用温盐水洗胃，解除痉挛，消除胃壁水肿及炎症。改善营养，纠正低蛋白血症，静脉补液，每日 2000～3000mL，加强支持疗法，保证机体能量供给。对瘢痕性幽门梗阻的患者，应立即采取手术治疗。

(五)健康教育

1.生活指导

生活要有规律,避免精神过度紧张,保持良好的心态,长时间脑力劳动后要适当活动。

2.用药指导

嘱患者慎用或勿用致溃疡的药物,如阿司匹林、咖啡因、糖皮质激素、利舍平等,按医嘱正确服药,学会观察药效和不良反应,不擅自停药和减量,防止溃疡复发。

3.疾病知识指导

向患者及家属讲解引起溃疡病的主要病因以及加重和诱发溃疡病的有关因素,嘱患者定期复查,并指导患者了解消化性溃疡及其并发症的相关知识和识别方法,嘱其若上腹疼痛节律发生改变并加剧或者出现呕血、黑便时,应立即就医。

(李　蕾)

第四节　胃癌

胃癌是人类最常见的恶性肿瘤之一,居消化道肿瘤的首位。男性胃癌的发病率和病死率均高于女性,男女之比约为 2:1。发病年龄以中老年居多,高发年龄为 55～70 岁,在 40～60 岁者中占 2/3,40 岁以下占 1/4,余者在 60 岁以上。一般而言,有色人种比白种人易患本病。我国发病率以西北地区最高,中南和西南地区则较低。全国平均年病死率约为 16/10 万。

一、病因及发病机制

胃癌的发生是一个多因素参与,多步骤进行性发展的过程,一般认为其发生是下列因素共同参与所致。

(一)环境与饮食因素

流行病学调查资料显示,从胃癌高发区国家向低发区国家的移民,第一代仍保持胃癌高发病率,但第二代显著下降,而第三代发生胃癌的危险性已接近当地居民,由此提示本病与环境相关。长期食用霉变食品,可增加胃癌发生的危险性。长期食用含高浓度硝酸盐的食物(如烟熏、腌制鱼肉、咸菜等)可增加胃癌发生的危险性。硝酸盐被摄入后能很快被吸收,经唾液分泌,再回到胃内。高盐饮食致胃癌危险性增加的机制尚不清楚,可能与高浓度盐造成胃黏膜损伤,使黏膜易感性增加而协同致癌有关。流行病学研究提示,多吃新鲜水果和蔬菜、使用冰箱及正确储藏食物,可降低胃癌的发生。

(二)幽门螺杆菌感染

已证实幽门螺杆菌是胃腺癌与胃淋巴瘤的诱发因素之一,国际癌症研究中心(IARC)将幽门螺杆菌列为Ⅰ类致癌因子。

(三)遗传因素

遗传素质对胃癌的发病也很重要。胃癌的家族聚集现象和可发生于同卵同胞则支持这种看法,致癌物质对有遗传易感性者或更易致癌。

(四)生活习惯

国内外已对吸烟在胃癌发生中的作用进行了大量流行病学研究,大多数研究表明吸烟与胃癌呈正相关。烟草及烟草烟雾中含有多种致癌物质和促癌物质,如苯并芘、二甲基亚硝胺、酚类化合物、放射性元素等,其他严重有害物质包括尼古丁、一氧化碳和烟焦油。研究发现,不同类型的酒与胃癌的相关程度不尽相同,一般认为饮烈性酒的危险性高于饮啤酒等低度酒的危险性,也有学者认为乙醇本身可能不致癌,但可以增强其他致癌物的作用。

(五)癌前病变

根据长期临床观察,有 5 种疾病易演变成胃癌,称为癌前情况。①慢性萎缩性胃炎伴肠化生与不典型增生。②胃息肉,增生型者不发生癌,但广基腺瘤型息肉直径＞2cm 者易癌变。③残胃炎,特别是行 Billroth Ⅱ 式胃切除者,癌变常在术后 15 年以上才发生。④恶性贫血,胃体有显著萎缩者。⑤少数胃溃疡患者。

二、临床表现

早期胃癌无症状,也无体征。有些轻度非特异性消化不良者,很难归咎于癌肿。

(一)症状

没有特异性表现。癌症早期几乎不会有症状,以消瘦最为多见,其次为胃区疼痛、食欲缺乏、呕吐等。初诊时患者多已属晚期。早期胃癌的首发症状,可为上腹部不适(包括上腹痛,多偶发)或饱食后剑突下胀满、烧灼或轻度痉挛性疼痛,可自行缓解或食欲缺乏,稍食即饱。发生于贲门者有进食哽噎感,位于幽门部者食后有饱胀感,偶因癌破溃出血而有呕血或柏油样便或因胃酸低、胃排空快而腹泻或患者原有长期消化不良病史,致发生胃癌时虽已出现某些症状,但易被忽略。少数患者因上腹部肿物或因消瘦、乏力、胃穿孔或转移灶而就诊。

(二)体征

(1)早期胃癌可无任何体征。

(2)中晚期胃癌以上腹部压痛最常见。1/3 患者可扪及结节状肿块,坚实而可移动,多位于腹部偏右相当于胃窦处,有压痛。胃体肿瘤有时可触及,但位于贲门者则不能扪及。

(3)转移性体征:转移到肝者可使之肿大并可扪及实性结节,腹膜有转移时可发生腹水,出现移动性浊音。有远处淋巴结转移时可摸到 Virchow 淋巴结,质硬而不能移动。直肠指检在直肠膀胱间凹陷处可摸到肿块。在脐孔处也可扪及坚硬结节,并发 Krukenberg 瘤时阴道指检可扪及两侧卵巢肿大。

(4)伴癌综合征:包括反复发作性血栓静脉炎(Trousseau 征)、黑棘皮病(皮肤皱褶处有色素沉着,尤其是在两腋)、皮肌炎、膜性肾病、微血管病性溶血性贫血等。

三、辅助检查

(一)实验室检查

1.血液检查

约 50％有缺铁性贫血,是长期失血所致,如有恶性贫血,则见巨幼细胞贫血;红细胞沉降率增快。

2.大便隐血试验

常持续阳性,监测方便,有辅助诊断的意义。

3.肿瘤标志物

目前临床所用胃癌标志物主要有 CEA、CA19-9 等,但特异性均不强,联合检测可增加其灵敏性及特异性。

(二)影像学检查

1.上消化道造影检查

作为胃癌诊断首选常规检查。行气钡双重对比造影有助于观察肿瘤在胃腔内浸润范围、肿块部位及胃腔狭窄程度、有无幽门梗阻等,并可通过观察胃黏膜的形态、胃壁的柔软程度等,与胃炎性病变及胃淋巴瘤等相鉴别。

2.CT 检查

已广泛应用于临床,有助于观察胃部肿瘤对胃壁的浸润深度、与周围脏器的关系、有无淋巴结转移和远处(如肝、卵巢、腹膜、网膜等)转移。

3.MRI 检查

受设备、扫描技术及检查费用等因素影响,MRI 检查目前尚不能作为胃癌患者的常规检查,但对于超声或 CT 检查怀疑肝转移的患者,MRI 检查有助于明确诊断。

(三)腔镜检查

1.内镜检查

内镜检查是胃癌诊断中最重要的手段之一,对于胃癌的定性定位诊断和手术方案的选择具有重要作用。对拟行手术治疗的患者此为必需的常规检查项目。镜下仔细观察各部位,采集图片,对可疑部位应用染色和放大技术进一步观察,进行指示性活检,这是提高早期胃癌检出率的关键。提高胃癌的发现率,是现阶段降低胃癌病死率的重要手段之一。

2.超声内镜检查

可直接观察病变本身,还可通过超声探头探测肿瘤浸润深度及胃周肿大淋巴结,是一种较为可靠的胃癌术前分期方法,有助于胃癌的诊断、临床分期及制订手术方案。

(四)细胞学检查

1.内镜细胞学检查

在纤维镜直视下,用冲洗、擦刷及印片 3 种方法取细胞,其阳性率较高或插入胃管用缓冲液反复冲洗胃壁,再收集缓冲液,沉渣后做涂片进行细胞学检查,两种细胞学检查阳性率均可达 90% 以上。

2.腹水细胞学或术中腹腔冲洗或灌洗细胞学检查

可明确是否存在腹腔游离癌细胞(FCC),对指导临床分期具有重要意义。

3.穿刺细胞学检查

明确诊断锁骨上淋巴结有无转移。

四、治疗

(一)手术治疗

手术效果取决于胃癌的病期、癌肿侵袭深度和扩散范围。对早期胃癌,胃部分切除术属首选,如已有局部淋巴结转移,亦应同时加以清扫,仍有良好效果。对进展期患者,如未发现有远处转移,应尽可能手术切除,有些需做扩大根治术。对已有远处转移者,一般不做胃切除,仅做姑息手术(如胃造瘘术、胃—空肠吻合术)以保证消化道通畅和改善营养。

(二)内镜治疗

以往认为手术是胃癌根治的唯一手段,现随着内镜技术的迅速发展,在内镜下对早期胃癌进行根治已成为现实。

1.内镜下黏膜切除术(EMR)

根据日本胃癌协会制订的胃癌治疗原则,EMR 的绝对适应证为隆起型病变直径<2cm;平坦型或凹陷型病变直径<1cm;无溃疡或溃疡瘢痕;局限于黏膜内直径<3cm 的肠型腺癌,无淋巴结转移。随着内镜技术的不断成熟,目前早期胃癌无淋巴结转移者内镜治疗后 5 年生存率可达 95%,有 1~3 组淋巴结转移者 5 年生存率<90%,3 组以上淋巴结转移者 5 年生存率则<80%,与手术切除效果相似。

2.内镜下黏膜切割术(ESD)

内镜下黏膜切割术是在 EMR 基础上发展的新技术,这使得直径>2cm 的早期胃癌在内镜下一次性完整切除成为可能。

3.腹腔镜下楔形切除术(LWR)

腹腔镜下楔形切除是治疗早期胃癌的另一种方法。对胃镜下行 EMR 或 ESD 困难的病例,如病变位于胃体小弯和胃体后壁处或者应用 EMR 或 ESD 无法完整切除者可以选择在腹腔镜下完成。LWR 不仅可以进行全腹探查,而且操作灵便,切除充分,病理组织检查全面,同时可对胃前哨淋巴结进行切除或活检,基本上可以保证手术的根治性。

(三)化疗

中晚期癌能被手术切除者必须给予化疗;未做根治切除的患者或不能实施手术者,应给予化疗。常用的化疗制剂有氟尿嘧啶(5-FU)、卡培他滨、替吉奥、顺铂、表柔比星、多西紫杉醇、紫杉醇、奥沙利铂、伊立替康等。药物单用效果差,联合用药可提高疗效。

对 HER-2 表达呈阳性(免疫组化染色呈+++,或免疫组化染色呈++,且 FISH 检测呈阳性)的晚期胃癌患者,可考虑在化疗的基础上,联合使用分子靶向治疗药物曲妥珠单抗。

(四)放疗

光子类和粒子类射线对乏氧细胞有杀灭作用,但对胃肠道肿瘤敏感程度较低。有研究证实,术前放疗可使 60%的肿瘤有不同程度的缩小,有利于提高手术切除率和 5 年生存率。

(五)生物治疗

生物治疗是指通过肿瘤宿主防御机制或生物制剂的作用,来调节机体自身的生物学反应,从而抑制或消除肿瘤生长的一种治疗方法。伴随近年来人类基因组研究取得的丰硕成果,以免疫治疗为主的生物治疗已成为胃癌治疗中最为活跃的研究领域之一,并逐渐成为临床上重要而有效的辅助治疗手段。目前用于临床的细胞因子主要有干扰素(INF)、白细胞介素 2(IL-2)、肿瘤坏死因子(TNF)、集落刺激因子(CSF)等。在胃癌生物治疗中常用的为 INF、IL-2 和 TNF。

(六)中医治疗

中医治疗的主要作用是扶正补虚、活血化瘀、清热解毒、疏肝理气等,对延长患者的生存期、改善生活质量方面有很大的优势,在综合治疗中占有一定的地位。

(七)支持治疗

肠内外营养支持治疗对于改善胃癌患者营养状况,提高手术耐受力,降低术后并发症的发生,提高生存质量,均起到重要的积极作用。

五、护理

(一)基础护理

1.休息

保持安静、整洁和舒适的环境,有利于睡眠和休息。早期胃癌患者经过治疗后可从事一些轻体力工作和锻炼,应注意劳逸结合。中晚期胃癌患者需卧床休息,以减少体力消耗。恶病质患者做好皮肤护理,定时翻身并按摩受压部位。做好生活护理和基础护理,使患者能心情舒畅地休息治疗。

2.饮食

以合乎患者口味,又能达到身体基本热量的需求为主要目标。给予高热量、高蛋白、丰富维生素与易消化的食物,宜少量多餐。化疗患者往往食欲减退,应多鼓励进食。如有并发症需禁食或进行胃肠减压者,予以静脉输液以维持营养需要。恶心、呕吐的患者,进行口腔护理。

3.心理护理

患者情绪上常表现出否认、悲伤、退缩和愤怒,甚至拒绝接受治疗,而家属也常出现焦虑、无助,有的甚至挑剔医护活动。护理人员应给予患者及家属心理上的支持。根据患者的性格、人生观及心理承受能力来决定是否告知事实真相。耐心做好解释工作,了解患者各方面的要求并予以满足,调动患者的主观能动性,使之能积极配合治疗。对晚期患者,应予以临终关怀,使患者能愉快地度过最后时光。

(二)疾病护理

1.疼痛护理

疼痛是晚期胃癌患者的主要痛苦,可采用转移注意力或松弛疗法,如听音乐、洗澡等,以减轻患者对疼痛的敏感性,增强其对疼痛的耐受力。疼痛剧烈时,可按医嘱予以止痛药,观察患者反应,防止药物成瘾。如果患者要求止痛药的次数过于频繁,除了要考虑止痛药的剂量不足外,也要注意患者的情绪状态,多给他一些倾诉的时间。在治疗性会谈的同时,可给予背部按摩或与医师商量酌情给予安慰药,以满足患者心理上的需要。

2.化疗护理

化疗中严密观察药物引起的局部及全身反应,如恶心、呕吐、白细胞降低及肝、肾功能异常等,及时与医师联系,及早采取处理措施。化疗期间保护好血管,避免药液外漏引起的血管及局部皮肤损害。一旦发生静脉炎,立即予以 2% 利多卡因局部封闭或 50% 硫酸镁湿敷,局部还可行热敷、理疗等。如有脱发,可让患者戴帽或用假发,以满足其对自我形象的要求。

3.加强病情观察,预防并发症发生

观察患者生命体征的变化,观察腹痛、腹胀及呕血、黑便的情况,观察化疗前后症状及体征改善情况。晚期胃癌患者免疫力下降,身体各部分易发生感染,应加强护理与观察,保持口腔、皮肤的清洁。长期卧床患者,要定期翻身、按摩,指导并协助进行肢体活动,以预防压疮及血栓性静脉炎的发生。

(三)健康教育

(1)指导患者注意饮食卫生,多食含有维生素 C 的新鲜蔬菜、水果。食物加工要得当,粮食和食物贮存适当,少食腌制品及熏制食物、油煎及含盐高的食物,不食霉变食物。避免刺激性食物,防止暴饮暴食。

(2)告知患者及其家属与发生胃癌有关的因素。患有与胃癌相关的疾病者(如胃息肉、萎缩性胃炎、胃溃疡等)应积极治疗原发病。

(3)嘱患者定期随访进行胃镜及 X 线检查,以及时发现癌变。

(刘　静)

第五节　肝硬化

肝硬化是一种常见的由不同病因长期或反复作用造成的以肝组织弥散性纤维化、假小叶和再生结节形成为特征的慢性肝病。临床有多系统受累,以肝功能损害和门静脉高压为主要表现,晚期易并发消化道出血、肝性脑病、继发感染等。

一、病因及发病机制

一般在临床上可按病因分为:①血吸虫性肝硬化;②肝炎后肝硬化;③营养性或酒精性肝硬化;④胆汁性肝硬化;⑤心源性肝硬化;⑥铁或铜代谢障碍引起的代谢性肝硬化;⑦原因不明的肝硬化等。

按病理形态可分为:①小结节型,结节<1cm;②大结节型,结节>1cm,可达 5cm,大小不等;③混合型;④不完全分隔型。

二、临床表现

(一)肝功能代偿期

症状较轻,缺乏特征,乏力、食欲缺乏出现较早,较突出;其次有消化不良、恶心、厌食、腹胀、肝区不适等表现,上述症状多呈间歇性,经适当休息或治疗可缓解。

(二)肝功能失代偿期

随着病程发展,上述症状加重,出现肝功能减退和门静脉高压的表现,并可出现各种并发症。

1.肝功能减退的临床表现

(1)全身表现:有消瘦、乏力、精神不振、舌炎、夜盲、营养不良、不规则低热等症状。还可见皮肤干枯、面色晦黯无光泽及水肿等。

(2)消化道症状:食欲缺乏、胃肠胀气、恶心、呕吐、腹泻,晚期出现中毒性鼓肠。以上症状是由于肝硬化门静脉高压时胃肠道瘀血、消化吸收障碍及肠道菌群失调等所致。半数患者有轻度黄疸,少数可出现中重度黄疸。

(3)出血倾向及贫血:常表现为鼻衄、齿衄、皮肤黏膜出血、消化道出血,出血是由于肝功能减退、合成凝血因子减少、脾功能亢进引起。贫血是由胃肠道失血和脾功能亢进等因素所致。

(4)内分泌失调:肝功能减退对雌激素、醛固酮和抗利尿激素的灭活功能减弱,使这些激素在体内蓄积增加,雌激素增多,通过负反馈,抑制垂体—性腺轴、垂体—肾上腺轴的功能,导致雄激素减少。雌激素增多出现蜘蛛痣、肝掌等。性激素失衡多表现为男性性欲减退、睾丸萎缩、毛发脱落、乳房发育,女性月经不调、闭经、不育等。醛固酮增多使钠重吸收增加,抗利尿激素增加致水重吸收增多,尿量减少,水与钠的潴留产生水肿,也是腹水形成的重要因素。肾上腺皮质功能减退则皮肤色素沉着。

2.门静脉高压症的临床表现

(1)脾肿大:门静脉内压增高,致脾脏充血性大,继发脾功能亢进,血中白细胞、红细胞及血小板减少。增大的脾脏可在左肋弓下触及,少数患者脾可增大至脐。当上消化道出血后,脾脏常能缩小。若发生脾周围炎时,出现左上腹隐痛或胀痛。

(2)侧支循环的建立和开放:肝硬化出现门静脉高压,超过 $200mmH_2O$ 时,消化道及脾脏回心血流经肝受阻,导致侧支循环的建立,对诊断门静脉高压症有特殊意义。重要的侧支循环有:①食管下段和胃底静脉曲张,为门静脉系的胃冠状静脉与腔静脉系的食管静脉、肋间静脉、奇静脉等开放形成,黏膜下曲张的静脉缺乏良好的保护,常因破裂出血而发生呕血、黑便及休克等症状;②腹壁和脐周静脉曲张,门静脉高压时脐静脉重新开放并扩张,与副脐静脉、腹壁静脉等沟通,形成以脐为中心的静脉曲张;③痔核形成,为门静脉系的直肠(痔)上静脉与腔静脉系的直肠(痔)中、下静脉吻合、扩张、形成痔核,破裂时引起便血。

(3)腹水:是肝硬化最突出的表现。大量腹水时,腹部膨隆,腹壁皮肤紧张发亮,状如蛙腹,有时腹压显著增高可发生脐疝,由于横膈抬高可出现端坐呼吸。腹水的产生与下列因素有关:①门静脉压力增高使其所属腹腔脏器毛细血管滤过压增高,促使血浆外渗而形成腹水;②肝功能减退,使白蛋白合成障碍,血浆白蛋白浓度降低,胶体渗透压下降,致血浆外渗;③继发性醛固酮和抗利尿激素增多,引起钠和水的重吸收增加;④肝淋巴液生成过多,由肝包膜表面和肝门淋巴管渗出至腹腔。

三、辅助检查

(一)实验室检查

1.血常规

可有轻重不等的贫血。有呕血和(或)黑便者红细胞及血红蛋白明显下降。脾功能亢进者,血红蛋白、白细胞计数及血小板均减少。

2.尿、便常规

有黄疸时尿中可出现胆红素和尿胆原增加;有呕血和(或)黑便者,大便隐血试验阳性。

3.肝功能检查

代偿期一般正常或轻度异常,而失代偿期,血清总胆红素和结合胆红素均有升高,转氨酶轻至中度升高。总胆固醇常低于正常,白蛋白降低,球蛋白增高,白蛋白、球蛋白比值倒置,蛋白电泳示白蛋白减少,γ球蛋白增高。

4.血凝常规

凝血时间有不同程度延长。

5.腹水检查

一般为漏出液,腹水淡黄清亮,比重低于 1.018,Rivalta 反应阴性,蛋白质定量 30g/L 以下,白细胞计数常小于 $100 \times 10^6 / L$。

6.血免疫功能测定

血清免疫球蛋白 IgG、IgA、IgM 常增高,一般以 IgG 增高最为显著。

7.血清肝炎标志物检测

如为病毒性肝炎所致,则乙型或丙型等肝炎病毒标志阳性。

(二)特殊检查

1.腹部 B 超

早期可见肝脏非特异性改变,肝实质呈不规则的点状回声,晚期则肝实质回声不均匀地增强,表面不光滑,有结节状改变,肝左叶增大、右叶萎缩、尾叶增大。有腹水时可见液性暗区。多普勒超声能定量检测门静脉的血流速度、血流量以及向肝血流或离肝血流的情况,有助于判断预后。

2.X 线上消化道钡餐

食管静脉曲张时可见蛔虫样或蚯蚓状充盈缺损,胃底静脉曲张时可见菊花样充盈缺损。

3.胃镜

可直接窥见静脉曲张的部位和程度,有时见曲张静脉呈蓝色征或红色征提示近期有出血的可能。

4.腹部 CT 和 MRI

可显示早期肝肿大,晚期肝左、右叶比例失调,肝表面不规则、腹水等,并对肝占位的鉴别诊断有较大价值。

5.腹腔镜检查

可直接观察肝外形、表面、色泽、边缘等改变,并可在直视下对病变处做活组织检查,对明确肝硬化的病因及鉴别肝硬化、慢性肝炎、原发性肝癌很有帮助。

6.肝穿刺活检

若发现假小叶形成,则可确定本病诊断,一般此项检查仅在上述检查难以肯定诊断时进行。

四、治疗

本病尚无治疗方法,关键是早期诊断,针对病因加强一般治疗,缓解病情及延长其代偿期。失代偿患者主要是对症治疗,改善肝功能,防治并发症。

五、护理

(一)休息和体位

休息可减轻患者能量消耗,减轻肝脏负担,有助于肝细胞修复。代偿期患者可参加轻体力工作,减少活动量;失代偿期患者应多卧床休息,卧床时尽量取平卧位,以增加肝、肾血流量。大量腹水者可取半卧位,以使膈下降,有利于呼吸运动,减轻呼吸困难和心悸。

(二)饮食

1.饮食注意事项

肝硬化患者饮食原则为高热量、高蛋白、高维生素、易消化饮食,并随病情变化及时调整。对食欲缺乏、恶心呕吐的患者,应于进食前给予口腔护理以促进食欲。在允许范围内尽量照顾患者的饮食习惯和口味,以促进食欲。

(1)蛋白质:是肝细胞修复和维持人血清蛋白正常水平的重要物质基础,应保证其摄入量为 $1.0\sim1.5g/(kg \cdot d)$。蛋白质应以豆制品、鸡蛋、牛奶、鱼、鸡肉、猪瘦肉为主。肝功能显著损害或有肝性脑病先兆者应限制蛋白质,待病情好转后再逐渐增加蛋白质的摄入量,并应以植物蛋白为主,如豆制品,因其含蛋氨酸、芳香氨基酸和产氨氨基酸较少。

(2)维生素:多食新鲜蔬菜和水果,如西红柿、柑橘等,日常食用可保证维生素需求。

(3)限制水钠:有腹水者应低盐或无盐饮食,钠限制在 $500\sim800mg/d(NaCl\ 1.2\sim2g/d)$,限制液体入量,进水量应限制在 $1000mL/d$ 左右。含钠较多食物,如咸肉、酱菜、酱油、罐头食品、含钠味精等应少用。含钠较少食物有粮谷类、瓜茄类、水果等,含钾多的食物有水果、硬壳果、马铃薯、干豆、肉类等。

(4)避免损伤曲张静脉:患者进餐时应细嚼慢咽,避免进食刺激性强、粗纤维多和较硬、油炸食物,戒烟酒。

2.营养支持

必要时遵医嘱静脉补充足够的营养,如高渗葡萄糖、复方氨基酸、清蛋白或新鲜血。

3.营养状况监测

评估患者的饮食和营养状况、体重和血白蛋白水平。

(三)维持体液平衡

准确记录每日出入量,定期测量腹围和体重,以观察腹水消长情况。使用利尿剂时,剂量不宜过大,利尿速度不宜过猛,每周体重减轻以不超过2kg为宜。应用利尿剂时应监测体重变化及血钾、钠、氯化物,防止电解质紊乱发生,可口服或静脉补充电解质,饮食也可起协助作用,低钾患者可补充香蕉、橘子、橙子等高钾水果。

(四)病情观察

观察患者症状、体征的变化,注意有无并发症发生。如有无各种出血征兆,如呕血、黑便、鼻出血、牙龈出血、皮肤黏膜出血点、瘀斑等出血表现;有无行为和性格改变,如智力定向力障碍、烦躁不安、嗜睡、扑翼样震颤等肝性脑病表现;有无尿量减少等肾衰竭表现;有无发热、腹痛等自发性腹膜炎发生。对进食量不足、呕吐、腹泻、长期用利尿剂、大量放腹水的患者,密切监测电解质和酸碱度的变化。

(五)腹水患者的护理

(1)体位:多卧床休息,尽量取平卧位,以增加肝肾血流量,改善肝细胞的营养,提高肾小球滤过率。大量腹水患者取半卧位,使横膈下降,增加肺活量,以减轻呼吸困难。

(2)大量腹水时,应避免腹内压突然剧增的因素,例如剧烈咳嗽、打喷嚏、用力排便等。

(3)控制钠和水的摄入量:见饮食护理。

(4)药物护理:观察利尿剂的效果和不良反应,过猛的利尿会导致水、电解质紊乱,严重者诱发肝性脑病和肝肾综合征,应注意了解电解质水平,观察患者有无意识和神志改变、有无尿量减少。

(5)观察腹水和下肢水肿的消长:准确记录出入量,测腹围、体重。测腹围时应注意于同一时间、同一体位、同一部位上进行。

(6)加强皮肤护理,防止压疮发生:保持床铺平整、干燥,定时更换体位、按摩等。

(7)对腹腔穿刺放腹水者,术前说明注意事项,测量体重、腹围、生命体征,排空膀胱以免误伤;术中及术后监测生命体征,观察有无不适反应;术毕用无菌敷料覆盖穿刺部位,如有溢液可用吸收性明胶海棉处置,缚紧腹带,以免腹内压骤然下降;记录抽出腹水的量、性质和颜色,将标本及时送检。

(六)心理支持

应鼓励患者说出其内心感受和忧虑,增加与患者交谈的时间,与患者一起讨论其可能面对的问题,在精神上给予患者安慰和支持。充分利用来自他人的情感支持,鼓励患者同那些经受同样事件以及理解患者处境的人多交流。引导患者家属在情感上多关心患者,使之能从情感宣泄中减轻沉重的心理压力。

(七)健康教育

1.休息指导

患者应保证身心两方面的休息,增强活动耐力。生活起居有规律,保证足够的休息和睡眠。在安排好治疗和身体调理的同时,勿过多考虑病情,遇事豁达开朗。

2.饮食指导

指导患者根据病情制订合理的饮食计划和营养搭配,使患者充分认识到饮食治疗对肝硬化患者的重要性以及饮食应注意的事项,除应加强营养外,要避免粗糙食物,戒除烟酒等,切实落实饮食计划。

3.用药指导

嘱患者遵医嘱用药,指导其认识常用的对肝脏有害药物,勿滥用药,以免服药不当而加重肝脏负担和损害肝功能,介绍患者所用药物的不良反应,如服用利尿剂者出现软弱无力、心悸等症状时,提示低钠、低钾血症,应及时就诊。

4.心理指导

帮助患者及其家属掌握本病的有关知识和自我护理方法,帮助患者树立战胜疾病的信心,使心情保持愉快,把治疗计划落实到日常生活中。

5.家庭指导

让患者家属关心患者,了解各种并发症的主要诱发因素及其基本表现,发现并发症时,及时就医,疾病恢复期应定时复诊和检查肝功能。

（刘　静）

第四章　泌尿系统疾病

第一节　急性肾小球肾炎

急性肾小球肾炎（AGN）简称急性肾炎，是一组以急性肾炎综合征为主要临床表现的疾病。其特点为起病急，可出现血尿、蛋白尿、水肿和高血压，并可伴有一过性氮质血症。多见于链球菌感染后，其他细菌、病毒及寄生虫感染也可引起。

一、病因及发病机制

本病常因β溶血性链球菌"致炎菌株"感染所致，常见于上呼吸道感染（多为扁桃体炎）、猩红热、皮肤感染（多为脓疱疮）等感染后。感染的严重程度与急性肾炎的发生和病情轻重并不完全一致。本病主要是由感染所诱发的免疫反应异常。链球菌的致病抗原主要为细胞的胞膜及胞质，免疫反应后可通过循环免疫复合物沉积于肾小球致病或种植于肾小球的抗原与循环中的特异抗体相结合形成原位免疫复合物而致病。肾小球内的免疫复合物激活补体，导致肾小球内皮及系膜细胞增生，并可吸引中性粒细胞及单核细胞浸润，导致肾病变。病变类型为毛细血管内增生性肾小球肾炎，光镜下通常为弥散性肾小球病变，以内皮细胞及系膜细胞增生为主要表现，急性期可伴有中性粒细胞和单核细胞浸润。病变严重时，增生和浸润的细胞可压迫毛细血管袢使管腔狭窄或闭塞。肾小管病变多不明显，但肾间质可有水肿及灶状炎性细胞浸润。免疫病理检查可见 IgG 及 C_3 呈粗颗粒状沿毛细血管壁和（或）系膜区沉积。电镜检查可见肾小球上皮细胞下有致密物呈"驼峰状"沉积。

二、临床表现

儿童、青少年多见，男性多于女性。通常于前驱感染后 1～3 周（平均 10 日）起病。起病急，病情轻重不一，典型者呈急性肾炎综合征表现，重者可发生急性肾衰竭。大多数预后良好，常可在数月内自愈。本病的典型临床表现见如下情况。

（一）全身症状
腰酸、疲乏、精神不振、畏食、恶心等，常常是急性肾炎患者的非特异性症状。5％～10％的患者有腰部钝痛，可能是由于肾包膜张力增高所致。

（二）水肿
80％以上患者出现水肿，以晨起眼睑水肿伴双下肢轻度凹陷性水肿为主，少数水肿严重可波及全身。

(三)高血压

约80%患者出现一过性轻中度高血压,常与水钠潴留相关,利尿后血压可逐渐恢复正常。

(四)血尿和蛋白尿

几乎全部患者均有肾小球源性血尿,约30%患者可有肉眼血尿,常为起病首发症状和患者就诊原因。可伴有轻中度蛋白尿,少数患者(<20%患者)可呈肾病综合征范围的大量蛋白尿。尿沉渣除红细胞外,早期尚可见白细胞和上皮细胞稍增多,并可有颗粒管型和红细胞管型等。

(五)肾功能异常

患者起病早期可因肾小球滤过率下降、水钠潴留而尿量减少(常在400~700mL/d),少数患者甚至少尿(<400mL/d)。肾功能可一过性受损,表现为轻度氮质血症。多于1~2周后尿量渐增,肾功能于利尿后数日可逐渐恢复正常。仅有极少数患者可表现为急性肾衰竭,易与急进性肾炎相混淆。

(六)常见并发症

1.急性心力衰竭

由于肾小球滤过率降低,水、钠排出减少,但肾小管再吸收仍相对增加,导致水、钠滞留于体内;同时,肾缺血肾素分泌可能增加,产生继发性醛固酮增多,加重钠的滞留,因而血浆容量扩大,常发生于急性肾小球肾炎起病后的第1~2周。起病缓急、轻重不一。一般患者表现为少尿,水肿加重,逐渐出现咳嗽、气急,并出现呼吸困难,不能平卧。

2.高血压脑病

发生于急性肾小球肾炎病程的早期,一般在第1~2周,平均在第5日,起病较急,发生抽搐,血压急剧增高,头痛、恶心、呕吐,并有不同程度的意识改变,出现嗜睡、烦躁、昏迷等。有些患者还有视觉障碍,包括暂时性黑矇。

3.急性肾衰竭

重者每日血尿素氮上升10mg/dL,每日血肌酐增加0.5mg/dL,血肌酐可大于3.5mg/dL,出现急性肾衰竭。

三、辅助检查

(一)尿液检查

常有蛋白尿(1~3g/d),都有镜下血尿,红细胞呈多形性、多样性,有时可见红细胞管型、颗粒管型及肾小管上皮细胞。

(二)血常规

患者轻度贫血,可能与血液稀释有关。

(三)肾功能检查

血尿素氮及肌酐可有一过性升高,一般经利尿数日后,氮质血症可恢复正常。肾小球滤过功能一过性受损,肾滤过分数下降,为急性肾炎的典型改变。肾小管功能受累较轻,尿比重多正常。

（四）其他

1.血清抗链球菌溶血素"O"（简称抗链"O"）滴度升高

常在链球菌感染后第1～3周开始升高，在第3～5周达到高峰，以后滴定度逐渐下降。抗链"O"的升高对本病无诊断意义，它仅说明患者有过链球菌感染，提示急性肾小球肾炎可能与链球菌感染有关。

2.血清补体测定

起病初期血清C_3及总补体下降，8周渐恢复正常，对诊断本病意义很大。

3.尿纤维蛋白降解产物

测定尿纤维蛋白降解产物浓度增多，可提示肾小球肾炎的活动性和严重性，对疗效观察和预后判断也有一定参考意义。

四、治疗

本病治疗以休息、饮食、控制感染及对症治疗为主。急性肾衰竭病例应予以透析。本病为自限性疾病，不宜应用糖皮质激素及细胞毒性药物。

（一）休息

急性期应卧床休息，待肉眼血尿消失、水肿消退及血压恢复正常后逐步增加活动量。

（二）饮食

急性期应予低盐（3g/d以下）饮食。肾功能正常者不需限制蛋白质入量，氮质血症时应限制蛋白质摄入，并以优质动物蛋白为主。明显少尿者应限制液体入量。

（三）治疗感染灶

因急性肾炎常有链球菌感染，病初注射青霉素2周，反复发作的慢性扁桃体炎，待病情稳定后［尿蛋白少于（＋），尿沉渣红细胞少于10个/HP］可考虑做扁桃体摘除，术前、术后2周需注射青霉素。

（四）对症治疗

包括利尿消肿、降血压，预防心脑并发症的发生。休息、低盐和利尿后高血压控制仍不满意时，可加用降压药物。

（五）透析治疗

少数发生急性肾衰竭而有透析指征时，应及时给予透析治疗以帮助患者度过急性期。由于本病具有自愈倾向，肾功能多可逐渐恢复，一般不需要长期维持透析。

五、护理

（一）休息与活动

急性期应卧床休息，待水肿消退、肉眼血尿消失、血压恢复正常后，下床活动并逐步增加活动量。患儿应待红细胞沉降率正常后才可上学。2年内应避免劳累及重体力劳动。

（二）饮食护理

（1）保证热量供给：每日不少于126kJ/kg，可给予高糖、易于消化和吸收的食物。

（2）盐：有水肿、高血压时严格限制钠盐摄入（＜3g/d），以减轻水肿和心脏负担。当病情好转、血压下降、水肿消退、尿蛋白减轻后，由低盐饮食逐渐过渡到普通饮食，防止长期低钠饮食及应用利尿剂引起水、电解质紊乱或其他并发症。

（3）水：严格记录24小时的出入量。尿量＞1000mL/d可不限水，少尿时每天入量为不显性失水量（约500mL）加上前一日的24小时尿量。入量包括：饮食、饮水、服药、输液等所含水的总量。

（4）钾：少尿、无尿或血钾升高时，限制含钾高的食物。注意见尿补钾，尿量增多后补充含钾高的食物。

（5）蛋白质：肾功能正常时，给予正常量的蛋白质摄入为1.0g/（kg·d），出现氮质血症时，限制蛋白质的摄入为0.5g/（kg·d），优质动物蛋白占50%以上，如牛奶、鸡蛋、鱼等，以防增加血中含氮代谢产物的潴留。病情好转，尿量增多（＞1000mL/d），可增加蛋白质摄入但不超过0.8g/（kg·d），病情稳定2～3个月后，蛋白质恢复正常量。

（三）皮肤护理

（1）水肿较严重的患者应着宽松、柔软的棉质衣裤、鞋袜。协助患者做好全身皮肤黏膜的清洁，指导患者注意保护好水肿的皮肤，如清洗时注意水温适当、勿过分用力；避免擦伤、撞伤、跌伤、烫伤。阴囊水肿等严重的皮肤水肿部位可用中药芒硝粉袋干敷或硫酸镁溶液敷于局部。水肿部位皮肤破溃应用无菌敷料覆盖，必要时可使用稀释成1∶5的碘伏溶液局部湿敷，以预防或治疗破溃处感染，促进创面愈合。

（2）注射时严格无菌操作，采用5～6号针头，保证药物准确及时的输入，注射完拔针后，应延长用无菌干棉球按压穿刺部位的时间，减少药液渗出。严重水肿者尽量避免肌内和皮下注射，尽力保证患者皮肤的完整性。

（四）病情观察

（1）定期测量患者体重，观察体重变化和水肿的部位、分布、程度和消长情况，注意有无腹水及胸腔、心包积液的表现；观察皮肤有无红肿、破损、化脓等情况发生。

（2）监测生命体征，尤其是血压的变化，注意有无剧烈头痛、恶心、呕吐、视物模糊，甚至神志不清、抽搐等高血压脑病的表现，以及有无呼吸困难、发绀、咳嗽、咳粉红色泡沫样痰等急性左心衰竭表现。

（3）准确记录24小时出入量，如经治疗尿量没有恢复正常，反而进一步减少，提示严重的肾实质损害。同时密切监测追踪尿常规、肾小球滤过率、血尿素氮、血肌酐、血浆蛋白、血清电解质等变化。

（五）用药护理

遵医嘱使用利尿剂、降压药及抗生素。密切观察药物的疗效、可能出现的不良反应，如利尿剂使用后可能出现的低钾、低氯等电解质紊乱，耳鸣、眩晕、听力丧失等暂时性耳毒性不良反应；降压过程中直立性低血压的预防及抗生素使用过程中过敏反应的观察与处理。

（六）心理护理

患者多为儿童及青少年，血尿、血压升高、严重的水肿可能让患者恐惧不安、限制患者活动，可导致焦虑、烦躁、抑郁等负性心理。护士应充分理解患者的感受和心理压力，通过健康教育使患者及家属了解病情、疾病的临床表现、治疗、预后等,了解急性期卧床休息及恢复期限制运动的重要性。卧床期间,护士尽量多关心、巡视,及时解决患者的合理需要。

(七)健康教育

1.休息与活动

急性期注意休息,限制活动量;平时适当参加体育锻炼,增强体质。注意选择合适的运动方式与运动量,避免过度劳累。

2.预防感染和交叉感染

及时治疗感冒、咽炎、扁桃体炎、皮肤感染,实施预防感染的措施,如及时添减衣被和清洁皮肤,避免大汗、淋雨及过度劳累;注意居住环境的通风,少去人员拥挤的公共场所。在幼儿园、小学等儿童集中的场所,特别要注意预防呼吸道感染,做好隔离工作。

3.饮食指导

使患者了解合理饮食对疾病康复的意义,指导患者及家属制订正确的饮食计划并认真实施。建议患者戒烟、戒酒。

4.定期随访

急性肾小球肾炎临床症状消失后,蛋白尿、血尿等仍可能存在1～2年,故应定期随访直至完全康复。

(李　蕾)

第二节　慢性肾小球肾炎

慢性肾小球肾炎(CGN)是一组病情迁延、进展缓慢、最终发展为慢性肾衰竭的原发性肾小球疾病。以水肿、高血压、蛋白尿、血尿为基本临床表现,病变缓慢进展,可有不同程度的肾功能损害,逐渐发展为慢性肾衰竭,患者以青中年男性居多。

一、病因及发病机制

本病的起始因素多为免疫介导炎症,发病机制不尽相同,较少由急性肾小球肾炎发展而来。非免疫非炎症因素在慢性肾炎的发生发展中有重要作用。持续高血压,健存肾单位高滤过,高蛋白、高脂饮食等都会导致肾小球硬化。

二、临床表现

(一)轻中度水肿

水肿轻,若有若无。多为晨起眼睑、颜面水肿,下午双下肢水肿。

(二)尿液改变

轻中度蛋白尿是慢性肾炎患者必有表现。多为镜下血尿,也可见肉眼血尿及管型尿。

(三)高血压

血压可正常或轻度升高,部分患者以高血压为突出表现。血压(特别是舒张压)持续性中等以上程度升高,患者可有眼底出血、渗出甚至视神经盘水肿,如血压控制不好,肾功能恶化较快,预后较差。

(四)肾功能呈进行性损害

多数慢性肾炎患者的肾功能呈慢性渐进性损害,可持续数年甚至数十年。病理类型为决定肾功能进展快慢的重要因素(如系膜毛细血管性肾小球肾炎进展较快,膜性肾病进展常较慢),但也与是否合理治疗和保护肾脏等相关。

三、辅助检查

(一)尿检查

多为轻度尿异常。尿蛋白(+)～(+++),24小时尿蛋白定量常在1～3g。有肉眼血尿(多形性红细胞)或镜下血尿及管型尿。

(二)血液检查

晚期血浆白蛋白降低,血脂升高,内生肌酐清除率下降,血尿素氮、血肌酐上升,中度贫血,红细胞沉降率增快,血免疫复合物阳性,补体正常或下降。

(三)B超检查

出现肾衰竭后,双肾对称性缩小,皮质变薄。

(四)肾活组织检查

可确定慢性肾炎的病理类型,判断发展速度及预后。系膜毛细血管性肾炎进展快,膜性肾病进展慢。

四、治疗

慢性肾炎的治疗应以防止或延缓肾功能进行性恶化、改善或缓解临床症状及防治严重合并症为主要目的,而不以消除尿红细胞或轻微尿蛋白为目标。可采用下列综合治疗措施。

(一)积极控制高血压和减少尿蛋白

高血压和尿蛋白是加速肾小球硬化、促进肾功能恶化的重要因素,积极控制高血压和减少尿蛋白是两个重要的环节。高血压的治疗目标为力争把血压控制在理想水平:尿蛋白≥1g/d,血压应控制在125/75mmHg以下;尿蛋白<1g/d,血压控制可放宽到130/80mmHg以下。尿蛋白的治疗目标则为争取减少至<1g/d。

慢性肾炎常因水钠潴留引起容量依赖性高血压,故高血压患者应限盐(NaCl<6g/d);可选用噻嗪类利尿剂,如氢氯噻嗪。Ccr<30mL/min时,噻嗪类无效,应改用袢利尿剂,但一般不宜过多、长久使用。

ACEI或ARB除具有降低血压作用外,其扩张出球小动脉的作用强于入球小动脉,可以减少肾小球高滤过,减少尿蛋白,起到保护肾脏的作用,为治疗慢性肾炎高血压和(或)减少尿蛋白的首选药物。肾功能不全患者应用ACEI或ARB,要防止高血钾。

(二)应用抗血小板解聚药

大剂量双嘧达莫(300～400mg/d)、小剂量阿司匹林(40～300mg/d)有抗血小板聚集作用,目前研究结果显示其对系膜毛细血管性肾炎有一定的降尿蛋白作用。

(三)糖皮质激素和细胞毒药物

一般不主张积极应用,但对肾功能正常或仅轻度受损、肾脏体积正常、病理类型较轻(如轻度系膜增生性肾炎、早期膜性肾病等)、大量蛋白尿、无禁忌者可试用。

五、护理

(一)病情观察

监测患者生命体征尤其是血压变化,准确记录出入量及体重;监测患者尿蛋白、电解质、肾功能、血红蛋白、凝血功能等各项指标;密切观察患者尿液变化,如有无血尿、蛋白尿、尿量减少等;水肿者观察患者水肿特点、部位、程度及对称性,有无消长变化;观察患者皮肤、黏膜有无颜色苍白、头晕、乏力等贫血症状,观察有无出血点、瘀斑等出血表现;观察患者有无肺栓塞及深静脉血栓的表现。

(二)饮食护理

给予患者低盐、低脂、优质低蛋白、低磷饮食,饮食应以高热量、富含维生素及矿物质、易消化食物为主,避免刺激性食物。高蛋白、高脂或高磷饮食会促使肾功能急剧恶化,因此,做好饮食管理可控制患者病情,延缓疾病进展。

(三)用药护理

注意观察患者使用利尿剂、降压药物及抗凝药物的疗效,注意有无不良反应,如有异常及时通知医生。

(四)并发症的预防及护理

1.终末期肾病

指导患者避免引起肾损害的各种诱因,如劳累、各种感染、使用肾毒性药物、高脂高磷饮食等,以延缓肾功能减退;注意观察有无终末期肾脏病早期症状,如头痛、嗜睡、食欲缺乏、恶心、呕吐、尿少和出血倾向等;积极治疗感染、高脂血症及高尿酸血症等原发病。

2.高血压脑病

CGN患者多有血压升高,严密监测神志及血压变化,准确给药,必要时遵医嘱应用静脉降压药物控制血压,预防高血压急症或高血压脑病的发生。观察患者有无头晕、头痛、恶心、呕吐、眼花、视物模糊、黑矇或抽搐等血压升高表现,如有,及时通知医生,遵医嘱给予处理。

(五)其他

女性患者如需妊娠需征求专科医生意见。

(六)健康教育

1.避免诱因

指导患者避免劳累、各种感染、使用肾毒性药物、高脂高磷饮食等诱因,以延缓肾功能减退。

2.疾病预后

告知患者CGN是多种病因多种表现的慢性病症,病程呈持续进行性进展,严重者最终发展至终末期肾病,指导患者控制血压及尿蛋白,避免诱因以延缓疾病进展。

3.自我管理

指导患者进行自我饮食及血压管理,选择低盐、优质低蛋白、低磷食物,控制血压。

4.随访

定期随访,监测肾功能进展情况,积极配合治疗,延缓肾功能减退进程,提高生活质量。

(李 蕾)

第三节 肾病综合征

肾病综合征(NS)是指各种肾疾病表现出的一组综合征,不是一个独立的疾病,而是多种肾疾病的共同表现。肾病综合征典型表现为大量蛋白尿、低蛋白血症、高度水肿、高脂血症。

一、病因及发病机制

肾病综合征可由多种肾小球疾病引起,分为原发性和继发性两类。原发性肾病综合征是指肾小球与肾本身的肾小球肾病。继发性肾病综合征是指继发于全身性疾病或先天遗传性疾病,常见于感染性疾病、自身免疫性疾病、过敏性紫癜、代谢性疾病、肿瘤、先天遗传性疾病如Alport综合征等。病理类型有很多种,其中儿童及少年以微小病变型较多见,中年以膜型肾病、系膜增生性病变多见,局灶性硬性肾病、膜性增生性肾炎也可呈肾病综合征表现。肾病综合征常见的6种病理类型如下所述。

(一)微小病变

光镜下肾小球基本正常,偶见上皮细胞肿胀,轻微的系膜细胞增生,免疫荧光无阳性发现,偶可见微量免疫球蛋白和补体C3的沉积。电镜下足突广泛融合消失,伴上皮细胞空泡变性,微绒毛形成,无电子致密物沉积,是小儿肾病综合征最常见的病理类型。

(二)系膜增生性肾炎

弥散性肾小球系膜细胞增生伴基质增多为本病特征性改变。光镜下肾小球系膜细胞增殖,每个系膜区系膜细胞在3个以上,系膜基质增多,重度病变系膜基质扩张压迫局部毛细血管祥,导致管腔狭窄,小动脉透明变性,部分可发展为局灶节段性肾小球硬化,可出现间质炎性细胞浸润及纤维化,肾小管萎缩,肾血管一般正常。

(三)局灶节段性肾小球硬化

特征为局灶损害,影响少数肾小球(局灶)及肾小球的局部(节段),起始于近髓质的肾小球受累,轻者仅累及数个毛细血管祥区,重者波及大部分肾小球。病变呈均匀一致的无细胞或细胞极少的透明变性物质,严重者见球囊粘连。另一种为局灶性全肾小球硬化,受累肾单位的肾小管上皮细胞常萎缩,周围基质见细胞浸润,纤维化。

(四)膜增殖性肾炎

膜增殖性肾炎也称系膜毛细血管性肾炎,病理改变以系膜细胞增殖,毛细血管祥增厚及基膜的双轨征为主要特点,弥散性系膜细胞增殖,增殖的系膜基质插入内皮与基膜之间,基膜出现双轨征改变。

（五）膜性肾病

光镜下可见毛细血管壁增厚，肾小球基膜外上皮细胞下免疫复合物沉积，基膜上有多个细小钉突，而肾小球细胞增生不明显，晚期病变加重，可发展成硬化及透明样变，近曲小管上皮细胞出现空泡变性。

（六）IgA 肾病

系膜区显著 IgA 沉积，WHO 将 IgA 肾病组织学表现分 5 级：Ⅰ级轻度损害；Ⅱ级微小病变伴少量节段性增殖；Ⅲ级局灶节段性肾小球肾炎；Ⅳ级弥散性系膜损害伴增殖和硬化；Ⅴ级弥漫硬化性肾小球肾炎。

二、临床表现

（一）大量蛋白尿

在正常生理情况下，肾小球滤过膜具有分子屏障及电荷屏障作用，当这些屏障作用受损时，致使原尿中蛋白含量增多，当其增多明显超过近曲小管回吸收量时，形成大量蛋白尿。在此基础上，增加肾小球内压力及导致高灌注、高滤过的因素（如高血压、高蛋白饮食或大量输注血浆蛋白）均可加重尿蛋白的排出。

（二）低蛋白血症

大量清蛋白从尿中丢失，促进清蛋白肝代偿性合成增加，同时由于近端肾小管摄取滤过蛋白增多，也使肾小管分解蛋白增加。当肝清蛋白合成增加不足以克服丢失和分解时，则出现低清蛋白血症。此外，因胃肠道黏膜水肿导致饮食减退、蛋白质摄入不足、吸收不良或丢失，也是加重低清蛋白血症的原因。除血浆清蛋白减少外，血浆的某些免疫球蛋白（如 IgG）和补体成分、抗凝及纤溶因子、金属结合蛋白及内分泌素结合蛋白也可减少，尤其是肾小球病理损伤严重，大量蛋白尿和非选择性蛋白尿时更为显著。患者易发生感染、高凝、微量元素缺乏、内分泌紊乱和免疫功能低下等并发症。

（三）水肿

低清蛋白血症、血浆胶体渗透压下降，使水分从血管腔内进入组织间隙，是造成水肿的基本原因。近年的研究表明，约 50% 患者血容量正常或增加，血浆肾素水平正常或下降，提示某些原发于肾内钠、水潴留因素在导致水肿发生机制中起一定作用。

（四）高脂血症

高胆固醇和（或）高甘油三酯血症、脂蛋白浓度增加，常与低蛋白血症并存。其发生机制与肝脏合成脂蛋白增加和脂蛋白分解减弱相关，目前认为后者可能是高脂血症更为重要的原因。

（五）并发症

1.感染

感染是常见的并发症，与蛋白质营养不良、免疫功能紊乱及应用糖皮质激素治疗有关。患者可出现全身各系统的感染，常见感染部位顺序为呼吸道、泌尿道、皮肤。感染是导致肾病综合征复发和疗效不佳的主要原因之一。

2.血栓、栓塞

由于血液浓缩及高脂血症造成血液黏稠度增加,此外,因某些蛋白质从尿中丢失及肝代偿性合成蛋白增加,引起机体凝血、抗凝和纤溶系统失衡;加之血小板功能亢进、应用利尿药和糖皮质激素等均进一步加重高凝状态。因此,肾病综合征容易发生血栓、栓塞,其中以肾静脉血栓形成最为常见。

3.急性肾衰竭

肾病综合征患者可因有效血容量不足而致肾血流量下降,诱发肾前性氮质血症。经扩容、利尿后可得到恢复。少数病例可出现急性肾衰竭,尤以微小病变型肾病者居多,发生多无明显诱因,表现为少尿甚或无尿,扩容利尿无效。即上述变化形成肾小管腔内高压,引起肾小球滤过率骤然减少,又可诱发肾小管上皮细胞损伤、坏死,从而导致急性肾衰竭。

4.其他

长期低蛋白血症可导致营养不良、小儿生长发育迟缓;免疫球蛋白减少造成机体免疫力低下、易致感染;金属结合蛋白丢失可使微量元素(铁、铜、锌等)缺乏;内分泌素结合蛋白不足可诱发内分泌紊乱(如低 R 综合征等);药物结合蛋白减少可能影响某些药物的药代动力学(使血浆游离药物浓度增加、排泄加速),影响药物疗效。高脂血症增加血液黏稠度,促进血栓、栓塞并发症的发生,还将增加心血管系统并发症,并可促进肾小球硬化和肾小管-间质病变的发生,促进肾脏病变的慢性进展。

三、辅助检查

(一)尿常规检查

尿蛋白定性多为(++)~(++++),24 小时尿蛋白定量>3.5g,尿中可检查到免疫球蛋白、补体 C3 等。可有透明管型和颗粒管型,肾炎性肾病可有红细胞。

(二)血生化测定

表现为低蛋白血症(血清清蛋白<30g/L,婴儿<25g/L),清蛋白与球蛋白比例倒置,血清蛋白电泳显示球蛋白增高;血胆固醇显著增高(儿童>5.7mmol/L,婴儿>5.1mmol/L)。

(三)肾功能测定

少尿期可有暂时性轻度氮质血症,单纯性肾病肾功能多正常,如果存在不同程度的肾功能不全,出现血肌酐和尿素氮的升高,则提示肾炎性肾病。

(四)血清补体测定

有助于区别单纯性肾病与肾炎性肾病,前者血清补体正常,后者则常有不同程度的低补体血症,C3 持续降低。

(五)血清及尿蛋白电泳

通过检测尿中 IgG 成分反映尿蛋白的选择性,同时可鉴别假性大量蛋白尿和轻链蛋白尿。如果尿中 γ 球蛋白与清蛋白的比值小于 0.1,则为选择性蛋白尿(提示为单纯型肾病),大于 0.5 为非选择性蛋白尿(提示为肾炎型肾病)。

(六)血清免疫学检查

检测抗核抗体,抗双链 DNA 抗体,抗 Sm 抗体,抗 RNP 抗体,抗组蛋白抗体,乙肝病毒标志物以及类风湿因子,循环免疫复合物等,以区别原发性与继发性肾病综合征。

(七)凝血、纤溶相关蛋白的检测

如血纤维蛋白原及第Ⅴ、第Ⅶ、第Ⅷ及第Ⅹ因子,抗凝血酶Ⅲ,尿纤维蛋白降解产物(FDP)等的检测可反映机体的凝血状态,为是否采取抗凝治疗提供依据。

(八)尿酶测定

测定尿溶菌酶,N-乙酰-β-氨基葡萄糖苷酶(NAG)等有助于判断是否同时存在肾小管-间质损害。

(九)B超等影像学检查

双肾正常或缩小。

(十)经皮肾穿刺活体组织检查

对诊断为肾炎型肾病或糖皮质激素治疗效果不好的患者应及时行肾穿刺活检,进一步明确病理类型,以指导治疗方案的制订。

四、治疗要点

肾病综合征是肾内科的常见疾患,常用以肾上腺皮质激素为主的综合治疗,原则为控制水肿,维持水、电解质平衡,预防和控制感染及并发症,合理使用肾上腺皮质激素,对复发性肾病或对激素耐药者应配合使用免疫抑制药。治疗不仅以消除尿蛋白为目的,同时还应重视保护肾功能。

(一)利尿消肿

(1)噻嗪类利尿药:主要作用于髓袢升支厚壁段和远曲小管前段,常用氢氯噻嗪25mg,3次/天,口服,长期服用应防止低钾、低钠血症。

(2)潴钾利尿药:主要作用于远曲小管后段,适用于有低钾血症的患者,单独使用时利尿作用不显著,可与噻嗪类利尿药合用,常用氨苯蝶啶50mg,3次/天或醛固酮拮抗药螺内酯20mg,3次/天,长期服用须防止高钾血症,对肾功能不全患者应慎用。

(3)袢利尿药:主要作用于髓袢升支,常用呋塞米(速尿)20~120mg/d或布美他尼(丁尿胺)1~5mg/d(同等剂量时作用较呋塞米强40倍),分次口服或静脉注射。

(4)渗透性利尿药可使组织中水分回吸收入血,减少水、钠的重吸收而利尿,常用不含钠的右旋糖酐40(低分子右旋糖酐)或羟乙基淀粉(706代血浆,分子量均为2.5万~4.5万Da),250~500mL静脉滴注,隔天1次,随后加用袢利尿药可增强利尿效果,但对少尿(尿量<400mL/d)患者应慎用此类药物。

(5)提高血浆胶体渗透压:血浆或人血清蛋白等静脉滴注,并立即静脉滴注呋塞米60~120mg(加于葡萄糖注射液中缓慢静脉滴注1小时),能获得良好的利尿效果。

(二)抑制免疫与炎症反应

1.糖皮质激素(简称激素)

(1)起始足量。

(2)缓慢减药。

（3）长期维持。

常用方案一般为泼尼松 1mg/(kg·d)，口服 8 周，必要时可延长至 12 周，足量治疗后每 1～2 周减原用量的 10%，当减至 20mg/d 左右时症状易反复，应更加缓慢减量；最后以最小有效剂量(10mg/d)作为维持量，再服半年至 1 年或更长。激素的用法可采取全天量一次顿服或在维持用药期间 2 天量隔天一次顿服，以减轻激素的不良反应。水肿严重、有肝功能损害或泼尼松疗效不佳时，可更换为泼尼松龙(等剂量)口服或静脉滴注。

2.细胞毒药物

国内外最常用的细胞毒药物是环磷酰胺(CTX)，在体内被肝细胞微粒体羟化，产生有烷化作用的代谢产物而具有较强的免疫抑制作用，应用剂量为每天每千克体重 2mg，分 1～2 次口服或 200mg 加入生理盐水注射液 20mL 内，隔天静脉注射，累计量达 6～8g 后停药。主要不良反应为骨髓抑制及中毒性肝损害，并可出现性腺抑制(尤其男性)、脱发、胃肠道反应及出血性膀胱炎，近来也有报道环磷酰胺(CTX)静脉疗法治疗容易复发的肾病综合征，与口服作用相似，但不良反应相对较小。

3.环孢素

能选择性抑制 T 辅助细胞及 T 细胞毒效应细胞，已作为二线药物用于治疗激素及细胞毒药物无效的难治性肾病综合征，常用量为 5mg/(kg·d)，分 2 次口服，服药期间须监测并维持其血浓度谷值为 100～200ng/mL，服药 2～3 个月后缓慢减量，共服半年左右，主要不良反应为肝肾毒性，并可致高血压，高尿酸血症，多毛及牙龈增生等，该药价格昂贵，有较多不良反应及停药后易复发，使其应用受到限制。

（三）非特异性降低尿蛋白

1.ACEI 或 ARB

肾功能正常者，常可选用组织亲和性较好的 ACEI——贝那普利(洛汀新)10～20mg/d；肾功能减退者可选用双通道的 ACEI——福辛普利(蒙诺)10～20mg/d，缬沙坦或氯沙坦等 ARB 药物也可选用。

2.降脂治疗

由于肾病综合征常合并高脂血症，增加血浆黏度和红细胞变性，机体处于高凝状态，导致肾小球血流动力学的改变；脂代谢紊乱，肾内脂肪酸结构发生改变，导致肾内缩血管活性物质释放增加，肾小球内压升高，尿蛋白增加；高胆固醇和高 LDL 血症，氧化 LDL 清除降解减少，一方面促进单核和(或)巨噬细胞释放炎症细胞生长因子，另一方面还可能影响内皮细胞功能，导致肾小球毛细血管通透性增加，尿蛋白增多，因而降脂治疗可降低蛋白尿。

（四）抗凝血药及抗血小板聚集药

肝素或低分子量肝素治疗肾病综合征，一方面可以降低患者的血浆黏度和红细胞变性，改善高凝倾向和肾小球血流动力学异常；另一方面可增加肾脏 GBM 的阴电荷屏障，减少尿蛋白的漏出。

五、护理

（一）病情观察

（1）尿量变化：如发现患者血压突然下降，尿量突然减少，甚至无尿应及时通知医生，警惕循环衰竭或急性肾损伤。

（2）深静脉、肾静脉血栓的观察：每日测量双下肢腿围，询问患者有无一侧肢体突然肿胀，有无浅表静脉曲张，皮肤有无由暖变冷，甚至苍白等深静脉血栓的表现；有无腰痛、肾绞痛、肉眼血尿；有无胸痛、胸闷、呼吸困难，有无口渴、烦躁等情况，警惕肺栓塞的发生。

（3）监测体重变化：指导患者每日正确测量体重，并由护士进行记录。

（4）监测水肿变化：每日观察患者皮肤有无凹陷性水肿以及水肿有无进行性加重，尤其是颜面、下肢、阴囊等处的水肿情况；伴有腹腔积液的患者每日测量腹围；观察患者水肿部位随体位改变而移动的情况有无改变或加重。

（5）观察患者的皮肤有无破溃、感染，有无压疮形成。

（二）饮食护理

一般给予正常量的优质蛋白，但当肾功能受损时，应根据肾小球滤过率调整蛋白质的摄入量；供给足够的热量；少食富含饱和脂肪酸的动物脂肪，并增加富含可溶性纤维的食物，以控制高脂血症；注意维生素及铁、钙等的补充；严重水肿患者给予低盐饮食。

（三）用药护理

1.利尿剂

治疗原则是不宜过快过猛。使用利尿剂要预防水电解质紊乱，特别是低钾血症、低钠血症，应当定时监测患者生化检查中的各项指标变化。严格记录患者出入量及体重，密切观察尿量及血压变化，避免因过度利尿导致血容量不足，加重血液高凝状态。

2.糖皮质激素

使用原则为起始剂量要足、疗程要长、减药要慢和小剂量维持治疗。长期应用者可出现感染、胃溃疡、骨质疏松和血糖紊乱等并发症，少数患者甚至还可发生股骨头无菌性缺血性坏死。因此，服药期间询问患者有无骨痛、抽搐等症状，遵医嘱及时补充钙剂和活性维生素 D，以防骨质疏松；观察患者有无腹痛及黑便等消化道出血症状；观察患者有无感染征象，监测患者生命体征变化，做好皮肤、口腔护理，预防感染；观察患者血压、血糖、尿糖的变化；嘱患者不得自行增减药量或停药；口服激素的患者应饭后服用，以减少对胃黏膜的刺激；因为长期口服激素的患者常会有"满月脸，水牛背"的改变，护士应耐心向患者讲解药物的不良反应，做好心理辅导。

3.环磷酰胺

使用该药物的患者易发生胃肠道反应、出血性膀胱炎等症状，所以应密切观察患者尿液颜色，并鼓励患者多饮水，以促进药物从尿中排出，减少出血性膀胱炎的发生；观察患者有无恶心、呕吐、畏食等消化道不适症状以及脱发、皮疹、腹痛等表现；定期监测患者血常规。

4.抗凝药物

定期检查患者凝血时间、凝血酶原及血小板计数，注意观察有无出血倾向；观察患者有无皮肤瘀斑的表现、有无黑便、尿液颜色有无加深等出血的表现；备用鱼精蛋白等拮抗剂，以对抗因肝素引起的出血。

5.利妥昔单克隆抗体

该类药物的不良反应主要出现在注射后前几小时，尤其在第 1 次静脉注射时明显，且与静脉注射速度有关，主要表现为过敏反应（荨麻疹、气管痉挛、呼吸困难、喉头水肿等）、发热、寒战、恶心等,对心血管系统可致高血压或直立性低血压,不良反应大多为轻到中度,减慢输注速度、使用前给予盐酸异丙嗪、地塞米松及苯海拉明等能有效减少不良反应的发生。

(四)并发症的预防及护理

1.感染

(1)自我检测:指导患者注意自身体温变化,告知患者出现发热、咽痛、咳嗽、胸痛、尿痛等症状大多提示有感染存在。

(2)指导患者养成良好的卫生习惯。加强口腔护理,进餐后、睡前、晨起用生理盐水或氯己定溶液、碳酸氢钠溶液交替漱口,口腔黏膜有溃疡时,可增加漱口次数或遵医嘱用药;保持皮肤清洁,尽量穿柔软宽松的清洁衣裤,勤剪指甲,蚊虫蜇咬时应正确处理,避免抓伤皮肤;预防泌尿系感染,注意个人卫生,勤换内衣裤等。

(3)预防外源性的感染:保持病室的整洁、空气清新,开窗通风;每日用紫外线照射;每日用消毒液擦拭家具、地面;叮嘱患者注意保暖,防止受凉;限制探视人数,避免到人群聚集的地方或与有感染迹象的患者接触;护士严格无菌操作,对白细胞或粒细胞严重低下的患者实行保护性隔离,向患者及家属解释其必要性,使其自觉配合。

2.血栓和栓塞

血栓和栓塞是肾病综合征严重的、致死的并发症之一,常见的是肾静脉血栓及其脱落后形成的肺栓塞。

(1)病情观察:观察患者是否有一侧肢体突然肿胀,触摸肢体相关动脉搏动情况,有无深静脉、肾静脉血栓及肺栓塞的表现。

(2)护理措施:①每日测量双侧下肢肢体的腿围情况(测量髌骨下缘以下 10cm 处,双侧下肢周径差>1cm 有临床意义);②密切追踪患者血、尿各项检查结果,如尿蛋白突然升高,也应怀疑肾静脉血栓形成的可能;③指导患者做床上足踝运动,如屈曲、背屈、旋转,教会患者后指导其主动运动,增加下肢血液循环;患者肢体水肿症状减轻时,在医生准许的情况下可鼓励患者适当下床活动,促进静脉回流,防止血栓形成;④根据病情进行双下肢血液循环驱动泵的治疗,以促进血液循环,已存在下肢血栓的患者禁用。

3.急性肾损伤

病情观察:监测患者肾功能的变化,如患者无明显诱因出现少尿、无尿,扩容利尿无效,及时通知医生。

(五)水肿的护理

(1)水肿较重的患者应注意衣着柔软、宽松。

(2)长期卧床的患者应协助其经常变换体位,防止发生压疮;胸腔积液者应半卧位,下肢水肿患者应抬高双下肢 30°～40°。

(3)保持皮肤清洁干燥,保持床单位平整、无渣屑,嘱患者勿搔抓皮肤。

(4)注意水肿患者的各项穿刺,如肌内注射时,应先将水肿皮肤推向一侧后进针,拔针后用无菌干棉签按压穿刺部位,以防进针口渗液而发生感染。

(5)阴囊水肿患者应两腿自然分开,保持阴囊清洁干燥,必要时用三角巾托起阴囊,避免局部水肿加重及摩擦导致皮肤破损。

（6）指导患者及其家属使用芒硝外敷减轻水肿。

（六）健康教育

1.疾病知识

肾病综合征较易复发,因此应向患者及其家属讲解本病特点及如何预防并发症,如避免受凉,注意个人卫生、预防感染,并适当活动,以免发生肢体血栓等。

2.用药指导

向患者讲解药物作用、注意事项及不良反应,叮嘱其不可擅自增减药量或停用药物。

3.自我管理

告知患者根据病情合理安排饮食,指导患者控制血压、监测水肿、尿蛋白和肾功能的变化。定期随访。

（李　蕾）

第四节　急性肾功能衰竭

急性肾功能衰竭(ARF)是指由各种病因引起的肾功能在短期内(数小时或数日)急剧下降的临床综合征,简称急性肾衰竭。主要表现:少尿或无尿,血尿素氮和肌酐迅速升高,水、电解质、酸碱失衡,尿毒症症状。

一、病因及发病机制

（一）病因

ARF有广义和狭义之分,广义的ARF分为肾前性、肾性和肾后性3类。狭义的ARF是指急性肾小管坏死(ATN)。

1.肾前性急性肾衰竭

常见病因包括急性血容量不足(各种原因的体液丢失和出血)、有效动脉血容量减少和肾内血流动力学改变等。

2.肾性急性肾衰竭

最常见的是急性肾小管坏死,大多数是可逆的。引起ATN的最常见原因是肾缺血或肾毒性物质(药物、重金属盐类、工业毒物、生物毒素等)损伤肾小管上皮细胞,其次为各种肾小球疾病、急性肾间质疾病等。

3.肾后性急性肾衰竭

肾后性ARF的特征是急性尿路梗阻,常见的原因有双侧尿路结石、肿瘤等。

（二）发病机制

肾毒性及肾缺血导致肾小管上皮细胞片状和灶状坏死,从基底膜上脱落,阻塞肾小管管腔,导致肾小球滤过率急剧下降,出现少尿或无尿。如肾小球基底膜完整性存在,则肾小管上皮细胞可迅速再生,否则不能再生。

二、临床表现

ATN 分为起始期、维持期（少尿期）及恢复期 3 个阶段。

（一）起始期

患者遭受一些 ATN 的病因，但尚未发生明显的肾实质损害，此阶段 ARF 是可预防的。但随着肾小管上皮发生明显损伤，GRF 突然下降，ARF 临床表现明显，则进入维持期。此期患者主要是原发病表现。

（二）维持期

维持期又称少尿期。一般持续 1～2 周，肾小球滤过率保持在低水平，许多患者出现少尿；但部分无明显少尿，尿量在 400mL/d 以上，此种类型被称为非少尿型 ARF；病情大多轻，预后较好。

1.全身表现

（1）消化系统症状：恶心、呕吐、腹泻、食欲减退等，甚至消化道出血。

（2）循环系统：多因尿少、水钠潴留所致。可出现高血压、心力衰竭、肺水肿、心律失常、心包炎等。心力衰竭是本病的主要死因之一。

（3）呼吸系统：感染高发，感染是 ARF 另外一个常见且严重的并发症。除此之外，肺水肿可导致呼吸困难、咳嗽、憋气等。

（4）神经系统症状：出现意识障碍、躁动、谵妄、昏迷等尿毒症脑病症状。

（5）血液系统：可有出血倾向及轻度贫血表现。

2.水、电解质和酸碱平衡失调

（1）进行性氮质血症：血肌酐绝对值每日升高 $\geq 44.2\mu mol/L$，高分解代谢者，每日平均增加 $\geq 176.8\mu mol/L$。

（2）高钾血症：肾排钾减少，酸中毒和组织分解过快是主要原因，可诱发各种心律失常，是急性肾衰竭最严重的并发症，是起病第一周死亡最常见的原因。

（3）代谢性酸中毒：患者合并高分解状态，酸性代谢产物增多，同时肾排泄酸减少。

（4）稀释性低钠、低氯血症、高磷、低钙等，但不如慢性肾衰竭明显。

（三）恢复期

此期持续 1～3 周，肾小球滤过率逐渐恢复，少尿型患者开始出现利尿，可有多尿表现，每日尿量可达 3000～5000mL 或更多，这是肾功能开始恢复的标志。与肾小球滤过率相比，肾小管上皮细胞的功能恢复相对延迟，需数月才能恢复。多尿期早期仍可有高钾血症，后期则易发生低钾血症，易发生感染、心血管并发症和上消化道出血等。

三、辅助检查

（一）血液检查

可有轻至中度贫血，白细胞增多，血小板减少。血肌酐平均每天增加 $\geq 44.2mmol/L$。血 pH 低于 7.35。血清钾升高 $> 5.5mmol/L$，血清钠正常或偏低，血清钙降低，血清磷升高。

（二）尿液检查

尿比重低且固定，在 1.010～1.015；尿蛋白定性（±）～（＋），以小分子蛋白为主。尿渗透浓度与血渗透浓度之比低于 1:1。尿钠增高,多在 $20 \sim 60 mmol/L$,滤过钠排泄分数(即尿钠、血钠之比/尿肌酐、血肌酐之比×100)大于 1,肾衰指数(尿钠浓度与尿肌酐、血肌酐比值之比)常大于 1。若肾衰指数和滤过钠排泄分数都小于 1,为肾前性 ARF,也可通过补液和呋塞米试验来进行区别。

(三)影像学检查

尿路超声对排除尿路梗阻很有帮助。

(四)肾活检

排除肾前性和肾后性原因后,肾脏 ARF 是肾活检的指征。

四、治疗

(一)积极治疗原发病,去除病因

积极处理各种严重外伤、心力衰竭、急性失血,停用导致肾毒性的药物,解决尿路梗阻等。

(二)少尿期

以对症处理、预防并发症为主。

1.保持体液平衡

一般采用量出为入的原则,每日进水量为前一天液体总排出量加 500mL。

2.纠正高血钾、酸中毒、感染

若血钾超过 $6.5 mmol/L$、$HCO_3^- < 15 mmol/L$,立即紧急处理;若发生感染,尽早使用无肾毒性药物,根据内生肌酐清除率调整用药剂量。

3.补充营养

有助于肾小管损伤上皮细胞的修复和再生。热量为 $35 kcal/(kg \cdot d)$,蛋白质为 $0.8g/(kg \cdot d)$,接受透析者可放宽标准。避免食用含钾多的食物。

(三)维持期

应继续维持水、电解质和酸碱平衡,控制氮质血症,防治并发症。多尿期 1 周后,血尿素氮和肌酐可逐渐降到正常。

(四)恢复期的治疗

一般无须特殊治疗。注重营养,避免使用损害肾脏的药物。

(五)透析治疗

患者出现严重心包炎、尿毒症脑病、高钾血症、严重代谢性酸中毒、容量负荷过重,药物疗效差时尽快透析。对重症 ARF 患者,可采用间歇性血液透析(IHD)或连续性肾脏替代治疗(CRRT)。

五、护理

(一)体液过多

(1)指导患者绝对卧床休息,可减少代谢产物生成。并适当抬高患者水肿的肢体,可减轻局部水肿。

（2）准确记录 24 小时尿量，并观察尿的颜色，指导患者正确留取尿标本。

（3）严格控制液体入量，每天以前一天的尿量加 500mL 为宜。发热患者在体重不增加的情况下可适当增加液体入量。

（4）遵医嘱使用利尿剂，并观察治疗效果及不良反应。

（二）饮食指导

（1）提供足够的蛋白质、热量，以减少内源性蛋白分解，促使伤口愈合，减少感染等并发症。非透析者，热量 35kcal/(kg·d)，蛋白质 0.6g/(kg·d)；不能口服者，胃肠外补液以 50% 葡萄糖注射液补充热量，每日 200～300g 必需氨基酸；营养不良、透析者，蛋白质 1.0～1.2g/(kg·d)，热量 50kcal/kg，胃肠外营养氨基酸 1.0～1.2g/(kg·d)(EAA＋NEAA)。

（2）脂肪及维生素和微量营养素的供给：脂肪占总热卡量的 30%～40%，由于急性肾衰竭时，脂蛋白脂酶和肝脏甘油三酯脂酶活性降低，脂肪代谢减慢，所以，应注意高脂血症的发生。

急性肾衰竭时应注意补充水溶性维生素、维生素 E、硒及叶酸、维生素 B_1、维生素 B_3 和其他抗氧化剂，因肾衰竭体内维生素 A 水平较高，不需补充维生素 A。同时应限制钠盐摄入，根据病情限制高钾食物的摄入。

（三）心理护理

（1）介绍急性肾衰竭的病因、治疗及预后，提高患者对疾病的认识，减少顾虑。

（2）鼓励患者表达自身感受，保持积极乐观的心态，增强对疾病治疗和生活的信心，提高生活质量。

（3）指导患者家属及亲友多陪护患者，给予患者最大的心理支持。

（四）病情观察及护理

（1）动态监测生命体征变化，危重患者应安置床旁心电监护，详细观察并倾听患者的表现及主诉，及早发现有无心力衰竭、呼吸衰竭、肺水肿及消化道出血的发生。

（2）遵医嘱记录每日出入量，尤其是尿量的变化，及时为医生的治疗提供有效数据。

（3）遵医嘱监测血清电解质的变化，观察有无高血钾、低血钙的征象，以便及时处理。

（4）观察利尿剂、扩血管药、抗感染药的使用效果及不良反应。

（五）健康教育

（1）预防急性肾衰竭的再发生，避免使用肾毒性药物；避免导致肾血流灌注不足的因素（脱水、失血、休克）。积极预防各类感染及食物中毒，避免工业毒物的接触。

（2）少尿期严格限制水、钠、钾的摄入，合理饮食，保证机体代谢需要。

（3）注意个人卫生、避免受凉。适当锻炼，增强体质。恢复期应尽量避免妊娠、手术、外伤等可能导致肾功能受损加重的因素。

（4）加强患者的自我监测及管理意识，要求患者每日测量尿量，定期随访。

（李　蕾）

第五节　慢性肾功能衰竭

慢性肾功能衰竭（CRF）又称为慢性肾功能不全，简称慢性肾衰竭，是指各种原因造成的慢性进行性肾实质损害,肾单位逐渐硬化,数量减少,肾功能缓慢进行性减退,最终出现代谢产物潴留,水、电解质及酸碱平衡失调,全身各系统受累为主要表现的临床综合征,也称为尿毒症。

一、病因及发病机制

(一)病因

1.各型原发性肾小球肾炎

膜增殖性肾炎、急进性肾炎、膜性肾炎、局灶性肾小球硬化症等如果得不到积极有效的治疗,最终导致尿毒症。

2.继发于全身性疾病

如高血压及动脉硬化、系统性红斑狼疮、过敏性紫癜肾炎、糖尿病、痛风等,可引发尿毒症。

3.慢性肾脏感染性疾患

如慢性肾盂肾炎,也可导致尿毒症。

4.慢性尿路梗阻

如肾结石、双侧输尿管结石、尿路狭窄、前列腺肥大、肿瘤等,也是尿毒症的病因之一。

5.先天性肾脏疾患

如多囊肾、遗传性肾炎及各种先天性肾小管功能障碍等,也可引起尿毒症。

6.其他原因

如服用肾毒性药物,以及盲目减肥等均有可能引发尿毒症。

(二)发病机制

本病的发病机制未完全明了,有以下 5 种学说。

1.慢性肾衰竭进行性恶化的发病机制

(1)肾小球高滤过学说:CRF 时残余肾单位肾小球出现高灌注和高滤过状态是导致肾小球硬化和残余肾单位进一步丧失的重要原因之一。由于高滤过的存在,可促进系膜细胞增殖和基质增加,导致微动脉瘤的形成。

(2)肾单位高代谢:CRF 时残余肾单位肾小管高代谢状况,是肾小管萎缩、间质纤维化和肾单位进行性损害的重要原因之一。

(3)肾组织上皮细胞表型转化的作用:在某些生长因子或炎症因子的诱导下,肾小管上皮细胞、肾小球上皮细胞、肾间质成纤维细胞均可转变为肌成纤维细胞,在肾间质纤维化、局灶节段性或球性肾小球硬化过程中起重要作用。

(4)某些细胞因子(生长因子)的作用:白细胞介素 1、单个核细胞趋化蛋白 1、血管紧张素 2、内皮素 1 等均参与肾小球和小管间质的损伤过程,并在促进细胞外基质增多中起重要作用。

(5)其他:在多种慢性肾病动物模型中,均发现肾脏固有细胞凋亡增多与肾小球硬化、小管萎缩、间质纤维化有密切关系,提示细胞凋亡可能在 CRF 进展中起某种作用。此外,近年发现,醛固酮过多也参与肾小球硬化和间质纤维化的过程。

2.尿毒症的发生机制

目前一般认为,尿毒症的症状及体内各系统损害的原因,主要与尿毒症毒素的毒性作用有关,同时也与多种体液因子或营养素的缺乏有关。尿毒症毒素是由于绝大部分肾实质破坏,因而不能排泄多种代谢废物和不能降解某些内分泌激素,致使其积蓄在体内起毒性作用,引起某些尿毒症症状。尿毒症分为3个阶段。①肾功能不全代偿期 GFR>50mL/min,血肌酐<178μmol/L,血尿素氮<9mmol/L。②肾功能不全失代偿期:GFR>25mL/min,血肌酐>178μmol/L,血尿素氮>9mmol/L。③肾功能衰竭期:GFR<25mL/min,血肌酐>445μmol/L,血尿素氮>20mmol/L。

二、临床表现

(一)水、电解质和酸碱平衡失调

1.钠、水平衡失调

常有钠、水潴留,而发生水肿、高血压和心力衰竭。

2.钾的平衡失调

大多数患者的血钾正常,一直到尿毒症时才会发生高钾血症。

3.酸中毒

慢性肾衰竭时,代谢产物如磷酸、硫酸等酸性物质因肾的排泄障碍而潴留,肾小管分泌氢离子的功能缺陷和小管制造 NH_3 的能力差,因而造成血阴离子间隙增加,而血 HCO_3^- 浓度下降,这就是尿毒症酸中毒的特征。如二氧化碳结合力<13.5mmol/L,则可有较明显症状,如呼吸深长、食欲缺乏、呕吐、虚弱无力,严重者可昏迷、心力衰竭和(或)血压下降。酸中毒是最常见死因之一。

4.钙和磷的平衡失调

血钙常降低,很少引起症状。

5.高镁血症

当 GFR<20mL/min 时,常有轻度高镁血症,患者常无任何症状,仍不宜使用含镁的药物。透析是最佳解决方法。

6.高磷血症

防止血磷升高有利于防止甲状旁腺功能亢进。

(二)各系统症状和体征

1.心血管和肺症状

心、肺病变及水钠潴留、肾缺血、肾素分泌增加引起的高血压长期作用于心可引起心力衰竭。血液内尿素过高渗入心包和胸膜可引起纤维素性心包炎和纤维素性胸膜炎,听诊时可听到心包和胸膜摩擦音。心力衰竭可引起肺水肿。血尿素从呼吸道排出可引起呼吸道炎症,有时沿肺泡壁可有透明膜形成;肺毛细血管通透性增加,肺泡腔内有大量纤维蛋白及单核细胞渗出,很少中性粒细胞,称为尿毒症性肺炎。

2.血液系统症状

造血系统主要改变为贫血和出血。贫血原因:①严重肾组织损害时促红细胞生成素产生不足;②体内蓄积的代谢产物,有些如酚及其衍生物可抑制骨髓的造血功能,另一些毒物如胍及其衍生物可缩短红细胞生存期,加速红细胞破坏并可引起溶血;③转铁蛋白从尿中丧失过多,造成体内铁的运输障碍。

尿毒症患者常有出血倾向,表现为牙龈出血、鼻出血、消化道出血等。出血的原因:①毒性物质抑制骨髓,血小板生成减少;②有些患者血小板数量并不减少,却有出血倾向;这可能是由于血液内胍类毒性物质造成血小板功能障碍,使血小板凝聚力减弱和释放血小板第Ⅲ因子的作用降低所致。

3.神经、肌肉系统症状

疲乏、失眠、注意力不集中是慢性肾衰竭的早期症状之一,其后会出现性格改变、抑郁、记忆力减退、判断错误,并可有神经肌肉兴奋性增加,尿毒症时常有精神异常、对外界反应淡漠、谵妄、惊厥、幻觉、昏迷等。

4.胃肠道症状

为最早、最常见的症状。体内堆积的尿素排入消化道,在肠内经细菌尿素酶的作用形成氨,可刺激胃肠黏膜引起纤维素性炎症,甚至形成溃疡和出血。病变范围广,从口腔、食管至直肠都可受累。以尿毒性食管炎、胃炎和结肠炎较为常见。患者常有恶心、呕吐、腹痛、腹泻、便血等症状。

5.皮肤症状

皮肤瘙痒是常见症状,尿毒症患者皮肤常呈灰黄色并有瘙痒,皮肤的颜色与贫血和尿色素在皮肤内积聚有关。体内蓄积的尿素可通过汗腺排出,在皮肤表面形成结晶状粉末称为尿素霜,常见于鼻、颊等处。瘙痒的原因不清楚,可能与尿素对神经末梢的刺激有关。

6.肾性骨营养不良症

包括纤维性骨炎、肾性骨软化症、骨质疏松症和肾性骨硬化症。

7.内分泌失调

在感染时,可发生肾上腺功能不全。慢性肾衰竭的血浆肾素可正常或升高,血浆 1,25-$(OH)_2D_3$ 则降低,血浆红细胞生成素降低。性功能障碍,患儿性成熟延迟。

8.易于并发感染

尿毒症常见的感染是肺部和尿路感染。

9.代谢失调及其他

(1)体温过低基础代谢率常下降,患者体温常低于正常人约 $1℃$。

(2)糖类代谢异常,慢性肾衰竭时原有的糖尿病胰岛素量会减少,因胰岛素降解减少。

(3)高尿酸血症,其升高速度比肌酐和尿素氮慢。

(4)脂代谢异常。

三、辅助检查

(一)血常规检查

可有红细胞计数降低、血红蛋白浓度下降,白细胞计数可升高或降低。

(二)肾功能检查

内生肌酐清除率降低,血肌酐和尿素氮进行性上升。

（三）血生化检查

血浆蛋白降低,总蛋白在 60g/L,血清钾、钠浓度随病情变化。血钙降低,血磷升高。

（四）尿液检查

夜尿增多,尿渗透压下降。尿沉渣检查可见红细胞、白细胞、颗粒管型等。

（五）影像学检查

影像学检查包括 B 超、肾区腹部 X 线平片、CT 示双肾缩小。

四、治疗

（一）治疗基础疾病和使肾衰竭恶化的因素

及时诊断、治疗慢性肾衰竭基本疾病,是处理肾衰竭的关键。

（二）延缓慢性肾衰竭的发展

(1)饮食治疗。①限制蛋白饮食,减少饮食中蛋白质含量能使血尿素氮(BUN)水平下降,尿毒症症状减轻。还有利于降低血磷和减轻酸中毒。一般根据 GFR 具体调整蛋白摄入量。②高热量摄入。摄入足量的糖类和脂肪。

(2)必需氨基酸的应用。

(3)控制全身性和(或)肾小球内高压力首选 ACE 抑制药和血管紧张素 Ⅱ 受体拮抗药。

(4)其他高脂血症的治疗,与一般高血脂者相同,高尿酸血症通常不需要治疗。

(5)中医药疗法。

（三）并发症的治疗

1.水、电解质失调

(1)钠、水平衡失调没有水肿的患者,不需禁盐,有水肿者,应限制盐和水的摄入。如水肿较重,可试用呋塞米,但必须在肾尚能对利尿药发生反应时应用。已透析者,应加强超滤。如水肿伴有稀释性低钠血症,则需严格限制水的摄入,如果钠、水平衡失调而造成严重情况,对常规的治疗方法无效时,应紧急进行透析治疗。

(2)高钾血症判断诱发因素,如血钾仅中度升高,应首先治疗引起高血钾的原因和限制从饮食摄入钾。如果高钾血症＞6.5mmol/L,出现心电图高钾表现,甚至肌无力,必须紧急处理。

(3)代谢性酸中毒。如酸中毒不严重,低钠饮食情况不可口服碳酸氢钠。二氧化碳结合力低于 13.5mmol/L,尤其伴有昏迷或深大呼吸时,应静脉补碱。

(4)钙磷平衡失调应于慢性肾衰竭的早期防治高磷血症,积极使用肠道磷结合药,宜经常监测血清磷、钙水平。

2.心血管和肺并发症

(1)慢性肾衰竭患者的高血压多数是容量依赖性,患者宜减少水盐摄入。

(2)尿毒症心包炎应积极透析,着重防止心脏压塞。如出现心脏压塞征象时,紧急做心包穿刺或心包切开引流。

(3)心力衰竭其治疗方法与一般心力衰竭的治疗相同,要强调清除钠、水潴留,使用较大剂量呋塞米,必要时做透析超滤。可使用洋地黄类药物。

（4）尿毒症肺炎可用透析疗法。

3.血液系统并发症

维持性慢性透析,能改善慢性肾衰竭的贫血。在没有条件使用 EPO 者,如果血红蛋白小于 60g/L,则应予小量多次输血,证实有缺铁者应补铁剂,充分补铁后,再使用 EPO。

红细胞生成素治疗肾衰竭贫血,其疗效显著。

4.肾性骨营养不良症

骨化三醇的使用指征是肾性骨营养不良症,对骨软化症疗效颇佳,在治疗中,要密切监测血磷和血钙。

5.感染抗生素的选择和应用的原则

与一般感染相同。若抗生素是经由肾排泄的,可给予一次负荷剂量后,按 GFR 下降的情况调整其剂量。在疗效相近的情况下,应选用肾毒性最小的药物。金霉素、呋喃妥因等不宜应用。

6.神经精神和肌肉系统症状

充分地透析可改善神经精神和肌肉系统症状。成功的肾移植后,周围神经病变可显著改善。骨化三醇和加强补充营养可改善部分患者肌病的症状,使用 EPO 可能对肌病有效。

7.其他

（1）糖尿病肾衰竭患者随着 GFR 不断下降,必须相应调整胰岛素用量。

（2）皮肤瘙痒:外用乳化油剂,口服抗组胺药,控制磷的摄入及强化透析,甲状旁腺次全切除术有时对顽固性皮肤瘙痒症有效。

（四）药物的使用

根据药物代谢与排泄途径,内生肌酐清除率等因素,决定药物使用的剂量。

（五）追踪随访

定期随访以便对病情发展进行监测,应至少每 3 个月就诊 1 次。

（六）透析疗法

慢性肾衰竭当血肌酐高于 $707\mu mol/L$,且患者开始出现尿毒症症状时,应透析治疗。

（1）血液透析:先做动静脉内瘘。

（2）腹膜透析特别适用于儿童、心血管情况不稳定的老年人、DM 患者或做动静脉内瘘有困难者。腹腔感染为最主要并发症。

（七）肾移植

肾移植可望重新恢复肾功能,但术后长期应用免疫抑制药物。

（八）尿毒症的替代治疗

当慢性肾衰竭患者 GFR 为 6～10mL/min 并有明显尿毒症临床表现,经治疗不能缓解时,则应进行透析治疗。对糖尿病肾病,可适当提前(GFR 10～15mL/min)安排透析。血液透析(简称血透)和腹膜透析(简称腹透)的疗效相近,但各有其优缺点,在临床应用上可互为补充。但透析疗法仅可部分替代肾的排泄功能(对小分子溶质的清除仅相当于正常肾的 10％～15％),不能代替其内分泌和代谢功能。患者通常应先做一个时期透析,待病情稳定并符合有关条件后,可考虑进行肾移植术。

1.血液透析

血透前 3～4 周,应预先给患者做动静脉内瘘(位置一般在前臂),以形成血流通道,便于穿刺。血透治疗一般每周做 3 次,每次 4～6 小时。在开始血液透析 4～8 周,尿毒症症状逐渐好转;如能长期坚持合理的透析,不少患者能存活 15～20 年以上。但透析治疗间断地清除溶质的方式使血容量、溶质浓度的波动较大,不符合生理状态,甚至产生一些不良反应。

2.腹膜透析

持续性不卧床腹膜透析疗法(CAPD)设备简单,易于操作,安全有效,可在患者家中自行操作。每日将透析液输入腹腔,并交换 4 次(6 小时 1 次),每次约 2L。CAPD 是持续地进行透析,对尿毒症毒素持续地被清除,血容量不会出现明显波动,故患者也感觉较舒服。CAPD 在保存残存肾功能方面优于血透,费用也较血透低。CAPD 的装置和操作近年已有很大的改进,例如使用 Y 形管道,腹膜炎等并发症已大为减少。CAPD 尤其适用于老人、心血管功能不稳定者、糖尿病患者、患儿或做动静脉内瘘有困难者。

3.肾移植

成功的肾移植会恢复正常的肾功能(包括内分泌和代谢功能),可使患者几乎完全康复。肾移植需长期使用免疫抑制药,以防排斥反应,常用的药物为糖皮质激素、环孢素(或他克莫司)、硫唑嘌呤(或麦考酚吗乙酯)等。由于移植后长期使用免疫抑制药,故并发感染者增加,恶性肿瘤的患病率也有增高。

五、护理

(一)一般护理

1.合理安排活动与休息

慢性肾衰竭患者以休息为主,根据病情程度不同,活动量的安排不同。病情稳定者,可在护理人员陪伴下活动,活动以不出现疲劳、胸痛、心悸、憋喘、头晕为度;病情较重者,绝对卧床休息,保证安全和舒适。对长期卧床者,进行定时翻身和被动肢体活动,防止压疮、肌肉萎缩和静脉血栓形成。

2.优质低蛋白结合必需氨基酸/α-酮酸(LPD+α-KA/EAA)及低磷饮食

(1)优质低蛋白饮食(LPD):以动物蛋白为主,减少植物蛋白的摄入。根据内生肌酐清除率来调整蛋白质的摄入量。当 Ccr<50mL/min 时,开始限制蛋白质摄入。Ccr 在 20～50mL/min 时,40g[0.7g/(kg・d)];Ccr 10～20mL/min 时,35g[0.6g/(kg・d)];Ccr 5～10mL/min 时,25g[0.4g/(kg・d)];Ccr<5mL/min 时,20g[0.3g/(kg・d)]。米面中的植物蛋白质含量较高(50g 主食约含 5g 蛋白质),应尽量去除,以麦淀粉为主食,也可用其他淀粉类做主食,提供热量。若患者进行透析,因蛋白质丢失多,需相应增加蛋白质摄入量,血液透析1.1～1.5g/(kg・d);腹膜透析 1.2～1.5g/(kg・d)。

(2)必需氨基酸(EAA)或 α-酮酸(α-KA):对限制蛋白质的患者,为避免负氮平衡,需给予必需氨基酸或 α-酮酸。α-酮酸可与身体中的胺基结合生成相应的必需氨基酸,有助于降低血尿素氮水平,改善营养状况;酮酸制剂中含有钙,有助于纠正钙磷代谢紊乱,减轻继发性甲状旁腺功能亢进。

（3）低磷饮食：患者磷的摄入量应在 $600\sim800mg/d$。磷在动物蛋白质食物中，在烹煮时可溶于汤中，因此建议患者吃肉弃汤。

（4）水、钠、热量、钾、维生素的摄入：水的摄入应量出为入。

3.防治感染

定期对病室清洁消毒，防止交叉感染。进行透析、导尿、置管等操作时，要严格注意无菌。协助患者做好全身皮肤黏膜的清洁卫生。

4.病情观察

观察 CRF 症状、体征的变化，监测肾功能、电解质紊乱、血白蛋白水平、有无感染征象、有无体液过多（如体重迅速增加、血压升高、心率加快、憋喘、肺底湿啰音、颈静脉怒张等）。观察体重、尿量变化，记录液体出入量。

（二）用药护理

（1）静脉输注必需氨基酸时要注意输液速度，不在氨基酸内加入其他药物。

（2）使用红细胞生成素纠正贫血时，注意药物不良反应，主要有头痛、血压高、癫痫发作等，定期监测血红蛋白和血细胞比容，调节药量。

（3）使用骨化三醇治疗肾性骨病时，经常监测血钙、血磷浓度。

（4）使用碳酸氢钠纠酸时，要注意观察有无低血钙抽搐，这是因为在酸性状态下，体内游离钙多，纠酸过程中游离钙减少，会发生抽搐。

（三）健康教育

（1）积极治疗原发病，监测肾功能变化，避免各种加重肾损害的诱因，如感染、劳累、脱水、高蛋白高脂饮食、高血压、肾毒性药物等。

（2）指导患者饮食和活动量安排。尤其是饮食，告知患者如何保持出入量平衡，如何进行优质低蛋白饮食，如何合理摄入钾、钠。

（3）定期监测肾功能、血电解质和酸碱平衡。观察水肿、血压、心功能等变化情况。

（4）不自行用药，感染发生时，在医生指导下根据肾小球滤过率调整药量。

（李　蕾）

第五章 内分泌系统疾病

第一节 甲状腺功能减退症

甲状腺功能减退症简称甲减,是指由不同原因引起的甲状腺激素(TH)缺乏,导致机体代谢和身体的各个系统功能减退而引起的临床综合病征,是较常见的内分泌疾病。甲减在各种年龄均可发生,但发病年龄大多在 30～60 岁;50 岁以上发病率上升。患者以女性居多,约是男性的 4 倍。成年人的甲状腺功能减退也称为黏液性水肿,于胚胎期起病者,称为呆小病或克汀病。先天性甲状腺功能减退症的发病率为新生儿的 1/4000。发病率的增加与放射性碘治疗有关。甲状腺功能减退症在碘缺乏地区更为普遍。碘缺乏是导致世界范围内甲状腺功能减退症的最常见原因。

一、病因及发病机制

依据患者伴有或不伴有甲状腺肿大,原发性甲状腺功能减退的病因如下。

(一)甲状腺不肿大

甲状腺先天发育异常,多有家族倾向;特发性甲减原因不明,有称此症是慢性淋巴细胞性甲状腺炎的后期;放射性碘或甲状腺手术治疗以后;颈部放射线外照射治疗后,如淋巴瘤治疗后。

(二)甲状腺肿大

甲状腺激素合成障碍为常染色体隐性遗传,占先天性甲状腺功能减退的 25％～30％;由于母亲体内的碘化物或抗甲状腺制剂传递给胎儿致病;碘缺乏,每日摄碘量＜25μg,及由天然的致甲状腺肿物质如木薯引起;药物,硫脲类抗甲状腺药、氨水杨酸碘化物、保泰松及锂盐等引起;慢性淋巴细胞性甲状腺炎。

(三)垂体和下丘脑疾病

可引起继发性甲状腺功能减退。

二、临床表现

(一)一般表现

有畏寒、少汗、乏力,少言懒动、动作缓慢、体温偏低、食欲减退而体重无明显减轻。典型黏液性水肿往往呈现表情淡漠,面色苍白,眼睑水肿,唇厚舌大。皮肤干燥、发凉、增厚、粗糙多落屑,毛发脱落,少数患者指甲厚脆、多裂纹。双手、双足及眶周黏液性水肿,踝部非凹陷性水肿。由于贫血与胡萝卜素血症,可致手脚呈姜黄色。

(二)神经系统表现

乏力,失去活力,记忆力减退,智力低下。反应迟钝,多嗜睡,精神抑郁,有时多虑而有神经质表现,严重者发展为猜疑型精神分裂症。后期多痴呆、出现幻觉、木僵或昏睡,少数患者会出现神经系统症状,如听力下降甚至丧失,放松状况下腱反射减弱或消失。有 $20\% \sim 25\%$ 病情严重者可发生惊厥。因黏蛋白沉积可致小脑功能障碍,呈现共济失调、眼球震颤等。

(三)心血管系统表现

心动过缓,常为窦性。常觉心悸、气短,心脏扩大,下肢水肿,多为非可凹性,有时伴有心包、胸腔甚或腹腔等多浆膜腔积液。久病者由于血胆固醇增高,易并发冠状动脉粥样硬化性心脏病,一些患者的血压可升高。

(四)呼吸系统表现

由于舌咽增大,呼吸肌无力,肺间质水肿,胸腔积液,导致上呼吸道阻塞,可出现声音嘶哑、呼吸困难及睡眠呼吸暂停综合征。

(五)消化系统表现

常有厌食、腹胀、便秘,严重者出现麻痹性肠梗阻或黏液性水肿巨结肠。由于胃酸缺乏或吸收维生素 B_{12} 失常,可导致缺铁性贫血或恶性贫血。

(六)内分泌系统表现

性欲减退,男性患者常有阳痿,女性患者可有月经不调,不易怀孕。使用胰岛素治疗的糖尿病患者对外源性胰岛素敏感性增加。原发性甲减伴自身免疫所致的肾上腺皮质功能减退和 1 型糖尿病,称为 Schmidt 综合征。

(七)肌肉与关节表现

肌肉疼痛、强直、痉挛、无力、水肿及肥大;关节表现为非炎性黏液渗出,软骨钙质沉着,关节破坏及屈肌腱鞘炎等;腕管综合征,由于腕管中黏蛋白物质在神经外堆积,引起手指疼痛或感觉异常。

(八)黏液性水肿昏迷

见于病情严重者,诱发因素为寒冷、感染、手术和使用麻醉、镇静药物。临床表现为嗜睡,低体温($<35℃$),呼吸减慢,心动过缓,血压下降,四肢肌肉松弛,反射减弱或消失,甚或昏迷、休克、心肾功能不全而危及生命。一旦发生应及早抢救。

三、辅助检查

(一)甲状腺功能检查

(1)TSH 或(sTSH):原发性甲减患者增高,下丘脑,垂体性甲减患者减低。多大于5.0mU/mL。

(2)血清总 T_4(TT$_4$)或游离 T_4(FT$_4$):降低。

(3)血清总 T_3(TT$_3$)或游离 T_3(FT$_3$):减低,仅见于后期或病重者。

(4)血清总 T_3（TT_3）：明显减低，由于 T_4 转化为 T_3 增多以代偿甲减所致；羊水中 TT_3 下降，有助于先天性甲减产前诊断。

(5)$T_4 < 52 \text{mmol/L}$。

(6)甲状腺摄[131]I率降低。

（二）病变部位鉴定

(1)血清 TSH 或 sTSH：原发性甲减患者增高，下丘脑—垂体性患者常减低。

(2)TRH 兴奋试验：静脉注射 TRH $200 \sim 500 \mu g$ 后，血清 TSH 无升高反应者提示垂体性；延迟升高者为下丘脑性；如 TSH 基值已增高，TRH 刺激后更高，提示原发性甲减。

(3)血清 TSH 基础值或对 TRH 兴奋试验反应正常或增高，临床无甲亢表现，提示为外周 TH 受体抵抗性甲减。

（三）一般检查

(1)血液系统检查：由于 TH 不足，影响促红细胞生成素合成而骨髓造血功能减低，可致轻中度正常细胞型正常色素细胞性贫血；由于月经量多而致使铁缺乏可引起小细胞低色素性贫血；少数由于胃酸低、缺乏内因子维生素 B_{12} 或叶酸可致大细胞性贫血。

(2)脂代谢：血胆固醇、甘油三酯和 β 脂蛋白常增高。

(3)血糖正常或偏低。

(4)心电图检查：可能显示心动过缓和低电压。

四、治疗

（一）替代治疗

各种类型的甲减均需用甲状腺激素替代治疗，永久性甲减患者需要终身服药，首选左甲状腺素。治疗的目标是用最小剂量纠正甲减同时不产生明显的不良反应，使血 TSH 和 TH 水平保持在正常范围内。

（二）对症治疗

贫血患者补充铁剂、维生素 B_{12}、叶酸等。胃酸低者补充稀盐酸，与甲状腺激素合用疗效好。

（三）亚临床甲减的处理

亚临床甲减引起的血脂异常可促使动脉粥样硬化，部分患者可发展为临床甲减。目前认为只要患者有高胆固醇血症、血清 $TSH > 10 \text{mU/L}$，就需要给予左甲状腺素治疗。

（四）黏液性水肿昏迷的治疗

(1)立即静脉补充甲状腺激素，清醒后改用口服药物继续治疗。

(2)保温，给予吸氧，保持呼吸道通畅，必要时行气管切开、机械通气等。

(3)氢化可的松 $200 \sim 300 \text{mg/d}$ 持续静脉滴注，待患者清醒后逐渐减量。根据需要补液，但补液量不宜过多。

(4)控制感染，治疗原发病。

五、护理

（一）病情观察和症状护理

1.监测生命体征变化

甲减患者由于甲状腺素分泌不足,往往存在低代谢症候群,患者表现为怕冷、低体温、行动迟缓、记忆力减退、注意力不集中、易疲乏等。要注意观察患者有无颤抖、发冷、皮肤苍白等低体温现象,以及心律不齐、心动过缓。同时要注意调节室温,适当保暖,以免患者着凉。若患者体温<35℃,应考虑黏液性水肿昏迷,及时报告医师。

2.观察神志和精神状态

甲减患者常存在表情淡漠、反应迟钝、言语缓慢、音调嘶哑等黏液性水肿症状,所以要注意监测患者身体与精神、智力的变化,及时发现精神异常如痴呆、幻想、木僵、昏睡等,如有及时报告医生,及时干预,确保患者安全。

3.注意皮肤护理

甲减患者存在面颊及眼睑水肿,皮肤萎黄、粗糙、少光泽,毛发干燥、稀疏、脆、易脱落等症状。每日用温水擦洗皮肤并涂以润肤油,防止皮肤干裂。观察患者皮肤有无发红、起水疱或破损等,避免造成压疮。避免使用肥皂,洗完后用刺激性小的润肤油涂擦。

4.观察活动能力

甲减患者常感到疲乏无力,体检时可见肌肉萎缩、反射弛缓期延长,有的甚至出现关节腔和胸膜腔、腹膜腔、心包腔积液及心脏扩大、血压升高、动脉粥样硬化及冠心病等,影响患者的活动能力。要指导和鼓励患者适当活动,对于活动能力和反应能力低下者,应注意保护,保证其活动范围内无障碍物,地面清洁、干燥,以防发生意外。

5.观察进食和营养状况

甲减患者由于肠蠕动减慢,患者常存在腹胀、便秘、厌食等,所以要注意指导患者进食高蛋白、高糖、富含维生素、低脂饮食,食品烹饪时要注意清淡易消化,少食多餐以免加重肠道负担,准备饮食时还要考虑患者的喜好。多食蔬菜、水果以增加膳食纤维摄入,每日饮入2000～3000mL水分,教会患者腹部按摩方法,必要时给予缓泻剂、清洁灌肠以保持其排便通畅。同时教育患者每日定时排便,养成规律排便的习惯。注意观察患者排便次数、性质、量的改变,观察有无腹胀、腹痛等麻痹性肠梗阻表现。

（二）药物护理

(1)用药前后分别测脉搏,观察有无心悸、腹痛、心律失常、出汗、烦躁不安等药物过量的症状。

(2)观察患者的体重和水肿情况。

(3)甲状腺制剂需长期或终身服用,不能随意间断。

（三）心理护理

多与患者交谈,让患者倾诉自己的想法,鼓励患者家属及其亲友探视患者,与患者多沟通,理解其行为,提供心理支持。鼓励患者多参与社交活动,结交朋友。

（四）健康教育

（1）地方性甲减多与碘摄入不足有关，要指导患者食用碘化盐；药物引起者应注意及时调整剂量。

（2）适当体育锻炼，提高机体抵抗力。

（3）注意个人卫生，避免皮肤破损、感染和创伤。

（4）冬季注意保暖。

（5）解释终身服药的必要性，向患者说明按时服药，不可随意停药或变更剂量，解释其严重后果。指导患者定时到医院复查。

（6）指导及安排患者出院后的活动计划。鼓励家属多关心，给予支持。

（刘　静）

第二节　甲状腺功能亢进症

甲状腺功能亢进症简称甲亢，也称为甲状腺毒症，是指甲状腺病态地合成与分泌过量甲状腺激素［甲状腺素（T_4）及三碘甲腺原氨酸（T_3）］或甲状腺外的某些原因导致血液循环中过高的甲状腺素浓度作用于全身组织，而引起的一系列高代谢表现。

一、临床表现

（一）一般表现

1.高代谢症候群

由于 T_3、T_4 分泌过多，促进物质代谢，加速氧化，使产热、散热明显增多，患者常有疲乏无力、怕热多汗、皮肤温暖潮湿，体重锐减，低热，甲状腺危象时可有高热等。甲状腺激素（TH）促进肠道糖吸收、加速糖的氧化利用和肝糖原分解等，可致糖耐量异常或使糖尿病加重；TH促使脂肪分解与氧化，胆固醇合成、转化及排出速度均加速，常致血中总胆固醇降低；蛋白质代谢加速致负氮平衡，尿酸排出增多。

2.精神、神经系统表现

神经过敏，易于激动，多言善虑，多急躁，双手平举出现震颤；老年患者可表现为表情淡漠、抑郁、迟钝、嗜睡，重者昏睡，称为淡漠型甲亢。

3.心血管系统表现

心悸、胸闷、气短，严重者可发生甲亢性心脏病，具体体征如下。

（1）心动过速：心率可达 90～120 次/分，常为窦性，休息和睡眠时仍快是其特点，并与代谢率呈正相关。这一指标是甲亢诊断和治疗中的一个重要参数，在一定程度上反映了甲亢的严重程度和治疗结果。

（2）心尖部第一心音亢进，常有 1～2 级收缩期杂音。

（3）心律失常：期前收缩，尤其房性期前收缩过多，也可为室性及交界性；还可发生阵发性或持久性心房颤动或心房扑动，偶见房室传导阻滞。

（4）心脏增大：如有心房颤动，增加心脏负荷时则易发生心力衰竭。

（5）收缩压升高，舒张压下降，脉压增大；有时出现周围血管征，如水冲脉、毛细血管搏动等。这是由于代谢的全面增高以及交感神经过度兴奋，以致心脏搏动强而有力，心率加速。

（二）甲状腺

多呈弥散性、对称性肿大，肿大程度与甲亢轻重无明显关系，随吞咽动作上下移动；质软、久病者质地较韧；左、右叶上、下极可有震颤或血管杂音，为诊断本病的重要体征。

（三）眼征

可能由交感神经兴奋眼外肌群和上睑肌，使其张力增高所致。眼球向前突出，突眼度一般不超过 18mm。瞬目稀少，上睑退缩，睑裂增宽。双眼向下看时，上睑不能随眼球下落；向上看时，前额皮肤不能皱起。两眼看近物时，眼球辐辏不良。浸润性突眼还可出现视力疲劳、异物感、怕光、复视、视力减退、眼部胀痛、刺痛、流泪、角膜溃疡或全眼球炎。

（四）甲状腺危象

甲状腺危象是甲状腺功能亢进患者病情恶化时出现的一系列表现。甲亢危象是甲状腺功能亢进症在某些应激因素作用下，导致病情突然恶化，出现高热（39℃以上）、脉率快（140～240次/分）、烦躁不安、大汗淋漓、恶心、呕吐、心房颤动等，以致出现虚脱、休克、谵妄、昏迷等全身代谢功能严重紊乱，并危及患者生命安全的严重表现的概称，如不及时抢救，病死率极高。

（五）胫前黏液性水肿

多见于胫骨前下 1/3 部位，也见于足背、踝关节，偶见于面部。

二、辅助检查

（一）了解机体代谢状态的项目

基础代谢率（BMR）测定；血胆固醇、甘油三酯及尿酸测定。

（二）了解血清甲状腺激素高低的项目

（1）血清总 T_3、T_4（TT_3、TT_4）：TT_3 受血甲状腺结合球蛋白（TBG）的影响，为早期 Graves 病、治疗中疗效观察及停药后复发的敏感指标，也是诊断 T_3 型甲亢的特异性指标。老年淡漠型甲亢或久病者 TT_3 可正常。TT_4 是甲状腺功能的基本筛查指标，受 TBG 等结合蛋白量和结合力变化的影响。

（2）血清游离 T_3、T_4（FT_3、FT_4）不受 TBG 影响，直接反映甲状腺功能状态，是临床诊断甲亢的首选指标。

（三）了解垂体—甲状腺轴调节的项目

甲状腺吸^{131}I 率及甲状腺抑制试验（包括 T_3 抑制试验和甲状腺片抑制试验），血清超敏促甲状腺激素测定（S-TSH），促甲状腺激素释放激素兴奋试验（TRH 兴奋试验）。

（四）了解甲状腺肿大情况的项目

甲状腺 B 超检查、甲状腺放射性核素显影检查等。

（五）甲状腺免疫学检查

促甲状腺受体抗体的测定，如甲状腺刺激性免疫球蛋白测定（TRAb）是鉴别甲亢病因、诊断 GD 的重要指标。未经治疗的 GD 患者血中阳性检出率可达 75%～96%,有早期诊断意义,可判断病情活动、复发,还可作为治疗停药的重要指标。甲状腺微粒体抗体(TMAb)或抗甲状腺过氧化物酶抗体(TPOAb)测定。

(六)了解甲状腺病变性质的项目

甲状腺细针穿刺活检。

(七)心电图(ECG)

可以显示心动过速、心房颤动,以及 P 波、T 波的变化。

三、治疗

(一)一般治疗

予以适当休息。饮食要补充足够热量和营养,包括糖、蛋白质和 B 族维生素等,以补充消耗。精神紧张、不安或失眠较重者,可给予地西泮(安定)等镇静药。

(二)甲亢治疗

甲亢有以下 3 种标准的治疗方法可供选择。

1.抗甲状腺药物

所有患者均可经抗甲状腺药物所控制,应作为甲亢的首选治疗方法。常用的有硫脲类中的甲硫氧嘧啶和丙硫氧嘧啶;咪唑类中的他巴唑与卡比马唑(甲亢平)等。其抗甲状腺的作用机制是抑制甲状腺内过氧化物酶及抑制外周组织的 T_4 转化为 T_3,还具有免疫调节作用。丙硫氧嘧啶是甲亢严重患者和甲亢危象的首选药物。

2.放射性[131]I治疗

甲状腺有高度浓聚[131]I的能力,[131]I衰变时释放出 β 和 γ 射线(其中 99% 为 β 射线),β 射线在组织内的射程仅为 2mm,故电离作用仅限于甲状腺局部而不影响邻近组织。在甲亢患者,[131]I在甲状腺内停留的有效半衰期平均为 3～4 天,因而可使部分甲状腺上皮组织遭到破坏,从而降低甲状腺功能达到治疗的目的。放射性[131]I治疗虽然有效,但其困难是不易准确地计算服用的剂量,以使甲状腺功能恢复到恰到好处的程度。并发症:甲状腺功能减退是主要并发症;放射性甲状腺炎:发生在治疗后 7～10 天;可诱发甲状腺危象;有时可加重浸润性突眼。

3.手术治疗

甲状腺次全切除是治疗甲亢的有效方法之一,多数患者可得以根治,且可使自身免疫反应减弱,复发率较低。

(1)适用于:①药物治疗效果不好,尤其是用药时间长达 2 年以上而无效的患者;②甲状腺肿大明显,特别是结节性或有压迫症状的;③药物治疗后又复发的甲亢;④有药物毒性反应,不能坚持用药的患者。

(2)禁忌证:①甲状腺肿大不明显,症状也较轻者;②甲亢症状重而未控制,手术中或手术后有发生危象可能的患者;③甲状腺次全切除后复发者;④高度突眼,手术后有可能加重者;⑤年老体弱,合并有心、肝、肾等疾病,不能耐受手术者。

(三)合并症的治疗

浸润性突眼:大多数 Graves 病患者的眼征无须特别治疗,当甲状腺功能逐步正常化后,眼征亦逐步好转。但少数的眼征并不随甲状腺功能的恢复而好转,反而有日趋加重者。因此在选择治疗方案时,应注意预防突眼恶化。突眼严重者一般不宜行手术治疗和放射性[131]I治疗。比较安全的是用抗甲状腺药物控制甲亢辅以必要的其他的治疗措施:保护眼睛,戴黑眼镜防止强光与尘土刺激眼睛,睡眠时用抗生素眼膏并戴眼罩,以免角膜暴露而发生角膜炎。高枕、低盐饮食或辅以利尿药可以减轻水肿。0.5%甲基纤维素或0.5%氢化可的松对减轻刺激症状效果较好。严重病例,如严重的角膜暴露时,可考虑眼睑缝合术。特别严重的病例,经各种治疗无效时,可用眶内减压术。

1.药物治疗

可选用泼尼松治疗,根据病情调整剂量。其他免疫抑制剂,如环孢素、环磷酰胺等均可试用。甲状腺片与抗甲状腺药合用,以调整垂体—甲状腺轴功能。

2.球后或垂体放疗

放射线对敏感的淋巴细胞起抑制作用,可减轻眶内球后浸润。在上述激素治疗无效后,方可考虑,本法疗效不肯定,尚有发生垂体功能减退之虞,故少采用。

3.局部黏液性水肿

小范围或轻度的黏液性水肿无须治疗;广泛而严重甚至影响行走或有不适感的黏液性水肿,可用倍他米松局部涂抹,然后用聚乙烯包裹,疗效较好,治疗需维持一年,停药后可能复发。对倍他米松有抵抗的,可改用曲安西龙。

(四)甲状腺危象的治疗

本症应着重于预防,尤其是手术前的准备与发生感染后的预防措施,一般预防效果较好。若一旦发生,即应紧急处理。

(1)降低血液循环中甲状腺激素的浓度。①抑制 T_3、T_4 合成和由 T_4 转化为 T_3 的药物:以丙硫氧嘧啶为首选。②在应用上述药物后,再加用复方碘溶液,碘制剂可阻抑 T_3、T_4 从甲状腺释放入血。

(2)降低周围组织对甲状腺激素和儿茶酚胺的反应:β肾上腺素能受体阻滞剂。①儿茶酚胺耗竭剂。②去甲肾上腺素释放阻滞剂。

(3)拮抗应激可选用氢化可的松或地塞米松静脉输注。

(4)其他:如有高热,可给物理降温或药物降温,可试用异丙嗪、哌替啶各 50mg 静脉滴注。同时给氧,积极防治感染,注意心肾功能、周围循环功能的保护。

四、护理

(一)基础护理

1.环境

保持环境安静、避免嘈杂。患者因基础代谢亢进,常怕热多汗,应安排通风良好、室温适宜的环境。

2.体重监测

每日测量体重,评估患者的体重变化。

3.休息与活动

评估患者的活动量、活动和休息方式,与患者共同制订日常活动计划。活动时以不疲劳为度,维持充足的睡眠,防止病情加重。病情危重或合并有心力衰竭应卧床休息。

4.皮肤护理

对出汗较多的患者,应及时更换衣服及床单,协助沐浴,防止受凉。

5.饮食护理

宜摄入高糖、高蛋白、高维生素饮食,满足高代谢需要。成人每日总热量应在 12 552～14 644kJ,约比正常人提高 50%。蛋白质每日 1～2g/kg,膳食中可以各种形式增加奶类、蛋类、瘦肉类等优质蛋白以纠正体内的负氮平衡。餐次以一日六餐或一日三餐间辅以点心为宜。主食应足量。每日饮水 2000～3000mL,补偿因腹泻、大量出汗及呼吸加快引起的水分丢失,有心脏疾病者除外,以防水肿和心衰。忌食生冷食物,减少食物中粗纤维的摄入,改善排便次数增多等消化道症状。多摄取蔬菜和水果,禁止摄入刺激性的食物及饮料,如浓茶或咖啡等,以免引起患者精神兴奋。患者腹泻时应食用含维生素少且容易消化的软食。慎用卷心菜、花椰菜、甘蓝等含碘丰富的食物。

6.心理护理

指导患者克服不良心理,解除身心因果关系的恶性循环,重建心理平衡,通过机体生理生化反应,促使患者恢复健康。

(二)专科护理

1.药物护理

有效治疗可使体重增加,应指导患者按时按量规则服药,不可自行减量或停服。密切观察药物不良反应。①粒细胞减少,主要表现为突然畏寒、高热、全身肌肉或关节酸痛、咽痛、红肿、溃疡和坏死。要定期复查血常规,在用药第 1 个月,每周查 1 次白细胞,1 个月后每 2 周查 1 次白细胞。若外周血白细胞低于 $3×10^9/L$ 或中性粒细胞低于 $1.5×10^9/L$,考虑停药,并给予利血生、鲨肝醇等促进白细胞增生药物,进行保护性隔离,并预防交叉感染。②严重不良反应,如中毒性肝炎、肝坏死、精神病、胆汁淤滞综合征、狼疮样综合征、味觉丧失等,应立即停药并给予相应治疗。③药疹,可用抗组胺药控制症状,不必停药。若皮疹加重,应立即停药,以免发生剥脱性皮炎。

2.放射性^{131}I的治疗护理

空腹服^{131}I 2 小时以后方可进食,以免影响碘的吸收。在治疗前后 1 个月内避免服用含碘的药物和食物、避免用手按压甲状腺、避免精神刺激、预防感染、密切观察病情变化,警惕甲状腺危象、甲减、放射性甲状腺炎、突眼恶化等并发症发生。

3.眼部护理

指导患者保护眼睛,外出戴深色眼镜,减少光线、异物的刺激。睡前涂抗生素眼膏,眼睑不能闭合者覆盖纱布或眼罩,眼睛勿向上凝视,以免加剧眼球突出和诱发斜视。指导患者减轻眼部症状的方法:0.5%甲基纤维素或 0.5%氢化可的松溶液滴眼,减轻眼睛局部刺激症状;高枕卧位和限制钠盐摄入减轻球后水肿,改善眼部症状;每日做眼球运动以锻炼眼肌,改善眼肌功能。定期眼科角膜检查以防角膜溃疡造成失明。

4.甲状腺危象的护理

(1)立即配合抢救,立即建立静脉通道,给予氧气吸入。

(2)及时、准确、按时遵医嘱用药。注意 PTU 使用后 1 小时再用复方碘溶液,严格掌握碘剂用量,注意观察有无碘剂中毒或过敏反应。按规定时间使用 PTU、复方碘溶液、β 受体阻滞药、氢化可的松等药物。遵医嘱及时通过口腔、静脉补充液体,注意心率过快者静脉输液速度不可过快。

(3)休息:将患者安排在凉爽、安静、空气流通的环境内绝对卧床休息,呼吸困难时取半卧位。

(4)降温:高热者行冰敷或乙醇擦浴等物理降温和(或)药物降温(异丙嗪＋哌替啶)。

(5)密切监测病情:观察生命体征、神志、出入量、躁动情况,尤其要密切监测体温和心率变化情况,注意有无心衰、心律失常、休克等严重并发症。

(6)安全护理:躁动不安者使用床挡加以保护,昏迷者按照昏迷常规护理。做好口腔护理、皮肤护理、会阴护理。保持床单平整、干燥、柔软,防止压疮。

(7)避免诱因:告知患者家属甲状腺危象的诱因,并尽量帮助减少和避免诱因,如感染、精神刺激、创伤、用药不当。

(三)健康教育

(1)指导患者保持身心愉快,避免精神刺激和过度劳累。

(2)指导患者每日清晨卧床时自测脉搏,定期测量体重,脉搏减慢、体重增加是治疗有效的重要标志。

(3)告知患者有关甲亢的疾病、用药知识,教导患者学会自我护理。指导患者上衣领不宜过紧,避免压迫肿大的甲状腺,严禁用手挤压甲状腺以免甲状腺激素分泌过多,加重病情。

(4)向患者解释长期用药的重要性,指导患者按时服药,定期到医院复查,如服用甲状腺药物者应每周查血常规 1 次,每隔 1～2 个月做甲状腺功能测定。讲解使用甲状腺素抑制药的注意事项,如需定期检查甲状腺的大小、基础代谢率、体重、脉压、脉率,密切注意体温的变化,观察咽部有无感染如出现高热、恶心、呕吐、腹泻、突眼加重等应及时就诊。

(5)妊娠期甲亢患者,在妊娠期间及产后力争在对母亲及胎儿无影响的情况下,使甲状腺恢复正常,妊娠期不宜用放射性[131]I和手术治疗,抗甲状腺药物的剂量也不宜过大,由于甲状腺药物可从乳汁分泌,产后如需继续服用,则不宜哺乳。

(刘 静)

第三节 痛风

痛风是慢性嘌呤代谢障碍所致的一组异质性疾病。临床特点为高尿酸血症、反复发作的痛风性急性关节炎、痛风石、间质性肾炎,严重者呈关节畸形及功能障碍,常伴尿酸性尿路结石。本病可分为原发性和继发性两类,其中以原发性痛风占绝大多数。

一、病因及发病机制

(一)病因及分类

痛风病因及发病机制不清,受地域、饮食习惯等因素的影响。

痛风临床上分原发性痛风和继发性痛风两大类。原发性痛风由遗传因素和环境因素共同致病,具有一定的家族易感性,多由先天性嘌呤代谢酶异常所致。继发性痛风发生在其他疾病(如肾病、血液病等)过程中或由服用某些药物,肿瘤放射治疗、化学治疗等多种原因引起。

(二)发病机制

人体内嘌呤的代谢物为尿酸(UA),在正常情况下,体内 2/3 的酸由肾排出,其余由大肠排出。当血尿酸浓度过高时,尿酸即以钠盐的形式沉积在关节、软组织、软骨和肾脏中,引起组织的异物炎症反应,成为痛风的祸根。

一般认为,正常嘌呤饮食状态下,非同日两次空腹血尿酸水平:男性血尿酸 $>420\mu mol/L$,女性 $>360\mu mol/L$,称为高尿酸血症。痛风以中年男性多见,占 90% 以上;女性患者少,多在停经后因荷尔蒙改变影响尿酸排泄所致;老年人则只占 5%,部分与服利尿药有关。

1.高尿酸血症的发病机制

(1)尿酸生成过多占 10%:特发性,酸异常,药物,溶血,骨髓增生性疾病,横纹肌溶解,剧烈运动,高嘌呤饮食,饮酒等。

(2)尿酸排出减少占 70%:原发性(不明原因的分子缺陷导致肾脏排 UA↓),肾功能不全,代谢综合征(肥胖),酸中毒,药物。

(3)混合因素占 20%。

2.痛风关节炎的急性发作机制

主要是由于血 UA 迅速波动所致,是尿酸钠盐结晶引起的炎症反应。血 UA 突然升高,UA 结晶在滑液中沉淀形成针状尿酸盐;血 UA 突然降低,痛风石表面溶解,并释放出不溶性针状结晶(血 UA 可不高)。UA 盐微结晶可趋化白细胞,白细胞吞噬微结晶后释放炎性因子(如 IL-1 等)和水解酶,导致细胞坏死,释放出更多的炎性因子,引起关节软骨溶解和软组织损伤,导致急性发作(红、肿、热、痛)。

二、临床表现

原发性痛风发病年龄大部分在 40 岁以上,多见于中老年,男性占 95%,女性多于绝经期后发病,青少年患病人数不到 1%,常有家族遗传史。痛风临床表现的过程可分为 4 个阶段:无症状期、急性关节炎期、间歇期和慢性关节炎期。

(一)无症状期

仅有血尿酸持续或波动性升高。从血尿酸升高至症状出现可长达数年至数十年,有些终身不出现症状,称为无症状高尿酸血症,只有在发生关节炎时才称为痛风。

(二)急性关节炎期

急性关节炎期是原发性痛风最常见的首发症状。初发时往往为单关节,后来变为多关节。

其中,以拇趾的拇趾关节为好发部位,其次为足底、踝、足跟、膝、腕、指和肘关节。第一次发作通常在夜间,数小时内局部即出现红、热及明显压痛,关节迅速肿胀,并伴有发热、白细胞增多与红细胞沉降率增快等全身症状。疼痛往往十分剧烈,轻度按压便可有剧烈疼痛,患者常在夜间痛醒而难以忍受。受寒、劳累、酗酒、食物过敏、进富含嘌呤食物、感染、创伤和手术等为常见诱发因素。

(三)间歇期

少数患者终身只发作一次便不再复发,也有患者间隔5~10年以后再发,一般在6个月至2年内会第2次发作。通常病程越长,发作越多,病情也越重,并出现X线改变。

(四)慢性关节炎期

多见于未经治疗或治疗不规则的患者。其病理基础是痛风石在骨关节周围组织引起损伤所致,故又称为痛风性慢性关节炎。此期关节炎发作较频,间歇期缩短,疼痛日渐加剧,甚至发作之后不能完全缓解。痛风石的出现是尿酸盐沉积在软骨、滑膜、肌腱和软组织的结果,为本期常见的特征性表现。痛风石以耳郭及拇趾、指间、掌指、肘等关节较为常见,也可见于尺骨鹰嘴滑车和跟腱内。痛风石虽然不痛,但终因痛风石形成过多和关节功能毁坏而造成手、足畸形。痛风石表面的皮肤可以变得十分菲薄,甚至溃破,排出白色粉末状的尿酸盐结晶,此时病变已至后期。

(五)肾脏病变

病程较长的痛风患者约1/3有肾脏损害,表现为以下3种形式。

1.痛风性肾病

为尿酸盐在肾间质组织沉积所致。早期可仅有间歇性蛋白尿和显微镜血尿,随着病程进展,蛋白尿逐渐转为持续性,肾脏浓缩功能受损,出现夜尿增多、等渗尿等。晚期发展为慢性肾功能不全。部分患者以痛风性肾病为最先的临床表现,而关节炎症状不明显,易与肾小球肾炎和原发性高血压合并肾病变混淆。

2.尿酸性肾石病

部分患者可以尿酸性肾结石为首发表现。细小泥沙样结石可随尿液排出无症状,较大结石常引起肾绞痛、血尿及尿路感染症状。

3.急性肾衰竭

由于大量尿酸盐结晶堵塞在肾小管、肾盂及输尿管内,引起尿路梗死。患者突然出现少尿,甚至无尿,如不及时处理可迅速发展为急性肾衰竭。

三、辅助检查

(一)血尿酸测定

用尿酸氧化酶法测得的血清尿酸正常范围为 $150\sim380\mu mol/L$($2.4\sim6.4mg/dL$)(男性)和 $100\sim300\mu mol/L$($1.6\sim3.2mg/dL$)(女性)。男性高尿酸血症者一般$>420\mu mol/L$,女性$>360\mu mol/L$。

（二）尿酸测定

痛风患者在限制嘌呤饮食后，尿酸仍超过 3.75mmol/dL（600mg/dL），提示尿酸生成增多。

（三）滑囊液检查

急性痛风性关节炎时，关节滑囊液内可发现双折光性的针形尿酸盐结晶，常伴多形核白细胞增多。

（四）痛风结节内容物检查

痛风结节破溃物或穿刺液内可发现尿酸结晶。

（五）特殊检查

X线检查、关节镜等有助于发现骨、关节的相关病变或尿酸性尿路结石影。

四、治疗

（一）目的

尽快终止急性关节炎发作；预防关节炎复发；纠正高尿酸血症；防治尿酸盐沉积于肾、关节等引起的并发症。

（二）急性发作期的处理

迅速控制急性发作的措施如下。

1.非甾体类抗炎药（NSAIDs）

各种NSAIDs均可有效缓解急性痛风症状，现已成为一线用药。非选择性NSAIDs如吲哚美辛等常见的不良反应是胃肠道症状，也可能加重肾功能不全、影响血小板功能等。必要时可加用胃黏膜保护剂，活动性消化性溃疡者禁用，伴肾功能不全者慎用。不良反应为骨髓抑制、肝肾功能损害、脱发、抑郁。

2.秋水仙碱

秋水仙碱是有效治疗急性发作的传统药物，一般首次剂量为1mg，以后每1～2小时给予0.5mg，24小时总量不超过6mg。秋水仙碱不良反应较多，主要是严重的胃肠道反应，如恶心、呕吐、腹泻、腹痛等，也可引起骨髓抑制、肝细胞损害、过敏、神经毒性等。不良反应与剂量相关，肾功能不全者应减量使用。低剂量（如0.5mg，每天2次）使用对部分患者有效，不良反应明显减少，但起效较慢，因此在开始用药第1天，可合用NSAIDs。

3.糖皮质激素

迅速有效、缓解率高，停药复发，一般在上述两种方法无效或禁忌时使用。

4.一般治疗

卧床休息；低嘌呤（少吃心、肝、肾、海味、豆制品等）饮食；多饮水（2000mL/d）；碱化尿液（使尿pH＞6.0）；戒酒（尤其啤酒）；暂缓使用抑制UA排泄和抑制UA生成的药物。

（三）间歇期和慢性期的治疗

原则：纠正高尿酸血症；预防急性发作；防止肾脏及慢性关节并发症。

方法：生活指导；降低血UA（促进UA排泄、减少UA合成）；碱化尿液（碳酸氢钠0.5～

1.0g,每天 3 次,口服;尿 pH 6.2～6.8);其他,如非甾体类抗炎药的应用、痛风石的处理等。

(1)饮食治疗:根据食物含嘌呤的多少将食物分为 3 类。第 1 类为含嘌呤高的食物,每 100g 食物含嘌呤 100～1000mg,如肝、肾、心、脑、胰等动物内脏;肉馅、肉汤、鲤鱼、鲭鱼、鱼卵、小虾、蚝、沙丁鱼等;鹅、鹧鸪,此外还有酵母。以上食物在急性期与缓解期禁用。第 2 类为含嘌呤中等量的食物,每 100g 食物含嘌呤 90～100mg,如牛、猪及绵羊肉;菠菜、豌豆、蘑菇、干豆类、扁豆、芦笋、花生等。第 3 类为含微量嘌呤的食品,如牛奶、鸡蛋、精白面、米、糖、咖啡、可可及除第 2 类所列菜类以外的蔬菜及水果类。

急性期与缓解期膳食的选择:急性期应严格限制嘌呤含量高的食物的摄入,以限制外源性嘌呤的摄入。可选用第 3 类食物,以牛奶、鸡蛋为膳食中优质蛋白质的主要来源,以精白面、米为热量的主要食物。由于蛋白质摄入能加速痛风患者尿酸的合成,故每天摄入量不宜超过 1g/kg。避免第 1 类食品,有限量地选用第 3 类食品,每周 2 天选用第 3 类食品,5 天选用第 2 类(含中量嘌呤的食物)。应继续维持理想体重,脂肪的限量摄入要长期坚持。

鼓励选食碱性食品:增加碱性食品摄取,可以降低血清尿酸的浓度,甚至碱化尿液,从而增加尿酸在尿中的可溶性,促进尿酸的排出。应鼓励患者选食蔬菜和水果等碱性食物,既能促进排出尿酸,又能供给丰富的维生素和无机盐,利于痛风的恢复,例如,蔬菜、马铃薯、甘薯、奶类、柑橘等。

鼓励患者多饮水,每天液体摄入总量需达 2500～3000mL,使排尿量每天达 2000mL 以上,防止结石的形成。为防止尿液浓缩,让患者在睡前或半夜饮水,准确记录患者的饮水量和尿量。

(2)运动疗法:适当运动,可预防痛风发作;减少内脏脂肪摄入;提倡有氧运动。

(3)消除应激状态:紧张、过度疲劳、焦虑、强烈的精神创伤等因素易诱发痛风。告知患者要劳逸结合,保证睡眠,生活要有规律,消除各种心理压力。

(4)养成良好的生活习惯:避免暴饮暴食或饥饿,节制烟酒,酒在体内代谢可产生乳酸。不喝浓茶、咖啡等饮料。肥胖者平均尿酸值会增高 $59.5～119\mu mol/L$,所以最好维持理想体重,如需减体重,则以每月减轻 1kg 为宜。

(5)避免外伤、受凉、劳累。

(6)避免使用影响 UA 排泄的药物:妥善处理诱发因素,对青霉素、四环素、大量噻嗪类及氨苯蝶啶等利尿药、维生素 B_1 和维生素 B_2、胰岛素和小剂量阿司匹林(<2g/d)等影响尿酸排泄的药物要少用或禁用。

(7)降尿酸药物。

1)排尿酸药:急性发作控制 3～5 天或 1 周后使用,小剂量开始,7～10 天后逐渐加量,以免诱发急性发作。具体药物有丙磺舒、磺吡酮、苯溴马隆。其作用机制为抑制 UA 在近段肾小管重吸收,增加 UA 排泄,使血 UA 降低。本药适用于肾功能正常、尿酸排泄不多、无肾结石者。当内生肌酐清除率<30mL/min 时无效。不良反应轻,偶有胃肠道反应、过敏、粒细胞减少。服药期间多饮水,不宜与水杨酸、利尿药等抑制尿酸排泄的药物合用。

2)抑制尿酸生成药:主要有别嘌呤,其作用机制是通过抑制黄嘌呤氧化酶,使尿酸生成减少,适用于尿酸生成过多或不适合使用排尿酸药物者。不良反应有过敏性皮炎,重者发生剥脱性皮炎、肝功能损害、急性肝细胞坏死、骨髓抑制等。上述不良反应多发生在肾功能不全的患者,故若有肾功能不全,别嘌呤的剂量应减半。不能与硫嘌呤、硫唑嘌呤合用,防止抗癌药浓度升高。

五、护理

(一)急性痛风性关节炎发作期的护理

1.休息与体位

患者疼痛剧烈,应让患者卧床休息,抬高患肢,关节制动,并可利用护架预防被褥对疼痛关节造成压迫,减轻疼痛。在急性期未消失前,患部不可负重,以减少病情加重的机会。

2.局部护理

已发炎的关节处,局部会红、肿、热、痛,应保持局部的休息,并予以冰敷或25%硫酸镁湿敷,以消除关节肿胀和疼痛。痛风石严重时,可导致局部皮肤破溃,注意保持局部清洁,防止感染发生。

3.用药护理

遵医嘱立即给予秋水仙碱治疗。用药过程中注意观察有无胃肠道反应。若初次口服即出现恶心、呕吐、厌食、腹胀和水样腹泻,可采取静脉给药。在静脉用药时应缓慢推注(5~10分钟),防止药物外渗,造成组织坏死。

4.心理护理

为患者提供安静的环境,尽可能向患者讲解痛风的有关知识,减轻其焦虑、烦躁、紧张等应激情绪。

5.饮食护理

严格限制含嘌呤高的食物,如动物内脏、鱼虾类、蛤蟹等海味、肉类、豌豆等。可选用以牛奶、鸡蛋为膳食中主要的优质蛋白质来源,以精白面、米为热量的主要来源。选含嘌呤低的蔬菜和水果,限制脂肪量。禁饮酒,鼓励多饮水。

6.病情观察

观察关节疼痛的部位、性质、间隔时间,有无午夜剧痛而惊醒等。观察受累关节有无红肿热痛和功能障碍。定时测量体温,了解有无发热。观察痛风石的体征,了解结石的部位及有无破溃。监测血、尿酸的变化。观察尿路结石的征象,如有血尿或一侧腰部短暂性剧烈疼痛时,应及时向医师报告。

(二)健康教育

1.疾病知识宣教

向患者讲解通风的相关知识,嘱患者按时服药,定期随访。积极治疗糖尿病、肥胖症高血压等疾病。避免服用诱发高尿酸血症的药物,如利尿剂、阿司匹林、抗结核药物等。

2.避免诱发因素

痛风间歇期应避免一些诱发痛风发作的因素,如高嘌呤饮食、饥饿、喝酒、精神压力、寒冷或受伤、急剧减重等。应告知患者建立良好的生活方式,要劳逸结合,保证睡眠,生活规律,情绪乐观。

3.饮食指导

限制嘌呤类食物的摄取,以减少外源性的核蛋白,降低血清尿酸水平,对于防止或减轻痛风急性发作,减轻尿酸盐在体内的沉积,预防尿酸结石形成具有重要意义。为患者制定膳食治疗卡,将患者经常食用的食物种类列入卡内,供患者参考。应鼓励患者选食蔬菜和水果等碱性食物,既能促进排出尿酸又能供给丰富的维生素和无机盐,以利于痛风的恢复,如蔬菜、马铃薯、甘薯、奶类、柑橘等。饮食宜清淡、易消化,忌辛辣刺激性食物,禁饮酒。限制总热量的摄入,以维持理想体重,避免体重增加。可根据患者理想体重,按休息状态计算,通常不超过每日105～126kJ(25～30kcal)/kg体重。脂肪的限量要长期坚持。

（刘　静）

第四节　肥胖症

肥胖症指体内脂肪堆积过多和(或)分布异常、体重增加,是包括遗传和环境因素在内的多种因素综合作用所引起的慢性代谢性疾病。

一、病因及发病机制

病因未明,被认为是包括遗传和环境因素在内的多种因素综合作用的结果。

(1)遗传因素:肥胖症有家族聚集倾向,但遗传基础未明,也不能排除共同饮食、活动习惯的影响。某些人类肥胖症以遗传因素在发病上占主要地位,近来又发现了数种单基因突变引起的人类肥胖症,分别是瘦素基因(OB)、瘦素受体基因、阿片—促黑素细胞皮质素原(POMC)基因、激素原转换酶-1(PC-1)基因、黑皮素受体4(MC4R)基因和过氧化物酶体增殖物激活受体7(PPAR-7)基因突变肥胖症。

(2)环境因素:主要是饮食和体力活动。坐位生活方式、体育运动少、体力活动不足使能量消耗减少;饮食习惯不良,如进食多、喜甜食或油腻食物使摄入能量增多。饮食结构也有一定影响,在超生理所需热量的热卡食物中,脂肪比糖类更易引起脂肪积聚。文化因素则通过饮食习惯和生活方式而影响肥胖症的发生。此外,胎儿期母体营养不良、蛋白质缺乏或出生时低体重婴儿,在成年期饮食结构发生变化时,也容易发生肥胖症。

(3)中枢神经系统:可调节食欲及营养物质的消化和吸收。

(4)内分泌代谢疾病。

(5)其他因素:如棕色脂肪组织功能异常等。

二、临床表现

(一)一般表现

体重超过标准10%～20%,一般没有自觉症状。而由于水肿致体重增加者,增加10%即有脸部肿胀、两手握拳困难、两下肢沉重感等自觉症状。体重超过标准30%表现出一系列临床症状。中重度肥胖者上楼时感觉气促,体力劳动易疲劳,怕热多汗,呼吸短促,下肢轻重不等的水肿。有的患者日常生活如弯腰提鞋穿袜均感困难,特别是饱餐后,腹部膨胀,不能弯腰前屈。负重关节易出现退行性变,可有酸痛。脊柱长期负荷过重,可发生增生性脊椎骨关节炎,表现为腰痛及腿痛。皮肤可有紫纹,分布于臀部外侧、大腿内侧及下腹部,较皮质醇增多症的紫纹细小,呈淡红色。由于多汗,皮肤出现褶皱糜烂、皮炎及皮癣。随着肥胖加重,行动困难,动则气短、乏力。长时期取坐卧位不动,甚至嗜睡酣眠,更促使肥胖发展。

(二)内分泌代谢紊乱

空腹及餐后高胰岛素血症,基础值可达 30mU/L,餐后可达 300mU/L,比正常人约高出 1 倍。由于肥大的细胞对胰岛素不敏感,患者糖耐量常减低。总脂、胆固醇、甘油三酯及游离脂肪酸常增高,呈高脂血症与高脂蛋白血症,此为诱发糖尿病动脉粥样硬化、冠心病、胆石症等的基础。血浆氨基酸及葡萄糖均有增高倾向,形成刺激胰岛 B 细胞的恶性循环,使肥胖加重。甲状腺功能一般正常,如进食过多时 T_3 可高,反 T_2 可偏低,基础代谢率偏低。血中皮质醇及 24 小时尿 17-羟类固醇可增高,但昼夜节律正常及地塞米松抑制试验正常。饥饿时或低血糖症中生长激素分泌减少,促进脂肪分解作用减弱。女性患者可有闭经、不育及男性化,男性患者可有阳痿。

(三)消化系统表现

食欲持续旺盛,善饥多食,多便秘、腹胀,好吃零食、糖果、糕点及甜食;部分患者不及时进食可有心悸、出汗及手颤。伴胆石症者,可有慢性消化不良、胆绞痛。肝脂肪变性时肝肿大。

(四)匹克威克综合征(肺心综合征)

这是严重肥胖症的一个临床综合征。由于腹腔和胸壁脂肪组织太多,影响呼吸运动,肺部通气不良,换气受限,导致二氧化碳潴留,血二氧化碳结合率超过正常范围,呈呼吸性酸中毒;血二氧化碳分压升高,动脉血氧饱和度下降,氧分压下降,出现发绀,红细胞增多;同时静脉回流淤滞,静脉压升高,颈静脉怒张,肝肿大,肺动脉高压,右心负荷加重;由于脂肪组织大量增加,血总循环量随之增加,心排血量和心搏出量加大,加重左心负荷,出现高搏出量心衰,构成匹克威克综合征。患者表现为呼吸困难,不能平卧,间歇或潮式呼吸,脉搏快速,可有发绀、水肿、神志不清、嗜睡、昏睡等。

(五)高血压

肥胖者患高血压的概率要比非肥胖者高。肥胖者常伴有心排血量和血容量增加,但在血压正常的肥胖者,周围血管阻力降低,而有高血压的肥胖者周围血管阻力正常或升高。高血压为肥胖症高病死率的重要因素。

(六)冠心病

肥胖者发生冠心病远高于非肥胖者。其原因有:体重超过标准,引起心脏负担加重和高血压;肥胖者多喜欢吃油腻食物,进食过多的饱和脂肪酸,促进动脉粥样硬化形成;高甘油三酯血症、高胆固醇血症及高脂蛋白血症,使血液黏度增加,血液凝固性增加,易发生动脉粥样硬化、微循环障碍及冠状动脉栓塞;体力活动减少,冠状动脉侧支循环削弱或不足。同时肥胖时体重负担增加,也是促进冠心病产生心衰的原因之一。

（七）糖尿病

肥胖症患者发生 2 型糖尿病的概率 4 倍于非肥胖成人。肥胖常为糖尿病早期表现,中年以上发病的 2 型糖尿病者有 40％～60％ 起病时和早期有多食和肥胖。

糖尿病的发病率与肥胖成正比,肥胖的糖尿病者起病前摄食过多,刺激 B 细胞过度而失代偿时发生糖尿病。肥胖者脂肪组织对胰岛素较不敏感,糖进入肥大的脂肪细胞膜时需较多胰岛素,于是脂肪越多者,对胰岛素要求越多,使 B 细胞负担过重终至衰竭,出现糖尿病。一般肥胖症初期空腹血糖正常,糖耐量试验在服糖后 3～4 小时有时出现低血糖反应,因迟发性高胰岛素血症所致。随病情进展糖耐量逐渐下降,餐后 2 小时血糖高于正常,然后空腹血糖升高,终于出现糖尿病。当体重恢复正常时,糖耐量可恢复正常。

（八）胆囊炎、胆石症及脂肪肝

由于肥胖、消化功能及肝功能紊乱,高热量饮食、油腻食物及脂类代谢紊乱,使胆固醇过多达饱和状态,而发生胆结石,主要为胆固醇结石。其发生率较正常体重者高 1 倍。胆石症可发生胆绞痛,继发感染时出现急性或慢性胆囊炎。有 68％～94％ 的肥胖症患者,其肝脏有脂肪变性,过半数肝细胞有脂肪浸润者占 25％～35％。肥胖者的肝脏脂肪酸和甘油三酯浓度均比正常者高。

（九）感染

肥胖者对感染的抵抗力降低,易发生呼吸系统感染。肺炎发生率较高。皮肤褶皱处易磨损引起皮炎,皮肤疖肿、泌尿系及消化系感染发生率也高。有报道阑尾炎发生率为正常人 2 倍。在急性感染、严重创伤、外科手术以及麻醉情况下,肥胖者应激反应差,往往病情险恶,耐受手术及麻醉能力低,术后恢复慢,并发症及病死率增加。

三、辅助检查

肥胖症的评估包括测量身体肥胖程度、体脂总量和脂肪分布,其中后者对预测心血管疾病危险性更为准确。常用测量方法如下。

（一）体重指数（BMI）

测量身体肥胖程度。BMI 是诊断肥胖症最重要的指标。2003 年《中国成人超重和肥胖症预防控制指南（试用）》以 BMI 值≥24kg/m² 为超重,≥28kg/m² 为肥胖;男性腰围≥85cm 和女性腰围≥80cm 为腹型肥胖。

（二）理想体重（IBW）

可测量身体肥胖程度,但主要用于计算饮食中热量和各种营养素供应量。IBW(kg)＝身高(cm)－105 或 IBW(kg)＝[身高(cm)－100]×0.9(男性)或 0.85(女性)。

（三）腰围（WC）

WHO 建议男性 WC＞94cm、女性 WC＞80cm 时为肥胖。

（四）腰臀比（WHR）

反映脂肪分布。受试者站立位,双足分开 25～30cm,使体重均匀分配。腰围测量髂前上棘和第 12 肋下缘连线的中点水平,臀围测量环绕臀部的骨盆最突出点的周径。目前认为测定腰围更为简单可靠,是诊断腹部脂肪积聚最重要的临床指标。

(五)CT 或 MRI

计算皮下脂肪厚度或内脏脂肪量,是评估体内脂肪分布最准确的方法,但不作为常规检查。

(六)其他

身体密度测量法、生物电阻抗测定法等。

四、治疗

治疗的两个主要环节是减少热量摄取及增加热量消耗。强调以行为、饮食、运动为主的综合治疗,必要时辅以药物或手术治疗。继发性肥胖症应针对病因进行治疗。各种并发症及伴随病应给予相应处理。

结合患者实际情况制定合理减肥目标极为重要。一般认为,肥胖患者体重减轻 5％～10％,就能明显改善各种与肥胖相关的心血管病危险因素以及并发症。

(一)行为治疗

通过宣传教育使患者及其家属对肥胖症及其危害性有正确认识从而配合治疗,采取健康的生活方式,改变饮食和运动习惯,自觉地长期坚持,是治疗肥胖症最重要的步骤。

(二)饮食治疗

控制总进食量,采用低热卡、低脂肪饮食。对肥胖患者应制订能为之接受、长期坚持下去的个体化饮食方案,使体重逐渐减轻到适当水平,再继续维持。只有当摄入的能量低于生理需要量、达到一定程度的负平衡,才能把贮存的脂肪动员出来消耗掉。一般所谓低热量饮食指每天 $62～83kJ(15～20kcal)/kg$ IBW,极低热量饮食指每天$<62kJ(15kcal)/kg$ IBW。减重极少需要极低热量饮食,而且极低热量饮食不能超过 12 周。饮食的合理构成极为重要,须采用混合的平衡饮食,糖类、蛋白质和脂肪提供能量的比例,分别占总热量的 60％～65％、15％～20％和 25％左右,含有适量优质蛋白质、复杂糖类(如谷类)、足够新鲜蔬菜(400～500g/d)和水果(100～200g/d)、适量维生素和微量营养素。避免油煎食品、方便食品、快餐、巧克力和零食等,少吃甜食,少吃盐。适当增加膳食纤维、非吸收食物及无热量液体以满足饱腹感。

(三)体力活动和体育运动

与饮食治疗相结合,并长期坚持,可以预防肥胖或使肥胖患者体重减轻。必须进行教育并给予指导,运动方式和运动量应适合患者具体情况,注意循序渐进,有心血管并发症和肺功能不好的患者必须更为慎重。尽量创造多活动的机会、减少静坐时间,鼓励多步行。

(四)药物治疗

饮食和运动治疗的主要问题是难以长期坚持,中断后往往体重迅速回升,因此也倾向于对严重肥胖患者应用药物减轻体重,然后继续维持。但长期用药可能产生药物不良反应及耐药性,因而选择药物治疗的适应证必须十分慎重,根据患者个体情况衡量可能得到的益处和潜在危险做出决定。目前对减重药物治疗的益处和风险的相对关系尚未做出最后评价。减重药物应在医师指导下应用。

减重药物主要有以下 3 类。①食欲抑制药:作用于中枢神经系统,主要通过下丘脑调节摄食的神经递质如儿茶酚胺、血清素能通路等发挥作用。包括拟儿茶酚胺类制剂,如苯丁胺等;拟血清素制剂,如氟西汀以及复合拟儿茶酚胺和拟血清素制剂,如西布曲明。②代谢增强剂:肾上腺素受体激动药可增强生热作用、增加能量消耗,其效应仍在研究和评价之中;甲状腺素和生长激素已不主张应用。③减少肠道脂肪吸收的药物:主要为脂肪酶抑制药奥利司他。目前获准临床应用的只有奥利司他和西布曲明,且尚需长期追踪及临床评估。

1.奥利司他

非中枢性作用减重药,是胃肠道胰脂肪酶、胃脂肪酶抑制药,减慢胃肠道中食物脂肪水解过程,减少对脂肪的吸收,促进能量负平衡从而达到减重效果。配合平衡的低热量饮食,能使脂肪吸收减少 30%,体重降低 5%～10%,并能改善血脂谱,减轻胰岛素抵抗等。治疗早期可见轻度消化系统不良反应如胃肠胀气、大便次数增多和脂肪便等。需关注是否影响脂溶性维生素吸收等。推荐剂量为 120mg,每天 3 次,餐前服。

2.西布曲明

中枢性作用减重药。特异性抑制中枢对去甲肾上腺素和 5-羟色胺二者的再摄取,减少摄食;产热作用可能与其间接刺激中枢交感传出神经、激活肾上腺素能受体有关。不良反应是可能引起不同程度口干、失眠、乏力、便秘、月经紊乱、心率增快和血压增高。老年人及糖尿病患者慎用。高血压、冠心病、充血性心力衰竭、心律不齐或卒中患者不能用。血压偏高者应先有效降压后方使用。推荐剂量为每天 10～30mg。

新近开发的利莫那班为选择性 CB1 受体拮抗药,作用于中枢神经系统抑制食欲,作用于脂肪组织诱导 FFA 氧化,可有效减轻体重,尚未发现明显不良反应。

(五)外科治疗

可选择使用吸脂术、切脂术和各种减少食物吸收的手术,如空肠回肠分流术、胃气囊术、小胃手术或垂直结扎胃成形术等。手术有一定效果,部分患者获得长期疗效,术前并发症不同程度地得到改善或治愈。但手术可能并发吸收不良、贫血、管道狭窄等,有一定危险,仅用于重度肥胖、减重失败而又有严重并发症,这些并发症有可能通过体重减轻而改善者。术前要对患者全身情况做出充分估计,特别是糖尿病、高血压和心肺功能等,给予相应监测和处理。

五、护理

(一)饮食护理

1.评估

单纯性肥胖症可发生于任何年龄,但女性发病多在分娩后和绝经期后,男性多在 35 岁以后。患者喜欢进食肥肉、甜食、油腻食物或啤酒等容易导致发胖的食物,有的患者还喜欢睡前进食和多吃少动。要评估患者发病的原因,仔细询问患者单位时间内体重增加的情况、饮食习惯,了解患者每日进餐量及次数、进餐后的感觉和消化吸收情况、排便习惯。观察是否存在影响摄食行为的精神和心理因素。

2.制订饮食计划和目标

与患者商讨,制订合适的饮食计划和减轻体重的具体目标,饮食计划应为患者能接受并长期坚持的个体化方案,使体重逐渐减轻(每周体重降低 0.5～1kg)到理想水平并继续维持。要监督和检查计划执行情况。

(1)总热量的摄入:采用低热量、低脂肪饮食,控制每日总热量的摄入。

(2)饮食种类:减肥的饮食有两种,低热量饮食[每日 62～83kJ/kg(理想体重)]和极低热量饮食[每日＜62kJ/kg(理想体重)],要交替选择极低热量饮食与低热量饮食。

(3)采用混合的平衡饮食,合理分配营养比例,进食平衡饮食:饮食中糖类、蛋白质、脂肪所提供能量的比例,分别占总热量的 50％～60％、15％～20％和 20％～25％。

(4)合理搭配饮食:饮食包含适量优质蛋白质、复合糖类(例如谷类)、足够的新鲜蔬菜(400～500g/d)和水果(100～200g/d)、适量维生素及微量元素。

(5)禁饮高度酒。

(6)避免进食油煎食品、方便面、零食、快餐、巧克力、甜食等,可增加胡萝卜、芹菜、黄瓜、西红柿、苹果等低热量食物来满足"饱腹感"。

(7)提倡少食多餐:每日 4～5 餐,每餐 7～8 分饱,有研究表明,每日 2 餐,可增加皮下脂肪厚度和血清胆固醇水平。

(8)鼓励患者多饮水。

3.饮食行为教育

(1)指导患者与进食有关的行为(选购、储存、烹饪食物)和摄食行为(应定时定量进餐)。

(2)指导患者建立良好的进食习惯,教导患者改变不良饮食行为的技巧,如增加咀嚼次数、减慢进食速度;进餐时集中注意力,避免边看电视、边听广播或边读书边吃饭。避免在社交场合因为非饥饿原因进食。

(3)对因焦虑、抑郁等不良情绪导致进食量增加的患者,应该针对其心理问题给予相应的辅导,使其克服疲乏、厌烦、抑郁期间的进食冲动。对于有严重情绪问题的患者建议转心理专科治疗。

(二)运动护理

运动促进物质的利用和热量消耗,有助于降低体重和强健身体。

1.评估

评估患者的运动能力和喜好。

2.与患者一起制订个体化运动方案并鼓励实施

在制订运动方案前,应做全面的身体检查,包括心血管系统检查和呼吸系统检查等,并随时根据患者的感受和运动效果调整方案。根据患者的年龄、性别、体力、病情及有无并发症等情况确定运动方式及运动量,同时要尊重患者的喜好和方便。运动方式包括散步、快走、慢跑、游泳、跳舞、做广播体操、打太极拳及各种球类活动等。每次运动 30～60 分钟,包括运动前后 10 分钟的热身及整理运动,持续运动 20 分钟左右。

3.运动指导

(1)运动要循序渐进并持之以恒,避免运动过度或过猛,避免单独运动。

(2)患者运动期间,不要过于严格控制饮食。

(3)运动时要注意安全,并有家属陪伴。

（三）用药护理

口服药物治疗不是肥胖症患者的首选或单独治疗方法,而是饮食、运动、生活方式干预的辅助或补充。但长期的生活方式干预对肥胖症患者来说难于坚持而疗效又缓慢,相比较而言,患者更愿意选择药物治疗。应耐心向患者讲解药物治疗的适应证、禁忌证、作用及不良反应。

1.适应证

(1)在饮食控制过程中,有难以忍受的饥饿感或难以克制的食欲旺盛。

(2)合并有高血糖、高胰岛素血症、高血压、血脂异常和脂肪肝。

(3)合并有严重的骨关节炎。

(4)合并有反流性食管炎。

(5)肥胖引起的呼吸困难或合并有睡眠呼吸暂停综合征。

(6)BMI≥24kg/m² 有上述情况或BMI≥28kg/m² 无论是否有以上合并症,经过 3～6 个月单独采用饮食和增加运动量治疗仍不能减低体重 5%,甚至体重仍有上升趋势者,都可考虑应用药物辅助治疗。

2.禁忌证

(1)儿童。

(2)孕妇、哺乳期妇女。

(3)对减肥药物有不良反应者。

(4)正在服用其他选择性血清素再摄取抑制剂者。

3.药物不良反应的护理

(1)服用西布曲明,患者可出现头痛、厌食、口干、失眠、心率加快、血压轻度升高等,禁用于冠心病、充血性心力衰竭、心律失常和脑卒中的患者。

(2)奥利司他主要的不良反应是胃肠积气,大便次数增多和脂肪泻,大便恶臭,肛门周围常有脂滴溢出而污染内裤,应指导患者及时更换,并注意肛门周围皮肤护理。

（四）心理护理

单纯性肥胖症患者常因身体改变和体力减弱及内分泌紊乱而见自卑、抑郁、自闭等心理,不愿与人交流、交往。应注意以下 5 点。

(1)鼓励患者表达自己的感受。

(2)与患者讨论疾病的治疗及预后,增加患者战胜疾病的信心。

(3)鼓励患者注意自身修饰。

(4)加强自身修养,提高自身的内在气质。

(5)如发现患者有严重的心理问题,建议心理专科治疗。

（五）健康教育

1.积极预防

要阻止单纯性肥胖的流行,应该从预防开始。特别是对有肥胖家族史的儿童、妇女产后、绝经期妇女、男性中年以上或疾病后恢复期要特别注意。

2.宣讲肥胖的危害

对患者进行健康教育,说明肥胖对健康的危害性,使他们了解肥胖症与心血管疾病、高血压、糖尿病、血脂异常等患病率密切相关。宣讲基本的营养、饮食知识,培养患者养成健康的饮食习惯。

3.重建健康的生活方式

向患者宣讲饮食、运动对减轻体重及获得健康的重要性,指导患者坚持运动,告知患者只有坚持每天运动才能达到减轻体重的目的,短暂、间歇性的运动无任何治疗效果。要让患者坚信个人的坚持与持之以恒的精神是减轻体重的根本保证,同时还要鼓励患者家属共同参与运动计划,这样一方面可以给予患者精神支持,另一方面也可降低其家属患肥胖症的危险。

(刘　静)

第六章　妇科疾病

第一节　女性生殖系统炎症

一、非特异性外阴炎

各种因素导致的外阴损伤及病原体侵犯外阴均可引起外阴炎,如阴道受物理因素(如阴道手术的损伤)、化学因素(如腐蚀性的药物)、盆腔炎症所致的分泌物增多等因素,患者多有阴道分泌物增多,有时呈脓液状,外阴部有灼热及下坠感,常伴有尿频、尿痛等症状。

(一)病因及发病机制

(1)阴道损伤、异物刺激、避孕器具、腐蚀性药物等。

(2)盆腔炎、附件炎、子宫内膜炎、流产及分娩后子宫分泌物增多。

(3)长期子宫出血或阴道手术损伤等。

以上原因导致阴道正常防御机制遭到破坏,为病原菌的生长繁殖创造了条件。常见的病原菌有葡萄球菌、链球菌、大肠埃希菌、变形杆菌等。

(二)临床表现

1.症状

患者先感到外阴不适,继而出现瘙痒及疼痛或有灼热感,同时可出现外阴部位(包括大、小阴唇,阴蒂)皮肤及黏膜有不同程度的肿胀充血,严重时还会形成糜烂、溃疡或出现大片湿疹等,并伴有排尿痛、性交痛。

另外,外阴部位出现毛囊炎时,也可以因脓肿的发生而使外阴高度肿胀及疼痛,进而形成疖肿。妇科检查方面还应着重检查阴道及尿道口、尿道旁腺,并注意有无尿瘘或粪瘘。

2.体征

阴道黏膜充血,触痛,白带量多、色黄、质黏稠或量多、色白、质清稀。

(三)辅助检查

需除外特异性外阴炎。

(1)阴道分泌物生理盐水悬液检查滴虫、真菌,除外特异性阴道炎引起的外阴炎。

(2)阴道分泌物检查清洁度、pH(一般清洁度为Ⅲ度,pH>4.5);宫颈分泌物检查衣原体、淋病奈瑟菌。必要时行阴道分泌物细菌培养及药物敏感试验。

(3)外阴部溃疡必要时做活体组织病理检查及梅毒血清学检查。

(4)检查尿糖及血糖。

（四）治疗

1.治疗原则

积极治疗全身疾病如糖尿病、尿瘘、粪瘘,保持局部清洁、干燥;局部应用抗生素;重视消除病因。针对病原体选择敏感药物。分清不同病原菌感染的特征性临床表现,在分泌物病原体筛查及药物敏感试验结果出来之前,根据临床经验选择敏感药物治疗。

2.治疗措施

(1)注意个人卫生,经常换洗内裤,保持外阴清洁、干燥,避免搔抓,去除病因,消除外阴的刺激来源。

(2)用1:5000高锰酸钾溶液坐浴,每日2～3次。清洁外阴后涂1%新霉素软膏或四环素软膏,同时阴道内放入甲硝唑(灭滴灵)0.2g,12日为1个疗程。适用于各种病因引起的白带增多(淋球菌性除外)。

(3)外阴毛囊炎时,在丘疹处涂碘酊,每日3次;如有脓头则用消毒针剔出脓汁,局部涂金霉素软膏。

(4)外阴形成疖肿时可用1:5000高锰酸钾液坐浴,同时口服麦迪霉素0.2g,每日3次。用拔毒膏贴患处,可以很快消肿及排脓。

(5)如发生腹股沟淋巴结肿大时,肌内注射青霉素80万U,每日3次或青霉素400万U加入生理盐水中静脉滴注,每日2次。经以上方法治疗,可痊愈。

(6)对患糖尿病或应用皮质类固醇激素治疗等虚弱患者,应尽量改善免疫受损状况。治疗糖尿病,减少尿瘘、粪瘘等刺激。

（五）护理

1.一般护理

(1)皮肤护理:外阴皮肤出现皮疹破溃的患者,密切观察皮损大小、严重程度及消退情况,保持皮肤清洁,床单位平整。告知患者内裤应柔软洁净,需每日更换,污染的内裤单独清洗,避免交叉、重复感染。

(2)饮食:禁酒;优化膳食结构,避免进食油腻、辛辣刺激性食物。

(3)生活护理:如患者因局部皮肤破溃活动受到限制时,协助患者大小便,将呼叫器置于患者易触及处,并采取预防跌倒、坠床护理措施;保持会阴部清洁,遵医嘱给予会阴擦洗、冲洗、烤灯等;及时更换清洁病号服、床单位及中单等。

2.病情观察

(1)皮肤:关注患者主诉;密切观察外阴皮肤有无皮疹、破溃、局部充血、肿胀(包括皮损大小、严重程度及消退情况)。

(2)分泌物:观察患者外阴皮损及阴道分泌物的性质、气味、量,警惕异常情况,预防感染。

3.应用高锰酸钾的护理

(1)药理作用:本品为强氧化剂,对各种细菌、真菌等病原体有杀灭作用。

(2)用法:取高锰酸钾加温水配成1:5000约40℃溶液,肉眼观为淡玫瑰红色进行坐浴,每次坐浴15～30分钟,每天2次。

（3）适应证：用于急性皮炎或急性湿疹，特别是伴继发感染时的湿敷及清洗小面积溃疡。

（4）禁忌证：月经期禁用，禁口服。

（5）注意事项：①本品仅供外用，因其腐蚀口腔和消化道，出现口内烧灼感、上腹痛、恶心、呕吐、口咽肿胀等；②本品水溶液易变质，故应临用前用温水配制，并立即使用；③配制时不可用手直接接触本品，以免被腐蚀或染色，切勿将本品误入眼中；④应严格在医生指导下使用，长期使用高锰酸钾，会引起阴道菌群紊乱，如浓度过高会刺激皮肤及黏膜；⑤用药部位如有灼烧感、红肿等情况，应停药，并将局部药物洗净，必要时向医生咨询；⑥不可与碘化物、有机物接触或并用。尤其是晶体，否则易发生爆炸。

（6）不良反应：高浓度反复多次使用可引起腐蚀性灼伤。

4.心理护理

倾听患者主诉，耐心解答患者的疑问，消除患者顾虑，使其积极配合治疗。许多非特异性外阴炎的患者普遍觉得羞于启齿，患者在医生为其检查、治疗等过程中易产生复杂的心理反应，为了尽快使患者适应陌生的环境，护士应有针对性地实施有效的心理护理。对患者的尊重与关爱是建立良好医患关系的关键，护士应给予患者安全感和信任感，在态度上应该和蔼可亲。通过身心护理使患者得到人性化的服务，提高医疗和护理服务的质量。

5.健康教育

（1）饮食：①禁烟酒；②优化膳食结构，避免进食辛辣刺激性食物（辣椒、姜、葱、蒜等）；应多食新鲜蔬菜和水果，以保持大便通畅；③多饮水，防止合并泌尿系感染。

（2）休息与活动：急性期应卧床休息。养成劳逸结合的生活习惯。避免骑自行车等骑跨类运动，减少摩擦。

（3）高锰酸钾坐浴指导：注意配制的浓度不宜过高，以免灼伤皮肤，每次坐浴15～30分钟，每天2次。坐浴时要使会阴部浸没于溶液中，月经期禁止坐浴。

（4）出院指导：指导患者注意个人卫生，勤换内裤，保持外阴清洁干燥。局部严禁搔抓，勿用刺激性药物或肥皂擦洗。做好经期、孕期、分娩期及产褥期卫生，不穿化纤类及过紧内裤。

（5）感染防控：外阴破溃者要预防继发感染，使用柔软无菌会阴垫，减少摩擦和混合感染的机会。外阴溃疡或烧灼感时，建议硼酸粉坐浴、维生素E霜外用。

二、前庭大腺炎

前庭大腺炎是前庭大腺的炎症。前庭大腺位于两侧大阴唇后1/3深部，其直径为0.5～1.0cm，腺管开口于处女膜与小阴唇之间。因解剖部位的特点，在性交、分娩等情况污染外阴部时，病原体容易侵入而引起前庭大腺炎。本病一般发生于生育年龄妇女，主要病原体为葡萄球菌、大肠埃希菌、链球菌、肠球菌，随着性传播疾病发病率的增加，淋病奈瑟菌及沙眼衣原体已成为常见的病原体。急性炎症发作时，病原体首先侵犯腺管，腺管呈急性化脓性炎症，腺管开口往往因肿胀或渗出物凝聚而阻塞，致脓液不能外流、积存而形成前庭大腺脓肿。

（一）病因及发病机制

前庭大腺囊肿是因前庭大腺管开口部阻塞，分泌物积聚于腺腔而形成。前庭大腺管阻塞的原因：

（1）前庭大腺脓肿消退后，腺管阻塞，脓液吸收后由黏液分泌物所代替。

（2）先天性腺管狭窄或腺腔内黏液浓稠，分泌物排出不畅，导致囊肿形成。

（3）前庭大腺管损伤，如分娩时会阴与阴道裂伤后瘢痕阻塞腺管口或会阴后一侧切开术损伤腺管。前庭大腺囊肿可继发感染形成脓肿反复发作。

（二）临床表现

急性期局部疼痛、红肿，前庭大腺脓肿形成时疼痛最为剧烈。常有发热，寒战者较少。有时大小便困难。临床检查可发现大阴唇下 1/3 处有红肿硬块，触痛明显。如已发展为脓肿，多呈鸡蛋至苹果大小肿块，常为单侧性。肿块表面皮肤发红变薄，周围组织水肿，炎症严重时可向会阴部及对侧外阴部发展。局部触痛显著，有波动感，腹股沟淋巴结多肿大。

（三）辅助检查

1.脓液涂片检查

白细胞内找到革兰阴性双球菌，即可诊断淋球菌性前庭大腺炎。

2.脓液细菌培养

根据培养所得细菌及药敏，决定下一步治疗。

（四）治疗

1.一般治疗

急性炎症发作时需卧床休息。注意外阴部清洁，可用 1：5000 高锰酸钾坐浴，其他溶液如复方黄松洗液（肤阴洁）、聚维酮碘（肤阴泰）、皮肤康洗剂等也可选用。

2.药物治疗

对前庭大腺炎可以使用全身性抗生素，治疗时应根据病原体选用抗生素。常用青霉素每次 80 万 U 肌内注射（皮试阴性后用），每天 2 次，连用 3～5 天或青霉素 800 万 U、甲硝唑 1g 静脉滴注，每天 1 次，连用 3～5 天。对青霉素过敏者，可选用林可霉素、克林霉素等其他抗生素。

3.手术治疗

脓肿形成后，在应用抗生素的同时，进行外科手术治疗。

（1）脓肿切开引流术：选择大阴唇内侧波动感明显部位，切口要够大，使脓液能全部彻底排出。为防止粘连，局部填塞碘伏纱条。3 天后高锰酸钾液坐浴。

（2）囊肿剥除术。此法适用于炎症反复发作，治疗效果不好及较大年龄患者。单纯使用抗生素是无效的，此类患者需切开引流并做造瘘术。

（五）护理

1.一般护理

（1）皮肤护理：保持皮肤清洁、床单位平整、内裤柔软洁净、每日更换，污染内裤单独清洗。

（2）饮食：禁酒，忌辛辣食物。

（3）休息与活动：急性期嘱患者卧床休息，活动时减少局部摩擦。

（4）生活护理：如患者因局部肿胀、疼痛、烧灼感而导致行动不便时，协助患者大小便，并将呼叫器置于患者易触及处；脓肿切开引流及造口术后，遵医嘱擦洗或协助患者坐浴；实施预防跌倒、坠床护理措施；及时更换清洁病号服、床单位及中单等。

2.病情观察

(1)皮肤:关注患者主诉,密切观察外阴部局部充血、肿胀或破溃情况(包括脓肿严重程度及消退情况)。

(2)行脓肿切开引流及造口术后,观察引流液的性质、气味及引流量,警惕感染加重。

(3)注意观察有无发热等全身症状。

3.用药护理

(1)遵医嘱给予抗生素及镇痛剂。

(2)脓肿切开引流及造口术后,外阴用 0.5％碘伏棉球擦洗,每日 2 次。伤口愈合后改用 1：5000高锰酸钾坐浴,每次坐浴 15～30 分钟,每日 2 次。

4.坐浴指导

实施坐浴时先将坐浴盆刷洗干净,并做到专人专用。盆内放入清洁的热水约八分满,温度 41～43℃,注意不要过烫,以免烫伤。坐浴前清洁外阴及肛周,坐浴时将伤口完全浸入药液中,每次坐浴 15～30 分钟,中间可以加入热水以维持水温,每日坐浴 1～2 次。

5.心理护理

前庭大腺炎的患者普遍觉得羞于启齿,患者在医生为其检查、治疗等过程中易发生复杂的心理反应。倾听患者主诉,耐心解答患者的疑问,消除患者顾虑,使其积极配合治疗。尽快使患者适应陌生的环境,护士应有针对性地实施有效的心理护理。

6.健康教育

(1)饮食:禁烟酒,避免进食辛辣刺激性食物。应多食新鲜蔬菜和水果,以保持大便通畅;多饮水,防止合并泌尿系感染。

(2)休息与活动:急性期卧床休息;非急性期也要劳逸结合,避免骑自行车等骑跨类运动,以减少局部摩擦。

(3)用药指导:严格遵照医嘱用药,坚持每天坐浴直至痊愈,避免病情反复或产生耐药。

(4)卫生指导:指导患者注意个人卫生,勤换内裤,不穿化纤类及过紧内裤,保持外阴清洁干燥。局部严禁搔抓,勿用刺激性药物或肥皂擦洗。

(5)感染防控:局部严禁搔抓,勿用刺激性药物或肥皂擦洗,指导患者注意经期、孕期、分娩期及产褥期卫生,勤换内裤,保持外阴清洁干燥,预防继发感染。

三、滴虫性阴道炎

滴虫性阴道炎是由鞭毛原虫即阴道毛滴虫引起的性传播疾病之一。本病病原体分布于世界各地、各种气候和不同人群中,女性发病率为 10％～25％。常与其他性传播疾病同时存在,如 50％的淋球菌病患者合并有滴虫阴道炎。滴虫病还可通过浴室、厕所马桶、内衣裤及各种卫生用具间接传染。新生儿可从患病母亲产道中隐性感染,儿童可通过被污染的衣物、幼儿园的玩具及被污染的工作人员的手间接感染。

(一)病因及发病机制

滴虫性阴道炎是由阴道毛滴虫引起的阴道炎症。传播途径包括经性交直接传播及经使用公共浴池、浴盆、浴巾、游泳池、坐式便器、污染的器械及敷料等间接传播。

（二）临床表现

潜伏期 4～28 天。典型症状是稀薄的泡沫状白带增多及外阴瘙痒。若合并其他细菌感染，分泌物则呈脓性，可有臭味。

（三）辅助检查

1.悬滴法

玻璃片上加 1 滴生理盐水，取阴道后穹隆处分泌物少许，滴入玻璃片上的盐水中混匀，即刻在低倍显微镜下找滴虫。

2.涂片染色法

将分泌物涂在玻璃片上，待自然干燥后，用不同染液染色，不仅能看到滴虫，还能看到并存的细菌、念珠菌和癌细胞，借以排除其他病因。

3.培养法

阴道分泌物涂片可见大量白细胞而未能从镜下检出滴虫者，可采用培养法。

（四）治疗

1.全身用药

初次治疗推荐甲硝唑 2g，单次口服或替硝唑 2g，单次口服或甲硝唑 400mg，每日 2 次，连服 7 日。孕早期及哺乳期妇女慎用。

2.局部用药

将甲硝唑阴道泡腾片 200mg 塞入阴道，每晚 1 次，7 天为 1 个疗程。

3.性伴侣的治疗

滴虫性阴道炎主要由性行为传播，故性伴侣应同时进行治疗，治疗期间禁止性交。

（五）护理

1.一般护理

（1）皮肤护理：避免搔抓，保持皮肤清洁、床单位平整，内裤柔软洁净、每日更换，污染的内裤单独清洗。

（2）饮食：禁酒，忌辛辣食物。

（3）休息与活动：劳逸结合，避免过度劳累。

（4）生活护理：阴道上药前后，协助患者摆放舒适体位，注意保护患者隐私。阴道上药后嘱患者短暂卧床，将呼叫器置于患者手边可触及处。及时更换清洁病号服、床单位及中单等。

2.病情观察

（1）皮肤、黏膜：关注患者主诉，如瘙痒、灼热感有无加重，观察外阴皮肤情况，观察阴道黏膜充血、散在红色点状皮损情况。

（2）分泌物：观察阴道后穹隆分泌物性状、颜色、量、气味。

（3）其他症状：观察有无尿频、尿痛、血尿等泌尿系感染症状。

3.专科指导

指导患者自我护理，注意个人卫生，勤换内裤，保持外阴清洁干燥，尽量避免搔抓外阴部，避免性生活。内裤、坐浴及洗涤用物应煮沸 5～10 分钟以消灭病原体，避免交叉感染、重复感染。教育患者养成良好的卫生习惯,避免无保护性交,减少疾病的发生。

4.甲硝唑的用药护理

(1)药理作用:本品为硝基咪唑衍生物,可抑制阿米巴原虫的氧化还原反应,使原虫氮链发生断裂。本品有强大的杀灭滴虫的作用,其机制未明。甲硝唑对厌氧微生物有杀灭作用,它在人体中还原时生成的代谢物也具有抗厌氧菌作用,抑制细菌的脱氧核糖核酸的合成,从而干扰细菌的生长、繁殖,最终致细菌死亡。

(2)用法。

1)全身用药:初次治疗推荐甲硝唑 2g,单次口服或替硝唑 2g,单次口服或甲硝唑 400mg,每日 2 次,连服 7 天。孕早期及哺乳期妇女慎用。

2)局部用药:将甲硝唑阴道片 200mg 塞入阴道,每晚 1 次,7 天为 1 个疗程。

(3)适应证:用于治疗肠道和肠外阿米巴病(如阿米巴肝脓肿、胸膜阿米巴病等),还可用于治疗阴道滴虫病、小袋虫病和皮肤利什曼病、麦地那龙线虫感染等。目前还广泛用于厌氧菌感染的治疗。

(4)禁忌证:对本品过敏者禁用;有活动性中枢神经系统疾患和血液病者禁用。

(5)不良反应:以消化道反应最为常见,包括恶心、呕吐、食欲缺乏、腹部绞痛,一般不影响治疗;神经系统症状有头痛、眩晕,偶有感觉异常、肢体麻木、共济失调、多发性神经炎等,大剂量可致抽搐。少数病例发生荨麻疹,皮肤潮红、瘙痒,还有膀胱炎、排尿困难、口中有金属味及白细胞减少等,均为可逆性,停药后自行恢复。

(6)注意事项。

1)对诊断的干扰:本品的代谢产物可使尿液呈深红色。

2)原有肝脏疾病患者剂量应减少。出现运动失调或其他中枢神经系统症状时应停药。重复一个疗程之前,应做白细胞计数检查。厌氧菌感染合并肾衰竭者,给药间隔时间应由 8 小时延长至 12 小时。

3)本品可抑制酒精代谢,用药期间应戒酒,饮酒后可能出现腹痛、呕吐、头痛等症状。

5.心理护理

大多滴虫性阴道炎患者有较大的心理负担,担心疾病治不好,影响夫妻关系,应热情接待每一位患者,通过亲切的交谈告诉患者滴虫性阴道炎是可以治愈的,但一定要在医生指导下进行治疗,治疗必须规范且持之以恒,必须夫妻同治。

6.健康教育

(1)饮食。

1)忌食:忌辛辣食品,避免加重症状;忌进补;忌海鲜食物,以免使外阴瘙痒加重,不利于炎症的消退。忌甜腻食物:油腻食物如猪油、奶油、牛油等,高糖食物如巧克力、甜点心等,这些食物有助湿增热的作用,会增加白带的分泌量,并影响治疗效果。

2)宜食:宜食清淡食物,多饮水,多食蔬菜,多食用含 B 族维生素丰富的食物,如小麦、高粱、芡实、蜂蜜、豆腐、鸡肉、韭菜、牛奶等。

3)忌烟酒:烟草中的尼古丁可使动脉血与氧的结合力减弱。

(2)休息活动:劳逸结合,避免过度劳累。

（3）用药指导。

1）口服药：指导患者及其配偶同时进行治疗；告知患者服用甲硝唑期间及停药 24 小时内、服用替硝唑期间及停药 72 小时内禁止饮酒；妊娠期是否用甲硝唑治疗目前尚有争议，用药前应取得患者知情同意。

2）外用药：指导阴道用药的患者采取下蹲位将药片送入阴道后穹隆部。

（4）疾病相关知识宣教：指导患者配合检查，讲解滴虫的特性，提高滴虫检出率。告知患者治愈的标准及随访要求；每次月经干净后复查，连续三次滴虫检查阴性者为治愈。告知患者妊娠期滴虫性阴道炎可导致胎膜早破、早产及低出生体重儿，应及时治疗。

四、细菌性阴道炎

细菌性阴道病（BV）为阴道内正常菌群失调所致的一种混合感染。但临床及病理无炎症改变。正常阴道内以产生过氧化氢的乳杆菌占优势。细菌性阴道病时，阴道内能产生过氧化氢的乳杆菌减少，导致其他细菌大量繁殖，主要有加德纳菌、厌氧菌（动弯杆菌、普雷沃菌等）及人型支原体，其中以厌氧菌居多，厌氧菌数量可增加 $100 \sim 1000$ 倍。促使阴道菌群发生变化的原因仍不清楚，推测可能与频繁性交、多个性伴侣或阴道灌洗使阴道碱化有关。

（一）临床表现

$10\% \sim 40\%$ 患者无临床症状，有症状者主要表现为阴道分泌物增多，有鱼腥臭味，尤其于性交后加重，可伴有轻度外阴瘙痒或烧灼感。分泌物呈鱼腥臭味是由于厌氧菌繁殖的同时可产生胺类物质所致。检查见阴道黏膜无充血的炎症表现，分泌物特点为灰白色，均匀一致，稀薄，常黏附于阴道壁，但黏度很低，容易将分泌物从阴道壁拭去。

细菌性阴道病除导致阴道炎症外，还可引起其他不良结局，如妊娠期细菌性阴道病可导致绒毛膜羊膜炎、胎膜早破、早产；非孕妇可引起子宫内膜炎、盆腔炎、子宫切除术后阴道顶端感染。

（二）辅助检查

（1）阴道分泌物 pH＞4.5。

（2）胺试验阳性。

（3）阴道分泌物显微镜下找线索细胞。

（三）治疗

治疗原则为选用抗厌氧菌药物，主要有甲硝唑、克林霉素。甲硝唑抑制厌氧菌生长，不影响乳杆菌生长，是较理想的治疗药物，但对支原体效果差。

1. 口服药物

首选甲硝唑 400mg，每日 2 次，口服，共 7 日或克林霉素 300mg，每日 2 次，连服 7 日。甲硝唑 2g 顿服的治疗效果差，目前不再推荐应用。

2. 局部药物治疗

含甲硝唑的栓剂，每晚 1 次，连用 7 日或 2％克林霉素软膏阴道涂布，每次 5g，每晚 1 次，连用 7 日。口服药物与局部用药效果相似，治愈率为 80％左右。

3.微生物及免疫治疗

国内外大量研究证实,传统抗生素的应用或多或少地影响阴道菌群的恢复,而应用乳酸杆菌制剂治疗细菌性阴道病及预防其复发效果显著。因此,从微生态学的角度出发,通过生态制剂调整疗法,扶正和保护阴道内的正常菌群的组成和比例,恢复其自然的抵抗外来菌侵扰的能力,促进其本身的自净作用是治疗此类疾病的趋势。目前临床上常用的阴道用乳杆菌活菌胶囊(定君生)即为此类制剂,用法:每日1粒,用10日,阴道置入。

4.性伴侣的治疗

本病虽与多个性伴侣有关,但对性伴侣给予治疗并未改善治疗效果及降低其复发率,因此,性伴侣不需要常规治疗。

5.妊娠期细菌性阴道病的治疗

由于本病与不良妊娠结局如绒毛膜羊膜炎、胎膜早破、早产有关,任何有症状的细菌性阴道病孕妇及无症状的高危孕妇(有胎膜早破、早产史)均需治疗。由于本病在妊娠期有合并上生殖道感染的可能,多选择口服用药,甲硝唑200mg,每日3次,连服7日或克林霉素300mg,每日2次,连服7日。

6.随访

治疗后无症状者不需常规随访。细菌性阴道病复发较常见,对症状持续或症状重复出现者,应告知患者复诊,接受治疗。可选择与初次治疗不同的药物。

(四)护理

(1)指导患者遵医嘱按照治疗方案的周期正确用药。

(2)注意个人卫生,使用流动水清洁外阴,勤洗换内裤,避免搔抓会阴部造成皮肤损伤。

(3)治疗期间禁止游泳、盆浴,防止逆行感染。

(4)指导患者治疗期间性行为应采取保护性措施,防止交叉感染。

(5)指导选择清淡易消化、高维生素饮食,忌辛辣刺激性食物。

(6)给予患者心理护理及疾病知识的宣教,提高患者治疗的依从性,减少疾病的复发。

(7)健康教育。

1)给予患者个人卫生指导,保持外阴清洁,禁用肥皂清洗外阴,不宜经常使用药液清洗阴道;勤洗换内裤,不穿化纤内裤和紧身衣;避免不洁性行为。

2)告知患者规范治疗的重要性,进行用药治疗指导。

五、萎缩性阴道炎

(一)病因及发病机制

萎缩性阴道炎常见于自然绝经及卵巢去势后妇女,也可见于产后闭经或药物假绝经治疗的妇女。因卵巢功能衰退,雌激素水平降低,阴道黏膜萎缩变薄,上皮细胞内糖原减少,阴道内pH增高,多为5.0~7.0,嗜酸性的乳杆菌不再为优势菌,局部抵抗力降低,便于细菌的侵入繁殖而发生炎症。此外,不注意外阴的清洁卫生、性生活频繁、营养不良、B族维生素缺乏等也易患此病。

（二）临床表现

主要症状为阴道分泌物增多,稀薄,淡黄色,因感染病原菌不同可呈泡沫状或脓性,也可呈血性,可有外阴瘙痒、灼热和尿频、尿痛等症状。妇科检查见阴道黏膜萎缩,皱襞消失,上皮菲薄,变平滑,有充血红肿,也可见黏膜有小出血点或出血斑,严重者可形成溃疡,分泌物呈水样,脓性有臭味,如不及早治疗,溃疡部可有瘢痕收缩或与对侧粘连,致使阴道狭窄或部分阴道闭锁,导致分泌物引流不畅,形成阴道积脓或宫腔积脓。

（三）辅助检查

阴道分泌物镜检见大量基底层细胞和白细胞。

（四）治疗

治疗原则为抑制细菌生长,补充雌激素,增强阴道抵抗力。

1.抑制细菌生长

可用1%乳酸或0.5%醋酸冲洗阴道,每日1次,增强阴道酸度,抑制细菌的繁殖。冲洗阴道后,应用甲硝唑200mg或诺氟沙星200mg,每日1次,放于阴道深部,7～10日为1个疗程。吡哌酸栓剂,隔日1次,共5～7日。α干扰素(奥平)栓剂,6U,每日1次,共7日。

2.增强阴道抵抗力

针对病因,补充雌激素是萎缩性阴道炎的主要治疗方法。①局部给药:己烯雌酚0.125～0.25mg,每晚放入阴道深部,7日为1个疗程或用己烯雌酚软膏或普罗雌醚软膏或霜剂局部涂抹,每日2次或应用雌三醇(欧维婷)栓剂1mg,阴道用药,第1周内每天1次,1周后改为每周2次。②全身用药:尼尔雌醇,首次服4mg,每2～4周1次,每次2mg,维持2～3个月;对同时需要性激素替代治疗的患者,可给予妊马雌酮(倍美力)0.3～0.625mg和甲羟黄体酮2mg口服,每日1次或异炔诺酮(利维爱)2.5mg每日或隔日口服。用药前须检查乳腺和子宫内膜,如有乳腺增生或癌变者或子宫内膜增生或癌变者禁用。

（五）护理

(1)注意观察阴道分泌物的量和性状。

(2)消毒用具用物并进行床边隔离。

(3)指导阴道用药、外阴冲洗、坐浴的正确方法。

(4)遵医嘱规范使用抗生素及雌激素。

(5)加强卫生宣教,勤换内裤,洗漱用具专人专用,治疗期间避免性生活。

(6)健康教育:①向老年患者宣传老年期卫生保健常识,给予心理支持;②教会老年女性萎缩性阴道炎的预防措施和技巧;③指导患者及其家属阴道灌洗、上药方法,注意操作前洗净双手、消毒器具,局部治疗时药物置于阴道深部;④保持外阴清洁、干燥,勤换内裤,减少刺激;⑤对于卵巢切除、放疗的患者给予激素替代治疗,并进行相关知识指导。

六、外阴阴道假丝酵母菌病（VVC）

（一）病因及发病机制

VVC 80%～90%病原体为白假丝酵母菌,10%～20%为光滑假丝酵母菌、近平滑假丝酵母菌、热带假丝酵母菌等。假丝酵母菌适宜在酸性环境中生长,其阴道 pH 通常＜4.5。假丝酵母菌对热的抵抗力不强,加热至 60℃ 1 小时即死亡;但对干燥、日光、紫外线及化学制剂等因素的抵抗力较强。白假丝酵母菌为双相菌,有酵母相和菌丝相。酵母相为孢子,在无症状寄居及传播中起作用;菌丝相为孢子伸长形成假菌丝,具有侵袭组织的能力。10％～20％非孕妇女及 30％孕妇阴道中可能黏附有假丝酵母菌寄生,但菌量极少,呈酵母相,并不引起炎症反应;在宿主全身及阴道局部细胞免疫能力下降时,假丝酵母菌转化为菌丝相,大量繁殖生长侵袭组织,引起炎症反应。发病的常见诱因有:长期应用广谱抗生素、妊娠、糖尿病、大量应用免疫抑制剂以及接受大量雌激素治疗等,胃肠道假丝酵母菌感染者粪便污染阴道、穿紧身化纤内裤及肥胖使外阴局部温度与湿度增加,也是发病的影响因素。

(二)临床表现

主要表现为外阴阴道瘙痒,阴道分泌物增多。外阴阴道瘙痒症状明显,持续时间长,严重者坐立不安,以夜晚更加明显。部分患者有外阴部灼热痛、性交痛以及排尿痛。尿痛是排尿时尿液刺激水肿的外阴所致。阴道分泌物的特征为白色稠厚,呈凝乳状或豆腐渣样。妇科检查可见外阴红斑、水肿,可伴有抓痕,严重者可见皮肤皲裂、表皮脱落。阴道黏膜红肿,小阴唇内侧及阴道黏膜附有白色块状物,擦除后露出红肿黏膜面,急性期还可见到糜烂及浅表溃疡。

外阴阴道假丝酵母菌病可分为单纯性 VVC 和复杂性 VVC,后者占 10％～20％。单纯性 VVC 包括非孕期妇女发生的散发性、白假丝酵母菌所致的轻或中度 VVC;复杂性 VVC 包括非白假丝酵母菌所致的 VVC、重度 VVC、复发性 VVC、妊娠期 VVC 或其他特殊患者如未控制的糖尿病、免疫低下者所患 VVC。

(三)辅助检查

1.悬滴法

10％氢氧化钾(KOH)悬滴、镜检,菌丝阳性率为 70％～80％。研究显示,KOH 悬滴法对白色假丝酵母菌感染检测的假阴性率约为 30％,而对非白色假丝酵母菌感染检测的假阴性率则在 57％左右。生理盐水法阳性率低,不予推荐。

2.涂片法

革兰染色后镜检,菌丝阳性率为 70％～80％,而且涂片标本还可以长期保存,留有循证证据,也有利于将来的进一步研究。

3.培养法

常用于复杂性外阴阴道假丝酵母菌病、久治不愈的外阴阴道假丝酵母菌病或有症状但多次显微镜检查阴性者,应采用培养法诊断,同时进行药物敏感试验,以达到明确诊断、筛选有效的抗真菌药物的目的。湿片法或革兰染色检查分泌物多采用 10％氢氧化钾溶液,可溶解其他细胞成分,提高假丝酵母菌检出率。

(四)治疗

1.基本原则

(1)积极去除 VVC 的诱因。

(2)规范化应用抗真菌药物,首次发作或首次就诊是规范化治疗的关键时期。

(3)性伴侣无须常规治疗;VVC 患者的性伴侣应同时检查,必要时给予治疗。

(4)不常规进行阴道冲洗。

(5)VVC 急性期间避免性生活或性交时使用安全套。

(6)同时治疗其他性传播疾病。

(7)强调治疗的个体化。

(8)长期口服抗真菌药物要注意监测肝、肾功能及其他相关不良反应。

2.抗真菌治疗

(1)治疗方法包括阴道用药和口服用药两种。

(2)治疗方案。

1)单纯性 VVC:下列方案任选一种,具体方案如下。①阴道用药:咪康唑软胶囊 1200mg,单次用药。咪康唑栓/软胶囊 400mg,每晚 1 次,共 3 日。咪康唑栓 200mg,每晚 1 次,共 7 日。克霉唑栓/片 500mg,单次用药。克霉唑栓 100mg,每晚 1 次,共 7 日。制霉菌素泡腾片 10 万 U,每晚 1 次,共 14 日。制霉菌素片 50 万 U,每晚 1 次,共 14 日。②口服用药:氟康唑,150mg,顿服,共 1 次。

2)重度 VVC:应在治疗单纯性 VVC 方案基础上,延长疗程。症状严重者,局部应用低浓度糖皮质激素软膏或唑类霜剂。氟康唑:150mg,顿服,第 1、第 4 天应用。其他可以选择的药物还有伊曲康唑等,但在治疗重度 VVC 时,建议 5～7 天的疗程。

3)妊娠期 VVC:早孕期权衡利弊慎用药物。选择对胎儿无害的唑类阴道用药,而不选用口服抗真菌药物治疗。具体方案同单纯性 VVC,但长疗程方案疗效会优于短疗程方案。

4)复发性 VVC:治疗原则包括强化治疗和巩固治疗。根据培养和药物敏感试验选择药物。在强化治疗达到真菌学治愈后,给予巩固治疗半年。①强化治疗:治疗至真菌学转阴。具体方案如下:口服用药,氟康唑 150mg,顿服,第 1、第 4、第 7 天应用。阴道用药,咪康唑栓/软胶囊 400mg,每晚 1 次,共 6 日。咪康唑栓 1200mg,第 1、第 4、第 7 天应用。克霉唑栓/片 500mg,第 1、第 4、第 7 天应用。克霉唑栓 100mg,每晚 1 次,7～14 日。②巩固治疗:目前国内、外没有较为成熟的方案,建议对每月规律性发作一次者,可在每次发作前预防用药一次,连续 6 个月。对无规律发作者,可采用每周用药一次,预防发作,连续 6 个月。对于长期应用抗真菌药物者,应监测肝肾功能。

3.随访

症状持续存在或 2 个月内再发作者应进行随访。对 RVVC 在治疗结束后 7～14 天、1 个月、3 个月和 6 个月各随访一次,3 个月以及 6 个月时建议同时进行真菌培养。

(五)护理

(1)保持外阴清洁、干燥,避免搔抓。

(2)遵医嘱全身或局部给药,可采用 2%～40% 碳酸氢钠溶液坐浴或阴道冲洗。

(3)治疗期间禁止性生活,勤换内裤,内裤及坐浴用物煮沸消毒 5～10 分钟。

(4)观察用药后反应,如有异常应立即通知医师。

(5)向患者说明遵医嘱用药、规范治疗的必要性。

(6)妊娠期合并假丝酵母菌感染者,严格遵医嘱局部治疗至妊娠 8 个月。

(7)健康教育:①积极治疗糖尿病,正确使用抗生素、雌激素,避免诱发假丝酵母菌阴道炎。

告知患者疾病原因,消除顾虑,积极就医。②养成良好的卫生习惯,每日清洗外阴、更换内裤,内裤应煮沸消毒。③选择穿着棉质内裤,不穿化纤衣物。④因皮肤瘙痒而用手搔抓,可使手指带菌,传播至阴道,因此应注意手卫生。身体其他部位的假丝酵母菌病应积极治疗,防止感染阴道。⑤孕妇应规范治疗,避免新生儿经过产道发生感染。⑥对有症状的性伴侣应同时进行治疗。

七、宫颈炎

(一)急性宫颈炎

急性宫颈炎,指宫颈发生急性炎症,包括局部充血、水肿,上皮变性、坏死,黏膜、黏膜下组织、腺体周围见大量中性粒细胞浸润,腺腔中可有脓性分泌物。急性宫颈炎可由多种病原体引起,也可由物理因素、化学因素刺激或机械性宫颈损伤、宫颈异物伴发感染所致。

1.病因及发病机制

急性宫颈炎的病原体:①性传播疾病病原体,淋病奈瑟菌及沙眼衣原体,主要见于性传播疾病的高危人群。②内源性病原体,部分宫颈炎发病与细菌性阴道病病原体、生殖支原体感染有关。但也有部分患者的病原体不清楚。沙眼衣原体及淋病奈瑟菌均感染宫颈管柱状上皮,沿黏膜面扩散引起浅层感染,病变以宫颈管明显。除宫颈管柱状上皮外,淋病奈瑟菌还常侵袭尿道移行上皮、尿道旁腺及前庭大腺。

2.临床表现

大部分患者无症状。有症状者主要表现为阴道分泌物增多,呈黏液脓性,阴道分泌物刺激可引起外阴瘙痒及灼热感。此外,可出现经间期出血、性交后出血等症状。若合并尿路感染,可出现尿急、尿频、尿痛。妇科检查见宫颈充血、水肿、黏膜外翻,有黏液脓性分泌物附着甚至从宫颈管流出,宫颈管黏膜质脆,容易诱发出血。若为淋病奈瑟菌感染,因尿道旁腺、前庭大腺受累,可见尿道口、阴道口黏膜充血、水肿以及多量脓性分泌物。

3.辅助检查

出现两个特征性体征之一、显微镜检查宫颈或阴道分泌物白细胞增多,可做出急性宫颈炎的初步诊断。宫颈炎诊断后,需进一步做沙眼衣原体和淋病奈瑟菌的检测。

(1)两个特征性体征,具备一个或两个同时具备。

1)于宫颈管或宫颈管棉拭子标本上,肉眼见到脓性或黏液脓性分泌物。

2)用棉拭子擦拭宫颈管时,容易诱发宫颈管内出血。

(2)白细胞检测:宫颈管分泌物或阴道分泌物中白细胞增多,后者需排除引起白细胞增多的阴道炎症。

1)宫颈管脓性分泌物涂片作革兰染色,中性粒细胞>30 个/HP。

2)阴道分泌物湿片检查白细胞>10 个/HP。

(3)病原体检测:应做沙眼衣原体和淋病奈瑟菌的检测,以及有无细菌性阴道病及滴虫阴道炎。检测淋病奈瑟菌常用的方法有:①分泌物涂片革兰染色,查找中性粒细胞中有无革兰阴性双球菌,由于宫颈分泌物涂片的敏感性、特异性差,不推荐用于女性淋病的诊断方法;②淋病奈瑟菌培养,为诊断淋病的"金标准"方法;③核酸检测,包括核酸杂交及核酸扩增,尤其核酸扩增方法诊断淋病奈瑟菌感染的敏感性、特异性高。检测沙眼衣原体常用的方法有:①衣原体培养,因其方法复杂,临床少用;②酶联免疫吸附试验检测沙眼衣原体抗原,为临床常用的方法;③核酸检测,包括核酸杂交及核酸扩增,尤以后者为检测沙眼衣原体感染敏感、特异的方法。但应做好质量控制,避免污染。

若宫颈炎进一步加重,可导致上行感染,因此对宫颈炎患者应注意有无上生殖道感染。

4.治疗

主要为抗生素治疗。可根据不同情况采用经验性抗生素治疗及针对病原体的抗生素治疗。

(1)经验性抗生素治疗:对有以下性传播疾病高危因素的患者(如年龄小于 25 岁,多性伴侣或新性伴侣,并且为无保护性性交或性伴侣患 STD),在未获得病原体检测结果前,可采用经验性抗生素治疗,方案为阿奇霉素 1g 单次顿服或多西环素 100mg,每日 2 次,连服 7 日。

(2)针对病原体的抗生素治疗:对于获得病原体者,选择针对病原体的抗生素。

1)单纯急性淋病奈瑟菌性宫颈炎:主张大剂量、单次给药,常用药物有头孢菌素及头霉素类药物,前者如头孢曲松钠 250mg,单次肌内注射或头孢克肟 400mg,单次口服;也可选择头孢唑肟 500mg,肌内注射;头孢噻肟钠 500mg,肌内注射;后者如头孢西丁 2g,肌内注射,加用丙磺舒 1g 口服;另可选择氨基糖苷类抗生素中的大观霉素 4g,单次肌内注射。

2)沙眼衣原体感染所致宫颈炎:治疗药物主要如下。①四环素类:如多西环素 100mg,每日 2 次,连服 7 日;米诺环素 0.1g,每日 2 次,连服 7~10 日。②大环内酯类:主要有阿奇霉素 1g,单次顿服;克拉霉素 0.25g,每日 2 次,连服 7~10 日;红霉素 500mg,每日 4 次,连服 7 日。③氟喹诺酮类:主要有氧氟沙星 300mg,每日 2 次,连服 7 日;左氧氟沙星 500mg,每日 1 次,连服 7 日;莫西沙星 400mg,每日 1 次,连服 7 日。

由于淋病奈瑟菌感染常伴有衣原体感染,因此,若为淋菌性宫颈炎,治疗时除选用抗淋病奈瑟菌药物外,同时应用抗衣原体感染药物。

3)合并细菌性阴道病:同时治疗细菌性阴道病,否则将导致宫颈炎持续存在。

(3)性伴侣的处理:若宫颈炎患者的病原体为淋病奈瑟菌或沙眼衣原体,应对其性伴侣进行相应的检查及治疗。

(二)慢性宫颈炎

慢性宫颈炎是妇科疾病中最常见的一种,多由急性宫颈炎未治疗或治疗不彻底转变而来,或由于各种原因所致的宫颈裂伤造成宫口变形,病原体侵入而引起感染。

1.临床表现

(1)症状:白带增多是慢性宫颈炎最常见的症状,白带呈乳白色黏液状,有时呈淡黄色脓性,可有血性白带或性交后出血。可继发外阴瘙痒,腰酸及下腹坠痛。此外还有尿频、尿急、尿痛等泌尿系感染症状。

(2)体征。

1)宫颈柱状上皮异位(宫颈糜烂):宫颈外口处的宫颈阴道部分,外观呈颗粒状的红色糜烂。在炎症初期,糜烂面表面平坦,为单纯型糜烂;后由于腺上皮过度增生,并伴有间质增生,糜烂面凹凸不平呈颗粒状;如间质增生明显,表面凹凸不平更明显而呈乳突状糜烂。

2)宫颈肥大:宫颈组织在长期慢性炎症的刺激下充血、水肿,宫颈呈不同程度的肥大,可比正常大2~4倍。宫颈表面可表现糜烂或光滑。宫颈纤维结缔组织的增生,使宫颈质地变硬。

3)宫颈息肉:息肉根部多附着于宫颈外口或在颈管内。一个或多个不等,直径一般在1cm以下、色红、舌形、质软而脆,易出血,蒂细长。

4)宫颈腺体囊肿(纳博特囊肿):宫颈表面突出多个青白色小囊泡,内含无色黏液。若囊肿感染,则外观呈白色或淡黄色小囊泡。这种囊肿一般约米粒大小,也可长大至1cm直径大小。

5)宫颈内膜炎:检查时可见宫颈口有脓性分泌物堵塞,有时可见宫颈口发红充血。

6)宫颈裂伤或宫颈外翻。

2.辅助检查

(1)取阴道分泌物找滴虫、念珠菌、衣原体、淋菌,进行细菌培养及药物敏感试验。

(2)宫颈柱状上皮异位与早期宫颈癌从外观上难以鉴别,需常规做宫颈刮片检查,必要时在阴道镜下取活组织检查,以明确诊断。也可通过固有荧光诊断仪进行检测,如有阳性征象则做定位活组织检查。

3.治疗

本病治疗以局部治疗为主,可采用物理治疗、药物治疗及手术治疗,而以物理治疗最常用。

(1)药物治疗:适用于糜烂面积较小,炎症浸润较浅者。药物治疗的目的是以消炎促使上皮生长为主。

1)阴道冲洗:常用的冲洗药物有1:5000高锰酸钾溶液,1:1000苯扎溴铵溶液,1%醋酸溶液,0.5%~1%乳酸溶液,可选用其中任何一种每日冲洗阴道1~2次。

2)硝酸银腐蚀:棉球蘸10%~20%硝酸银液涂于糜烂面,直至出现灰白色痂膜为止,然后用生理盐水棉球或棉签轻轻涂抹去多余的硝酸银液,每周1次,2~4次为1个疗程。

3)铬酸腐蚀:棉球蘸5%重铬酸钾液,涂于宫颈糜烂处,至出现灰白色痂膜为止,然后用75%乙醇棉球轻轻吸去多余的铬酸。再于下次月经净后涂1次,共2次。

4)氯己定(洗必泰)栓剂:每日1次,每次1枚。将药紧贴糜烂处,用带线棉球固定,次日晨患者自行取出棉球,10次为1个疗程。

(2)物理疗法:适用于糜烂面积较大,炎症浸润较深的病例,是治疗宫颈柱状上皮异位较好的方法,一般1次即可治愈,2个月左右伤口可痊愈。

1)宫颈电熨术:适用于已有子女的经产妇。将电熨斗直接接触宫颈柱状上皮异位处并略加压,电熨后创面涂以1%甲紫或呋喃西林粉,术后2~3日分泌物增多,7~10日阴道有少量阴道出血,术后2周结痂脱落。术后每月复查1次,如有宫口狭窄可用探针扩张。

2)激光治疗:多采用二氧化碳激光器。术后3周痂皮脱落。

3)冷冻治疗:适用于未生产或尚无子女的患者。术后6周后坏死组织脱落,8周痊愈,术后很少出血,愈合后很少发生子宫狭窄。

(3)手术治疗。

1)适应证:保守治疗无效;宫颈肥大,糜烂面深广且颈管受累者。

2)手术方式:①锥切法,可选用电刀锥切或手术刀锥切;②子宫全切术;③宫颈撕裂修补

223

术;④宫颈切除术;⑤宫颈息肉摘除术。

(三)护理

告知患者物理治疗注意事项:

(1)治疗前常规做宫颈细胞学检查。

(2)有急性生殖器炎症者注意休息,禁忌物理治疗。

(3)治疗时间宜选择在月经干净后3~7日进行。

(4)保持外阴清洁,每日清洗外阴2次,禁止性生活及盆浴2个月。

(5)术后阴道分泌物增多需及时就诊。

(6)治疗结束,于两次月经干净后3~7日复查,未愈者择期做第2次治疗。

(7)健康教育:①指导妇女定期进行妇科检查,发现宫颈炎积极治疗;②注意个人卫生,勤换内衣裤,保持外阴清洁、干燥;③出现血性白带或性生活后出血,早日就诊;④治疗前做宫颈刮片细胞学检查,以除外癌变;⑤避免分娩时器械损伤宫颈,发现宫颈裂伤及时缝合;⑥做好心理护理,保护患者的隐私,给予心理支持与安慰。

八、盆腔炎性疾病

盆腔炎性疾病(PID)为女性内生殖道的一组感染性疾病,主要包括子宫内膜炎、输卵管炎、输卵管卵巢脓肿(TOA)和盆腔腹膜炎等。炎症可局限于一个部位,也可同时累及几个部位,以输卵管炎、输卵管卵巢炎最常见。盆腔炎性疾病多发生在性活跃期的生育年龄妇女,少发于初潮前、无性生活史和绝经后的妇女。PID若未能得到及时、彻底治疗,可导致不孕、输卵管妊娠、慢性盆腔痛,炎症反复发作,从而严重影响妇女的生殖健康。

(一)病因及发病机制

1.子宫内膜炎及子宫肌炎

急性期子宫内膜充血、水肿,有炎性渗出物,严重者内膜坏死、脱落形成溃疡,镜下见大量白细胞浸润,炎症继续发展可蔓延到深部,形成子宫肌炎。慢性患者以肌层内炎性细胞浸润、肌层增厚、弹性下降为主。

2.输卵管炎、输卵管积脓、输卵管卵巢脓肿

急性输卵管炎症因病原体传播途径不同而有不同的病变特点。

(1)炎症经子宫内膜向上蔓延:首先引起输卵管黏膜炎,输卵管黏膜肿胀、间质水肿及充血、大量中性粒细胞浸润,严重者输卵管上皮发生退行性变或成片脱落,引起输卵管黏膜粘连,导致输卵管管腔及伞端闭锁,若有脓液积聚于管腔内则形成输卵管积脓。淋病奈瑟菌及大肠埃希菌、类杆菌以及普雷沃菌,除直接引起输卵管上皮损伤外,其细胞壁脂多糖等内毒素引起输卵管纤毛大量脱落,导致输卵管运输功能减退、丧失。炎症渗出、病灶组织结构及功能的破坏,均可诱发炎性反应,导致盆腔局部或广泛粘连,导致输卵管积水、不孕及慢性PID。

(2)病原菌通过宫颈的淋巴播散:通过宫旁结缔组织,首先侵及浆膜层,发生输卵管周围炎,然后累及肌层,而输卵管黏膜层可不受累或受累极轻。病变以输卵管间质炎为主,其管腔常可因肌壁增厚受压变窄,但仍能保持通畅。轻者输卵管仅有轻度充血、肿胀、略增粗;严重者输卵管明显增粗、弯曲,纤维素性脓性渗出物增多,造成与周围组织粘连,导致慢性盆腔痛。

卵巢很少单独发炎,白膜是良好的防御屏障,卵巢常与输卵管伞端粘连而发生卵巢周围炎,称为输卵管卵巢炎,也称附件炎。炎症可通过卵巢排卵的破孔侵入卵巢实质形成卵巢脓肿,脓肿壁与输卵管积脓粘连并穿通,形成输卵管卵巢脓肿。输卵管卵巢脓肿多位于子宫后方或子宫、阔韧带后叶及肠管间粘连处,可破入直肠或阴道,若破入腹腔则引起弥散性腹膜炎。

3.急性盆腔腹膜炎

盆腔内器官发生严重感染时,往往蔓延到盆腔腹膜,发炎腹膜充血、水肿,并有少量含纤维素的渗出液,形成盆腔脏器粘连。当有大量脓性渗出液积聚于粘连的间隙内,可形成散在小脓肿;积聚于直肠子宫陷凹处形成盆腔脓肿,较多见。脓肿前面为子宫,后面为直肠,顶部为粘连的肠管及大网膜,脓肿可破入直肠而使症状突然减轻,也可破入腹腔引起弥散性腹膜炎。

4.急性盆腔结缔组织炎

病原体经淋巴管进入盆腔结缔组织而引起结缔组织充血、水肿及中性粒细胞浸润。以宫旁结缔组织炎最常见,开始局部增厚,质地较软,边界不清,以后向两侧盆壁呈扇形浸润,若组织化脓形成盆腔腹膜外脓肿,可自发破入直肠或阴道。

5.脓毒血症

当病原体毒性强、数量多、患者抵抗力降低时,常发生脓毒血症。发生盆腔炎性疾病后,若身体其他部位发现多处炎症病灶或脓肿者,应考虑有脓毒血症存在,其中盆腔炎性疾病可是脓毒血症的原发诱因,也可为脓毒血症在生殖系统的表现。

6.肝周围炎

肝周围炎指肝包膜炎症而无肝实质损害的肝周围炎,也称菲科综合征(Fitz-Hugh-Curtis综合征)。淋病奈瑟菌及衣原体感染均可引起。由于肝包膜水肿,吸气时右上腹疼痛。肝包膜上有脓性或纤维渗出物,早期在肝包膜与前腹壁腹膜之间形成松软粘连,晚期形成琴弦样粘连。5%~10%输卵管炎可出现肝周围炎,临床表现为盆腔疼痛后继发右上腹痛或下腹疼痛与右上腹疼痛同时出现。

7.盆腔炎性疾病后遗症

若盆腔炎性疾病未得到及时治疗,可能会发生盆腔炎性疾病后遗症,亦称慢性盆腔炎。主要病理改变为组织破坏、广泛粘连、增生及瘢痕形成,导致:①输卵管堵塞、输卵管增粗;②输卵管卵巢粘连形成输卵管卵巢肿块;③若输卵管伞端闭锁、浆液性渗出物聚集形成输卵管积水、输卵管积脓或输卵管卵巢脓肿的脓液吸收,被浆液性渗出物代替形成输卵管积水或输卵管卵巢囊肿;④盆腔以结缔组织表现为主,骶韧带增生、变厚,若病变广泛,可使子宫固定。

(二)临床表现

可因病原体种类、炎症程度及累及范围等原因而致临床表现差异比较大。轻者无症状或症状轻微,重者可诱发脓毒血症。

1.局部症状和体征

下腹部可出现轻重不一的疼痛,可从轻微的坠胀,到下腹持续性剧痛。伴阴道分泌物异常或流血增多,流出物污浊,严重时呈脓性,有异味或臭味;局部压痛,以病患侧最明显,严重者可伴反跳痛及腹肌紧张;双合诊检查时可发现宫颈举痛或宫体压痛或附件区压痛,也可发现子宫及双附件区的压痛,增厚,以病灶处最明显;局部脓肿形成者扪及界限不清、压痛的囊性肿块或局部出现压迫或刺激症状。

2.器官功能受累的症状和体征

慢性盆腔炎性疾病急性发作或急性炎症患者,尤其局部有脓肿形成的患者,可出现局部压迫刺激症状:包块位于子宫前方可出现膀胱刺激症状,如排尿困难、尿频,若引起膀胱肌炎还可有尿痛等;包块位于子宫后方可有直肠刺激症状;若在腹膜外可致腹泻、里急后重感和排便困难;如引起肝周围炎症,可出现上腹部疼痛等表现。慢性盆腔炎性疾病可造成盆腔器官的粘连,出现器官功能的障碍,如肠梗阻、慢性腹痛、不孕、宫外孕、输卵管积水、盆腔炎性包块、包裹性积液、慢性腹泻、月经失调等。

3.全身症状和体征

慢性盆腔炎性疾病急性发作或急性炎症患者可出现体温骤然上升至 38℃ 以上,多伴有畏寒、精神萎靡、食欲缺乏等中毒症状;慢性盆腔炎性疾病多无全身症状和体征,但反复发作、久治不愈的慢性盆腔疼痛患者可伴有心理、精神异常。

(三)辅助检查

B 超检查;X 线检查;分泌物涂片检查;心电图等。

(四)治疗

盆腔炎性疾病的治疗原则:急性期或急性发作患者以抗生素治疗为主,辅以支持治疗,必要时手术治疗,抗生素的使用以早期、足量、广谱及个体化为治疗原则;后遗症期则以解除症状、促进功能恢复为主。根据病情可选择门诊治疗和住院治疗。

1.门诊治疗

适用于一般状况好,症状轻,能耐受口服或肌内注射抗生素,并有随访条件的患者。常用方案:①头孢曲松钠 250mg 单次肌内注射或头孢西丁钠 2g,单次肌内注射,同时口服丙磺舒 1g,然后改为多西环素 100mg,每日 2 次,连用 14 天,可同时口服甲硝唑 400mg,每日 2 次,连用 14 天;选用第三代头孢菌素与多西环素、甲硝唑合用;②氧氟沙星 400mg 口服,每日 2 次或左氧氟沙星 500mg 口服,每日 1 次,同时加服甲硝唑 400mg,每日 2～3 次,连用 14 天;莫西沙星 400mg,每日 1 次,连用 14 天。

2.住院治疗

若患者一般情况差,病情严重,伴有发热、恶心、呕吐;有盆腔腹膜炎或输卵管卵巢脓肿;门诊治疗无效;不能耐受口服抗生素;诊断不清,均应住院给予抗生素药物治疗为主的综合治疗。

(1)支持疗法:卧床休息,半卧位有利于脓液积聚于直肠子宫陷凹而使炎症局限。给予高热量、高蛋白、高纤维素流质或半流质饮食,补充液体,注意纠正电解质紊乱及酸碱失衡。高热时采用物理降温。尽量避免不必要的妇科检查以免引起炎症扩散,腹胀应行胃肠减压。

(2)抗生素治疗:给药途径以静脉滴注收效快,常用的配伍方案如下:

1)头霉素类或头孢菌素类药物:头霉素类,如头孢西丁钠 2g,静脉滴注,每 6 小时 1 次或头孢替坦二钠 2g,静脉滴注,每 12 小时 1 次。加多西环素 100mg,每 12 小时 1 次,静脉或口服。头孢菌素类,如头孢呋辛钠、头孢唑肟钠、头孢曲松钠、头孢噻肟钠也可选用。临床症状改善至少 24 小时后转为口服药物替代,每次 500mg,每日 1 次,连用 3 天。对不能耐受多西环素者,可用阿奇霉素替代,每次 500mg,每日 1 次,连用 3 天。对输卵管卵巢脓肿的患者,可加用克林霉素或甲硝唑,从而更有效地对抗厌氧菌。由于淋病奈瑟菌对头孢克肟的耐药性,美国CDC 不再建议头孢克肟作为淋病奈瑟菌感染的一线用药。

2)克林霉素与氨基糖苷类药物联合方案:克林霉素 900mg,每 8 小时 1 次,静脉滴注;庆大霉素先给予负荷量(2mg/kg),然后给予维持量(1.5mg/kg),每 8 小时 1 次,静脉滴注。临床症状、体征改善后继续静脉应用 24～48 小时,克林霉素改为口服,每次 450mg,每日 4 次,连用14 天;多西环素 100mg,口服,每 12 小时 1 次,连服 14 天。

3)青霉素类与四环素类药物联合方案:氨苄西林/舒巴坦 3g,静脉滴注,每 6 小时 1 次,加多西环素 100mg,每日 2 次,连服 14 天。

4)喹诺酮类药物与甲硝唑联合方案:氧氟沙星 400mg,静脉滴注,每 12 小时 1 次;左氧氟沙星 500mg,静脉滴注,每日 1 次;莫西沙星 400mg,静脉滴注,每 24 小时 1 次;联合甲硝唑500mg,静脉滴注,每 8 小时 1 次。

目前由于耐喹诺酮类药物淋病奈瑟菌株的出现,喹诺酮类不作为盆腔炎性疾病的首选药物。若存在以下因素:淋病奈瑟菌地区流行和个人危险因素低、头孢菌素不能应用(对头孢菌素类药物过敏)等,可考虑应用喹诺酮类药物,但在开始治疗前,必须进行淋病奈瑟菌的检测。

(3)手术治疗:主要用于治疗抗生素控制不满意的输卵管卵巢脓肿、盆腔脓肿或盆腔粘连等。

1)手术指征如下。①药物治疗无效:输卵管卵巢脓肿或盆腔脓肿经药物治疗 48～72 小时,体温持续不降,患者中毒症状加重或包块增大者,应及时手术,避免发生脓肿破裂。②脓肿持续存在:经药物治疗病情好转,继续控制炎症数日(2～3 周),包块仍未消失但已局限化,应手术切除,以免日后再次急性发作。③脓肿破裂:突然腹痛加剧、寒战、高热、恶心、呕吐、腹胀,体检腹部拒按或有脓毒症休克表现,应怀疑脓肿破裂。若脓肿破裂未及时诊治,病死率高。因此,一旦怀疑脓肿破裂,需立即在抗生素治疗的同时行剖腹探查。④盆腔炎性疾病后遗症期:盆腔粘连影响器官功能或盆腔炎性疾病反复发作、已形成输卵管积水等需行手术治疗。

2)手术方案及途径。根据患者情况选择经腹或经阴道穿刺引流、开腹或腹腔镜下手术,以选择创伤小、治疗效果好的手术方案和途径进行。

手术方案根据患者病变范围、年龄、有无生育要求、病程长短、一般状况等全面考虑。年轻妇女有生育要求,尽量保留卵巢功能,以采用保守性手术为主;对年龄大、反复发作、治疗效果不佳的患者可采用病灶切除术;对极度衰弱危重的患者以姑息性手术为主,必要时可考虑二次手术。

手术途径根据患者发病缓急、病程长短、脓肿位置、与周围组织关系等采用合适的手术途径。急性发病,脓液局限,可在超声引导下行经阴道或经腹部穿刺冲洗和引流,局部注入抗生素;如脓肿不规则、与周围器官粘连,且反复发作,需要切除感染灶或脓肿已破裂,也可选择开腹或腹腔镜下手术,但应注意避免器官损伤。

(4)中药治疗:对于急性盆腔炎性疾病治疗后期或反复发作的慢性盆腔炎性疾病,可辅助中医中药治疗,巩固疗效,可选用活血化瘀、清热解毒药物,例如银翘解毒汤、安宫牛黄丸或紫雪丹等。

(五)护理

1.一般护理

(1)皮肤、黏膜护理:高热患者,皮肤长期处于潮湿状态,全身抵抗力也下降,易发生压疮、感染,应及时更换潮湿的衣裤、床单,保持床单位平整,定时翻身;高热患者的唾液分泌减少,口腔黏膜干燥,口腔内食物残渣易发酵,细菌易生长繁殖,应嘱患者多饮水,多漱口,必要时给予口腔护理;行冰袋降温时,选择合理部位(如腋下、额头、腹股沟等),禁忌用于枕后、耳郭、心前区、腹部、足底等处,并定时更换冷敷部位,避免冻伤,酒精擦浴浓度不宜过高,以 25%~35% 为宜,注意酒精过敏者禁用,避免对皮肤造成损伤。盆腔炎症患者有时会伴阴道大量脓性分泌物,长期刺激外阴皮肤会出现皮疹、破溃,应密切观察会阴部皮肤情况,告知患者保持清洁,每日更换内裤,污染的内裤单独清洗,避免交叉、重复感染。

(2)饮食:高热期间应选择高营养易消化的流食,如豆浆、藕粉、果泥、菜汤等;体温下降或病情好转时,可进食半流食或普食,如面条、粥,配以高蛋白、高热量、高维生素易消化的菜肴,如精瘦肉、豆制品、蛋黄及各种新鲜蔬菜等。

(3)生活护理:保持室内清洁舒适、通风良好,合理降低室温,有利于降低患者体温;高热、大汗时注意保暖;必要时遵医嘱给予口腔护理,预防口腔疾病;长期高热者,机体处于高代谢状态,食欲不佳,活动耐力下降,更应加强生活护理,如协助患者起床如厕等;将呼叫器置于患者手边,实施预防跌倒、坠床护理措施;保持会阴部清洁,遵医嘱给予会阴擦(冲)洗,及时更换清洁、干燥的病号服、床单位及中单等。

2.病情观察

(1)生命体征:密切观察体温的变化,有预见性地给予护理干预,体温过高时给予物理降温;监测患者的出入量,预防脱水。

(2)疼痛:观察患者疼痛的性质、程度,及早发现病情变化,给予积极处理。

(3)皮肤、黏膜:观察口腔黏膜情况,预防口腔炎症;观察高危部位皮肤情况,预防压疮。

(4)并发症:警惕因长期高热导致严重脱水、高热惊厥甚至循环衰竭、酸中毒等情况的发生;预防感染控制不佳造成的全身感染,如菌血症、败血症等。

3.用药护理

(1)头霉素类或头孢菌素类药物:头霉素类,如头孢西丁钠 2g,静脉滴注,每 6 小时 1 次或头孢替坦二钠 2g,静脉滴注,每 12 小时 1 次。常加用多西环素 100mg,每 12 小时 1 次,静脉或口服。头孢菌素类,如头孢呋辛钠、头孢唑肟钠、头孢曲松钠、头孢噻肟钠也可选用。临床症状改善至少 24 小时后转为口服药物治疗,多西环素 100mg,每 12 小时 1 次,连用 14 日。对不能耐受多西环素者,可用阿奇霉素替代,每次 500mg,每日 1 次,连用 3 日。对输卵管卵巢脓肿的患者,可加用克林霉素或甲硝唑,从而更有效地对抗厌氧菌。

(2)克林霉素与氨基糖苷类药物联合方案:克林霉素 900mg,每 8 小时 1 次,静脉滴注;庆大霉素先给予负荷量(2mg/kg),然后给予维持量(1.5mg/kg),每 8 小时 1 次,静脉滴注。临床症状、体征改善后继续静脉应用 24~48 小时,克林霉素改为口服,每次 450mg,每日 4 次,连用 14 日或多西环素 100mg,口服,每 12 小时 1 次,连服 14 日。

4.专科指导

预防炎症扩散,禁止阴道冲洗,尽量避免阴道检查。严格执行无菌操作,防止医源性感染。

5.心理护理

盆腔炎患者一般病程较长,患者心理较为复杂,多有焦虑,应做好心理疏导,减轻患者心理压力。注意倾听患者主诉,耐心解答患者疑问,消除患者顾虑,有针对性地实施有效的心理护理,使其积极配合治疗。患者多会担心发生盆腔炎性疾病后遗症,影响家庭生活和夫妻感情,护士应获取患者的信任,告知患者疾病及预防知识,使患者树立治疗疾病的信心,保持乐观情绪。

6.健康教育

(1)饮食:健康合理的饮食调理有利于患者免疫力以及体质的增强。患者应加强营养,多饮水,避免进食生冷、辛辣等刺激性食物,定时定量进食。发热时选择高营养易消化的流食,如豆浆、藕粉、果泥、菜汤等,体温下降或病情好转时,可进半流食或普食,如面条、粥,配以高蛋白、高热量、高维生素易消化的菜肴,如精瘦肉、豆制品、蛋黄及各种新鲜蔬菜等。

(2)休息活动:急性期采取半卧位卧床休息使感染局限。得到控制后应加强锻炼,增加机体抵抗力,预防慢性盆腔炎急性发作。

(3)用药指导:指导患者连续彻底用药,及时治疗盆腔炎性疾病,防止后遗症发生。

(4)宣讲疾病相关知识:①讲解盆腔炎发病原因及预防复发的相关知识;②急性期应避免性生活及阴道操作;指导患者保持外阴清洁,养成良好的经期及性生活卫生习惯;③对沙眼衣原体感染高危妇女进行筛查和治疗可减少盆腔炎性疾病的发病率;虽然细菌性阴道炎与盆腔炎性疾病相关,但检测和治疗细菌性阴道炎能否降低盆腔炎性疾病发病率,至今尚不清楚;④及时治疗下生殖道感染。

(李　蕾)

第二节　女性生殖系统肿瘤

一、子宫肌瘤

子宫平滑肌瘤(简称子宫肌瘤)是女性生殖器最常见的良性肿瘤,由子宫平滑肌细胞增生而成,发病率在 20% 左右。根据发生部位分为:肌壁间肌瘤(60%～70%),浆膜下肌瘤(20%),黏膜下肌瘤(10%～15%)。黏膜下肌瘤又分为 3 种类型:0 型为有蒂黏膜下肌瘤,未向肌层扩展;Ⅰ型为无蒂,向肌层扩展小于 50%;Ⅱ型为无蒂,向肌层扩展大于 50%。由于肌瘤血供来自包膜,血管壁缺乏外膜,受压可引起肌瘤血供障碍,营养缺乏,肌瘤易发生变性。常见的肌瘤变性有:玻璃样变性,囊性变,红色样变,肉瘤样变,钙化。

(一)病因及发病机制

多数研究表明,子宫肌瘤是一种雌激素依赖性肿瘤。好发于生育年龄,常见于 30～50 岁妇女,20 岁以下少见,绝经后萎缩或消退。其他如生长激素、胰岛素样生长因子、表皮生长因子等及染色体结构异常均可能在子宫肌瘤的发生、发展中起一定作用。

(二)临床表现

1.症状

多无明显症状,仅在体检时偶然发现。症状与肌瘤部位、有无变性相关,而与肌瘤大小、数目关系不大。常见症状如下。

(1)经量增多及经期延长:多见于大的肌壁间肌瘤及黏膜下肌瘤。肌瘤使宫腔增大,子宫内膜面积增加,并影响子宫收缩,可有经量增多、经期延长等症状。此外,肌瘤可能使肌瘤附近的静脉受挤压,导致子宫内膜静脉丛充血与扩张,从而引起月经增多。黏膜下肌瘤伴有坏死感染时,可有不规则阴道流血或血样脓性排液。长期经量增多可继发贫血,出现乏力、心悸等症状。

(2)下腹包块:肌瘤较小时在腹部摸不到肿块;当肌瘤逐渐增大使子宫超过3个月妊娠大时可从腹部触及。肿块居下腹正中部位,实性、可活动、无压痛、生长缓慢。巨大的黏膜下肌瘤可脱出于阴道外,患者可因阴道脱出肿块就诊。

(3)白带增多:肌壁间肌瘤使宫腔面积增大,内膜腺体分泌增多,并伴有盆腔充血,致使白带增多;子宫黏膜下肌瘤一旦感染可有大量脓样白带,如有溃烂、坏死、出血时,可有血性或脓血性恶臭的阴道溢液。

(4)压迫症状:子宫前壁下段肌瘤可压迫膀胱引起尿频、尿急;宫颈肌瘤可引起排尿困难、尿潴留;子宫后壁肌瘤(峡部或后壁)可引起下腹坠胀不适、便秘等症状。阔韧带肌瘤或宫颈巨型肌瘤向侧方发展,嵌入盆腔内压迫输尿管使上泌尿路受阻,形成输尿管扩张甚至发生肾盂积水。

(5)其他:常见下腹坠胀、腰酸背痛,经期加重,可引起不孕或流产。肌瘤红色样变时有急性下腹痛,伴呕吐、发热及肿瘤局部压痛。浆膜下肌瘤扭转可有急性腹痛,黏膜下肌瘤由宫腔向外排出时可致腹痛。

2.体征

与肌瘤大小、位置、数目及有无变性相关。大肌瘤可在下腹部扪及实质性不规则肿块。妇科检查子宫增大,表面不规则单个或多个结节状突起。浆膜下肌瘤可扪及单个实质性球状肿块与子宫有蒂相连。黏膜下肌瘤位于宫腔内者子宫均匀增大;黏膜下肌瘤脱出宫颈外口,窥阴器检查即可看到宫颈口处有肿物,粉红色,表面光滑,宫颈四周边缘清楚,伴感染时可有坏死、出血及脓性分泌物。

(三)辅助检查

(1)B超:最常用的方法,可了解肌瘤部位、大小、数目,是否合并变性,并与卵巢肿瘤鉴别。

(2)宫腔镜检查:对于B超怀疑宫腔内占位或同时合并内膜病变时,宫腔镜检查可直接观察宫腔形态,病变部位,对于诊断黏膜下肌瘤非常重要。

(3)诊断性刮宫:主要用于除外子宫内膜增生过长或其他内膜病变,也可同时了解宫腔内有无肿块及其所在部位。

(4)对于多发肌瘤行子宫肌瘤剔除术前或难以与卵巢肿瘤等鉴别时可行 CT 或 MRI 检查。诊断不明时必要可行腹腔镜检查,但少用。

（四）治疗

1.急性出血期治疗

（1）子宫收缩剂：缩宫素、麦角新碱等。

（2）止血药物：酚磺乙胺，氨甲苯酸，巴曲酶，氨甲环酸等均有一定效果。

（3）诊断性刮宫：子宫肌瘤易合并内膜病变，而当子宫出血合并浆膜下肌瘤、小的肌壁间肌瘤时，需考虑是肌瘤引起出血还是其他病变引起出血。诊断性刮宫有助于鉴别内膜病变。

（4）激素类药物：急性大出血期间，在常规的止血方法不能见效时，有性生活者可行诊断性刮宫术，而无性生活者，可予针对内膜的激素止血，使内膜萎缩或内膜修复，起到暂时止血，但不能长期使用，尤其是雌激素的内膜修复法，以防刺激子宫肌瘤生长。止血后再根据肌瘤的情况进行系统治疗。

2.急性出血后治疗

（1）药物治疗：雌孕激素促进肌瘤生长，因此，抑制卵巢分泌雌孕激素或拮抗雌孕激素作用，均可使肌瘤萎缩。但治疗作用是暂时的，不能根治，且出现雌孕激素水平下降的不良反应，因此不作为主要治疗方法。主要适应证：①需保留子宫但肌瘤较大的年轻患者，用药后子宫缩小，利于肌瘤剔除术；②子宫肌瘤合并严重贫血暂时不宜诊断性刮宫者，术前用药改善症状，纠正贫血，获得手术机会，同时减少术中出血；③子宫肌瘤引起不孕时，用药缩小肌瘤，增加受孕机会；④因高危因素有手术禁忌证或手术有较大风险者；⑤近绝经期，药物暂时控制症状，平稳过渡至绝经期。

1）促性腺激素释放激素激动剂（GnRHa）：大剂量连续应用或脉冲给药，抑制 FSH、LH 分泌，使雌激素下降至绝经水平，产生闭经，同时抑制肌瘤生长及使其缩小，缓解症状。长期用药可能出现围绝经期症状、骨质疏松等，因此不能长期使用，一般 3～6 个月，在使用 GnRHa 后期必要时采取"反加治疗"即小剂量雌/孕激素，能有效减轻不良反应。

2）米非司酮：具有强抗黄体酮及抗糖皮质激素作用。10～25mg/d，连续服用3～6个月，用药后 FSH、LH、雌孕激素水平较用药前下降，多数患者出现闭经，少数可有不规则阴道流血。研究表明，小剂量使用的效果同大剂量相比无明显差异。用药后肌瘤体积可明显缩小，但停药后月经恢复，肌瘤再复长大。仅作为术前用药或提前绝经使用，不宜长期使用，以免产生肾上腺皮质功能减退。

3）达那唑：作用于下丘脑和垂体，抑制 FSH、LH 峰，减少雌孕激素生成，并具有弱雌激素作用，也可直接与雌孕激素受体结合抑制内膜增生和肌瘤生长。200mg 口服，每日 3 次，3～6个月为 1 个疗程。长期使用可造成肝功能损害及雄激素引起的不良反应如痤疮，多毛，体重增加，性欲减退等。

4）三苯氧胺：非甾体类抗雌激素药物，竞争性地与靶细胞胞质内雌激素受体结合，抑制肿瘤细胞生长。10mg 口服，每日 2～3 次，3 个月为 1 个疗程。由于三苯氧胺还有弱雌激素效应，可能刺激内膜增生，个别患者子宫肌瘤反而增大，因此临床使用需慎重。近来有采用同类药物雷洛昔芬，因无内膜刺激作用，使用更安全，但尚需进一步证实。

5）雄激素类药物：对抗雌激素，使子宫内膜萎缩，也可作用于子宫使肌层和血管平滑肌收缩，减少子宫出血，抑制肌瘤生长。丙酸睾丸素25mg，每 5 日肌内注射一次，共 4 次，经期每日

1次,共3次,总量不超过300mg,否则易导致男性化,适用于近绝经期妇女。

6)三烯睾诺酮:即孕三烯酮或内美通,作用机制与达那唑相似,主要作用部位是靶细胞的性激素受体,更适用于子宫肌瘤伴有子宫内膜增生者。2.5mg口服,每周2~3次,6个月为一疗程。主要不良反应是弱雄激素效应及肝功能异常等。

(2)手术治疗:手术方式多样,术式及手术途径的选择取决于患者年龄,有无生育要求,肌瘤大小,生长部位,个数及医疗技术条件和水平等。

1)肌瘤剔除术。①腹式子宫肌瘤剔除术:适用于浆膜下和肌壁间子宫肌瘤。②经阴道黏膜下肌瘤摘除术:已脱出宫颈口外的黏膜下肌瘤,可直接经阴道摘除。③宫腔镜下肌瘤电切术:适用于黏膜下肌瘤和凸向宫腔的肌壁间肌瘤。在月经过多引起重度贫血或肌瘤较大的患者,可先用药物缩小肌瘤后再手术。并发症有子宫穿孔、水中毒等,术后复发,尤其是Ⅱ型肌瘤有时不能一次切干净。④腹腔镜下肌瘤剔除术:适用于浆膜下肌瘤或凸出子宫表面的肌壁间肌瘤,肌瘤个数不宜过多。肌瘤过大者剔除困难。术后恢复快,术后妊娠率和妊娠结局与开腹手术相似。⑤阴式子宫肌瘤剔除术:适用于子宫小于孕14周,活动度好,浆膜下或肌壁间肌瘤,直径小于11cm的患者。手术创伤小,但对术者技术要求高。

2)子宫切除术:适用于多发肌瘤,子宫过大,肌瘤有恶变可能等,无生育要求者可行子宫切除术。根据子宫大小、活动度等可选择腹式子宫切除术、腹腔镜下子宫切除术、阴式子宫切除术、腹腔镜辅助下阴式子宫切除术等。术前需行宫颈检查,必要时诊断性刮宫排除内膜病变。

3)子宫动脉栓塞术:通过介入的方法,将导管插入子宫动脉,注入栓塞颗粒,阻断子宫肌瘤血供,使肌瘤萎缩甚至消失。有效率80%~90%,肌瘤体积平均缩小50%。近期并发症主要包括腹痛、感染、穿刺部位血肿等,远期效应如对卵巢功能影响,术后妊娠情况等尚不明确,因此对于有生育要求者慎用。

(五)护理

1.术前护理

(1)一般护理。①按妇科手术护理常规进行护理。②开腹手术的患者,术前为患者准备沙袋、腹带。

(2)病情观察。①密切观察阴道流血情况:记录阴道流血量,严密观察阴道流血的颜色、性质,警惕失血性休克的发生。②腹痛患者应注意观察患者腹痛的部位、程度、性质、缓解方式。③观察阴道分泌物的颜色、性质、量及气味,是否伴有瘙痒。④观察患者排尿、排便情况,警惕尿潴留、便秘的发生。

(3)用药护理。①补血治疗用药。a.琥珀酸亚铁片:用于缺铁性贫血的预防和治疗,口服,每日3次,每次1片。建议同时口服维生素C片,以促进吸收。b.生血丸:用于失血血亏,放化疗后全血细胞减少及再生障碍性贫血,口服,每日3次,每次5g。c.蔗糖铁注射液:用于正在补充促红细胞生成素的长期血液透析患者缺铁性贫血的治疗。②止血治疗用药。a.云南白药:用于女性月经量多,出血不止,口服,每日3次,每次2粒。b.血凝酶(立止血):用于需减少流血或止血的各种医疗情况,每次1~2U静脉输入或小壶给药。③便秘治疗用药。a.乳果糖口服溶液:用于缓解慢性便秘,每日30mL,每次10mL,随3餐口服。b.开塞露:用于成人及小儿体弱便秘者,每次10mL,缓慢插入肛门,然后将药液挤入直肠内。④手术前30分钟预防性应用抗生素,用药前询问患者是否有药物过敏史,给药期间注意观察患者有无药物不良反应。

（4）专科指导。若阴道流血量较多,应嘱患者卧床休息,尽量避免因体位突然改变而发生直立性低血压;帮助患者更换卫生巾及床单上铺垫的一次性检查单,保持会阴部清洁,避免逆行感染;大量阴道出血患者会出现精神紧张,应安慰患者,解除患者思想顾虑;严重贫血患者,应注意保护患者安全,防止跌倒的发生。

（5）化验及检查护理指导。①B超检查:经阴道或直肠彩超,检查前告知患者排空膀胱;无同房史的患者避免行经阴道彩超检查。经腹部彩超,检查前告知患者多饮水,充盈膀胱。②心电图检查:检查时告知患者放松心情。避免检查前进行剧烈活动。③X线检查:检查前告知患者将金属饰物摘下、脱去内衣,着无装饰的衣服进行检查。

（6）心理护理:使患者了解手术方式、治疗效果以及有可能产生的不适和疼痛,努力消除患者的顾虑,帮助其树立信心,以最佳状态接受治疗。对于子宫肌瘤导致不孕或流产的患者,应对其讲解疾病的相关知识,进行有针对性的心理护理。

（7）健康教育。

1）饮食指导:根据患者病情,指导患者饮食。告知患者术前应进食高维生素、高蛋白、易消化饮食。如患者伴有合并症时,根据病情指导特殊饮食。需肠道准备的患者,术前3天给予少渣饮食。

2）用药指导:①嘱患者口服补血药(琥珀酸亚铁片)时不能与浓茶同服,且在饭后或进餐时服用,以减轻胃部刺激;告知患者口服补血药物时,可引起便秘、排黑便,以避免情绪紧张;②外用开塞露者,指导其缓慢插入肛门,以免损伤肛门及直肠。

3）宣讲疾病相关知识:①向患者讲解所患疾病的健康教育知识,介绍子宫肌瘤的分类及临床表现;②帮助患者了解手术、麻醉相关知识,利用图片资料、宣教手册、录像等形式介绍手术过程、方法和术后恢复情况。

4）向患者详细讲解术前检查的目的及注意事项,协助完成各项辅助检查。

2.术后护理

（1）一般护理:按妇科手术护理常规。

（2）病情观察:①严密心电监护,观察血压、脉搏、呼吸及伤口渗血情况;②观察阴道流血的颜色、性质、量,发现异常及时通知医生。

（3）并发症的护理观察。

1）腹胀。为妇科腹部手术术后常见的并发症之一。评估患者腹胀的程度、持续时间、伴随症状、腹胀的原因,评估排便、排气情况。根据病情鼓励患者进行活动,以缓解腹胀。必要时可采取协助患者取舒适体位行肛管排气、补充电解质等方法来减轻腹胀。遵医嘱用药或给予相应治疗措施时,注意观察疗效和不良反应。

2）感染。①泌尿系感染:保留尿管期间,观察尿量、尿色等情况,观察患者有无尿频、尿急等症状。嘱患者多饮水,预防泌尿系感染的发生。②伤口感染:观察患者伤口有无红肿、愈合不良等,如有渗血、渗液等情况应及时通知医生予以处理。③全身感染:术后2～3天,由于组织的分解产物及局部渗液、渗血吸收后,术后患者的体温可略升高,一般不超过38.5℃,不需要特殊处理,体温可自行恢复正常。如患者体温持续升高,则应及时通知医生给予处理。

（4）心理护理。手术后及时了解患者的心理变化,进行针对性的个性化的心理护理。对于子宫切除患者,向患者讲解子宫切除术后相关知识,帮助患者顺利度过更年期。

（5）健康教育。

1）饮食:饮食上无特别禁忌,但刺激性及易产气食物应尽量少吃,多摄取含蛋白质、维生素及铁质的食物,如鱼汤、葡萄、樱桃、蔬菜等。便秘易使阴道残端缝合处破裂出血,故应多吃蔬菜水果,以保持大便通畅。

2）活动:鼓励患者早期活动,有利于增加肺活量、减少肺部并发症,改善血液循环、促进伤口愈合、预防深静脉血栓,预防肠粘连、缓解腹胀,减少尿潴留的发生。若患者贫血较重,活动时应有陪伴,以预防跌倒的发生。

3）疾病相关知识:①子宫肌瘤剔除术后、有迫切生育愿望的年轻患者,需告知要根据手术范围、手术方式,遵医嘱合理、科学选择备孕时间;②全子宫切除患者,需向其讲解子宫并非女性唯一的性器官,子宫切除术后患者不会失去女性特征,不会影响夫妻生活;③向患者讲解顺利度过更年期的方法。可以采用雌激素替代疗法,缓解激素水平下降造成的不适症状;规律生活,保持合理的作息时间,避免劳累;培养多方面兴趣,保持积极向上、乐观的心。

4）出院指导:①术后1～2个月恢复期注意调养,避免重体力劳动;②注意经期卫生,每日要清洗会阴部1～2次,并勤换会阴垫及纯棉内裤;③术后1～2个月禁止性生活,禁止盆浴,可根据术后复查情况遵医嘱恢复性生活;④调整心态,保持积极乐观的心态,提高机体抵抗力,促进恢复健康。

二、卵巢肿瘤

卵巢肿瘤是女性生殖器官常见的肿瘤,在各个年龄段均可发病。卵巢上皮性肿瘤好发于50～60岁的妇女。良性肿瘤者早期通常无明显症状,多在查体时偶然发现。近几年,卵巢恶性肿瘤的发病率呈上升趋势,且由于早期缺乏特异性症状,病变不易发现,一旦出现症状多属于晚期,所以首诊时晚期患者占70%。卵巢恶性肿瘤疗效不佳,5年生存率为30%～40%,其病死率居妇科恶性肿瘤之首,严重威胁妇女生命和健康。

（一）病因及发病机制

卵巢上皮性肿瘤病因尚不明确,有学者提出持续排卵的假说。目前研究认为5%～10%的卵巢上皮癌有家族史或遗传史。

（二）临床表现

1.症状

（1）卵巢良性肿瘤:早期多无症状,常在妇科检查时被发现。肿瘤增大,可出现压迫症状。

（2）卵巢恶性肿瘤:早期常无症状,可在妇科检查时被发现。晚期主要临床表现为腹胀、疼痛、饱腹感、进食困难、尿路刺激症状、腹部肿块及腹水。某些肿瘤分泌的激素可产生内分泌症状。

2.体征

全身检查:应注意转移病灶。

妇科检查:双合诊和三合诊检查子宫及双附件,注意附件肿块的位置、大小、形状、边界、质地、表面状况、活动度、触痛及子宫直肠窝结节等。

(1)蒂扭转:蒂扭转为常见的妇科急腹症。约10%的卵巢囊肿并发蒂扭转。好发于瘤蒂长、中等大、活动度良好、重心偏于一侧的肿瘤(如畸胎瘤)。常在患者突然改变体位时或妊娠期、产褥期子宫大小、位置改变时发生蒂扭转。

卵巢扭转时扭转的蒂是由骨盆漏斗韧带、卵巢固有韧带和输卵管组成的。发生急性扭转后静脉回流受阻,瘤内极度充血或血管破裂瘤内出血,致使瘤体迅速增大,后因动脉血流受阻,肿瘤发生坏死变为紫黑色,可破裂和继发感染。其典型症状是突然发生的一侧下腹疼痛,常伴恶心、呕吐甚至休克,系腹膜牵引绞窄引起。妇科检查扪及肿物张力大,压痛,以瘤蒂部最明显。有时不全扭转可自然复位,腹痛随之缓解。蒂扭转一经确诊,应尽快行剖腹手术,术时应在蒂根下方钳夹后再将肿瘤和扭转的瘤蒂切除,钳夹前不可将扭转恢复,以防栓塞脱落。

(2)破裂:约3%的卵巢肿瘤会发生破裂,破裂有自发性和外伤性两种。自发性破裂常因肿瘤生长过速所致,多为肿瘤浸润性生长穿破囊壁;外伤性破裂常因腹部受重击、分娩、性交、妇科检查及穿刺等引起。破裂症状轻重取决于破裂口大小、流入腹腔囊液的性质和数量。小囊肿或单纯浆液性囊腺瘤破裂时,患者仅感轻度腹痛;大囊肿或成熟畸胎瘤破裂后,常致剧烈腹痛,伴恶心、呕吐,有时导致腹腔内出血、腹膜炎及休克。妇科检查可发现腹部压痛、腹肌紧张,可有腹水征,原有肿块摸不到或扪及缩小而低张力的肿块。疑有肿瘤破裂应立即行剖腹探查,术中应尽量洗净囊液,并涂片行细胞学检查,清洗腹腔及盆腔,切除标本应行仔细的肉眼观察,尤须注意切口边缘有无恶变并将标本送病理检查。

(3)感染:感染较少见,多因肿瘤扭转或破裂引起,也可来自邻近器官感染灶如阑尾脓肿扩散。临床表现为发热、腹痛、肿块及腹部压痛、反跳痛、腹肌紧张及白细胞升高等。治疗应先用抗生素治疗,抗感染,后行肿瘤手术切除。若短期内感染不能控制,应尽早手术。

(4)恶变:卵巢良性肿瘤可发生恶变,恶变早期无症状,不易发现。若发现肿瘤生长迅速,尤其为双侧性,应怀疑恶变。因此,确诊为卵巢肿瘤者应尽早手术。

(三)辅助检查

1.细胞学诊断

(1)阴道、宫颈管及宫腔:用阴道脱落细胞涂片找癌细胞诊断卵巢恶性肿瘤的阳性率不高,价值不大。

(2)腹水及腹腔灌洗液:对Ⅰ期患者进一步确定分期及选择治疗方法有意义。若有胸腔积液,应做细胞学检查,确定有无胸腔转移。

(3)子宫直肠陷凹穿刺吸取。

2.肿瘤标志物的测定

(1)癌抗原125(CA125):80%的卵巢上皮性肿瘤患者CA125水平高于正常值,90%以上患者CA125水平的高低与病情缓解或恶化相一致,因此CA125指标可用于病情检测,敏感性高。

(2)癌胚抗原(CEA)。

(3)甲胎蛋白(AFP):对内胚窦瘤有特异性价值,对未成熟畸胎瘤、混合性无性细胞瘤中含卵黄囊成分者有协助诊断意义。

(4)人绒毛膜促性腺激素(HCG):对于原发性卵巢绒癌有特异性。

(5)性激素:颗粒细胞瘤、卵泡膜细胞瘤产生较高水平雌激素,浆液性、黏液性或勃勒纳瘤有时也可分泌一定的雌激素。

3.影像学检查

(1)B超检查:可检查肿块部位、大小、形态,提示肿瘤性状囊性或实性、囊内有无乳头以及鉴别卵巢肿瘤、腹水和结核性包裹性积液。B超检查的临床诊断负荷率大于90%,但直径小于1cm的实性肿瘤不易测出。通过彩色多普勒超声扫描,能测定卵巢及其新生组织血流变化,有助于诊断。

(2)CT及MRI检查:可清晰显示肿块。良性肿瘤多呈均匀性吸收,囊壁薄,光滑;恶性肿瘤轮廓不规则,向周围浸润或伴有腹水。CT还可显示有无肝、肺结节及腹膜后淋巴结转移。

(3)胸部、腹部X线摄片:若为卵巢畸胎瘤,可显示牙齿及骨质,囊壁为密度增高的钙化层,囊腔呈放射透明阴影。

(4)必要时选择以下检查:静脉肾盂造影、钡剂胃肠造影、肝脏扫描或γ照相、放射免疫显像计数或PET检查。

4.腹腔镜检查

腹腔镜检查可直接观察肿块状况,对盆腔、腹腔及横膈部位进行窥视,并在可疑部位进行多点活检,抽吸腹腔液进行细胞学检查。

(四)治疗

1.卵巢上皮性肿瘤

(1)良性肿瘤:若肿瘤直径<5cm,疑为瘤样病变,可短期随访。一经确诊为卵巢良性肿瘤,应手术治疗。根据年龄、生育要求和对侧卵巢情况决定手术范围,行肿瘤剥除或患侧附件切除,绝经期妇女可根据患者意愿同时切除子宫附件及对侧附件。术中须冰冻切片检查。

(2)恶性肿瘤:恶性肿瘤治疗原则是以手术治疗为主,辅以化疗、放疗及其他综合治疗。

1)手术治疗:手术治疗是治疗卵巢上皮性肿瘤的主要手段。应根据术中探查及冰冻病理检查结果决定手术范围。卵巢上皮性肿瘤第一次手术的彻底性与预后密切相关。①全面的确定分期的剖腹手术。早期(FIGO Ⅰ～Ⅱ期)应行全面的确定分期的剖腹手术:腹部足够大的纵切口。FICO建议适当的分期手术内容包括:a.盆、腹腔腹膜表面探查;b.横膈、左右腹腔以及盆腔冲洗液进行细胞学检查;c.横结肠下大网膜切除;d.盆腔及腹主动脉旁淋巴结选择性切除;e.可疑病灶或肿瘤粘连处进行组织学检查;f.膀胱反折、左右结肠旁沟、直肠子宫陷凹及左右盆壁腹膜的随机活检;g.全子宫＋双附件切除(卵巢动静脉高位结扎);h.黏液性肿瘤应行阑尾切除术。一般认为,卵巢上皮性肿瘤保留生育功能(保留子宫和对侧附件)的手术应谨慎和严格选择,必须具备以下条件方可实行:患者年轻,渴望生育;Ⅰ A 期;细胞分化好(G1);对侧卵巢外观正常,剖视阴性;有随访条件。也有主张完成生育后视情况再行手术切除子宫及对侧附件。②肿瘤细胞减灭术。晚期卵巢肿瘤应行肿瘤细胞减灭术,术式与全面分期的手术相同,手术的最大目的是尽最大努力切除卵巢肿瘤的原发灶和转移灶,使残余肿瘤直径小于1cm,必要时可行部分肠管及脾脏切除等。对于手术困难者,可在组织学检查确定为卵巢肿瘤后,先行

1～2个疗程先期化疗后再行手术。

2)化疗:为主要的辅助治疗手段。因卵巢上皮性肿瘤对化疗较敏感,即使已有广泛转移也能取得一定疗效。常用于术后杀灭残留癌灶,控制复发;也可用于复发病灶的治疗。化疗可以缓解症状,延长患者存活期。对暂无法手术的晚期患者,化疗可使肿瘤缩小,为以后手术创造条件。化疗强调及时、足量、规范。

3)放疗:作为卵巢肿瘤手术和化疗的辅助治疗手段。无性细胞瘤对放疗非常敏感。

4)免疫治疗:为综合治疗方法之一。目前临床使用较多的细胞因子如白细胞介素2、干扰素、胸腺肽等均作为辅助免疫治疗药物。

5)靶向治疗:近年来,肿瘤的靶向治疗成为国内外学者的关注焦点。卵巢肿瘤的靶向治疗药物包括络氨酸激酶抑制剂、抗血管生成剂、单克隆抗体、耐药修饰剂等,尤其是表皮生长因子受体抑制剂、血管内皮生长因子抑制剂的研究显示出很好的应用前景。随着基础医学和临床医学的进一步发展和完善,靶向治疗将成为卵巢肿瘤治疗的重要方法。

(3)随访。

1)随访及检测内容。①临床症状、体征、全身检查及盆腔检查,强调盆腔检查的重要性。②肿瘤标志物:CA125、AFP、HCG、CEA。③影像学检查:B超、CT及MRI(有条件者)、PET(有条件者)。④激素测定:雌激素、孕激素、雄激素(针对某些肿瘤)。

2)术后随访时间。术后1年,每月1次;术后2年,每3个月一次;术后3年,每6个月1次;5年以上,每年一次。

3)疗效评定。存在以下两项证据时要考虑复发,复发的诊断最好有病理组织学证据:①CA125值升高;②出现胸腔积液或腹水;③体检发现肿块;④影像学检查发现肿块;⑤不明原因肠梗阻。

复发标准:除上述复发证据外,还包括二探术或腹腔镜检查发现复发灶并经病理学检查证实,腹腔冲洗液瘤细胞阳性。

4)评价标准。①手术时切净肿瘤,临床已无观察指标。a.缓解:临床上未发现复发标准。b.复发:符合上述标准中任何1项。②手术时未切净肿瘤,临床仍有观察指标。a.缓解:肿瘤完全消失,标志物恢复正常达3个月以上。b.进展:残留肿瘤生长超过原来肿瘤体积的50%。

(4)卵巢交界性肿瘤的处理原则:若快速冰冻切片病理报告为交界性肿瘤,手术范围应根据患者的年龄、对生育的要求及病变的临床期别而定。

手术是交界性肿瘤的主要治疗手段。

Ⅰ期:手术方案应根据患者对生育的要求而定。若患者希望保留生育功能,对侧检查正常,则行单侧卵巢切除;若患者只有一侧卵巢或双侧囊肿,则行部分卵巢切除术。对其他所有患者,则建议行全子宫、双附件切除术。

Ⅱ～Ⅳ期:手术方案应按手术分期来进行,包括全子宫双附件切除术、大网膜切除、盆腔及腹主动脉旁淋巴结清扫、腹腔冲洗液检查癌细胞、多点活检、肿瘤切除术,必要时行肿瘤细胞减灭术。对交界性肿瘤手术治疗的目标,不能仅满足于使残留肿瘤直径<1cm,而应力求将肿瘤完全切除。交界性卵巢上皮性肿瘤可晚期复发,但其交界性肿瘤性质不变。所以,对复发病例也应采取手术治疗,以获得良好的治疗效果。

黏液性交界性肿瘤应切除阑尾。

交界性肿瘤术后辅助治疗(放疗、化疗)尚有争议。

FIGO建议:腹膜、大网膜有交界性肿瘤浸润种植者或术后很快复发者应给予化疗;但满意的肿瘤细胞减灭术后则不必采用辅助治疗。

美国国家健康研究院(NIH)主张交界性肿瘤即使是晚期也不需要术后治疗。辅助治疗不能提高存活率,相反增加了毒性反应。仅透明细胞瘤预后差,可考虑用化疗。

2.卵巢生殖细胞肿瘤

(1)临床特点。

1)多发生于年轻的妇女及幼女。

2)多数生殖细胞肿瘤是单侧的。

3)即使复发也很少累及对侧卵巢和子宫。

4)有很多肿瘤标志物(AFP、HCG),虽然血清AFP和HCG的检测对卵巢内胚窦瘤和卵巢绒癌有明确诊断意义,但卵巢恶性生殖细胞肿瘤的最后确诊还是依靠组织病理学诊断。

5)对化疗敏感。卵巢恶性生殖细胞肿瘤的5年存活率分别由过去的10%提高到目前的90%,大部分患者可行保留生育功能的治疗。

(2)处理。

1)良性生殖细胞肿瘤:处理原则上同上皮性良性肿瘤。

2)恶性生殖细胞肿瘤:手术是主要的治疗方式,保留生育功能是治疗的原则。①手术(剖腹探查进行手术分期,保守性单侧卵巢切除,切除容易切除的转移灶):无论期别早晚,只要对侧卵巢和子宫未受累及,均应行保留生育功能的手术,即仅切除患侧附件,同时行全面分期探查术。对于复发的恶性生殖细胞肿瘤仍应积极手术。②化疗(ⅠA期的无性细胞瘤和ⅠA期Ⅰ级的未成熟畸胎瘤除外):恶性生殖细胞肿瘤对化疗十分敏感,最有效的化疗方案是BEP。所有的生殖细胞肿瘤,除了ⅠA期Ⅰ级的未成熟畸胎瘤外,都应该进行单侧卵巢切除术和手术分期,紧接着行4～6个疗程的BEP化疗。对肿瘤标志物水平升高的患者,化疗应持续至肿瘤标志物水平降至正常后2个疗程。ⅠA期Ⅰ级的未成熟畸胎瘤术后不需要进一步化疗。根据肿瘤分期、类型和肿瘤标志物的水平,术后可采用3～6个疗程的联合化疗。恶性生殖细胞肿瘤可用BEP方案作为一线方案。③放疗:为手术和化疗的辅助治疗手段。无性细胞瘤对放疗最敏感。但由于无性细胞瘤的患者多年轻,要求保留生育功能,目前放疗已较少应用。对复发的无性细胞瘤,放疗仍能取得较好疗效。

(3)随访和检测:与卵巢上皮性肿瘤类似。

(4)预后:卵巢生殖细胞肿瘤Ⅰ、Ⅱ、Ⅲ、Ⅳ期的5年存活率分别为95%、70%、60%、30%。

3.卵巢性索间质肿瘤

(1)临床特点:成人型颗粒细胞肿瘤(95%)发生在绝经期,发病的平均年龄是50～53岁;青少年型颗粒细胞肿瘤(5%)发生在20岁之前。颗粒细胞瘤常产生雌激素,75%的病例与假性性成熟有关。25%～50%的中老年病例与子宫内膜增生过长有关,5%与子宫内膜腺癌有关。

支持—间质细胞瘤属低度恶性,通常发生在 30～40 岁妇女,多数是单侧发生。典型的支持—间质细胞瘤会产生雄激素,70%～85%的病例会有临床男性化的表现。

诊断以病理组织学为依据。

(2)治疗的目标:治疗的目标为治愈。

(3)治疗的主要方式。

1)手术:多数性索间质肿瘤(纤维瘤、泡膜细胞瘤、支持细胞瘤、硬化性间质细胞瘤等)是良性的,应按良性卵巢肿瘤处理。

有些低度或潜在恶性的性索间质肿瘤(颗粒细胞瘤、间质细胞瘤、环管状性索间质细胞瘤等)的处理方案如下:①由于多数肿瘤是单侧发生,对于早期、年轻的患者可行单侧附件切除术及分期手术,保留生育功能;②对于期别较晚或已完成生育的年龄较大患者,可行全子宫＋双附件切除进行手术分期或行肿瘤细胞减灭手术。

2)化疗:对卵巢性索间质肿瘤还没有确定最佳的辅助治疗方案,仅在存在低度恶性转移灶和残余肿瘤的时候才有化疗的指征。

可以使用 4～6 个周期的 BEP、VAC(长春新碱、放线菌素 D、环磷酰胺)或 PAC(顺铂、阿霉素、环磷酰胺)。

因为分化不良的或者Ⅱ期或以上期别的支持-间质细胞瘤更有可能复发,所以术后需要行辅助化疗。

(4)随访:这类肿瘤多数具有低度恶性、晚期复发的特点,故应坚持长期随诊。

(5)预后:颗粒细胞肿瘤的 10 年存活率为 90%,20 年存活率为 75%,支持-间质细胞肿瘤的 5 年存活率为 70%～90%。

4.复发性卵巢癌

(1)复发迹象和证据:存在以下两项证据时要考虑复发,复发的诊断最好具有病理组织学证据。①CA125 值升高。②出现胸腹水。③体检发现肿块。④影像学检查发现肿块。⑤不明原因肠梗阻。

(2)复发性卵巢癌的分类。

1)化疗敏感型:定义为对初期以铂类药物为基础的治疗有明确反应,且已经达到临床缓解,停用化疗 6 个月以上病灶复发。

2)化疗耐药型:定义为对初期的化疗有反应,但在完成化疗后相对短的时间内被证实复发。一般认为完成化疗后 6 个月内复发者为铂类药物耐药。

3)化疗难治型:对一线化疗没有产生有效反应,包括在初始化疗期间有进展者。这类肿瘤患者对二线化疗的有效反应率低。

(3)卵巢癌复发的治疗。

1)治疗前的准备。①了解既往病史:手术分期,组织学类型和分级,手术的彻底性,残余瘤的大小及部位,术后化疗的方案、途径、疗程、疗效,停用化疗的时间,出现复发的时间等。②对复发性卵巢癌进行分型,对复发灶进行定位分析。③对患者生活状态(PS)进行评分,对重要器官的功能进行评估。

2)治疗基本原则:对复发性卵巢癌的治疗是趋于保守性的,在选择治疗方案时应该考虑治疗方案的预期毒性以及对患者生活质量的影响。

对化疗敏感型卵巢癌,尤其是有较长无瘤缓解的患者,再次治疗有很好的疗效,因此,化疗敏感型应与其他两型分开考虑,进行积极治疗。停用化疗时间越长,再次治疗缓解的可能性越大,对这类患者的治疗应该采取积极的态度。对于>12个月复发的孤立可切除的病灶,可考虑先进行手术切除,术后再化疗或者先行两个疗程的化疗后手术,术后再化疗。化疗可采取目前较为明确的二线化疗药物和方案,也可选择与一线化疗相似的方案。化疗的疗程一般不少于2个,不超过8个。

耐药型和难治型卵巢癌对再次治疗的反应率很低,仅为10%～15%。这类患者的治疗效果很不理想,除了为患者解除肠梗阻外,一般不考虑手术治疗。肠梗阻是复发性卵巢癌患者最常见和最难处理的问题,化疗对大部分肠梗阻患者的疗效不佳,选择手术治疗应该谨慎。对孤立的复发灶、仅一个部位梗阻和对化疗敏感的患者,手术可能会有一定的疗效。对多处梗阻和多个复发灶的患者,手术效果不佳,而且并发症很多(10%～15%的患者将会在手术后8周内死亡,40%的患者手术没有任何效果)。主要是选用目前较为明确有效的二线化疗药物和方案。没有证据表明联合化疗要比单药化疗疗效好。治疗是姑息性的,需要考虑化疗的毒副作用和患者的生活质量。化疗原则及方案:二线治疗没有首选的药物。可选用药物:泰素方案、楷莱、健择、多西他赛、拓扑替康、异环磷酰胺VP16等。各药物有效率基本相似,大约为20%。

手术对复发性卵巢癌的治疗价值尚未确定。对晚期复发卵巢肿瘤是先手术还是先化疗仍有争议,对手术的指征和时机也还存在一些争论。

复发性卵巢癌的手术治疗主要用于以下3个方面:①解除肠梗阻;②>12月复发灶的减灭;③切除孤立的复发灶。

(五)护理

1.术前护理

(1)病情观察。

1)包块:观察生长的部位、性质、活动度、边界是否清楚,是否伴随如尿频、尿潴留、便秘、肠梗阻等。

2)疼痛:卵巢恶性肿瘤患者早期多无自觉症状,不易察觉,后期肿瘤浸润周围组织或压迫神经症状明显。密切观察疼痛部位、性质、程度、持续时间、诱因、缓解方式等。

3)监测空腹体重及腹围,观察有无腹腔积液。

4)观察患者有无呼吸困难或心悸等症状。

5)关注营养消耗、食欲等,恶性肿瘤患者关注有无恶病质等征象。

(2)用药护理:术前预防性应用抗生素可明显降低手术部位感染率,常用注射用盐酸头孢替安。

1)药理作用:本品的抗菌作用机制是阻碍细菌细胞壁的合成。本品对革兰阴性菌有较强的抗菌活性,是因为它对细菌细胞外膜有良好的通透性和对β-内酰胺酶比较稳定,以及对青霉素结合蛋白1B和结合蛋白3亲和性高,从而增强了对细胞壁黏肽交叉联结的抑制作用所致。

2)用法:术前30分钟预防性应用,将1g本品用生理盐水溶解后静脉滴注,30分钟到1小时滴注完毕。

3)适应证:适用于治疗敏感菌所致的肺炎、支气管炎、胆道感染、腹膜炎、尿路感染以及手术后或外伤引起的感染和败血症等。

4)禁忌证:既往对本品有休克史者、对本品或对头孢类抗生素有过敏史者。

5)不良反应。①休克:偶有发生休克症状,因而给药后应注意观察,若发生感觉不适、口内感觉异常、喘鸣、眩晕、排便感、耳鸣、出汗等症状,应停止给药。②过敏性反应:若出现皮疹、荨麻疹、红斑、瘙痒、发热、淋巴结肿大、关节痛等过敏性反应时应停止给药并做适当处置。③肾脏表现:偶尔出现急性肾衰竭等严重肾功能障碍,因而应定期检查、充分观察,出现异常情况时,应中止给药,并做适当处置。④血液表现:有时出现红细胞减少,粒细胞减少,嗜酸性粒细胞增高,血小板减少,偶尔出现溶血性贫血。⑤肝脏表现:少数患者可出现一过性丙氨酸氨基转移酶升高和碱性磷酸酶升高。⑥消化系统表现:恶心、呕吐、腹泻、食欲缺乏、腹痛等症状。⑦呼吸系统表现:偶尔发生发热、咳嗽、呼吸困难、胸部 X 线片异常。⑧中枢神经系统表现:对肾衰竭患者大剂量给药时有时可出现痉挛等神经症状。⑨菌群交替现象:偶有出现口腔炎、念珠菌症。⑩维生素缺乏症:偶有出现维生素 K 缺乏症(低凝血酶原血症、出血倾向等),B 族维生素缺乏症(舌炎、口腔炎、食欲缺乏、神经炎等)。⑪其他:偶有引起头晕、头痛、倦怠感、麻木感等。

6)注意事项。①对青霉素类抗生素有过敏史者、孕妇及哺乳期妇女、本人或父母兄弟有易引起支气管哮喘、皮疹、荨麻疹等变态反应性疾病体质者及严重肾功能障碍者应慎用;高龄者、全身状态不佳者因可能出现维生素 K 缺乏症,应用时要充分进行观察。②为了避免大剂量静脉给药时偶尔引起的血管痛、血栓性静脉炎,应充分做好注射液的配制、注射部位的观察、注射方法的熟练等,并尽量减慢注射速度,现用现配。

(3)腹腔化疗的护理:腹腔化疗主要用于卵巢癌扩散至盆、腹腔内,合并腹腔积液,腹膜面及横膈下常有广泛转移者。腹腔用药直接接触肿瘤,加强了药物对肿瘤的作用,其疗效与药物浓度呈正相关。腹腔化疗能有效防止晚期卵巢癌复发转移,缩小肿瘤病灶。通过对腹腔化疗密切观察及化疗前后的精心护理,减轻了化疗药物对正常组织的损害,提高了患者对化疗的耐受性,有效预防了并发症的发生。同时正确引导患者树立战胜疾病的信心,可有效提高治疗效果。

1)腹腔化疗前:讲解腹腔化疗的目的和方法。嘱咐患者尽量排空膀胱以免穿刺时误伤膀胱。清洁腹部皮肤,测量腹围、空腹体重、身高,以准确计算化疗药物的剂量。若有腹腔积液的患者应先缓慢放出腹腔积液,一次放出量最多不能超过 1000mL,以免腹压突然降低发生虚脱。进行腹腔灌注前应将液体温度加温至与患者体温相近,以减少腹部刺激。

2)腹腔化疗中:严密观察患者有无出现腹痛、腹胀及其他胃肠道不良反应,监测患者血压、呼吸、脉搏等。及时更换输液,防止空气注入腹腔,影响化疗药物的输入。严密观察穿刺部位是否有红、肿、胀、痛等,若有液体外渗应及时更换敷料,以防化疗药物外渗,引起局部皮肤坏死。

3)腹腔化疗后:注药后协助患者变换体位,从平卧头低位→平卧头高位→左侧卧位→右侧卧位→俯卧位,各种体位均需保持 15 分钟,以使药物在腹腔内均匀分布,便于吸收和提高疗效。操作后,按压穿刺点5~10分钟,以免液体流出、皮下出血。

4)不良反应。①腹痛、腹胀:因腹腔内一次性灌注大量液体,易出现腹胀、腹痛等症状。当患者诉腹胀时,应向患者解释原因,解除患者顾虑,转移患者注意力。高浓度化疗药物的持续浸泡可刺激腹膜和肠管,引起痉挛性腹痛,如灌注速度过快则可加重腹痛症状,故在控制灌注速度的同时可在灌注液中加入利多卡因、地塞米松等药物以减轻刺激症状。若患者腹痛明显,应密切监测生命体征,在遵医嘱给予镇痛药物的同时,向患者解释腹痛原因,安慰患者,消除其恐惧心理。②药物外渗:化疗前先用生理盐水连接输液通道,确定药物无外渗时,再输注化疗药。输注过程中观察有无渗漏现象,严密观察穿刺部位是否有红、肿、胀、痛等,随时询问患者是否有疼痛感。怀疑有渗漏时应立即停止输注化疗药。③感染:进行操作时应严格遵守无菌原则。穿刺部位要保持清洁,如发生渗血、渗液,应及时通知医生处理。④肠粘连:化疗药物输注后,嘱患者多翻身活动,抬高臀部,使药物充分弥散,一方面促进药物的均匀分布和吸收,另一方面也可减少肠粘连的发生。

(4)并发症的护理观察。

1)便秘、尿潴留:巨大肿块出现局部压迫致排尿、排便不畅时,应予以导尿,使用缓泻剂软化粪便。

2)蒂扭转:患者突然发生一侧下腹剧痛,可伴有恶心、呕吐,甚至出现休克。①协助患者取舒适体位,以减轻疼痛,减少疲劳感和体力消耗。患者呕吐时协助患者坐起或侧卧,头偏向一侧,以免误吸。②观察患者腹痛及呕吐情况,记录呕吐次数,观察疼痛的性质、程度、缓解方式及呕吐物的性质、量、颜色和气味等。③观察患者有无脱水征象,如出现软弱无力、口渴,皮肤黏膜干燥、弹性减低、尿量减少、烦躁、神志不清等症状及时通知医生,遵医嘱补充水分和电解质。④急性疼痛未明确诊断时,不可随意使用镇痛药物,以免掩盖病情。⑤观察患者有无休克征象,记录尿量、生命体征。

3)肿瘤破裂:患者突然出现急性腹痛,有肿瘤破裂的可能。大囊肿破裂时常伴有恶心、呕吐,易导致腹腔内出血、腹膜炎及休克。若患者腹痛缓解后又突然加剧,同时出现烦躁、面色苍白、肢端温度下降、呼吸及脉搏增快,血压不稳或下降等表现,血常规检查示红细胞计数、血红蛋白和血细胞比容等降低,常提示腹腔内有活动性出血,应立即通知医生。

4)感染:患者出现发热、腹痛,腹部压痛、反跳痛、肌紧张等,提示感染的可能。应协助患者取半坐卧位,以减少炎症扩散,密切观察生命体征变化,遵医嘱给予抗生素治疗,加强巡视。

5)腹腔积液:①协助患者取舒适体位,大量腹腔积液时可取半卧位,使膈肌下降,有利于呼吸;②每日监测患者腹围、空腹体重;③遵医嘱给予低盐饮食,补充蛋白质;④遵医嘱使用利尿剂,准确记录出入量;⑤腹腔穿刺前排空膀胱,以免穿刺时损伤膀胱;⑥腹腔穿刺引流时注意要点,即协助医生操作,注意保持无菌,以防止腹腔感染。操作过程中如患者自感头晕、恶心、心悸、呼吸困难,应及时告知医护人员,以便及时处理。注意观察并记录积液的颜色、性质、量。放液速度不宜过快,每小时不应超过1000mL,一次放腹腔积液量不超过4000mL,以免引起蛋白质急性大量丢失及电解质紊乱。若出现休克征象,立即停止放腹腔积液。大量放腹腔积液后需束以腹带,以防腹压骤降,内脏血管扩张而引起休克。放腹腔积液前后均应测量腹围、生命体征,检查腹部体征,以观察病情变化。

6)心理护理:护士应积极主动与患者沟通,了解患者的心理状态,消除患者的焦虑、恐惧等不良情绪反应。列举身边预后良好的病例来鼓励患者,使其树立战胜疾病的信心,积极配合治疗。

2.术后护理

(1)病情观察。①观察阴道流血的颜色、性质、量。②观察伤口渗血的情况。③恶性肿瘤患者,应观察其出入量情况及生命体征。

(2)用药护理。

1)注射用奈达铂。①药理作用:奈达铂为顺铂类似物。进入细胞后,甘醇酸酯配基上的醇性氧与铂之间的键断裂,水与铂结合,导致离子型物质(活性物质或水合物)的形成,断裂的甘醇酸酯配基变得不稳定并被释放,产生多种离子型物质并与 DNA 结合,并抑制 DNA 复制,从而产生抗肿瘤活性。②用法:现用现配,用生理盐水溶解后,再稀释至 500mL,静脉滴注,滴注时间不应少于 1 小时,滴完后需继续点滴输液 1000mL 以上。推荐剂量为每次给药 80～100mg/m^2,每疗程给药 1 次,间隔 3～4 周后方可进行下 1 个疗程。③适应证:主要用于头颈部癌、小细胞癌、非小细胞肺癌、食管癌、卵巢癌等实体瘤。④禁忌证:有明显骨髓抑制及严重肝、肾功能不全者;对其他铂制剂及右旋糖酐过敏者;孕妇、可能妊娠及有严重并发症的患者。⑤注意事项:听力损害,骨髓、肝、肾功能不良,合并感染、水痘患者及老年人慎用。本品有较强的骨髓抑制作用,并可能引起肝、肾功能异常。应用本品过程中应定期检查血液常规,肝、肾功能,并密切注意患者的全身情况,若发现异常应停药,并适当处置。对骨髓功能低下、肾功能不全及应用过顺铂者,应适当减少初次给药剂量;本品长期给药时,毒副反应有增加的趋势,并有可能引起延迟性不良反应,应密切观察。注意出血倾向及感染性疾病的发生或加重。本品主要由肾脏排泄,应用本品过程中须确保充分的尿量以减少尿液中药物对肾小管的毒性损伤。必要时适当输液,使用甘露醇、呋塞米等利尿剂。饮水困难或伴有恶心、呕吐、食欲缺乏、腹泻等患者应特别注意。对恶心、呕吐、食欲缺乏等消化道不良反应应注意观察,并进行适当的处理。合用其他抗恶性肿瘤药物(氮芥类、代谢拮抗类、生物碱、抗生素等)及放疗可能使骨髓抑制加重。育龄患者应考虑本品对性腺的影响。本品只能静脉滴注,应避免漏于血管外。本品配制时,不可与其他抗肿瘤药混合滴注,也不宜使用氨基酸溶液、pH≤5 的酸性液体(如电解质补液、5%葡萄糖注射液或葡萄糖氯化钠注射液等)。本品忌与含铝器皿接触。在存放及滴注时应避免直接日光照射。

2)紫杉醇。①目的:抑制细胞分裂和增生,发挥抗肿瘤作用。②注意事项:治疗前,应先采用地塞米松、苯海拉明及 H$_2$ 受体拮抗剂治疗。轻微症状如面色潮红、皮肤反应、心率略快、血压稍降可不必停药,可将滴速减慢。但如出现严重反应如血压低、血管神经性水肿、呼吸困难、全身荨麻疹,应遵医嘱停药并给以适当处理。有严重过敏的患者下次不宜再次应用紫杉醇治疗。③不良反应。过敏反应:多数为Ⅰ型变态反应,表现为支气管痉挛性呼吸困难、荨麻疹和低血压。几乎所有的反应发生在用药后最初的 10 分钟内。骨髓抑制:贫血较常见。神经毒性:表现为轻度麻木和感觉异常。胃肠道反应:恶心、呕吐、腹泻和黏膜炎。

3)吉西他滨。①目的:破坏细胞复制。②注意事项:可引起轻度困倦,患者在用药期间应禁止驾驶和操纵机器;滴注药物时间的延长和增加用药频率可增大药物的毒性,需密切观察。③不良反应。骨髓抑制:可出现贫血、白细胞计数降低和血小板减少。胃肠道反应:出现恶心、呕吐、腹泻等。肾脏损害：出现轻度蛋白尿和血尿。过敏：出现皮疹、瘙痒、支气管痉挛症状。

（3）化验及检查护理指导：CA125 是监测卵巢癌的一项特异性较强的指标，对卵巢癌的诊断、监测、术后观察和预后判断都有较好的实用性。正常值一般<35U/mL，其升高幅度与肿瘤的发展程度相关。其数值对手术或治疗后肿瘤复发的监测有重要意义，复发者 CA125 的阳性率甚至高于原发瘤，持续升高的血清 CA125 常意味着呈恶性病变或治疗无效，而测定值明显下降则预示治疗显效。

（4）并发症护理观察：高龄、手术时间长、癌症患者术后遵医嘱指导并帮助患者穿着抗血栓弹力袜以促进下肢静脉血液的回流，预防血栓的发生，注意保持弹力袜平整。术后使用气压式循环驱动泵按摩下肢，以避免因术后活动少而发生血栓的危险。

（5）心理护理：晚期卵巢癌患者对自己的病情很容易产生悲观、绝望心理，这种心理对治疗和康复很不利，故必须引起高度重视。及时把握患者的心理活动，抓住时机有针对性地对患者进行心理疏导，尽量消除患者的悲观情绪，以减轻患者的心理压力，保持乐观情绪，树立战胜疾病的信心。对于性格内向的患者可以与家属取得一致，善意地隐瞒病情，手术后尽可能地利用家人的关心和医护人员的耐心疏导逐渐让患者接受事实并配合治疗。卵巢癌患者普遍思想负担重、顾虑多，容易产生恐惧心理，对治疗丧失信心，表现为情绪低落。这时需要安慰患者，与患者建立融洽的护患关系，给患者讲解腹腔化疗的优点及重要性，使患者了解化疗的目的，简单说明操作步骤及可能出现的不良反应，使患者有充分的心理准备，使之能积极有效地配合治疗。

（6）健康教育。

1）饮食：进食高蛋白（牛奶、鸡蛋、瘦肉等）、富含维生素 A（动物肝脏、蛋类、鱼肝油等）的食物，避免高胆固醇饮食。

2）休息与活动：术后鼓励患者早期活动，有利于增加肺活量、减少肺部并发症、改善血液循环、促进伤口愈合、预防深静脉血栓、预防肠粘连、减少尿潴留的发生。开腹手术患者活动时应注意保护伤口，避免过度活动影响伤口愈合。恢复期应劳逸结合，避免重体力劳动。

3）疾病相关知识宣教。①普查：30 岁以上妇女每年应行妇科检查，高危人群每半年检查 1 次，必要时进行 B 超检查和 CA125 等肿瘤标志物检测。②高危人群：乳腺癌和胃肠癌患者治疗后应严密随访，定期妇科检查，确定有无卵巢转移。③随访：卵巢非赘生性肿瘤直径<5cm，应定期（3～6 个月）接受复查。卵巢恶性肿瘤易复发，应长期随访与监测。在治疗后第 1 年，每 3 个月随访 1 次；第 2 年后每 4～6 个月随访 1 次；第 5 年后每年随访 1 次。随访内容包括症状、体征、全身情况、盆腔检查及 B 超检查。根据组织学类型，进行血清 CA125、AFP、HCG 等肿瘤标志物测定。

4）出院指导。①手术患者：遵医嘱坚持治疗，按时复查。注意饮食合理搭配，少食辛辣、盐腌、油炸食物，多吃蔬菜水果。劳逸结合，避免重体力劳动。保持会阴清洁，勤换内裤。卵巢肿瘤患者术后不宜马上进行性生活，通常应等到身体完全恢复、阴道残端愈合良好，复查时根据医嘱确定恢复性生活的时间。②化疗患者：注意口腔卫生，使用软毛刷清洁口腔。化疗前及化疗期间应多饮水，尿量维持在每日 2000mL 以上。预防便秘，保持大便通畅。出院期间如出现腹痛、腹泻、阴道出血、异常分泌物及发热、乏力应立即就医。告知患者化疗引起的脱发不必担心,停药后会自行恢复,化疗结束后恶心、呕吐及胃部不适大概要持续1周。嘱患者加强营养,少食多餐,进食一些清淡、易消化的食物。化疗后2～3天复查血常规及肝、肾功能等,4周后复查血常规、尿常规、肝肾功能、肿瘤标志物、心电图、酌情做胸片检查,结果合格后,根据预约时间再次入院进行化疗。如有不适随时就诊。

(7)延续护理。

1)化疗结束后督促患者定期在门诊进行复查,及时发现有无复发迹象。

2)建立定期随访登记本,电话或门诊随访患者的情况,做好肿瘤标志物、B超检查、妇科检查及影像学检查的记录。

3)定期开展"妇科肿瘤健康教育"活动,与患者进行交流、沟通,拉近医患距离。告知患者肿瘤俱乐部微信平台,患者遇到问题可随时咨询。定期开展肿瘤知识讲座,讲解妇科肿瘤疾病相关知识,提高患者对疾病的认识,增强患者战胜疾病的信心。

三、宫颈癌

宫颈癌是妇科常见的肿瘤之一,可表现为不规则阴道流血或阴道大量出血,引起生命危险。宫颈癌是指发生在宫颈阴道部或移行带的鳞状上皮细胞、柱状上皮下的储备及宫颈管黏膜柱状上皮的恶性肿瘤。宫颈癌是全球女性中仅次于乳腺癌的第二个最常见的妇科恶性肿瘤。在一些发展中国家其发病率仍居首位,我国女性生殖系统恶性肿瘤中宫颈癌发病率居第一位。

(一)病因及发病机制

病因为多种因素,如早婚、早孕、多产、慢性炎症、性生活紊乱、配偶的包皮垢等;人类乳头状瘤病毒16、18及31型,疱疹Ⅱ型病毒及尖锐湿疣等与该病发生也关系密切。宫颈糜烂者宫颈癌的发生率较高。

(二)临床表现

1.症状

(1)早期:多无症状。中期主要表现为阴道流血,有接触性出血,发生在性生活后或妇科检查后出血,出血量最初一般比较少。晚期病灶增大,阴道流血量多,还可有大出血。年轻患者表现为月经期延长、周期缩短、经量增多等,绝经后妇女表现为绝经后出血。白带增多,白带呈血性或稀薄似米汤样、米泔水样,有腥臭味,继发感染后白带呈脓性伴侣恶臭。

(2)晚期:出现骨盆疼痛、尿频、尿急、血尿、肛门坠胀、大便秘结、里急后重、便血、下肢水肿和疼痛等,严重者导致输尿管梗阻、肾盂积水,最后导致尿毒症。疾病后期出现食欲差、消瘦、贫血、发热和全身各脏器功能衰竭的表现。

2.体征

肉眼见肿物侵犯阴道穹隆,使阴道变浅或消失,触之癌灶组织增厚、质脆硬,缺乏弹性,易接触性出血。宫颈光滑或者糜烂,也可见癌灶呈菜花样,组织质脆,触之易出血、结节状、溃疡或形成空洞,宫颈腺癌时宫颈可呈桶状,质地坚硬。子宫体一般正常大小,癌组织如果沿韧带浸润主韧带、子宫骶韧带,可使其增厚、缩短,呈结节状、质硬、不规则,形成团块状伸向盆壁或达盆壁并固定。

（三）辅助检查

1.HPV 检测

HPV 感染是导致宫颈癌的主要病因,目前国内外已经将检测 HPV 感染作为宫颈癌的一种筛查手段。

2.B 超检查

高分辨率阴道 B 超可发现宫颈内形态不规则的低回声区,血流信号丰富或者宫颈增粗,局部膨大,与周围组织无明显界限。此外,B 超尚可帮助了解子宫及附件有无包块及其大小、性状和包膜是否完整、属囊性或实性等。

3.脱落细胞学检查

在除去宫颈表面分泌物后,以宫颈口为中心,用宫颈液基细胞学采集细胞的小刷子顺时针方向转 15 圈,做细胞学检查。阳性者必要时行阴道镜检查,宫颈行多点活检或宫颈锥形切除,连续切片病理检查。

4.阴道镜检查

可发现醋白上皮及有异性血管区,并取活检。

5.宫颈环形电切或锥形切除术

宫颈细胞学多次阳性,阴道镜检查阴性或镜下活检阴性,颈管刮除术阴性。宫颈细胞学诊断较阴道镜下活检重或提示可疑浸润癌。CINⅡ～Ⅲ期病变或颈管刮除术阳性。宫颈细胞学提示腺上皮异常。阴道镜检查或镜下活检怀疑早期浸润癌或怀疑宫颈原位腺癌

（四）治疗

1.止血

(1)流血多者可立即置妇科手术床,迅速检查阴道内癌瘤情况。如为大块癌灶崩脱,即可用于纱布按压止血,查看有无活动性动脉出血,可用小血管钳夹住血管结扎止血。

(2)由于癌组织不可轻易清除,可局部敷以云南白药、凝血酶粉等止血药敷压于出血面而止血,再逐层严密地用纱布填塞阴道。

(3)静脉输广谱抗生素预防感染,酌情输血、止血药,局部压迫止血时采用腔内放疗。

经以上处理多能止血。

2.手术治疗

(1)主要类型。

Ⅰ型为扩大子宫切除,即筋膜外全子宫术。

Ⅱ型为扩大子宫切除,即次广泛子宫切除术,切除 1/2 骶主韧带和部分阴道。

Ⅲ型为扩大子宫切除,即广泛性全子宫切除术,靠盆壁切除骶主韧带和上 1/3 阴道。

Ⅳ型为扩大子宫切除,即超广泛性全子宫切除术,从骶主韧带根部切除阴道 1/2～2/3。

Ⅴ型为扩大子宫切除,即盆腔脏器廓清术(前盆腔、后盆腔、全盆腔)。

(2)根治性宫颈切除术及盆腔淋巴结清扫术:人们称这种手术为根治性宫颈根治术,适合治疗菜花型ⅠA-ⅡA期宫颈癌。根据报道可适用于:①年龄在 40 岁以下;②强烈要求保留生育功能;③临床分期为ⅠA、ⅡA 期;④肿瘤体积小于表浅浸润或 LEEP 锥切后示宫颈肿瘤体

积小;⑤临床上无影响生育的证据;⑥无脉管内浸润;⑦阴道镜检查宫颈管侵犯少;⑧无盆腔淋巴结转移。

手术范围:基本手术包括切除盆腔淋巴结,80%宫颈及部分主韧带、宫骶韧带,阴道 2~3cm,切断子宫动脉(再吻合或不再吻合)或仅切断子宫动脉下行支。将阴道切缘与残留宫颈间质缝合。用可吸收缝线在内口水平做预防性环形缝合,防止怀孕时宫颈管功能不全,支持无力。

(3)保留神经的宫颈癌广泛手术:主要方法是在切除主韧带时识别并推开盆腔交感神经。在未保留神经的患者中,常有尿潴留;而保留了一侧或双侧神经的患者,尿潴留发生率明显下降。

3.放疗

放疗适于各期宫颈癌,ⅡB~ⅣB 期以同步放化疗为主,放疗采用腔内照射与体外照射相结合的方法。FIGO 报道,按此治疗模式采用同步放化疗的各期宫颈癌的 5 年生存率分别为:ⅡB 期 70.5%,ⅢA 期 48.2%,ⅢB 期 50.2%,ⅣA 期 36.2%,Ⅳ期 84.6%;手术治疗效果Ⅰ期 86.3%,ⅡA 期 75.0%,Ⅰ~ⅡA 期宫颈癌的根治性放疗效果与根治性手术治疗效果相当,ⅡB~Ⅲ期宫颈癌的根治性放疗效果明显优于手术治疗。晚期宫颈癌患者接受放疗,虽不能获得理想的根治疗效,但部分患者可能获得较好的姑息作用。放疗对ⅣA 期、部分ⅣB 期及手术后局部及区域复发的宫颈癌患者,也有重要的治疗价值。

放疗照射的方法分为体外照射和腔内照射两种。两种照射方式采用不同的放射治疗设备。两种照射方式相结合可产生互补效果。

(1)体外照射:体外照射又称为远距离放疗。是宫颈癌放射治疗的重要组成部分,除宫颈原位癌和Ⅰ A 期宫颈癌患者可以单独用腔内照射外,其他各期宫颈癌均应配合体外照射。

体外照射的靶区是盆腔,包括宫颈、子宫、宫颈及子宫旁组织、阴道上段、盆腔组织及盆腔淋巴结区。照射剂量:分次剂量每次 1.8~2.0Gy,每周 9~10Gy。多野照射时,每天应该同时照射诸照射野,以减少晚期并发症。总剂量:全盆腔 40~50Gy,ⅡB~ⅢB 期宫旁>50Gy。应该将照射范围内的剂量不均匀性控制在 10%以下。盆腔野的范围:ⅠB 期照射的上界位于第 5 腰椎下缘水平,ⅡA 期至Ⅳ期的上界位于第 4~5 腰椎间隙水平;外界位于骨盆骨缘外 2cm 处,相当于股骨头中线部位;阴道未受侵犯者的下界在骨盆闭孔下缘水平,约相当于耻骨联合上缘下 4~5cm 处,阴道受侵犯者的下界视病变范围而下移。中挡块野照射用至少 5 个半价层厚,宽 4cm 的挡铅。晚期及阴道下段受累者应考虑照射野包括腹股沟淋巴结。盒状技术的侧野(10~12)cm×16cm 大小,包括髂外淋巴结,前界于耻骨联合,上界到骶$_{3\sim4}$交界水平,后界可以据直肠钡灌肠结果确定,如肿块大或子宫骶骨韧带受累,后界位于骶$_{3\sim4}$交界处。常规盆腔照射野ⅠB 期为 15cm×15cm,ⅡA、ⅡB、Ⅲ和Ⅳ期面积稍大些,约为 18cm×15cm。

(2)腔内照射:腔内照射是近距离放疗的方式之一。近距离放疗在宫颈癌放疗中具有举足轻重的作用。用于宫颈癌腔内放疗的技术包括传统腔内照射技术、后装放疗技术、中子腔内照射技术。

4.化疗

(1)适应证:局部肿块巨大(≥4cm)或桶状宫颈,可在术前行化疗或放化疗联合应用。有预后不良因素者,如手术发现髂总动脉以上有淋巴结转移、盆腔淋巴结阳性、宫旁转移、切缘阳性、放疗不敏感或病理分级Ⅲ级以上者。中晚期患者综合治疗。不能控制的癌性出血。转移复发患者的姑息治疗。

(2)用药途径、方案及剂量。

1)全身用药:因单药的有效率低,缓解期短,全身化疗多采用联合化疗。联合化疗中含顺铂的化疗方案可达到40%～75%的反应率。

2)动脉灌注用药:通过选择性或超选择性动脉插管技术,在明确局部病灶的基础上,将化疗药物通过导管直接注入肿瘤供血动脉。一般来讲,动脉灌注化疗可使局部药物浓度提高,而使全身药物浓度减少。疗效和毒性反应则取决于肿瘤类型、肿瘤血供状态、药物的作用机制与代谢动力学。最常应用动脉灌注化疗的妇科恶性肿瘤是宫颈癌。动脉插管灌注化疗适用于以下情况:术前辅助化疗,使部分手术切除有困难者或不能切除者的手术率提高。不能手术切除的中晚期肿瘤的姑息治疗。复发性肿瘤。难以控制的肿瘤出血。术后辅助治疗。配合放射治疗。

3)腹腔内用药:腹腔化疗可取得与全身用药相似的疗效,其机制有待进一步探讨。其方法同卵巢癌腹腔化疗。

5.综合治疗

所谓的综合治疗是指根据患者的机体状况、肿瘤的病理类型、播散及浸润的范围临床分期和发展趋向,有计划、合理地应用现有的治疗手段,尽可能地提高治愈率,改善患者的生存质量。综合治疗是现代肿瘤治疗的一个趋势,但并非全部宫颈癌均需采用化疗与放疗的综合治疗。

(五)护理

1.术前护理

(1)一般护理:开腹手术的患者,术前为患者准备沙袋、腹带。

(2)病情观察。

1)观察阴道流血:宫颈癌早期多为接触性出血,后期则为不规则阴道流血。责任护士应对有阴道流血的患者进行阴道出血的颜色、性状、量进行评估。对于出血量多或出血时间延长的患者,要注意观察有无贫血。

收集患者使用过的护理垫,称重后减去干净护理垫的重量,根据公式算出阴道出血量。血的密度为1.05～1.06,阴道出血量=(使用过的护理垫总重量-干净护理垫重量)×使用个数÷1.05。

2)观察阴道排液:阴道排液多发生在阴道流血之后,患者可出现白色或血性、稀薄如水样或米泔样阴道排液或伴有腥臭味。责任护士要评估患者阴道排液的颜色、气味、性状、量。

(3)专科指导:随着新辅助化疗的不断发展,手术前进行化疗虽然不能根治宫颈癌,但可以缩小或控制肿瘤,能够争取手术机会。目前,动脉灌注治疗应用广泛,可以通过动脉灌注将药物聚集于靶器官,使其临床效果达到最佳。

1)动脉介入化疗前:①为患者讲解化疗的作用、不良反应等相关知识;②讲解动脉灌注的方法和作用;③术前一日备皮,上下范围是脐部至大腿上1/3,两侧至腋中线,以腹股沟处最为重要;④术前 4 小时禁食、禁水;⑤术前测空腹体重、身高,以准确计算化疗药物的剂量;⑥由于患者术后制动,应指导患者练习床上排尿、排便。

2)动脉介入化疗后:①动脉介入手术后不能自行排尿,遵医嘱给予导尿;②子宫动脉栓塞术后需注意双下肢皮肤温度、色泽及足背动脉搏动是否一致;③用沙袋压迫穿刺点 6 小时,密切观察穿刺点有无渗血及皮下瘀血或大出血,如有渗血、血肿或大出血立即通知医生给予处理;④穿刺侧肢体制动 8 小时,卧床休息 24 小时;⑤协助患者床上翻身,预防压疮;⑥术后若疼痛遵医嘱给予镇痛药,并评估药物的镇痛效果及观察药物不良反应;⑦严密观察阴道流血量和伤口出血量;⑧患者首次下床时应在身边陪伴,预防跌倒;⑨术后观察体温变化,如出现体温升高,遵医嘱给予抗感染治疗;⑩讲解化疗药的不良反应及应对措施,并遵医嘱给药以减轻药物的毒副反应。

(4)心理护理:护士通过耐心细致的观察,及时与患者进行沟通,使患者消除焦虑、恐惧等不良情绪反应,并积极配合治疗。向患者及其家属讲解疾病的治疗及手术注意事项等,以减轻患者心理压力,增强患者治愈疾病的信心。

(5)健康教育。

1)饮食:纠正患者不良饮食习惯,兼顾患者的嗜好,必要时与营养师进行沟通,制订多样化食谱满足患者的需求。对于宫颈癌有阴道流血者,可进食高蛋白质、高热量、高维生素、易消化、含铁丰富的饮食,如鸡蛋、瘦肉、猪血、大枣等。

2)卫生指导:指导患者保持床单位清洁,注意室内空气流通。指导患者自我护理,注意个人卫生,勤换会阴垫,每天冲洗会阴 2 次,便后及时冲洗外阴并更换会阴垫,保持外阴部清洁干燥,避免感染。

3)疾病相关知识:癌症患者的身心不适会对其配偶造成直接影响,使性生活质量明显下降,但是影响癌症患者生活质量的重要因素之一是社会家庭的支持,因此要向患者及其家属讲解疾病相关知识,解除家属顾虑,纠正其错误的认知。

2.术后护理

(1)病情观察。

1)严密心电监护,观察血压、脉搏、呼吸及伤口渗血情况。

2)子宫全切术后的患者阴道残端有伤口,应注意观察阴道分泌物的性质、颜色、量,以便判断阴道残端伤口的愈合情况。

(2)用药护理。

1)补血药。①蔗糖铁注射液:目的是纠正缺铁性贫血。方法:遵医嘱静脉输液。注意事项:谨防静脉外渗。如果遇到静脉外渗,涂抹黏多糖软膏或油膏,禁止按摩以避免铁的进一步扩散。不良反应:口中金属味、头痛、恶心、呕吐、腹泻、低血压、痉挛、胸痛、嗜睡、呼吸困难、咳嗽、瘙痒等。②琥珀酸亚铁:目的是缺铁性贫血的预防及治疗。方法:0.1～0.2g,口服,每日 3次。注意事项:与维生素 C 同服,可增加本品吸收;与磷酸盐、四环素类及鞣酸等同服,可妨碍铁的吸收。勿与浓茶同服,宜饭后服用,可减轻胃肠道局部刺激。不良反应:胃肠道不良反应,如恶心、呕吐、上腹疼痛、便秘等。

2)化疗药:宫颈癌的化疗常见一线抗癌药物有顺铂、卡铂、紫杉醇、吉西他滨等。①顺铂:

作用类似烷化剂,干扰 DNA 复制或与核蛋白及胞质蛋白结合。用法:由静脉、动脉或腔内给药,通常采用静脉滴注方式给药。剂量视化疗效果和个人反应而定。注意事项:给药前后必须进行水化治疗;为减轻毒副作用,用药期间多饮水;用药前应用各类止吐药;同时备用肾上腺素、皮质激素、抗组织胺药,以便急救时使用。不良反应:骨髓抑制,主要表现为白细胞减少;胃肠道反应,食欲缺乏、恶心、呕吐、腹泻等,停药后可消失;肾脏毒性,单次中、大剂量用药后,偶会出现轻微、可逆的肾功能障碍,可出现微量血尿;神经毒性,一些患者表现头晕、耳鸣、耳聋、高频听力丧失,少数人表现为球后神经炎、感觉异常、味觉丧失;过敏反应,出现颜面水肿、气喘、心动过速、低血压、非特异性丘疹类麻疹。②紫杉醇:抑制细胞分裂和增生,发挥抗肿瘤作用。方法:静脉滴注。剂量视化疗效果和个人反应而定。注意事项:治疗前,应先采用地塞米松、苯海拉明及 H_2 受体拮抗剂治疗。出现轻微症状如面色潮红、皮肤反应、心率略快、血压稍降可不必停药,滴速减慢即可。但如出现严重反应如血压低、血管神经性水肿、呼吸困难、全身荨麻疹,应停药给予适当处理。有严重过敏的患者下次不宜再次应用紫杉醇治疗。不良反应:变态反应,多数为Ⅰ型变态反应,表现为支气管痉挛性呼吸困难、荨麻疹和低血压,几乎所有的反应发生在用药后最初的 10 分钟;骨髓抑制,贫血较常见;神经毒性,表现为轻度麻木和感觉异常;胃肠道反应,恶心,呕吐,腹泻和黏膜炎。③卡铂:干扰 DNA 合成而产生细胞毒作用。注意事项:鼓励患者多饮水,排尿量保持在每日 2000mL 左右;溶解后,应在 8 小时内用完,并避光;应避免与铝化物接触,也不宜与其他药物混合滴注;用药前及用药期内应定期检查血常规、肝肾功能等。不良反应:骨髓抑制,长期大剂量给药时,血小板、血红蛋白、白细胞减少,可于停药后 3~4 周恢复;胃肠道反应,食欲缺乏、恶心、呕吐;神经毒性,指或趾麻木或麻刺感,有蓄积作用;耳毒性首先发生高频率的听觉丧失,耳鸣偶见;过敏反应(皮疹或瘙痒,偶见喘鸣),发生于使用后几分钟之内。

(3)专科指导。

1)尿管护理:①宫颈癌根治术后遵医嘱保留尿管 2 周,并观察尿的颜色、性质和量及患者尿道口的情况;②保留尿管期间每天会阴擦洗 2 次,每周更换抗反流引流袋,保持尿管通畅并使尿袋低于尿道口水平,防止逆行感染;③拔除尿管时应动作轻柔,避免损伤尿道黏膜,停留置尿管后鼓励患者多饮水、多排尿,3 次正常排尿后测膀胱内残余尿量,低于 100mL 者为合格,高于 100mL 或患者不能自主排尿的情况下需遵医嘱重新留置尿管。

2)性生活指导:术后性生活要根据疾病恢复情况而定,在医生指导下逐渐恢复。在恢复性生活初期,有的患者会感觉疼痛或因阴道上皮抵抗力下降,易发生损伤和感染,出现阴道分泌物增多、阴道流血等,出现类似情况应及时就医,以便得到治疗和指导。

通过有效医治手段可提高宫颈癌患者术后性生活质量。手术后、药物治疗或放疗后患者可能出现阴道分泌物减少、性交痛等症状,必要时为患者提供相关咨询服务,可指导患者如何使用阴道扩张器、润滑剂,以促进性生活舒适度,注意保护患者隐私。年轻患者在行宫颈癌根治术的同时也可行阴道延长术;卵巢功能丧失者可以采用激素替代疗法等。

(4)并发症的护理观察。

1)尿潴留:对于尿潴留患者,护士必须全面评估患者的排尿功能,采取适当的护理措施,促进排尿功能的恢复,预防泌尿系感染。①发生尿潴留原因。手术因素:手术中根治性切除宫旁和阴道旁组织,不可避免地损伤支配膀胱和尿道的交感神经和副交感神经,导致膀胱逼尿肌功能减弱,排尿困难;切除子宫、阴道上段时,造成膀胱后壁大面积剥离面,膀胱失去原有支撑,使膀胱位置后移,致尿液排泄不畅。长时间留置尿管:宫颈癌患者术后一般要留置尿管2周,长期留置尿管可致尿道括约肌充血、水肿、痉挛,增加膀胱逼尿肌阻力。心理因素:术后长时间留置尿管及反复测残余尿量造成的痛苦和思想负担。②护理措施。饮水训练:嘱患者适量饮水,锻炼自主排尿。日间给予饮水,每小时100～150mL,每日摄入量1500～2000mL,对于心、肾功能不全的患者不宜进行饮水训练。入睡前应限制饮水,以减少夜间尿量。盆底肌肉训练:视患者实际情况取坐位或卧位,试做排尿或排便动作,先慢慢收紧肛门,再收紧阴道、尿道,使盆底肌上提,大腿和腹部肌肉保持放松,每次收缩不少于3秒,放松时间10秒,连续10次,每日5～10次,训练过程中,注意观察患者的情况。诱导排尿:停留置尿管后的患者,能离床者则协助其到洗手间坐在马桶上,打开水龙头听流水声,利用条件反射缓和排尿抑制,使患者产生尿意,切忌用力按压膀胱区,以免造成膀胱破裂;给患者饮热饮料,并用温热的毛巾外敷膀胱区,利用热力使松弛的腹肌收缩、腹压升高而促进排尿;用温水冲洗会阴部,边冲洗边轻轻按摩膀胱的膨隆处,以缓解尿道括约肌痉挛,增强膀胱逼尿肌功能,尽量使患者自行排尿;为患者提供一个不受他人影响的排尿环境;使用开塞露塞肛,在排大便的同时排尿。在诱导的过程中,随时关注患者的感受及症状,如出现面色苍白、出冷汗、眩晕等不适时,应立即处理。

2)淋巴囊肿:对于宫颈癌术后患者,责任护士密切观察患者一般状况及主诉,如患者主诉下肢肿胀,应注意有无发生淋巴囊肿可能性。处理方法:①外阴水肿者可用硫酸镁湿敷;②盆腔积液引流不畅形成囊肿时,可使用芒硝外敷;③囊肿较大,患者出现右下腹不适、同侧下肢水肿及腰腿疼痛、体温升高时,应通知医生进行穿刺引流,以预防继发性感染及深静脉血栓、脓肿等。

(5)心理护理:指导患者正确认识疾病,保证营养摄入,鼓励患者逐步恢复自理能力,动员家庭成员关心和爱护患者,让患者体会到家庭温暖,使其增强战胜疾病的信心,最终回归社会。

(6)健康教育。

1)饮食:根据患者的不同情况,指导和鼓励患者进食,以保证营养的摄入,增强抵抗力。

2)活动:指导卧床患者进行床上肢体活动,以预防长期卧床并发症的发生。告知患者应尽早下床活动,并注意渐进性增加活动量,有利于增加肺活量、减少肺部并发症、改善血液循环、促进伤口愈合、预防深静脉血栓、促进肠蠕动恢复、预防肠粘连、减少尿潴留发生。

3)疾病相关知识宣教:①积极宣传与宫颈癌发病相关的高危因素,开展性卫生教育;积极治疗宫颈炎、宫颈上皮内瘤变,阻断宫颈癌的发生;②已婚妇女应定期行防癌普查,做到早检查、早诊断、早治疗。30岁以上妇女到妇科门诊就诊时,应常规接受宫颈刮片检查,一般妇女每1～2年普查1次,有异常者应及时处理。

4)出院指导:①指导患者定期复查,复查内容包括肿瘤标志物、TCT、HPV、磁共振等检查,治疗后2年内应每3～4个月复查1次;3～5年6个月复查1次;第6年开始每年复查1次;②让患者了解肿瘤随访的目的和重要性,并积极配合随访,留下真实的通讯地址和联系方式;③鼓励患者适当参加社交活动,调整心理状态,保持乐观态度,提高生活质量;④性生活的恢复需要依术后复查结果而定。

（7）延续护理。

1）电话访视：出院 1 周内进行电话访视，访视内容包括出院后遇到的一些问题，向患者耐心讲解所遇问题的解决方法，及时反馈。

2）随访：提醒患者复诊，对患者提出的疑虑与问题，及时提供有针对性的帮助。

3）微信平台：随时与患者联系，同时发布健康宣教相关内容，传播温暖与正能量。

四、宫颈上皮内瘤变

宫颈癌起源于宫颈上皮内瘤变，两者病因相同，均为高危型 HPV 感染所致。

宫颈上皮内瘤变（CIN）是与宫颈浸润癌密切相关的一组宫颈病变，常发生于 25～35 岁妇女。大部分低级别 CIN 可自然消退，但高级别 CIN 具有癌变潜能，可能发展为浸润癌，被视为癌前病变。CIN 反映了宫颈癌发生发展中的连续过程，通过筛查发现 CIN，及时治疗高级别病变，是预防宫颈癌行之有效的措施。

（一）病因及发病机制

流行病学调查发现 CIN 和宫颈癌与以下因素相关。

1.人乳头瘤病毒（HPV）感染

HPV 感染在 25～35 岁女性中最为常见，这一时间段也是女性感染暴露率最高的时期。目前已知 HPV 共有 120 多个型别，30 余种与生殖道感染有关，其中高危型 HPV 感染与 CIN 和宫颈癌发病密切相关。接近 90% 的 CIN 和 99% 以上的宫颈癌组织发现有高危型 HPV 感染，常见的高危型 HPV 型别包括 16、18、31、33、35、39、45、51、52、56 和 58，常见的低危型 HPV 型别包括 6、11、42、43、44，低危型 HPV 一般不诱发癌变。约 70% 的宫颈癌与 HPV16 和 HPV18 型感染相关。高危型 HPV 产生病毒癌蛋白，其中 E6 和 E7 分别作用于宿主细胞的抑癌基因 $P53$ 和 Rb，使之失活或降解。在 $P53$ 基因突变细胞中，E7 蛋白还可起到抗凋亡的作用，由此发生的一系列分子事件最终导致癌变。

2.性行为及分娩次数

多个性伴侣、初次性生活<16 岁、早年分娩、多产与宫颈癌发生有关。青春期宫颈发育尚未成熟，对致癌物较敏感。分娩次数增多，宫颈创伤概率也增加，分娩及妊娠内分泌及营养也有改变，患宫颈癌的危险增加。孕妇免疫力较低，HPV-DNA 检出率很高。

3.与高危男性接触

与患有阴茎癌、前列腺癌或其性伴侣曾患宫颈癌的高危男子性接触的妇女，也易患宫颈癌。

4.免疫抑制状态

接受器官移植后使用免疫抑制剂和感染 HIV 也是发生宫颈癌以及高级别宫颈上皮内瘤变的危险因素。

5.其他

吸烟可增加感染 HPV 效应。

（二）临床表现

（1）多数病例无自觉症状。

（2）阴道出血或阴道分泌物增多。阴道出血可表现为性交后或妇科检查后接触性出血。非经期不规则阴道流血或绝经后阴道流血。

（3）妇科检查：宫颈表面光滑或糜烂。

（三）辅助诊断

1.宫颈细胞学检查

对有性生活史的女性应行宫颈细胞学筛查,宜采用液基细胞学方法,也可采用传统的巴氏涂片,无论何种方法均宜采用 TBS 报告系统。取材部位应选择宫颈鳞柱转化区和宫颈管两处。

2.高危型 HPV-DNA 检测

ASC-US 分流和宫颈病变治疗后的随访检查,对 30 岁以上女性的,可用于宫颈癌筛查。

3.阴道镜检查

对肉眼观宫颈无明显病灶,但宫颈细胞学检查异常或细胞学为 ASC-US 伴有高危型 HPV-DNA 检测阳性或妇科检查怀疑宫颈病变,应行阴道镜检查。

4.宫颈活检

应在阴道镜指导下取材。无条件时可采用 VIA 或 VILI 染色帮助取材。阴道镜检查未发现病变时,依据细胞学结果可在宫颈鳞柱交界区多点取材。所取活组织应有一定深度,应包括上皮及间质组织。活检组织送病理学检查。

5.宫颈管内膜刮取术

对细胞学异常或临床可疑而阴道镜检查阴性或不满意或镜下活检阴性、细胞学检查为腺细胞异常(AGC)或怀疑腺癌,应行宫颈管内膜刮取术(ECC)。从前后左右四壁刮取,送病理学检查。

（四）治疗

1.CIN1

对于 CIN1 的患者,建议检测 HPV。阴道镜检查满意的 CIN1 不伴高危型阴道镜检查满意的 HPV 感染者:6 个月～1 年复查细胞学和 HPV。阴道镜检查满意的 CIN1 伴高危型 HPV 感染者:可随访,也可应用免疫增强剂。3 个月后复查阴道镜如无异常,6 个月～1 年复查细胞学和 HPV。如果没有条件进行 HPV 检测,可行物理治疗(激光、冷冻等),但需随访。

2.CIN2

建议行高频电刀切除术(LEEP)。术后每 3～6 个月随访一次。如无条件行 LEEP 术者,可行冷冻、激光等治疗。但治疗前,要有组织学检查,明确除外癌变可能。一般不主张行冷刀锥切,如果选用冷刀锥切,锥切的高度不要超过 1.5～2cm,但锥切的面积要在病变边缘外 0.3～0.5cm。年老患者 CKC 宫颈萎缩、颈管有粘连者不宜行物理治疗,可行子宫切除术。

3.CIN3

应行手术治疗。

(1)诊断性或治疗性宫颈锥形切除术:适用于年轻患者希望保留生育功能者。应注意切除宫颈需行 12 点连续切片病理检查宫颈有无浸润癌。

(2)全子宫切除术:适用于老年或无随访条件的患者。卵巢无病变者应予保留。

4.随访

(1)物理治疗后需观察局部愈合情况,全部愈合后检查。

(2)随访过程中,若细胞学异常需进一步检查,以确定宫颈病变有无发展,并判定治疗方案。

(3)CIN3子宫切除后,应定期行阴道断端细胞学检查,以防复发及癌变。

(4)治疗性宫颈锥切术后,必须密切随访,若有复发可疑,应进一步确诊和治疗。

(五)护理

(1)观察和监测患者生命体征、腹痛及阴道出血情况。

(2)手术结束后由医师留置导尿管和阴道纱布填塞,术后24小时由医师取出阴道填塞的纱布及拔除尿管。护士在患者填塞纱布后密切观察阴道出血情况;拔除尿管后督促患者自我排尿。

(3)预防生殖系统和泌尿系统上行性感染,会阴擦洗每日2次,保持会阴清洁,做好尿管的护理。

(4)健康教育。

1)指导患者术后1~2周卧床休息,1个月内禁止性生活及盆浴。

2)告知患者宫颈创面脱痂过程中,开始有少量阴道出血;若出血多于月经量或逐渐增多,则及时就诊。

3)指导患者注意个人卫生,勤洗外阴部,保持局部清洁卫生,勤换内衣裤。

4)指导患者遵医嘱使用外用药物冲洗阴道。

5)指导患者遵医嘱门诊进行复查。

(李　蕾)

第三节　女性生殖内分泌疾病

一、功能失调性子宫出血

功能失调性子宫出血(DUB)简称功血,是由于生殖内分泌轴功能紊乱引起的异常子宫出血,可表现为经期出血量过多及持续时间过长,间隔时间时长时短、不可预计或出血量不多但淋漓不尽。其基本的病理生理改变为中枢神经系统下丘脑—垂体—卵巢轴神经内分泌调控异常或卵巢、子宫内膜或肌层局部调控功能的异常。

按发病机制可分无排卵性功血和有排卵性功血两大类,前者占70%~80%,多见于青春期和绝经过渡期妇女;后者占20%~30%,多见于育龄期妇女。

(一)病因及发病机制

从内分泌角度分析,异常子宫出血可由以下情况引起。

1.雌激素撤退性出血

雌激素撤退性出血是对切除卵巢的妇女给予适当剂量及疗程的雌激素后停药或将雌激素量减少一半以上,即会发生子宫出血。

2.雌激素突破性出血

雌激素突破性出血是相当浓度的雌激素长期作用,无孕激素的对抗影响,可造成子宫内膜过度增生。

3.孕激素突破性出血

孕激素突破性出血是体内孕激素与雌激素浓度比值过高,不能维持分泌期内膜的完整性而引起的出血。

4.其他

子宫内膜局部的出血原因还可以见于局部血管的异常,如动静脉瘘,全身止血、凝血功能异常等。

(二)临床表现

1.症状

主要症状是月经完全不规则。

(1)无排卵性功血。常见的症状是子宫不规则出血,表现为月经周期紊乱,出血量多少与持续及间隔时间均不定,经量不足或增多甚至大量出血。大量出血或出血时间长时,可造成继发贫血甚至休克。

(2)排卵性功血。①黄体功能不足者表现为月经周期缩短,月经频发。②子宫内膜不规则脱落表现为月经周期正常,但经期延长,多达 9～10 日,且出血量多,后几日常常表现为少量淋漓不尽的出血。

(3)其他常见症状。①不规则子宫出血:多发生于青春期和更年期妇女,其出血特点是月经周期紊乱,经期延长,血量增多。②月经过频:出血时间和出血量可能正常,但月经频发、周期缩短,一般少于 21 天,发生于各年龄段的妇女。③月经过多:a.经血量多,>80mL,周期正常;b.经期延长,>7 天。④月经间期出血:两次月经期中间出现子宫出血,流血量少,常不被注意,多发生于月经周期的 12～16 天,持续 1～2 小时至 1～2 天,很少达到月经量。常被认为是月经过频,周期缩短,<21 天。⑤绝经期后子宫出血:闭经 1 年以后,又发生子宫出血,出血量少,但由于绝经期后子宫恶性肿瘤发病率高,故应到医院检查以排除恶性肿瘤的可能性。

2.临床分型

(1)无排卵性功血:青春期功血、绝经过渡期功血、生育期无排卵功血。

(2)排卵性功血:①黄体功能不足:卵泡发育不良、LH 排卵高峰分泌不足、LH 排卵峰后低脉冲缺陷;②子宫内膜不规则脱落。

(三)辅助检查

(1)诊断性刮宫:用于止血及明确子宫内膜病理诊断。

(2)排卵和黄体功能监测。

(四)治疗

功血的治疗原则是止血、调整月经周期、促进排卵、改善全身情况。功血患者往往伴有贫血,应加强营养,纠正贫血,保证足够休息。出血时间长者应用抗生素预防感染。

1.一般治疗

患者往往体质较差,因此应补充营养,改善全身情况。严重贫血者需要输血治疗。

2.药物治疗

药物治疗以激素治疗为主,青春期功血的性激素治疗原则是止血、调整周期和诱发排卵。围绝经期功血的治疗原则是止血、调整周期和减少出血。

(1)性激素止血:激素止血治疗方案有多种,应根据具体情况如患者年龄、诊断、曾经治疗效果、出血的时间、出血量等来决定激素的种类和剂量。值得注意的是,除青春期患者外,对其他患者尤其是绝经前妇女,在开始激素治疗前必须明确诊断。诊断刮宫术或分段诊断性刮宫术(>35岁)既可以刮除子宫内膜,刺激子宫收缩、迅速止血,又可行病理检查以了解内膜病变,如有无内膜息肉、黏膜下肌瘤或其他器质性疾病,是进行激素治疗前常用的诊断和治疗手段。

1)雌激素止血:雌激素的作用机制是使子宫内膜继续增生,覆盖子宫内膜脱落后的创面,起到修复作用。另外,雌激素还可升高纤维蛋白原水平,增加凝血因子,促进血小板凝集和使毛细血管通透性降低,从而起到止血作用。

己烯雌酚(DES):为非类固醇雌激素制剂,开始用量为每天2～6mg,血止3～4天后逐渐减量,以每3天减1/3量为原则。维持量为每天1mg,血止后维持治疗20天左右,在最后5天加用孕激素。

炔雌醇(乙炔雌二醇,EE):为口服强效合成雌激素,和苯甲酸雌二醇相近。其与己烯雌酚效价之比为1∶20,即其效价比己烯雌酚强20倍。用法同己烯雌酚。

戊酸雌二醇:出血多时采用2～4mg,每6～8小时1次。血止后渐减量,维持量为每天1～2mg。

苯甲酸雌二醇:针剂,每支2mg,每6～8小时肌内注射1次,递减方法如上,减至每天2mg时,可改服炔雌醇。若流血量很多,开始可用至2mg,每3小时1次,2～3次后改用2mg,每8小时1次。

孕马雌酮(结合雌激素,CEE,商品名为倍美力):是从孕马尿中提炼出来的,其主要成分为雌酮。倍美力静脉注射止血效果明显。因为静脉注射倍美力不仅能快速提高血中雌激素浓度,使子宫内膜增生修复,其对凝血机制也有影响,主要表现为增加血中纤维蛋白原水平;增加凝血因子V、IX;增加血小板凝集;阻碍组织对缓激肽的反应;增加相关组织的黏多糖浓度;减少毛细血管通透性;用倍美力25mg静脉注射治疗功血患者,大多数患者在注射后的4～6小时出血停止或仅为点滴状出血,一般用药不超过6次。血止后改服倍美力片剂周期治疗或给予复合型口服避孕药,每4～6小时1片,连用5～7天,血止后减量。

2)孕激素止血:孕激素的作用机制主要是转化内膜,其次是抗雌激素。临床上根据病情,采用不同方法进行止血。

少量子宫出血时的止血:孕激素使增生期子宫内膜产生分泌期变化后,子宫内膜变得容易脱落。通常用药后阴道出血减少或停止,停药后产生撤药性阴道出血,7～10天后出血自行停止。该法称为"药物性刮宫",适用于少量长期子宫出血者,在排除子宫内膜器质性病变后,可用孕酮每天10mg,连用5天或用甲羟黄体酮每天6～8mg,连用7～10天或甲地孕酮每天5mg,连用7～10天。

中量到大量子宫出血时的止血:炔诺酮属19-去甲基睾酮类衍生物,止血效果较好,临床上常用。每片含量为 0.625mg,每次服 5mg,每 6～8 小时 1 次。阴道出血多在半日内减少,3 天内血止。随后递减,每 3 天减 1/3 量,直至维持量为每天 5mg,血止 20 天左右停药。同时可加用少量雌激素,以预防孕激素的突破性出血。如果出血很多,开始可用 5～10mg,每 3 小时 1 次,用药 2～3 次后改用 8 小时 1 次。治疗时应叮嘱患者按时、按量用药,并告之停药后会有撤药性出血,并不是症状复发。用药期间注意肝功能,也有轻度雄激素样作用。

甲地黄体酮属黄体酮类衍生物,每片 1mg,10mg 每 6～8 小时 1 次,血止后渐减量,减量原则同炔诺酮。

甲羟黄体酮属黄体酮类衍生物,对子宫内膜的止血作用逊于炔诺酮,但对肝功能影响小。每次口服 6mg,每 6～8 小时 1 次,若出血多,可用至 10mg,递减原则同炔诺酮,维持量为每天 4～6mg,若遇突破性阴道出血,可加少量雌激素。

3)雄激素止血:雄激素止血效果通常不如雌激素或孕激素,它只能减少出血量,很难止血。但对月经过多者用雄激素可明显减少出血量。常用丙睾酮,每支 25mg,每天 1～2 针肌内注射,连用 2～3 天。注意,为防男性化及肝功能损害,每月总量不宜超过 300mg。

(2)其他止血药:如 6-氨基己酸、氨甲苯酸(对羧基苄胺)、氨甲环酸(止血环酸)等,也可用中药止血。由于这些药不能改变子宫内膜的结构,因此它们只能减少出血量,而不能从根本上止血。

(3)调整周期。

1)序贯疗法:适用于青春期和生育期妇女。月经(或撤退性出血)的第 5 天开始服用雌激素(戊酸雌二醇每天 1mg 或炔雌醇每天 0.05mg),连用 22 天,在服药的最后 7～10 天加服孕激素(甲羟黄体酮每天 10mg、黄体酮每天 10mg 或甲地黄体酮每天 5mg)。停药 1～7 天后出现撤药性出血。

2)联合疗法:适用于正值生育年龄、雌激素水平偏高、子宫内膜较厚者。可用短效口服避孕药(如妈富隆、敏定偶、复方炔诺酮片、避孕片Ⅰ号、复方甲地黄体酮片、避孕片Ⅱ号)等。此类复合制剂含有雌激素、孕激素,长期使用使子宫内膜变薄,撤退性出血减少。月经(或撤退性出血)的第 5 天开始服用,连用 20 天。

3)后半周期疗法:适用于围绝经期妇女。从月经的第 14 天开始口服甲羟黄体酮每天 10mg,连用 10 天左右。这样可保证定期月经来潮。

(4)促卵泡发育和诱发排卵:对生育年龄妇女,在调整周期后要以恢复排卵为治愈标准,否则在无排卵情况下功血易复发。氯米芬(克罗米芬)是经典促排卵药,月经第 5 天起给予每天 50～150mg,连用 5 天。其他方法尚有 HCG,在卵泡发育接近成熟时 1 次大剂量肌内注射 HCG 5000～10 000U 诱发排卵;HMG,1 个安瓿 HMG 含有 FSH 和 LH 各 75U,月经干净后每天肌内注射 HMG 1～2 支,在卵泡发育接近成熟时 1 次大剂量肌内注射 HCG 5000～10 000U 诱发排卵。

3.手术治疗

年龄较大的妇女首选诊断性刮宫术,一方面可以止血,另一方面可用于明确有无子宫内膜病变。

4.排卵型功血的治疗

(1)经前期出血:临床上表现为经前少量出血,然后出现正常月经,多见于40岁以上妇女。经前期出血与卵巢功能衰退,雌、孕激素分泌不足有关。治疗以补充孕激素为主,可在月经第16天或基础体温(BBT)上升第3天给予甲羟黄体酮每天10mg,有生育要求者可给予黄体酮针剂每天10mg或黄体酮栓25mg每天2次塞阴道,持续用药10～14天。一般连用3～4个周期。

(2)经后出血:临床上表现为月经后持续有少量出血,达10天或以上。经后出血与黄体萎缩不全、黄体酮分泌不足但时间延长和子宫内膜不规则剥脱有关。治疗方法同经前出血。

(3)排卵期出血:正常排卵期阴道分泌物镜下可见少许红细胞或有1～2天粉色分泌物,此属正常现象。若有明显出血则为排卵期出血,出血一般少于7天,出血量少于经量。此出血多能自愈。诊断根据病史及基础体温,记录出血日期即可诊断。一般无须治疗,若出血明显,影响生活时,可于出血前2～3天起补充少量雌激素,持续约1周。

(五)护理

1.术前护理

(1)一般护理。

1)基础护理。①测量生命体征,为患者佩戴腕带,根据病历首页正确填写姓名、年龄、病历号、护理单元、床号等信息,通知其主管医生。②安置好床位,向患者详细介绍病室环境、病室内设施的使用方法、病房人员、规章制度、安全防范制度、饮食等。③根据各项风险评估结果,告知患者防范措施。④保持病室整洁、舒适、安全,保持适宜的温度和湿度,定时开窗通风,减少探视,预防感染。⑤患者入院3天内,每日测量体温、脉搏、呼吸2次。体温≥37.3℃的患者,每日测量体温、脉搏、呼吸4次,连续测3天正常后改为每日2次。高热者按高热护理常规进行护理。⑥每日记录大便次数,3日无大便者遵医嘱给予缓泻剂。⑦每周测体重1次。⑧做好晨、晚间护理,保持床单位整洁。协助患者做好个人卫生,定期洗澡、洗发、剪指甲。入院时未做卫生处理者,应在入院后24小时内协助完成。⑨按患者护理级别要求定时巡视病房,细致观察患者病情变化及治疗反应等。⑩做好生活护理,提供必要的帮助。

2)配合术前检查。协助患者做好血、尿常规,肝、肾功能,感染疾病筛查、出凝血时间、血型、B超、心电图、X线检查等各项检查。

3)术前准备。①肠道准备:术前禁食8小时、禁水4小时。②遵医嘱做药敏试验。③术前1日起测4次体温,体温≥37.5℃及时请示医生。④术前1日嘱患者洗澡、剪指甲。⑤术前晚可遵医嘱给予口服镇静剂。⑥告知患者贴身穿病号服,并为患者取下发卡、义齿、首饰及贵重物品交家属保管。体内有钢钉或钢板及因特殊疾病需携带药品者,要告知医生及手术室护士。⑦手术室接患者时,病房护士在床旁核对好患者的病历、术前带药、手术所需物品后将患者带至手术室平车前,再与手术室人员核对患者的信息、病历、带药及术中所需物品。交接无误后患者可被接去手术室。核对时需由患者自行说出名字并与腕带信息核对。

(2)病情观察。

1)阴道流血:严密观察患者阴道流血量、性质,必要时保留患者会阴垫,记录阴道流血量。

2)观察患者生命体征变化,如出现生命体征异常应及时通知医生。

3)出血不止者应密切观察患者的面色、神志、血压、心率及脉率变化,做好输液、输血等抢救准备。

4)严重贫血患者在行输血治疗时,应密切观察有无输血反应。

(3)用药护理。

1)补血药。①口服补血药:琥珀酸亚铁片,用于缺铁性贫血的预防和治疗。每日 3 次,每次 1 片,口服。建议同时口服维生素 C 片,以促进吸收。生血丸,用于失血血亏、放、化疗后全血细胞减少及再生障碍性贫血。每日 3 次,每次 5g,口服。②静脉补血药:蔗糖铁注射液,用于口服铁剂效果不好而需要静脉铁剂治疗的患者。注意给药速度不应过快,以防引发低血压,同时谨防静脉外渗。

2)激素类药。①孕激素:即药物刮宫法。补充孕激素使处于增生期或增生过长的子宫内膜转化为分泌期,停药后内膜脱落,出现撤药性出血,适用于体内已有一定雌激素水平的患者。黄体酮注射液,每日 20mg,连续 3～5 天,肌内注射。甲羟孕酮,每日 6～10mg,连续 10 天,口服。高效合成孕激素:左炔诺黄体酮每日 2～3mg;炔诺酮每日 5～10mg;醋甲地孕酮每日 8mg;醋酸甲羟孕酮每日 10mg 等,连续 22 天,口服。主要缺点是近期内会有进一步失血,可导致血红蛋白进一步下降。②雌激素:可迅速提高血内雌激素浓度,促使子宫内膜生长,短期内修复创面而止血。适用于内源性雌激素不足者,主要用于青春期功血。常用苯甲酸雌二醇,原则上应以最小的有效剂量达到止血目的。

3)止血药:在治疗中有辅助作用。

4)手术前 30 分钟预防性应用抗生素,用药前询问患者是否有药物过敏史,给药期间观察患者有无药物不良反应。

(4)心理护理:长期或大量的阴道流血会引起患者的焦虑和紧张情绪,应认真倾听患者主诉,积极宣教卫生知识,消除患者对疾病的恐惧,使其积极配合治疗及护理。做好患者家属的宣教,给予患者心理支持。

(5)健康教育。

1)饮食:患者体质往往较差,应加强营养,改善全身状况,适当补充铁剂、维生素 C 及蛋白质,适当多食红肉。忌煎炸、刺激性食物。

2)活动:出血期间应多休息、少活动,避免劳累。经量多时应绝对卧床休息。

3)用药指导。①口服补血药(琥珀酸亚铁片):嘱患者口服补血药时不能与浓茶同服,宜在饭后或进餐时服用,以减轻胃部刺激。告知患者口服补铁补血药物时,可引起便秘,并排黑便,避免引起患者紧张情绪。②激素类药:告知患者在用药期间需严格按照医嘱的剂量、时间进行用药,勿漏服、勿停药,并定期监测子宫内膜及乳腺状况。年龄大者注意预防下肢静脉血栓的形成。

2.术后护理

(1)一般护理。

1)床旁交接:与手术室人员核对腕带信息后交接患者血压、脉搏、呼吸、意识、皮肤、管路、伤口及出血情况,并签字。

2)病室环境:为患者提供良好的生活环境,保持室内清洁卫生、安静舒适、通风良好,空气清新,注意勿让风口直对患者。保持适宜的温度和湿度,室温以 22～24℃ 为宜,相对湿度以 55％～60％ 为宜,避免温度过高和干燥。严格控制陪住人数和探视人数,做好手卫生的指导,预防交叉感染。

3)术后卧位:静脉全麻患者手术返回后即可垫枕。

(2)病情观察。

1)观察阴道流血情况,注意出血量、颜色及性质,必要时保留会阴垫并记录阴道出血量。

2)观察患者生命体征。

(3)并发症护理观察:因患者长期、大量阴道出血,造成患者贫血,抵抗力下降,增加了感染的风险。故应严密观察与感染有关的征象,如体温、脉搏、子宫体压痛等,监测白细胞计数和分类,同时做好会阴护理,保持局部清洁。如有感染征象,及时通知医生,遵医嘱进行抗生素治疗。

(4)健康教育。

1)饮食:患者清醒后,无恶心、呕吐等不适症状,即可进食、饮水,以易消化饮食为宜,可根据个人体质,进食含铁丰富的食物,如猪肝、豆角、蛋黄、胡萝卜、葡萄干等。

2)活动:术后鼓励患者早期活动,可有效预防肺部并发症、下肢深静脉血栓的发生。但由于部分患者贫血较重,在患者活动时,护士应陪伴,预防跌倒的发生。

3)出院指导。①注意经期卫生:除了要预防全身疾病的发生外,还必须注意经期卫生,每日要清洗会阴部1～2次,并勤换会阴垫及内裤。②恢复期应注意生活调养,避免重体力劳动;劳逸适度,尽量避免精神过度紧张。③平时注意不要冒雨涉水,衣裤淋湿要及时更换,避免寒邪侵入,防止寒凝血滞。④加强平时身体锻炼,增强抵抗力,保持身体健康,是避免发生功血的主要环节。

二、绝经综合征

绝经综合征指妇女绝经前后因性激素波动或减少所致的一系列躯体及精神心理症状。绝经分为自然绝经和人工绝经。自然绝经指卵巢内卵泡生理性耗竭所致的绝经;人工绝经指两侧卵巢经手术切除或放射线照射等所致的绝经。人工绝经者更易发生绝经综合征。

(一)病因及发病机制

(1)绝经综合征发生的根本原因是生理性、病理性或手术引起的卵巢功能衰竭。

(2)女性特征和生理功能都与卵巢所分泌的雌激素有密切关系,卵巢功能一旦衰竭或被切除和破坏,卵巢分泌的雌激素就会显著减少,一旦体内分泌的雌激素减少,就会引发器官和组织的退行性变化,出现一系列的症状。

(二)临床表现

1.近期症状

(1)月经紊乱:为绝经过渡期的常见症状,由于稀发排卵或无排卵,表现为月经周期不规则、经期持续时间长及经量增多或减少。此期症状的出现取决于卵巢功能状态的波动性变化。

(2)血管舒缩症状:主要表现为潮热,为血管舒缩功能不稳定所致,是雌激素降低的特征性症状。其特点是反复出现短暂的面部、颈部及胸部皮肤阵阵发红,伴有烘热,继之出汗。一般持续 1~3 分钟。症状轻者每日发作数次,严重者十余次或更多,夜间或应激状态易促发。该症状可持续 1~2 年,有时长达 5 年或更长。潮热严重时可影响妇女的工作、生活和睡眠,是绝经后期妇女需要性激素治疗的主要原因。

(3)自主神经功能失调症状:常出现如心悸、眩晕、头痛、失眠、耳鸣等自主神经功能失调症状。

(4)精神神经症状:围绝经期妇女常表现为注意力不易集中,并且情绪波动大,如激动易怒、焦虑不安或情绪低落、抑郁、不能自我控制等情绪症状。记忆力减退也较常见。

2.远期症状

(1)泌尿生殖道症状:主要表现为泌尿生殖道萎缩症状,出现阴道干燥、性交困难及反复阴道感染、排尿困难、尿痛、尿急等反复发生的尿路感染。

(2)骨质疏松:绝经后妇女雌激素缺乏使骨质吸收增加,导致骨量快速丢失而出现骨质疏松。50 岁以上妇女半数以上会发生绝经后骨质疏松,一般发生在绝经后 5~10 年,最常发生在椎体。

(3)阿尔茨海默病:绝经后期妇女比老年男性患病风险高,可能与绝经后内源性雌激素水平降低有关。

(4)心血管病变:绝经后妇女糖脂代谢异常增加,动脉硬化、冠心病的发病风险较绝经前明显增加,可能与雌激素低下有关。

(三)辅助检查

根据病史及临床表现不难诊断。但需注意除外相关症状的器质性病变及精神疾病,卵巢功能评价等实验室检查有助于诊断。

1.血清 FSH 值及 E_2 值测定

检查血清 FSH 值及 E_2 值了解卵巢功能。绝经过渡期血清 FSH>10U/L,提示卵巢储备功能下降。闭经、FSH>40U/L 且 E_2 10~20pg/mL,提示卵巢功能衰竭。

2.氯米芬兴奋试验

月经第 5 日起口服氯米芬,每日 50mg,共 5 日,停药第 1 日测血清 FSH>12U/L,提示卵巢储备功能降低。

(四)治疗

治疗目标:缓解近期症状,并能早期发现、有效预防骨质疏松症、动脉硬化等老年性疾病。

1.一般治疗

通过心理疏导,使绝经过渡期妇女了解绝经过渡期的生理过程,并以乐观的心态相适应。必要时选用适量镇静药以助睡眠,如睡前服用艾司唑仑 2.5mg。谷维素有助于调节自主神经功能,口服 20mg,每日 3 次。鼓励建立健康生活方式,包括坚持身体锻炼,健康饮食,增加日晒时间,摄入足量蛋白质及含钙丰富食物,预防骨质疏松。

2.绝经激素治疗(MHT)

有适应证且无禁忌证时选用。激素替代疗法(HRT)是针对绝经相关健康问题而采取的一种医疗措施,可有效缓解绝经相关症状,从而改善生活质量。

(1)适应证。

1)绝经相关症状:潮热、盗汗,睡眠障碍,疲倦,情绪障碍如易激动、烦躁、焦虑、紧张或情绪低落等。

2)泌尿生殖道萎缩相关问题:阴道干涩、疼痛,排尿困难,性交痛,反复发作的阴道炎,反复泌尿系统感染,夜尿多,尿频和尿急。

3)低骨量及骨质疏松症:有骨质疏松症的危险因素(如低骨量)及绝经后期骨质疏松症。

(2)禁忌证:已知或可疑妊娠,原因不明的阴道流血,已知或可疑患有乳腺癌,已知或可疑患有性激素依赖性恶性肿瘤,最近 6 个月内患有活动性静脉或动脉血栓栓塞性疾病,严重肝及肾功能障碍,血卟啉症,耳硬化症,脑膜瘤(禁用孕激素)等。

(3)慎用情况:慎用情况并非禁忌证,但在 HRT 应用前和应用过程中,应该咨询相关专业的医师,共同确定应用 HRT 的时机和方式,并采取比常规随诊更为严密的措施,监测病情的进展。慎用情况包括:子宫肌瘤、子宫内膜异位症、子宫内膜增生史、尚未控制的糖尿病及严重高血压、有血栓形成倾向、胆囊疾病、癫痫、偏头痛、哮喘、高催乳素血症、系统性红斑狼疮、乳腺良性疾病、乳腺癌家族史,以及已完全缓解的部分妇科恶性肿瘤,如宫颈鳞癌、子宫内膜癌、卵巢上皮性癌等。

(4)制剂及剂量选择:主要药物为雌激素,可辅以孕激素。单用雌激素治疗仅适用于子宫已切除者,单用孕激素适用于绝经过渡期功能失调性子宫出血。剂量和用药方案应个体化,以最小剂量且有效为佳。

1)雌激素制剂:应用雌激素原则上应选择天然制剂。常用雌激素如下。①戊酸雌二醇:每日口服 0.5～2mg。②结合雌激素:每日口服 0.3～0.625mg。③17β-雌二醇经皮贴膜:有每周更换两次和每周更换一次剂型。④尼尔雌醇:为合成长效雌三醇衍生物。每 2 周服 1～2mg。

2)组织选择性雌激素活性调节剂:替勃龙,根据靶组织不同,其在体内的 3 种代谢物分别表现出雌激素、孕激素及弱雄激素活性。每日口服 1.25～2.5mg。

3)孕激素制剂:常用醋酸甲羟黄体酮(MPA),每日口服 2～6mg。近年来倾向于选用天然孕激素制剂,如微粒化黄体酮,每日口服 100～300mg。

(5)用药途径及方案。

1)口服:主要优点是血药浓度稳定,但对肝脏有一定损害,还可刺激产生肾素底物及凝血因子,用药方案如下。①单用雌激素:适用于已切除子宫的妇女。②雌、孕激素联合:适用于有完整子宫的妇女,包括序贯用药和联合用药。前者模拟生理周期,在用雌激素的基础上,每后半月加用孕激素 10～14 日。两种用药又分周期性和连续性,前者每周期停用激素 5～7 日,有周期性出血,也称为预期计划性出血,适用于年龄较轻、绝经早期或愿意有月经样定期出血的妇女;后者连续性用药,避免周期性出血,适用于年龄较长或不愿意有月经样出血的绝经后期妇女。

2)胃肠道外途径:能缓解潮热,防止骨质疏松,能避免肝脏首过效应,对血脂影响较小。①经阴道给药:常用药物有 E_3 栓和 E_2 阴道环及结合雌激素霜。主要用于治疗下泌尿生殖道局部低雌激素症状。②经皮肤给药:包括皮肤贴膜及涂胶,主要药物为 17β-雌二醇,每周使用1～2 次。可使雌激素水平恒定,方法简便。

（6）用药剂量与时间：选择最小剂量和与治疗目的相一致的最短时期，在卵巢功能开始衰退并出现相关症状时即可开始应用。需定期评估，明确受益大于风险方可继续应用。停止雌激素治疗时，一般主张应缓慢减量或间歇用药，逐步停药，防止症状复发。

（7）不良反应及危险性。

1）子宫出血。性激素补充治疗时的子宫异常出血，多为突破性出血，必须高度重视，查明原因，必要时行诊断性刮宫，排除子宫内膜病变。

2）性激素不良反应。①雌激素：剂量过大可引起乳房胀、白带多、头痛、水肿、色素沉着等，应酌情减量或改用雌三醇。②孕激素：不良反应包括抑郁、易怒、乳房痛和浮肿，患者常不易耐受。③雄激素：有发生高血脂、动脉粥样硬化、血栓栓塞性疾病危险，大量应用出现体重增加、多毛及痤疮，口服时影响肝功能。

3）子宫内膜癌。长期单用雌激素，可使子宫内膜异常增殖和子宫内膜癌危险性增加，此种危险性依赖于用药持续时间长短及用药剂量大小。而联合应用雌孕激素，不增加子宫内膜癌发病风险。

4）卵巢癌。长期应用 HRT，卵巢癌的发病风险可能增加。

5）乳腺癌。应用天然或接近天然的雌孕激素可使增加乳腺癌的发病风险减小，但乳腺癌患者仍是 HRT 的禁忌证。

6）心血管疾病及血栓性疾病。绝经对心血管疾病的发生有负面影响，HRT 对降低心血管疾病发生有益，但一般不主张 HRT 作为心血管疾病的二级预防。没有证据证明天然雌孕激素会增加血栓风险，但对于有血栓疾病者尽量选择经皮给药。

7）糖尿病。HRT 能通过改善胰岛素抵抗而明显降低糖尿病风险。

3.非激素类药物

（1）选择性 5-羟色胺再摄取抑制药：盐酸帕罗西汀 20mg，每日 1 次早晨口服，可有效改善血管舒缩症状及精神神经症状。

（2）钙剂：氨基酸螯合钙胶囊每日口服 1 粒（含 1g），可减缓骨质丢失。

（3）维生素 D：适用于围绝经期妇女缺少户外活动者，每日口服 400～500U，与钙剂合用有利于钙的充分吸收。

（五）护理

1.一般护理

（1）起居护理：合理安排好日常生活及工作，做到生活有规律，劳逸结合。经常进行适当的体育锻炼，尤其是活动少、工作时间多坐者，更要进行适当的户外活动，防止发胖。要有充分的休息和睡眠，居住环境做到整洁、安静、舒适，保持空气流通。

（2）生活护理：注意个人卫生，经常沐浴，注意清洁外阴，尤其在大便后，肛门周围要用温水清洗，避免尿路感染和阴道炎的发生。

2.病情观察

（1）观察患者阵发性潮热、出汗、头痛、头晕、心悸、胸闷、恶心等症状的程度。可根据天气变化增减衣物，避免衣物潮湿。

（2）观察患者情绪变化的程度，如是否易激动、多虑、抑郁，有无失眠等精神神经症状，做好心理调节和疏导,必要时可就诊于心理门诊。

(3)观察患者有无尿频、尿失禁等症状,关注患者阴道发干、性交痛的自觉症状。可进行盆底肌训练,锻炼盆底功能,必要时遵医嘱使用激素类药物缓解症状。

(4)关注患者血压变化,是否出现血压波动、假性心绞痛等症状。必要时遵医嘱口服控制血压的药物。

(5)观察患者是否出现骨质疏松症、腰酸背痛、腿抽筋、肌肉关节疼痛等。注意活动适度和钙剂的补充。

3.用药护理

(1)性激素治疗:帮助患者了解用药目的及药物用法、适应证、禁忌证、用药时可能出现的反应等,长期使用性激素的患者需定期随访。

1)雌激素补充治疗:效果最好,补充雌激素的剂量和时间依据个体情况而定,要取得患者的良好配合。主要应用尼尔雌醇,每次 1～2mg,每 2 周 1 次,口服;也可应用雌激素贴剂。雌激素的疗效与剂量相关,大剂量使用雌激素时,可引起阴道流血、乳房胀痛及阴道分泌物增多等不良反应。长期使用雌激素时,应与孕激素合用,可降低子宫内膜癌的发生率。

2)孕激素治疗:适用于围绝经期妇女,以及不能或不愿应用雌激素的围绝经期妇女。

主要应用甲羟黄体酮,每日 2～6mg,口服。其不良反应有子宫不规律性出血、乳胀、绝经样症状及性欲降低,因此用量应尽可能地减少。

3)雄激素治疗:补充雄激素可改善患者长期失眠、抑郁致使身体虚弱的状况,常与雌激素联合应用。大量应用雄激素时可出现体重增加、多毛及痤疮,口服用药时可能影响肝功能。

(2)非激素类药物治疗。

1)镇静剂:适用于失眠较重的患者,可改善精神及体力状态。可选用地西泮片 2.5～10mg,艾司唑仑片 1～2mg,苯巴比妥片 30～60mg 等,但不宜长期服用,以免产生药物依赖性。

2)α肾上腺受体激动剂:可有效缓解患者潮热、出汗症状。常用的有:①盐酸可乐定,0.1～0.2mg,每日 2 次,口服,不良反应有头晕、口干;②甲基多巴,每次 250mg,每日 2 次,口服,主要有恶心、呕吐等胃肠道不良反应。

4.专科指导

对于围绝经期妇女可到更年期门诊进行咨询,接受指导和护理。

(1)帮助患者了解围绝经期是正常生理过程。

(2)消除患者无谓的恐惧和焦虑,帮助其解决各种心理矛盾、情绪障碍、心理冲突、思维方法等问题,使其以乐观积极的态度对待老年的到来。

(3)耐心解答患者提出的问题,使护患合作、相互信任,共同发挥防治作用。

(4)主要针对女性生殖道、乳腺肿瘤进行防癌检查。

(5)对围绝经期妇女的性要求和性生活等方面给予关心和指导。

(6)积极防治围绝经期妇女常见病、多发病,如糖尿病、高血压、冠心病、肿瘤和骨质疏松症。

(7)防治围绝经期妇女常见、多发的妇科病,如阴道炎症、绝经后出血、子宫脱垂、尿失禁等。

（8）宣传雌激素补充疗法的有关知识。

5.心理护理

告知患者围绝经期是一种生理现象,可出现如精神心理、神经内分泌、生物节律、生理代谢、性功能、认知、思维、感觉、运动、应激和智能等方面的某些变化;同时也要让患者知道,围绝经期也会出现以雌激素缺乏和衰老为特征的某些病理性变化,如心理障碍、糖尿病、肥胖、高血压、心血管疾病、肿瘤、骨质疏松症、阿尔茨海默病等。嘱患者保持心情舒畅,注意控制情绪;生活要有规律,遇事不要着急、紧张,不要胡思乱想;对人生要抱着积极态度,不沮丧、不消极。家人也要了解围绝经期妇女可能出现的症状,给予同情、安慰和鼓励,全社会均应关心和爱护围绝经妇女,帮助她们顺利度过围绝经期。

6.健康教育

（1）饮食:一般不做严格限制,根据食欲情况和消化功能而定,但要保证充分的营养,尤其是蛋白质,如鱼、瘦肉、豆制品、禽类等;避免油腻、高脂肪、高糖食物,如肥肉、猪油、甜点心、糖果等;高胆固醇食物宜控制,如蛋黄、动物内脏、鳗鱼、肉皮、猪蹄等;宜多食新鲜蔬菜及含糖较少的水果,多食香菇、蘑菇、黑木耳、海带等;忌烈性酒及刺激性调味品。

（2）活动:鼓励患者参加活动锻炼,以持之以恒、循序渐进、动静结合为运动原则。规律的运动,如散步、骑自行车等可以促进血液循环,维持肌肉良好的张力,延缓老化的速度。饭后应休息1~2小时后活动;运动前应做好充分的准备活动,防止突然剧烈活动造成的心慌、气促、晕倒等现象;运动后,应进行整理活动,使身体逐渐恢复到正常状态,有利于全身脏器的调整,也可预防对身体不利的因素发生。

（3）用药指导:适当摄取钙质和维生素 D,可减轻因雌激素降低所致的骨质疏松;积极防治围绝经期妇女常见病,如糖尿病、高血压、冠心病、肿瘤和骨质疏松症等;指导患者遵医嘱服药,不得自行停药或变更剂量;长期使用性激素类药物的患者应定期复查,以观察用药效果和症状缓解程度。

（4）疾病相关知识宣教:围绝经期妇女应定期做健康检查,以防治雌激素缺乏和衰老性疾病,如绝经期综合征、心血管疾病、骨质疏松症、肿瘤、阿尔茨海默病。在全面体检的基础上,遵照个体化原则制订适当的激素替代治疗方案以保证治疗的全面性。除一般性体检外,还应进行妇科相关疾病筛查包括外阴、阴道及宫颈炎症和肿瘤、子宫和卵巢肿瘤、盆腔炎症、乳腺良性疾病和肿瘤等。

三、闭经

闭经是许多妇科疾病共有的症状,是由下丘脑—垂体—卵巢轴及子宫发生功能或器质性病变引起的不行经。

根据发生的原因分为生理性闭经与病理性闭经。按发病年龄又分为原发性闭经和继发性闭经。

（1）原发性闭经:凡年龄已满 16 周岁的女子,第二性征已发育,月经仍未来潮,称为原发性闭经,约占闭经总数的5%,多为先天发育异常。

(2)继发性闭经:在生育期月经曾经来潮过,但以后有≥6个月未行经或按自身原有月经周期计算停止3个周期以上者,称为继发性闭经,约占95%,病因各异。

青春期前、妊娠期、哺乳期以及绝经期后的闭经都属生理现象,因此叫作生理性闭经。按引起闭经的病变部位,可分为子宫性、卵巢性、垂体性和下丘脑性闭经。

(一)病因及发病机制

闭经原因是多方面的,有遗传学原因、解剖结构异常、内分泌功能紊乱,感染、手术、外伤、肿瘤等一个或几个原因共同导致的闭经。在讨论闭经原因时,主要分析各种原因对调节月经的性腺轴所涉及的器官的影响,与月经有关的器官包括子宫、卵巢、垂体及下丘脑,任何一个环节发生障碍都可能出现闭经。闭经原因结合性腺轴来诊断,会让我们思路清晰。

1.子宫疾病

子宫疾病指月经调节功能正常,但子宫内膜对卵巢产生的性激素不起反应。如先天性无子宫、子宫发育不全和子宫内膜结核等。而完全性阴道横隔,处女膜无孔或阴道闭锁等导致的闭经为假性闭经,应先排除。

(1)先天性子宫发育不全或缺如:盆腔检查及B超证实无子宫或子宫大小、形态异常。若原发性闭经伴周期性腹痛者应考虑是先天性子宫或阴道的畸形,如阴道有隔或处女膜闭锁等。因生殖道不畅,经血不能排出,B超可发现子宫积血和阴道积血,手术将通道打开会恢复正常月经。而先天性子宫发育不全或缺如则永远不会有月经。

(2)子宫内膜损伤或粘连:常发生于人工流产后、产后或流产后刮宫过度损伤子宫内膜,子宫或子宫内膜切除后,宫腔内放疗后或手术后感染造成宫腔粘连,出现继发性闭经。当宫腔部分粘连时,使经血不能流出,表现为闭经同时伴有周期性腹痛及下坠感。将症状与基础体温对照或B超发现子宫积血,即可明确诊断。

近几年,随着结核病的抬头,结核性子宫内膜炎引起闭经不容忽视,由于结核菌侵入子宫内膜,使子宫内膜发炎,并受到不同程度的破坏,最后出现瘢痕组织,在青春期前感染子宫内膜结核则表现为原发性闭经。

2.卵巢疾病

卵巢疾病指原发于卵巢本身的疾患或功能异常所致的闭经。由于卵巢不能生产雌激素、孕激素或激素水平很低,不能刺激子宫内膜生长,因而无月经来潮。例如先天性卵巢发育不全、多囊卵巢综合征或卵巢遭受炎症、肿瘤破坏时,皆可引起卵巢性闭经,可为先天的,亦可是后天的。常见的有以下4种。

(1)Turner综合征:Turner综合征是少女原发性闭经中最多见的一种,这是一种性染色体异常的疾病,表现为先天性卵巢发育不全,性染色体异常,核型为45、XO或45、XO/46、XX或45、XO/47、XXX。除原发性闭经和第二性征不发育外,多有一组躯体异常表现,如身材矮小、颈状蹼、多面痣、额高耳低、鱼样嘴、桶状胸,肘外翻及其他畸形。可伴主动脉缩窄及肾、骨骼畸形,自身免疫性甲状腺炎、听力下降及高血压等。少数与46,XX嵌合的病例可能表现为继发性闭经或偶有正常月经。

(2)卵巢早衰(POF):妇女在40岁以前卵巢功能早于正常绝经年龄提前衰退,出现卵巢萎缩,闭经、不孕、低雌激素(E_2<73.4pmol/L)、促性腺激素(Gn)水平升高(>40IU/L)称为卵巢早衰。多数发生在 20 岁之后,偶见于 20 岁以下青年女性。POF 多数为继发性闭经,少数为原发性闭经。POF 近年来有逐渐增加的趋势,因此引起了广泛的关注。

卵巢早衰的确切机制尚不十分清楚。有学者观察到卵巢早衰与自身免疫系统有关,因发现卵巢早衰常与多种自身免疫病相伴随,如 Addison 病、甲状腺炎、甲状旁腺功能低下、重症肌无力、糖尿病等。POF 能测出抗卵巢组织的抗体,已观察到卵巢上有抗促性腺激素受体抗体,阻碍 FSH 与细胞膜上的受体结合。亦有报道发现卵巢早衰有家族因素,患者母亲或姐妹中有早绝经的情况。卵巢性闭经诊断通过测定激素水平可以明确诊断,表现为雌激素水平低落和促性腺激素水平升高。也可以通过超声检测,判断有无卵泡的发育,卵巢体积的萎缩。

(3)去卵巢综合征:卵巢切除或组织被破坏。多由于手术切除双侧卵巢或双侧卵巢经放射治疗后,卵巢组织被破坏以致功能丧失,表现为原发性或继发性闭经。严重卵巢炎症也可破坏卵巢组织而致闭经。发生在 40 岁之前的卵巢组织被破坏导致的去卵巢综合征诊断也可以归为卵巢早衰。

(4)多囊卵巢综合征(PCOS):PCOS 指青春期发病,卵巢泡膜细胞良性增生引起雄激素生成过多,导致月经紊乱、持续排卵障碍、高雄激素血症、多毛、肥胖、不孕、胰岛素抵抗,双侧卵巢多囊性增大为临床特征的高度异质性的综合症候群。临床特征主要为多毛、肥胖、无排卵、月经失调或闭经、不孕、双侧卵巢增大呈多囊样改变,LH/FSH 值 2～3、雄激素升高、胰岛素抵抗。

3.垂体疾病

脑垂体在调节月经周期中占重要地位,如产后大出血、严重感染以及垂体肿瘤等,造成垂体功能障碍,往往表现为月经稀少或闭经。垂体的病变所致促性腺激素的合成及分泌障碍,从而影响卵巢功能而导致闭经。

(1)原发性垂体促性腺功能低下:多因下丘脑分泌促性腺激素释放激素(GnRH)不足或垂体分泌 Gn 不足而致原发性闭经。该病少见。患者常表现为原发性闭经,性征不发育,有些还伴有嗅觉障碍。垂体促性腺激素(FSH 与 LH)以及卵巢性激素均为低水平。

(2)垂体前叶功能低下。

1)希恩综合征:希恩综合征是因为产后大出血、休克,引起脑垂体前叶组织缺血坏死,以致垂体功能减退所出现的一系列症状如闭经、消瘦、怕冷、毛发脱落、性欲降低、全身乏力等一系列极度衰弱的综合症状;第二性征及内外生殖器逐渐萎缩。

2)其他:由于颅脑损伤、出血、感染或炎症(结核、梅毒、脑膜脑炎)、放射及手术,全身性疾病(白血病、淋巴瘤、脑动脉硬化、营养不良)以及免疫性垂体炎等破坏了垂体前叶功能,造成促性腺激素及垂体前叶其他激素,如促甲状腺激素及促肾上腺皮质激素等的缺乏,导致闭经、低血糖、低血压、低基础代谢及性欲减退等一系列症候群。

3)促性腺激素和泌乳素分泌不足综合征:产后无乳,闭经,阴毛、腋毛、眉毛脱落稀疏,性欲减退或消失,外生殖器、子宫及乳房萎缩。

4)促甲状腺激素不足综合征:少气懒言、表情淡漠、智力减退、动作迟缓、食欲减退、畏寒、少汗、皮肤干燥、面部虚肿苍黄,甚至出现黏液性水肿等。

5)促肾上腺皮质激素不足综合征:头晕、虚弱无力、恶心、呕吐、腹痛、腹泻、体重减轻、血压下降、易感染和晕厥甚至休克、昏迷等。

(3)垂体肿瘤:包括良性和恶性肿瘤。

1)泌乳素瘤:与闭经有关的最常见的垂体瘤是泌乳素瘤;除闭经外,泌乳也常常是高泌乳素血症的重要表现之一。然而许多患者自己不能发现泌乳,约半数以上是因闭经或月经不调就诊时体检发现的。血泌乳素(PRL)水平明显升高,促卵泡激素(FSH),促黄体生成激素(LH)相当或低于正常早卵泡期水平,雌激素水平正常或低落。PRL≥2.22nmol/L 时垂体肿瘤发生率约 25%,PRL≥4.44nmol/L 时垂体肿瘤发生率约 50%,PRL≥8.89nmol/L 垂体肿瘤发生率近 100%。为除外垂体瘤,应做蝶鞍区 MRI 检查。必要时还应当检查视野,以警惕肿瘤压迫视神经所致的视野缺损。

血清泌乳素的分泌具有一定的节律性,一天之中就有比较大的变化。其分泌受多种因素的影响,各种应激状态(如手术、创伤等)、药物、运动、睡眠、进食等情况都可影响它的分泌,所以检测泌乳素最好在静息状态下,于上午 9~11 时采血。

2)其他类型的垂体肿瘤:如生长激素瘤、泌乳素瘤、促甲状腺激素腺瘤、促肾上腺皮质激素腺瘤、促性腺激素腺瘤的混合瘤以及无功能垂体腺瘤等,亦是垂体性闭经较常见的病因。其可通过直接破坏垂体前叶功能或因破坏了下丘脑与垂体间调节通道,干扰生殖激素的分泌与调节,导致闭经。

4.下丘脑或下丘脑以上疾病

(1)原发性器质性因素:包括先天性下丘脑—垂体功能缺陷。

(2)原发的功能性因素:如青春期初潮的一段时期内无排卵,LH-RH 缺乏性月经失调,Kallmann 综合征。

(3)继发性器质性病变:脑外伤、脑炎、下丘脑肿瘤。

(4)继发性功能性因素:神经性厌食、精神过度紧张、恐惧、寒冷、剧烈运动、环境改变、功能性高 PRL 血症、闭经泌乳综合征、药物性高 PRL 血症等均可引起闭经。

5.先天性肾上腺皮质增生

先天性肾上腺皮质增生是女性另一种较常见的雄激素过多情况。由于肾上腺皮质在合成类固醇激素过程中缺乏某种酶而生成过多的雄激素,使下丘脑—垂体—性腺轴功能受干扰而出现月经不调或闭经。如果 DHEAS 浓度>18.2μmol/L 和睾酮>6.94nmol/L,则怀疑有分泌雄激素的肿瘤,而必须排除。除此之外,患者常有不同程度的男性化甚至生殖器畸形。

6.甲状腺激素异常

甲状腺激素参与体内各种物质的新陈代谢。因此,甲状腺激素过多或过少都可直接影响生殖激素及生殖功能,如甲状腺功能低下可伴有月经类型、量及周期的改变,无排卵性月经周期及功能性子宫出血等。甲状腺功能亢进患者可表现有月经过少或闭经。

7.药物性闭经

(1)噻嗪类镇静药:有些药物能影响下丘脑功能而引起闭经,特别是噻嗪类镇静药,大剂量应用常能引起闭经泌乳,停药后月经能恢复。

(2)避孕药:口服或注射用避孕药的成分是雌激素和孕激素。少数女性在两种激素的作用下，下丘脑—垂体对卵巢的调节功能被抑制，长期应用避孕药物后会使子宫内膜萎缩。如下丘脑—垂体—卵巢轴的活动抑制过深，子宫内膜对激素刺激失去反应，就会在停药后发生闭经。

8.其他因素

全身疾病如结核、营养不良、重度贫血以及甲状腺功能失调等可导致闭经。精神过度紧张、恐惧、忧虑以及环境改变，从事大运动量活动也可通过影响中枢神经与下丘脑的功能，引起排卵障碍的闭经。单纯肥胖患者因为脂肪组织是雌激素蓄积场所，又是雄激素腺外转化为雌激素的主要部位。过多的脂肪组织导致雌激素的增加，这种无周期性生成的雌激素通过反馈机制，对下丘脑—垂体产生持续的抑制，导致无排卵或闭经。

（二）临床表现

1.病史

包括月经史、婚育史、服药史、子宫手术史、家族史以及发病的可能起因和伴随症状，如环境变化、精神心理创伤、情感应激、运动性职业或过强运动、营养状况及有无头痛、溢乳等；对原发性闭经患者应了解青春期生长和发育进程。

2.查体

(1)全身检查：包括智力、身高、体重、第二性征发育情况，有无发育畸形，有无甲状腺肿大，有无乳房溢乳，皮肤色泽及毛发分布如何。对原发性闭经、性征幼稚者还应检查嗅觉有无缺失。

(2)妇科检查：内、外生殖器发育情况及有无畸形；已婚妇女可通过检查阴道及宫颈黏液了解体内雌激素的水平。

（三）辅助检查

有性生活史的妇女出现闭经，必须首先排除妊娠。

(1)评估雌激素水平以确定闭经程度。①孕激素试验：黄体酮20mg，肌内注射，每日1次，共5天。停药后2～7天有撤药性出血者为阳性，表明体内雌激素达一定水平。停药后无撤退性出血者，可能为内源性雌激素水平低下或子宫病变所致闭经。②雌、孕激素试验：服用雌激素如戊酸雌二醇或17β-雌二醇2～4mg/d或结合雌激素0.625～1.25mg/d，20～30天后再加用孕激素。停药后如有撤退性出血者可排除子宫性闭经；停药后无撤退性出血者可确定子宫性闭经。

(2)激素水平测定。停用雌、孕激素类药物至少2周后行FSH、LH、PRL、TSH等激素水平测定，以协助诊断。肥胖或临床上存在多毛、痤疮等高雄激素血症体征时尚需测定血糖、胰岛素、雄激素(睾酮、硫酸脱氢表雄酮)、黄体酮和17-羟黄体酮，以确定是否存在胰岛素抵抗、高雄激素血症或先天性21-羟化酶缺陷等疾病。

(3)染色体检查。高促性腺激素性闭经及性分化异常者应进行染色体检查。

(4)血、尿常规，肝、肾功能，红细胞沉降率，X线胸片检查。

(5)基础体温测定，了解有无排卵。

(6)阴道脱落细胞成熟指数，测定卵巢激素水平，每日1～2次。

(7)子宫及子宫内膜检查。①诊断性刮宫：除外子宫畸形、宫腔粘连、子宫内膜结核，必要时取宫腔液做结核杆菌培养。②子宫输卵管造影：了解子宫大小形态，输卵管是否通畅。③宫腔镜检查排除宫腔粘连等。

(8)超声检查。可显示盆腔内有无占位性病变、子宫大小、子宫内膜厚度、卵巢大小、卵泡数目及有无卵巢肿瘤。

(9)影像学检查。蝶鞍断层、CT冠状扫描(冠扫)、磁共振等,除外颅内肿瘤及空蝶鞍综合征等;有明显男性化体征者,还应行卵巢和肾上腺超声或MRI检查,以排除肿瘤。

(四)治疗

1.病因治疗

部分患者去除病因后可恢复月经。如神经、精神应激起因的患者应进行有效的心理疏导;低体重或因过度节食、消瘦所致闭经者应调整饮食、加强营养;运动性闭经者应适当减少运动量及训练强度;对于下丘脑(颅咽管肿瘤)、垂体肿瘤(不包括分泌PRL的肿瘤)及卵巢肿瘤引起的闭经,应用手术去除肿瘤;含Y染色体的高促性腺激素性闭经,其性腺具恶性潜能,应尽快行性腺切除术;因生殖道畸形经血引流障碍而引起的闭经,应手术矫正使经血流出通畅。

2.雌激素和(或)孕激素治疗

对青春期性幼稚及成人低雌激素血症所致的闭经,应采用雌激素治疗。用药原则如下:对青春期性幼稚患者,在身高尚未达到预期高度时,治疗起始应从小剂量开始,如17β-雌二醇或戊酸雌二醇$0.5mg/d$或结合雌激素$0.3mg/d$;在身高达到预期高度后,可增加剂量,如17β-雌二醇或戊酸雌二醇$1\sim2mg/d$或结合雌激素$0.625\sim1.25mg/d$,促进第二性征进一步发育。待子宫发育后,可根据子宫内膜增殖程度定期加用孕激素或采用雌、孕激素序贯周期疗法。成人低雌激素血症闭经者则先采用17β-雌二醇或戊酸雌二醇$1\sim2mg/d$或结合雌激素$0.625mg/d$,以促进和维持全身健康和性征发育。待子宫发育后,同样需根据子宫内膜增殖程度定期加用孕激素或采用雌、孕激素序贯周期疗法。青春期女性的周期疗法建议选用天然或接近天然的孕激素,如地屈黄体酮和微粒化黄体酮,有利于生殖轴功能的恢复。有雄激素过多体征的患者,可采用含抗雄激素作用的孕激素配方制剂。对有一定水平的内源性雌激素的闭经患者,则应定期采用孕激素治疗,使子宫内膜定期脱落。

3.针对疾病病理、生理紊乱的内分泌药物治疗

根据闭经的病因及其病理、生理机制,采用有针对性的内分泌药物治疗,以纠正体内紊乱的激素水平,从而达到治疗目的。如对CAH患者应采用糖皮质激素长期治疗;对有明显高雄激素血症体征的PCOS患者,可采用雌、孕激素联合的口服避孕药治疗;对合并胰岛素抵抗的PCOS患者,可选用胰岛素增敏剂治疗;上述治疗可使患者恢复月经,部分患者可恢复排卵。

4.诱发排卵

对于无内源性雌激素产生的低促性腺激素的闭经者,在采用雌激素治疗促进生殖器官发育,待子宫内膜获得对雌、孕激素的反应后,可采用尿促性腺激素(HMG)联合HCG治疗,促进卵泡发育及诱发排卵。由于可能导致卵巢过度刺激综合征(OHSS),故使用促性腺激素诱发排卵时必须由有经验的医师,在有B超和激素水平监测的条件下用药;对于FSH和PRL水平正常的闭经患者,由于患者体内有一定水平的内源性雌激素,可首选枸橼酸氯米芬作为诱发排卵药物;对于FSH水平升高的闭经患者,由于其卵巢功能衰竭,不建议采用促排卵药物治疗。

5.辅助生育治疗

对于有生育要求,诱发排卵后未成功妊娠或合并输卵管问题的闭经患者或男方因素不孕者可采用辅助生殖技术治疗。

(五)护理

(1)鼓励患者表达自己的感受,解释疾病可能的发生发展,进行相关知识讲解,指导应用放松疗法,协助减轻心理压力。

(2)增加营养,指导饮食合理搭配,增加维生素摄入。

(3)告知患者激素的作用及不良反应、用药方法、时间、剂量等,指导规范用药。

(4)指导患者适度锻炼。

(5)健康教育。

1)告知患者闭经的发生、疗效与个体精神状态关系密切,指导患者保持良好精神状态,克服不良情绪影响。

2)指导患者家属理解闭经治疗的复杂性和患者情绪变化,细微体贴患者。

3)告知患者闭经与营养的关系,改变饮食习惯,配合诊疗方案。

4)向患者强调擅自停药或非正规用药的不良结果,使其能自觉遵从医嘱。

5)鼓励患者与医师、护理人员保持联络,按时复诊。

四、痛经

痛经为最常见的妇科症状之一,指行经前后或月经期出现下腹部疼痛、坠胀,伴有腰酸或其他不适。症状严重者影响生活和工作。痛经分为原发性和继发性两类,原发性痛经指生殖器无器质性病变的痛经,占痛经的90%以上;继发性痛经指由盆腔器质性疾病引起的痛经。

(一)病因及发病机制

原发性痛经的发生主要与月经来潮时子宫内膜前列腺素(PG)含量增高有关。研究表明,痛经患者子宫内膜和月经血中$PGF_{2\alpha}$和PGE_2含量均较正常妇女明显升高,$PGF_{2\alpha}$含量升高是造成痛经的主要原因。$PGF_{2\alpha}$和PGE_2是花生四烯酸脂肪酸的衍生物,在月经周期中,分泌期子宫内膜前列腺素浓度较增殖期子宫内膜高。月经期因溶酶体酶溶解子宫内膜细胞而大量释放,使$PGF_{2\alpha}$及PGE_2含量增高。$PGF_{2\alpha}$含量高可引起子宫平滑肌过强收缩,血管挛缩,造成子宫缺血、乏氧状态而出现痛经。增多的前列腺素进入血液循环,还可引起心血管和消化道等症状。血管升、加压,内源性缩宫素以及β-内啡肽等物质的增加也与原发性痛经有关。此外,原发性痛经还受精神、神经因素影响,疼痛的主观感受也与个体痛阈有关。无排卵的增殖期子宫内膜因无黄体酮刺激,所含前列腺素浓度很低,通常不发生痛经。

(二)临床表现

1.经期下腹痛

原发性痛经大多数发生于年轻的妇女中,因月经初潮2年以内往往无排卵,所以刚来月经时少有痛经。待到排卵型月经建立后才开始有痛经。痛经多在月经来潮前的1～2天开始,持续2～3天,一般在月经的第1～2天最痛。疼痛的部位位于下腹部,多为痉挛性疼痛。轻者仅表现为下腹坠胀不适,重者可伴有呕吐,影响工作和生活。原发性痛经一般在有怀孕经历后缓解。继发性痛经患者的发病年龄较大,子宫肌瘤、盆腔粘连和盆腔静脉瘀血引起的痛经症状较轻,而子宫内膜异位症引起的痛经症状往往较重,且呈进行性加重的趋势。

2.性交痛

部分患者除了腹痛还伴有性交痛。

3.其他症状

原发性痛经可有恶心、呕吐、面色苍白等伴随症状;继发性痛经的伴随症状与原发疾病有关,子宫肌瘤可有月经增多、白带增多等症状。如盆腔子宫内膜异位症病灶累及直肠可有便秘等症状。慢性盆腔炎的特点是平时有下腹部隐痛,经期症状加剧,部分患者可伴有低热。

(三)辅助检查

1.盆腔超声检查

原发性痛经患者盆腔B超检查无异常情况发生。继发性痛经患者盆腔B超检查可发现子宫畸形、子宫均匀增大或不规则增大、盆腔包块等病变。

2.宫腔镜检查

宫腔镜检查可以发现黏膜下子宫肌瘤及双子宫、双角子宫、纵隔子宫等子宫畸形。

3.腹腔镜检查

腹腔镜检查可明确盆腔有无内膜异位病变、炎症和粘连等情况。

4.CT和MRI检查

可以了解盆腔包块的大小、部位、边界及质地。

(四)治疗

1.心理指导

对原发性痛经者,尤其是青春期少女应解说月经的生理变化、痛经的发病机制,解除紧张心理。针对患者的心理状况给予适当的安慰,并指导一般性的处理方法,如休息、热敷下腹部等。对继发性痛经者应告知先查明疾病再对症处理。

2.前列腺素合成酶抑制药

因原发性痛经的发病机制中前列腺素起着重要的作用,因此抑制前列腺素的合成有明显的镇痛作用,故前列腺素合成酶抑制药常为原发性痛经的首选药物。应予强调的是若在月经前1天应用,更能充分发挥药物的作用,一旦持续应用48~72小时,亦可按以往痛经的规律决定用药时间。

本药仅需在月经期应用,用药期短,方便且不良反应小。常见的不良反应有消化不良、胃灼热感、恶心、呕吐、腹泻、头痛、头晕等。偶有视力障碍及其他少见的不良反应。

3.口服避孕药

雌、孕激素组合成的短效口服避孕药抑制排卵后,子宫内膜薄,降低前列腺素、血管升加压及缩宫素水平,抑制子宫活动,效果显著。适用于需要采取避孕措施的痛经患者。

4.β肾上腺素受体激动药

β肾上腺素受体激动药使平滑肌收缩的频率和幅度下降,缓解疼痛。但有心动过速、血压降低等不良反应。常用药物:特布他林2.5mg,每天3次;苯丙酚胺10mg,每天3次。

5.经皮电刺激神经

对药物无效时,近年国外应用高频率电刺激神经以解痛。经皮电刺激神经可改善缺血,参与神经细胞释放内啡肽。经下肢、髂、骶等处皮下做电刺激,发现虽疼痛缓解,但宫腔压力未变。

6.腹腔镜下子宫神经部分切除术

以往骶前神经节切除术用于治疗对药物等方法治疗无效的难治性痛经。近年来对上述患者采用腹腔镜检查排除器质性疾病的同时行子宫神经部分切除术。

7.扩张宫颈管

对已婚妇女行宫颈管扩张,可扩至 6～8 号扩张器,使经血流出通畅。

(五)护理

1.一般护理

讲解月经期的保健知识,嘱患者适当休息,注意保暖,月经前期及月经期少吃生冷和辛辣等刺激性强的食物,注意经期卫生。

2.治疗配合

疼痛发作时,热敷下腹部或多食热汤、热饮有助于减轻症状。严重者可服用前列腺素合成酶抑制剂,如吲哚美辛、阿司匹林等对症处理。痛经一般发生在有排卵的月经周期,口服避孕药物抑制排卵也可以缓解痛经症状。

3.心理护理

消除患者对月经的紧张、恐惧心理,解除思想顾虑,放松心情。

4.健康教育

平时多参加体育锻炼,尤其是体质虚弱者,应改善营养状态,注意保暖及充足睡眠。

(刘　静)

第四节　子宫内膜异位症

子宫内膜组织(腺体和间质)出现在子宫体以外的部位时,称为子宫内膜异位症(EMT),简称内异症。异位内膜可侵犯全身任何部位,如脐、膀胱、肾、输尿管、肺、胸膜、乳腺,甚至手臂、大腿等处,但绝大多数位于盆腔脏器和壁腹膜,以卵巢、宫骶韧带最常见,其次为子宫及其他脏腹膜、阴道直肠隔等部位,故有盆腔子宫内膜异位症之称。由于内异症是激素依赖性疾病,在自然绝经和人工绝经(包括药物作用、射线照射或手术切除双侧卵巢)后,异位内膜病灶可逐渐萎缩吸收;妊娠或使用性激素抑制卵巢功能,可暂时阻止疾病发展。内异症在形态学上呈良性表现,但在临床行为学上具有类似恶性肿瘤的特点,如种植、侵袭及远处转移等。

一、病因及发病机制

异位子宫内膜来源至今尚未阐明,目前关于内异症的来源主要有以下 3 种学说。

(一)种植学说

子宫内膜异位的途径主要包括以下 3 种。

1.经血逆流

经期时子宫内膜腺上皮和间质细胞可随经血逆流,经输卵管进入盆腔,种植于卵巢和邻近的盆腔腹膜,并在该处继续生长、蔓延,形成盆腔内异症,也称为经血逆流学说,许多临床和实验资料均支持这一学说。①70%~90%妇女有经血逆流,在经血或早卵泡期的腹腔液中,均可见存活的内膜细胞。②先天性阴道闭锁或宫颈狭窄等经血排出受阻者发病率高。③动物实验能将经血中的子宫内膜移植于猕猴腹腔内存活生长,形成典型内异症。但该学说无法解释在多数生育期女性中存在经血逆流,但仅少数(10%~15%)女性发病,也无法解释盆腔外的内异症。

2.淋巴及静脉播散

子宫内膜也可以通过淋巴及静脉向远处播散,发生异位种植。不少学者在光镜检查时发现盆腔淋巴管、淋巴结和盆腔静脉中有子宫内膜组织。临床上所见远离盆腔的器官,如肺、四肢皮肤、肌肉等发生内异症,可能就是内膜通过血行和淋巴播散的结果。但该学说无法解释子宫内膜如何通过静脉和淋巴系统,而盆腔外内异症的发病率又极低。

3.医源性种植

剖宫产术后腹壁切口或分娩后会阴切口出现内异症,可能是手术时将子宫内膜带至切口直接种植所致。此学说在人猿实验中获得证实。

(二)体腔上皮化生学说

卵巢表面上皮、盆腔腹膜均由胚胎期具有高度化生潜能的体腔上皮分化而来,在受到持续卵巢激素或经血及慢性炎症的反复刺激后,能被激活转化为子宫内膜样组织。但目前仅有动物试验证实,小鼠卵巢表面上皮可经过 K-ras 激活途径直接化生为卵巢内异症病变。

(三)诱导学说

未分化的腹膜组织在内源性生物化学因素诱导下,可发展成为子宫内膜组织,种植的内膜可以释放化学物质诱导未分化的间充质形成子宫内膜异位组织。此学说是体腔上皮化生学说的延伸,在兔动物实验中已证实,而在人类尚无证据。

内异症的形成可能还与下列因素有关。

1.遗传因素

内异症具有一定的家族聚集性,某些患者的发病可能与遗传有关。患者一级亲属的发病风险是无家族史者的 7 倍,人群研究发现单卵双胎姐妹中一方患有内异症时,另一方的发生率可达 75%。此外,有研究发现内异症与谷胱甘肽转移酶、半乳糖转移酶和雌激素受体的基因多态性有关,提示该病存在遗传易感性。

2.免疫与炎症因素

免疫调节异常在内异症的发生、发展各环节起重要作用,表现为免疫监视功能、免疫杀伤细胞的细胞毒作用减弱而不能有效清除异位内膜。研究发现,内异症与某些自身免疫性疾病如系统性红斑狼疮有关,患者的 IgG 及抗子宫内膜抗体明显增加;内异症也与亚临床腹膜炎有关,表现为腹腔液中巨噬细胞、炎性细胞因子、生长因子、促血管生成物质增加。

3.其他因素

国内学者提出"在位内膜决定论",认为在位子宫内膜的生物学特性是内异症发生的决定因素,局部微环境是影响因素。内异症患者在位子宫内膜的特性如黏附性、侵袭性、刺激形成血管的能力均强于非内异症患者的在位子宫内膜。环境因素也与内异症之间存在潜在联系,二噁英在内异症发病中有一定作用。血管生成因素也可能参与内异症的发生,患者腹腔液中VEGF等血管生长因子增多,使盆腔微血管生长增加,易于异位内膜种植生长。

二、临床表现

内异症的临床表现因人和病变部位的不同而多种多样,症状特征与月经周期密切相关。有25%患者无任何症状。

(一)症状

1.下腹痛和痛经

疼痛是内异症的主要症状,典型症状为继发性痛经、进行性加重。疼痛多位于下腹、腰骶及盆腔中部,有时可放射至会阴部、肛门及大腿,常于月经来潮时出现,并持续至整个经期。疼痛严重程度与病灶大小不一定呈正比,粘连严重的卵巢异位囊肿患者可能并无疼痛,而盆腔内小的散在病灶却可引起难以忍受的疼痛。少数患者可表现为持续性下腹痛,经期加剧。但有27%～40%患者无痛经,因此痛经不是内异症诊断的必需症状。

2.不孕

内异症患者不孕率高达40%。引起不孕的原因复杂,如盆腔微环境改变影响精卵结合及运送、免疫功能异常导致抗子宫内膜抗体增加而破坏子宫内膜正常代谢及生理功能、卵巢功能异常导致排卵障碍和黄体形成不良等。此外,未破裂卵泡黄素化综合征(LUFS)在内异症患者中具有较高的发病率。中重度患者可因卵巢、输卵管周围粘连而影响受精卵运输。

3.性交不适

多见于直肠子宫陷凹有异位病灶或因局部粘连使子宫后倾固定者。性交时碰撞或子宫收缩上提而引起疼痛,一般表现为深部性交痛,月经来潮前性交痛最明显。

4.月经异常

15%～30%患者有经量增多、经期延长、月经淋漓不尽或经前期点滴出血。可能与卵巢实质病变、无排卵、黄体功能不足或合并有子宫腺肌病和子宫肌瘤有关。

5.其他症状

盆腔外任何部位有异位内膜种植生长时,均可在局部出现周期性疼痛、出血和肿块,并出现相应症状。肠道内异症可出现腹痛、腹泻、便秘或周期性少量便血,严重者可因肿块压迫肠腔而出现肠梗阻症状;膀胱内异症常在经期出现尿痛和尿频,但多被痛经症状掩盖而被忽视;异位病灶侵犯和(或)压迫输尿管时,引起输尿管狭窄、阻塞,出现腰痛和血尿,甚至形成肾盂积水和继发性肾萎缩;手术瘢痕内异症患者常在剖宫产或会阴侧切术后数月至数年出现周期性瘢痕处疼痛和包块,并随时间延长而加剧。

除上述症状外,卵巢子宫内膜异位囊肿破裂时,可发生急腹痛。多发生于经期前后、性交后或其他腹压增加的情况,症状类似输卵管妊娠破裂,但无腹腔内出血。

(二)体征

卵巢异位囊肿较大时,妇科检查可扪及与子宫粘连的肿块。囊肿破裂时腹膜刺激征阳性。

典型盆腔内异症双合诊检查时,可发现子宫后倾固定,直肠子宫陷凹、宫骶韧带或子宫后壁下方可扪及触痛性结节,一侧或双侧附件处触及囊实性包块,活动度差。病变累及直肠阴道间隙时,可在阴道后穹隆触及、触痛明显或直接看到局部隆起的小结节或紫蓝色斑点。

三、辅助检查

生育期女性有继发性痛经且进行性加重、不孕或慢性盆腔痛,妇科检查扪及与子宫相连的囊性包块或盆腔内有触痛性结节,即可初步诊断为子宫内膜异位症。但临床上常需借助下列辅助检查。经腹腔镜检查的盆腔可见病灶和病灶的活组织病理检查是确诊依据,但病理学检查结果阴性并不能排除内异症的诊断。

(一)影像学检查

超声检查是诊断卵巢异位囊肿和膀胱、直肠内异症的重要方法,可确定异位囊肿位置、大小和形状,其诊断敏感性和特异性均在96%以上。囊肿呈圆形或椭圆形,与周围特别与子宫粘连,囊壁厚而粗糙,囊内有细小的絮状光点。因囊肿回声图像无特异性,不能单纯依靠超声图像确诊。盆腔CT及磁共振对盆腔内异症有诊断价值,但费用昂贵,不作为初选的诊断方法。

(二)血清CA125和人附睾蛋白4(HE4)测定

血清CA125水平可能升高,重症患者更为明显,但变化范围很大,多用于重度内异症和疑有深部异位病灶者。但CA125在其他疾病如卵巢癌、盆腔炎性疾病中也可以出现升高,CA125诊断内异症的敏感性和特异性均较低,不作为独立的诊断依据,但有助于监测病情变化、评估疗效和预测复发。HE4在内异症多在正常水平,可用于卵巢癌的鉴别诊断。

(三)腹腔镜检查

腹腔镜检查是目前国际公认的内异症诊断的最佳方法,除了阴道或其他部位可直视的病变外,腹腔镜检查是确诊盆腔内异症的标准方法。对在腹腔镜下见到大体病理所述的典型病灶或可疑病变进行活组织检查即可确诊。下列情况应首选腹腔镜检查:疑为内异症的不孕症患者、妇科检查及超声检查无阳性发现的慢性腹痛及痛经进行性加重者、有症状特别是血清CA125水平升高者。只有在腹腔镜检查或剖腹探查直视下才能确定内异症临床分期。

四、治疗

迄今为止,除了根治性手术,尚无一种治疗方法能够治愈子宫内膜异位症。药物和保守性手术均有较高的复发率,因此,内异症应被视为一种慢性疾病,需要终身的管理方案以最大化地利用药物治疗、避免反复的手术。内异症治疗的根本目的在于:缩减和去除病灶,减轻和控制疼痛,治疗和促进生育,预防和减少复发。治疗策略应根据患者年龄、症状、病变部位和范围以及对生育要求等不同情况加以全面考虑。原则上症状轻微且无生育要求者采用期待疗法;有生育要求的轻症患者先行药物治疗,病变较重者行保守手术;年轻无继续生育要求的重度患者可采用保留卵巢功能手术,辅以药物治疗;症状和病变均严重的无生育要求患者可考虑根治性手术。手术治疗内异症后应辅以药物治疗,以提供更长时间的症状缓解。

（一）对症治疗

非甾体消炎药、针灸等能够缓解痛经或腹痛，但无法阻止病变的进展。因此，仅适用于症状轻微、病变较轻且无生育要求者。接受期待疗法的患者应密切随访。有生育要求者不推荐期待疗法。

（二）药物治疗

由于妊娠和闭经能够避免经血逆流，导致异位内膜萎缩退化，故采用性激素治疗造成患者较长时间闭经已成为临床上治疗内膜异位症的常用药物疗法。目前临床上采用的性激素疗法如下：

1.口服避孕药

目前常用的口服避孕药为低剂量高效孕激素和炔雌醇的复合片，能够通过抑制促性腺激素分泌并直接作用于在位和异位内膜，引起异位内膜萎缩。长期连续服用能够造成类似妊娠的长期闭经，因此称作"假孕疗法"。服用期间不但可抑制排卵起到避孕作用，且可起到缓解痛经和减少经量的作用。服法可为一般短效口服避孕药的周期用药，也可连续用药。连续用药的疗效较肯定。与促性腺激素释放激素激动剂（GnRH-a）相比，口服避孕药对慢性盆腔痛和性交痛的效果与 GnRH-a 相当，但对痛经的效果略差。常见的不良反应包括恶心、乳房胀痛、体重增加、情绪改变和阴道点滴出血，通常程度较轻。

2.GnRH-a

GnRH-a 为人工合成的十肽类化合物，其作用与天然的 GnRH 相似，但其稳定性好、半衰期长、效价是天然 CnRH 的 100 倍。长期足量的 GnRH-a 通过与垂体 GnRH 受体结合引起受体减少、促性腺激素减量调节以及垂体脱敏，最终达到"药物垂体切除"的效果，使卵泡停止发育，卵巢甾体激素降到绝经水平，从而引起异位内膜组织萎缩。目前我国常用的 GnRH-a 类药物有亮丙瑞林（抑那通）、戈舍瑞林（诺雷得）、曲普瑞林（达菲林）等。用法均为月经第 1 天注射 1 支后，每 28 天注射一次，共 3～6 次。一般用药 3～6 周后体内雌激素到达绝经水平，可使痛经缓解。不良反应主要有潮热、阴道干燥、性欲减退、情绪改变等绝经症状，停药后可消失。雌激素对不同组织具有不同的作用阈值。体内雌激素水平在 20～50pg/mL 时，能够抑制子宫内膜生长的同时不影响骨代谢。因此，GnRH-a 治疗同时或 3 个月时应使用雌激素反向添加疗法，以维持体内雌激素水平在合适的治疗窗口内。

3.高效孕激素

其作用机制是抑制垂体促性腺激素分泌，同时直接作用于在位和异位子宫内膜诱导其蜕膜化，继而萎缩退化、闭经。常用药物有醋酸甲羟黄体酮每天口服 30mg 或甲地黄体酮每天口服 40mg 或炔诺酮每天口服 5mg，连用 6 个月。在缓解症状方面，其疗效与 CnRH-a 相当。通常不良反应轻微，主要有阴道不规则流血、恶心、乳房胀痛、液体潴留、体重增加等。停药后月经恢复正常。

4.达那唑

达那唑为合成的 17a-乙炔睾酮衍生物，能阻断垂体促性腺激素的合成和释放，直接抑制卵巢甾体激素的合成，以及直接与子宫内膜的雄激素和孕激素受体结合，抑制内膜增生，导致内膜萎缩和闭经。用法为每次 200mg，每日 2～3 次，从月经第一日开始，持续用药 6 个月。药物不良反应与卵巢功能抑制和雄激素样作用有关,主要有体重增加、乳房缩小、痤疮、皮脂增加、多毛、声音改变、头痛、潮热、肌痛性痉挛、肝损等。长期应用可影响脂质代谢,增加心血管病风险。男性化改变在停药后可能不消失。目前有阴道给药制剂,可减少不良反应的发生。

5.孕三烯酮

孕三烯酮为19-去甲睾酮甾类药物,有抗孕激素和抗雌激素作用,能降低体内雌激素水平,增加游离睾酮含量,使异位内膜萎缩吸收。用法为月经第1天起,每次2.5mg口服,每周两次,连续6个月。该药疗效与达那唑相近,但不良反应较低,对肝功能影响较小且可逆。

6.米非司酮

米非司酮是人工合成的孕激素拮抗剂,与孕激素受体高度亲和力结合后对人子宫内膜细胞有直接抑制作用。长期连续用药能够有效地抑制排卵和干扰子宫内膜的完整性,诱发闭经导致子宫内膜和异位内膜的萎缩。但用药期间血清雌二醇保持在早、中期卵泡期水平,故不会引起骨质疏松和低雌激素综合征。用法为10～50mg/d口服,连续3～6个月。不良反应轻,主要为不典型的潮热,偶有一过性转氨酶增高。由于其抗糖皮质激素作用,长期使用者应考虑肾上腺功能减退的可能。

7.其他

芳香化酶抑制剂能够抑制异位内膜的雌激素合成,从而导致异位病灶萎缩。但其应用仍处于探索阶段。

(三)手术治疗

除通过诊断性腹腔镜检查术以确诊内膜异位症和进行手术分期外,内膜异位症的手术治疗适用于:①药物治疗后症状不缓解,局部病变加剧或生育功能仍未恢复者;②卵巢内膜异位囊肿直径>5cm;③可疑内异症引起不孕者。根据手术范围的不同,可分为保留生育功能、保留卵巢功能和根治性手术3类。

1.保留生育功能手术

适用于年轻有生育要求的患者,特别是采用药物治疗无效者。手术范围为尽量切净或灼除内膜异位灶,分解粘连,恢复正常解剖结构,保留子宫和一侧或双侧附件。术后复发率约为40%。术后应尽早妊娠或加用药物治疗以降低复发率。

2.保留卵巢功能手术

保留卵巢功能手术指尽可能清除盆腔内病灶,切除子宫,保留至少一侧卵巢或部分卵巢,又称半根治性手术。此手术适用于年龄在45岁以下,且无生育要求的重症患者。但术后仍有约5%的复发率。

3.根治性手术

即将子宫、双侧附件及盆腔内所有内膜异位病灶予以切除。适用于45岁以上近绝经期的重症患者。对于近绝经、子宫和宫颈正常的患者,可保留子宫。因为当卵巢切除后,即使体内残留部分异位内膜灶,亦将逐渐自行萎缩退化以至消失。

4.缓解疼痛的手术

主要包括两种术式:①腹腔镜子宫神经切断术(LUNA),指切除或破坏宫骶韧带与宫颈相连处,适用于盆腔中央痛严重者,但对于缓解内异症相关的盆腔痛无效;②骶前神经切除术

(PSN),指从下腹神经丛水平切断子宫的交感神经支配,用于治疗月经相关的中线痛肯定有效,但技术上有一定要求,有损伤附近静脉丛、导致出血的风险,患者术后也有便秘和(或)尿失禁的问题。两种术式的近期疼痛缓解率较好,但复发率达 50%。

五、护理

(一)术前护理

1.一般护理

(1)按妇科手术护理常规进行护理。

(2)开腹手术的患者,术前为患者准备沙袋、腹带。

2.病情观察

观察患者疼痛的部位及程度,必要时遵医嘱给予镇痛药缓解症状。

3.用药护理

部分患者手术涉及肠道时,遵医嘱指导患者服用肠道抗生素。

4.心理护理

耐心倾听并解答患者的疑问,向患者讲解手术目的、注意事项等,使患者消除紧张、焦虑情绪,能积极配合治疗,以良好的心态接受手术,提高患者术后适应心理。

5.健康教育

(1)饮食:手术前可进食高蛋白、高维生素、富含铁的食物。如手术需涉及肠道时,应于术前 3 日给予少渣饮食。

(2)活动:指导患者注意休息,适当活动,保持情绪稳定,以减轻不适。

(二)术后护理

1.一般护理

按妇科手术护理常规进行护理。

2.病情观察

(1)严密心电监护监测,观察血压、脉搏、呼吸及伤口渗血情况。

(2)观察阴道流血的颜色、性质、量,发现异常及时通知医生。

3.用药护理

(1)假孕治疗。

1)口服避孕药:常用孕激素和炔雌醇复合制剂,每日 1 片,连续应用至少 6 个月。可使异位内膜萎缩,不良反应相对较轻,常见的有恶心、乳房胀痛、体重增加、情绪改变和点滴样出血等。

2)孕激素类:常用醋酸甲羟黄体酮,30mg/d,连续 6 个月。最初引起子宫内膜组织的蜕膜化,继而导致内膜萎缩和闭经。不良反应有阴道不规则出血、恶心、乳房胀痛、液体潴留、体重增加等。停药后月经可恢复。

(2)假绝经治疗。

1)GnRH-a:①亮丙瑞林(抑那通),3.75mg,于月经第 1 日行皮下注射,以后每隔 28 日注射 1 次,共 3~6 次;②戈舍瑞林(诺雷德),3.6mg,用法同前;③曲普瑞林(达菲林),3.75mg,肌内注射,用法同前。这类药物的不良反应主要是有绝经症状和骨质疏松。停药后大部分症状可以在短期内消失,并恢复排卵,但骨量丢失需要 1 年甚至更长时间才能恢复。

2)孕三烯酮:每周口服 2 次,每次 2.5mg,于月经第 1 日开始服药,6 个月为 1 疗程。对肝功能影响较小且可逆。孕妇忌服。

3)达那唑:适用于轻度及中度子宫内膜异位症痛经明显的患者。于月经第 1 日开始口服 200mg,每日 2~3 次,持续服药 6 个月。不良反应有多毛、痤疮、声音变粗(不可逆)、头痛、潮热、体重增加、性欲减退、皮脂增加、肝功能损害等。

(3)其他疗法:应用孕激素受体水平拮抗剂——米非司酮,每日口服 25~100mg,造成闭经使病灶萎缩。不良反应轻,无雌激素样影响,亦无骨质丢失危险。

4.健康教育

(1)饮食:术后在排气前须禁食,根据排气情况逐渐进食流食、半流食、普食。注意在卧床期间不能饮牛奶、豆浆、萝卜汤及含糖的饮料,不能进食产气食物,以防止胀气的发生。

(2)活动:腰麻术后 6 小时可以取侧卧位休息,双下肢做主动的屈伸活动。全麻术后患者,返回病房 2 小时后若无不适可翻身垫枕。术后鼓励患者早期活动,有利于增加肺活量、减少肺部并发症、改善血液循环、促进伤口愈合、预防深静脉血栓、预防肠粘连、减少尿潴留发生。

(3)用药指导:手术治疗后,部分患者仍需使用药物治疗,以达到良好的治疗效果。告知患者在用药期间需严格按照医嘱的剂量、时间进行用药,不得自行减量或停药。部分治疗子宫内膜异位症药物对肝功能有损害,因此,用药前及用药期间应定期检查肝功能。必要时遵医嘱酌情减量或停药。

(4)疾病相关知识宣教:由于该病的病因尚不完全清楚,预防困难,但应注意以下几点可以起到一定的预防作用。①防止经血逆流:及时发现并治疗引起经血逆流的疾病,如先天性生殖道畸形、狭窄、闭锁和继发性宫颈粘连、阴道狭窄等。②药物避孕:口服药物避孕者其子宫内膜异位症发病风险降低,因此对有高发家族史者、容易带器妊娠者可口服药物避孕。③月经期避免性交及妇科检查;尽量避免多次宫腔手术操作;宫颈部手术应在月经干净后的 3~7 天进行。④由于妊娠可以延缓此病的发生和发展,应鼓励育龄妇女及时婚育。

(5)出院指导:①注意调整自己的情绪,保持乐观开朗的心态,使机体免疫系统的功能正常;②注意保暖,避免感冒着凉;③做好计划生育,尽量少做、不做人工流产术和刮宫术;④月经期避免性生活,禁止激烈的体育运动及重体力劳动;⑤行全子宫切除术者,术后 3 个月内禁止性生活、盆浴,术后 6 周复查;行单纯卵巢或附件切除术者,术后 1 个月内禁止性生活、盆浴,术后 4 周复查。复查时应避开月经期。

5.延续护理

(1)做好电话及门诊的随访,以便全面评估患者的治疗效果。

(2)采用药物治疗的患者,需在门诊定期随访。监测内容包括患者症状的变化、月经的改变、有无身体改变等情况,如有异常及时处理。

(刘　静)

第五节 葡萄胎

葡萄胎也称水泡状胎块,是因妊娠后胎盘绒毛滋养细胞增生、间质水肿而形成大小不一的水泡,水泡间借蒂相连成串,形如葡萄状,故名葡萄胎。葡萄胎分为完全性葡萄胎和部分性葡萄胎两类,大多数为完全性葡萄胎。流行病学调查表明,完全性葡萄胎在亚洲和拉丁美洲国家的发生率较高,而北美和欧洲国家发生率较低。在我国完全性葡萄胎平均每 1000 次妊娠有 0.78 次,其中浙江省最高,为 1.39 次,山西省最低,为 0.29 次。部分性葡萄胎的发生率远低于完全性葡萄胎。

一、病因及发病机制

(一)完全性葡萄胎

1.营养状况与社会经济因素

营养状况与社会经济因素是可能的高危因素之一,饮食中缺乏维生素 A 及其前体胡萝卜素和动物脂肪者发生葡萄胎的概率显著升高。

2.年龄

大于 35 岁的妇女妊娠时葡萄胎的发生率是年轻妇女的 2 倍,大于 40 岁的妇女妊娠时葡萄胎的发生率是年轻妇女的 7.5 倍,大于 50 岁的妇女妊娠时约 1/3 可能发生葡萄胎。小于 20 岁的妇女发生葡萄胎概率也显著升高。

3.既往葡萄胎史

也是高危因素,有过 1 次葡萄胎妊娠者,再次妊娠葡萄胎的发生率为 1%;有过 2 次葡萄胎妊娠者,再次妊娠葡萄胎的发生率为 15%～20%。

4.流产和不孕史

可能是高危因素。

(二)部分性葡萄胎

部分性葡萄胎高危因素的流行病学调查资料较少。其发生可能与口服避孕药和不规则月经有关,与饮食因素无关。

二、临床表现

(一)停经史及阴道流血

一般停经 2 个月后出现阴道流血。一般为少量,不规则流血,以后逐渐增多;亦可突然大量流血。血块中可见水泡状组织,可继发贫血或感染。

(二)妊娠高血压综合征

部分患者有妊娠剧吐。亦可见水肿、高血压、蛋白尿等。

(三)下腹痛

当葡萄胎迅速增长,子宫急速膨大时引起下腹胀痛。

（四）急性腹痛

卵巢黄素囊肿一般无症状，但偶尔有急性扭转而出现腹痛。

（五）甲状腺功能亢进

见少数患者，约占 10%。

（六）妇科检查

（1）宫颈变软或呈紫蓝色。

（2）子宫异常增大约半数患者子宫大于相应月份的正常妊娠，与停经月份相符及小于停经月份者约各占 1/4。子宫异常增大或者常较软，可呈球形，下段膨隆。

三、辅助检查

（1）血或尿 HCG 较正常妊娠明显升高。

（2）B 超检查：见宫腔内充满雪花状回声或呈蜂窝状图像，测不到胚胎及胎盘（部分性葡萄胎除外）。

（3）多普勒超声：仅能听到子宫血流杂音，探测不到胎心。

四、治疗

（一）清除宫腔内容物

葡萄胎确诊后应立即吸宫终止妊娠，吸宫前建立静脉通道，补液。采用较大口径吸管（如 8 号），负压 400～500mmHg。吸宫先自宫腔中央部分开始，宫口扩大，吸宫开始后方可静脉滴注缩宫素，以防滋养细胞进入血管。对于子宫小于 12 孕周的尽量一次清宫干净，大于 12 孕周的子宫一般于 1 周后行二次刮宫，每次刮出物均需送病理检查。如第二次刮宫有散在而非成片的滋养细胞，并非第 3 次刮宫指征。判断有否残留的根据：①阴道流血；②超声检查宫腔有否残留物；③血 HCG 下降情况。

有发热、子宫压痛等感染迹象时，吸宫前后抗感染治疗，吸宫时做宫腔细菌培养。

（二）黄素囊肿的处理

黄素囊肿可自行消退，如有扭转，也可在 B 超或腹腔镜下穿刺吸液，多可自然复位。若扭转时间较长，血运恢复不良，则剖腹或腹腔镜下行患侧附件切除术。

（三）预防性化疗

1.适应证

一般认为符合下述条件之一者应行预防性化疗。①年龄＞40 岁。②子宫明显大于停经月份，葡萄胎排出前 HCG 值异常升高。③合并一侧或双侧＞6cm 黄素化囊肿的患者。

2.化疗药物

采用单一药物。①甲氨蝶呤-四氢叶酸方案按每天 1.0mg/kg，深部肌内注射，第 1、第 3、第 5、第 7 天隔日用药 1 次。在 MTX 给药后 24 小时，第 2、第 4、第 6、第 8 天按每天 0.1mg/kg 肌内注射四氢叶酸，8 天为 1 个疗程，疗程间隔为 12～14 天。②MTX 0.3～0.4mg/kg，静脉注射，每日 1 次，共 5 日，间隔 10～14 天重复。③更生霉素 8μg/kg，静脉滴注，每日 1 次，共 5

日,间隔 12～14 天。

如一疗程后 HCG 未恢复正常,2 周后重复化疗,直到正常。

(四)随访

(1)清宫后每周测 HCG 直至正常。术后 3 个月内每周 1 次,以后 3 个月内每月 1 次直至 1 年,第 2 年每半年 1 次,至 2 年。复查时还应注意有无阴道流血或咯血等转移症状。妇科检查时应注意有无阴道转移,并做 B 超及胸片检查。

(2)葡萄胎中止后应避孕 1 年。避孕措施以阴茎套或宫颈帽为宜。

五、护理

(一)术前护理

1.一般护理

(1)按早孕人工流产术、清宫术、宫内节育器取出术护理常规进行护理。

(2)术前检查:协助患者做好血、尿常规,肝、肾功能,血 HCG、出凝血时间、血型、妇科彩超、心电图、X 线等各项检查,做好交叉配血。

(3)术前准备:按早孕人工流产术、清宫术、宫内节育器取出术护理常规进行护理。

2.病情观察

严密观察患者腹痛及阴道流血情况,流血过多时,监测血压、脉搏、呼吸等生命体征。观察每次阴道排出物,一旦发现有水泡状组织要送病理检查。

3.专科指导

(1)阴道流血。

1)记录阴道流血量,严密观察阴道流血的颜色、性质,若有水泡状组织排出物,应收集标本,送病理科检查。

2)若阴道大量流血,应嘱患者卧床休息,必要时遵医嘱予以处理,做好输血及抢救准备。

3)预防感染:帮助患者更换会阴垫,在床单上铺垫一次性检查单,必要时随时更换,保持会阴部清洁,避免逆行感染。

4)大量阴道流血患者会出现精神紧张,应安慰患者,解除患者思想顾虑。

5)严重贫血患者,应注意保护患者安全,防止跌倒的发生。

(2)妊娠呕吐。

1)指导患者进食清淡、富有营养、适合口味的食物,并少食多餐。

2)必要时遵医嘱静脉补液,保证患者摄入所需营养及液体。

3)注意观察呕吐物性质,并告知患者保持口腔卫生,每次呕吐后要漱口。

4)保持病房内清洁、空气清新,消除可能引起呕吐的因素,必要时,遵医嘱给予镇静药。

4.心理护理

护士通过耐心细致的观察和沟通,使患者消除焦虑、恐惧等不良情绪,使其积极配合治疗。向患者及家属讲解尽快清宫手术的必要性及注意事项等,消除患者顾虑,增强患者治愈疾病的信心。

5.健康教育

(1)饮食:术前进食高蛋白、高维生素、易消化的食物。

(2)休息:适当运动,保证充足的睡眠。保持病房内清洁、空气清新。

(二)术后护理

1.一般护理

按早孕人工流产术、清宫术、宫内节育器取出术护理常规进行护理。

2.病情观察

(1)观察患者术后生命体征。

(2)观察阴道流血量,如果出现突然性的大出血(超过月经量)及时通知医生,注意保留会阴垫。

3.用药护理

遵医嘱术后给予抗生素治疗,预防感染,并做好药物护理。

(1)注意事项:输液时如有不适,如胸闷、恶心、皮疹等,及时告知医护人员。

(2)不良反应:少数情况下发生过敏反应、毒性反应。

4.并发症护理

主要并发症是子宫穿孔。应严密观察患者是否有持续性剧烈腹痛或恶心、呕吐、面色苍白、四肢发冷等症状,出现上述症状时及时通知医生。

5.心理护理

详细评估患者对疾病的心理承受能力,鼓励患者表达因不能得到良好妊娠结局而产生的悲伤,评估患者对疾病、治疗手段的认识,确定其主要的心理问题,给予有针对性的疏导。

6.健康教育

(1)饮食:指导患者进食高蛋白、富含维生素 A、易消化的饮食。

(2)活动:适当活动,保证睡眠时间及质量,改善机体免疫功能。

(3)用药指导:告知患者用药的目的,并嘱患者严格遵医嘱用药。

(4)出院指导。

1)注意调整情绪,保持乐观心态。

2)注意保暖,避免感冒着凉。

3)随访时间及内容:葡萄胎的恶变率为 $10\% \sim 25\%$,故葡萄胎患者的随访意义重大。①HCG定量测定:葡萄胎清宫后每周检测 1 次,直至连续 3 次阴性;然后每月 1 次,共 6 个月;此后再每 2 月 1 次,共 6 个月。②在随访 HCG 的同时,还应随访患者的月经是否规律,有无阴道异常流血,有无咳嗽、咯血及其他转移灶症状。有病情变化应随时就诊。③定期做妇科检查、盆腔 B 超及 X 线胸片检查。

4)保持室内空气清新;保持外阴清洁,勤换洗内裤。

5)每次清宫术后禁止性生活及盆浴 1 个月以防感染。

6)患者随访期间,必须严格避孕 1 年。避孕首选避孕套或口服避孕药,一般不用宫内节育器。

7)若打算再次怀孕,应遵医嘱确定再次妊娠时间。妊娠后应在妊娠早期行 B 超检查及

HCG 测定,以明确是否正常妊娠,产后也需 HCG 随访至正常。

7.延续护理

做好电话及门诊的随访,以便全面评估患者的治疗效果。

(刘　静)

第六节　妊娠滋养细胞肿瘤

妊娠滋养细胞肿瘤 60％继发于葡萄胎妊娠,30％继发于流产,10％继发于足月妊娠或异位妊娠,其中侵蚀性葡萄胎全部继发于葡萄胎妊娠,绒癌可继发于葡萄胎妊娠,也可继发于非葡萄胎妊娠。侵蚀性葡萄胎恶性程度低于绒癌,预后较好。绒癌恶性程度极高,发生转移早而广泛,在化疗药物问世以前,其病死率高达 90％以上,但随着诊断技术及化疗的发展,预后已得到极大的改善。

一、病因及发病机制

病因尚不清楚,可能与卵子的异常受精有关。侵蚀性葡萄胎镜下可见水泡状组织侵入子宫肌层,有绒毛结构及滋养细胞增生和异型性,但绒毛结构也可退化,仅见绒毛阴影。绒毛膜癌镜下可见滋养细胞和合体滋养细胞成片状高度增生,明显异型,不形成绒毛或水泡状结构,并广泛侵入子宫肌层造成出血坏死。

二、临床表现

(一)无转移滋养细胞肿瘤

大多数继发于葡萄胎妊娠。

1.阴道流血

在葡萄胎排空、流产或足月产后,有持续的不规则阴道流血,量多少不定。也可表现为一段时间的正常月经后再停经,然后又出现阴道流血。长期阴道流血者可继发贫血。

2.子宫复旧不全或不均匀性增大

常在葡萄胎排空后 4～6 周子宫尚未恢复到正常大小,质地偏软。也可受肌层内病灶部位和大小的影响,表现出子宫不均匀性增大。

3.卵巢黄素化囊肿

由于 HCG 的持续作用,在葡萄胎排空、流产或足月产后,双侧或一侧卵巢黄素化囊肿持续存在。

4.腹痛

一般无腹痛,但当子宫病灶穿破浆膜层时可引起急性腹痛及腹腔内出血症状。若子宫病灶坏死继发感染也可引起腹痛及脓性白带。黄素化囊肿发生扭转或破裂时也可出现急性腹痛。

5.假孕症状

由于 HCG 及雌、孕激素的作用,表现为乳房增大,乳头及乳晕着色,甚至有初乳样分泌,外阴、阴道、宫颈着色,生殖道质地变软。

(二)转移性滋养细胞肿瘤

易继发于非葡萄胎妊娠或未经组织学证实的绒癌。肿瘤主要经血行播散,转移发生早而且广泛。最常见的转移部位是肺(80%),其次是阴道(30%),以及盆腔(20%)、肝(10%)和脑(10%)等。局部出血是各转移部位症状的共同特点。

转移性滋养细胞肿瘤可以同时出现原发灶和继发灶症状,但也有不少患者原发灶消失而转移灶发展,仅表现为转移灶症状,容易造成误诊。

1.肺转移

可无症状,仅通过 X 线胸片或肺 CT 做出诊断。典型表现为胸痛、咳嗽、咯血及呼吸困难。这些症状常呈急性发作,但也可呈慢性持续状态。在少数情况下,可因肺动脉滋养细胞瘤栓形成,造成急性肺梗死,出现肺动脉高压、急性肺功能衰竭及右心衰竭。

2.阴道转移

转移灶常位于阴道前壁及穹隆,呈紫蓝色结节,破溃时引起不规则阴道流血,甚至大出血。一般认为系宫旁静脉逆行性转移所致。

3.肝转移

为不良预后因素之一,多同时伴有肺转移。病灶较小时可无症状,也可表现右上腹部或肝区疼痛、黄疸等,若病灶穿破肝包膜可出现腹腔内出血,导致死亡。

4.脑转移

预后凶险,为主要的致死原因。一般同时伴有肺转移和(或)阴道转移。转移初期多无症状。脑转移的形成可分为 3 个时期,首先为瘤栓期,可表现为一过性脑缺血症状如猝然跌倒、暂时性失语、失明等。继而发展为脑瘤期,即瘤组织增生侵入脑组织形成脑瘤,出现头痛、喷射样呕吐、偏瘫、抽搐直至昏迷。最后进入脑疝期,因脑瘤增大及周围组织出血、水肿,造成颅内压进一步升高,脑疝形成,压迫生命中枢,最终死亡。

5.其他转移

包括脾、肾、膀胱、消化道、骨等,其症状视转移部位而异。

三、辅助检查

(一)血清 HCG 测定

HCG 水平异常是主要的诊断依据。影像学证据支持诊断,但不是必需的。

葡萄胎后滋养细胞肿瘤的诊断标准:在葡萄胎清宫后 HCG 随访的过程中,凡符合下列标准中的任何一项且排除妊娠物残留或再次妊娠即可诊断为妊娠滋养细胞肿瘤。①HCG 测定 4 次呈高水平平台状态(±10%),并持续 3 周或更长时间,即 1、7、14、21 日。②HCG 测定 3 次上升(>10%),并至少持续 2 周或更长时间,即 1、7、14 日。

非葡萄胎后滋养细胞肿瘤的诊断标准:当流产、足月产、异位妊娠后,出现异常阴道流血或腹腔、肺、脑等脏器出血或肺部症状、神经系统症状等时,应考虑滋养细胞肿瘤可能,及时行血 HCG 检测。对 HCG 异常者,结合临床表现并除外妊娠物残留或再次妊娠,可诊断妊娠滋养细胞肿瘤。

（二）超声检查

超声检查是诊断子宫原发病灶最常用的方法。在声像图上子宫可正常大小或不同程度增大，肌层内可见高回声团块，边界清但无包膜或肌层内有回声不均区域或团块，边界不清且无包膜；也可表现为整个子宫呈弥散性增高回声，内部伴不规则低回声或无回声。彩色多普勒超声主要显示丰富的血流信号和低阻力型血流频谱。

（三）X 线胸片

为常规检查。肺转移典型的 X 线征象为棉球状或团块状阴影，转移灶以右侧肺及中下部较为多见。胸片可见病灶是肺转移灶计数的依据。

（四）CT 和磁共振检查

胸部 CT 可以发现肺部较小病灶，是诊断肺转移的依据。磁共振主要用于脑、腹腔和盆腔转移灶的诊断。对 X 线胸片阴性者，应常规检查胸部 CT。对 X 线胸片或胸部 CT 阳性者，应常规检查脑、肝 CT 或磁共振。

（五）其他检查

如血细胞和血小板计数、肝肾功能等。

四、治疗

治疗原则为采用以化疗为主、手术和放疗为辅的综合治疗。必须在明确临床诊断的基础上，根据病史、体征及各项辅助检查的结果，做出正确的临床分期，并根据预后评分将患者评定为低危（通常包括≤6 分的 I～III 期）或高危（通常包括≥7 分的 I～III 期和 IV 期），再结合骨髓功能、肝肾功能及全身情况等评估，制订合适的治疗方案，以实施分层治疗。

（一）化疗

常用的一线化疗药物有甲氨蝶呤（MTX）、放线菌素-D（Act-D）、氟尿嘧啶（5-FU）、环磷酰胺（CTX）、长春新碱（VCR）、依托泊苷（VP-16）等。低危患者选择单一药物化疗，高危患者选择联合化疗。

1.单一药物化疗

目前常用的单药化疗药物及用法见表 6-1。

表 6-1　推荐常用单药化疗药物及其用法

药物	剂量、给药途径、疗程日数	疗程间隔
MTX	0.4mg/(kg·d)肌内注射，连续 5 日	2 周
MTX	50mg/m² 肌内注射	1 周
MTX+	1mg/(kg·d)肌内注射，第 1、第 3、第 5、第 7 日	2 周
四氢叶酸（CF）	0.1mg/(kg·d)肌内注射，第 2、第 4、第 6、第 8 日（24 小时后用）	
MTX	250mg 静脉滴注，维持 12 小时	

续表

药物	剂量、给药途径、疗程日数	疗程间隔
Act-D	$10\sim12\mu g/(kg\cdot d)$静脉滴注,连续 5 日	2 周
5-FU	$28\sim30mg/(kg\cdot d)$静脉滴注,连续 $8\sim10$ 日	2 周*

注:*疗程间隔一般指上 1 个疗程化疗的第 1 日至下 1 个疗程化疗的第 1 日之间的间隔时间。这里特指上 1 个疗程化疗结束至下 1 个疗程化疗开始的间隔时间。

2.联合化疗

首选 EMA-CO 方案或氟尿嘧啶为主的联合化疗方案(表 6-2)。

表 6-2　联合化疗方案及用法

方案	剂量、给药途径、疗程日数	疗程间隔
EMA-CO		2 周
第一部分 EMA		
第 1 日	VP16 $100mg/m^2$　静脉滴注	
	Act-D 0.5mg　静脉注射	
	MTX $100mg/m^2$　静脉注射	
	MTX $200mg/m^2$　静脉滴注 12 小时	
第 2 日	VP16 $100mg/m^2$　静脉滴注	
	Act-D 0.5mg　静脉注射	
	四氢叶酸(CF)15mg　肌内注射	
	(从静脉注射 MTX 开始算起 24 小时给药,每 12 小时 1 次,	
	共 2 次)	
第 3 日	四氢叶酸 15mg,肌内注射,每 12 小时 1 次,共 2 次	
第 4~7 日	休息(无化疗)	
第二部分 CO		
第 8 日	VCR $1.0mg/m^2$　静脉注射	
	CTX $600mg/m^2$　静脉注射	
5-FU+KSM		3 周*
	5-FU $26\sim28mg/(kg\cdot d)$　静脉滴注 8 日	
	KSM $6\mu g/(kg\cdot d)$　静脉滴注 8 日	

注:*特指上一疗程化疗结束至下一疗程化疗开始的间隔时间。

3.疗效评估

在每一疗程化疗结束后,应每周一次测定血清 HCG,并结合妇科检查和影像学检查。在每一疗程化疗结束至 18 日内,血 HCG 下降至少 1 个对数称为有效。

4.毒副反应防治

常见的化疗毒副反应为骨髓抑制,其次为消化道反应、肝、肾功能损害及脱发等。所以化疗前应先检查骨髓及肝肾功能等,用药期间严密观察,注意防治。

5.停药指征

HCG 正常后,低危患者至少巩固化疗 1 疗程,通常为 2～3 疗程;高危患者继续化疗 3 个疗程,其中第一疗程必须为联合化疗。

(二)手术

主要用于化疗的辅助治疗。对控制大出血等并发症、切除耐药病灶、减少肿瘤负荷和缩短化疗疗程等方面有作用,在一些特定的情况下应用。

1.子宫切除

对无生育要求的无转移患者在初次治疗时可选择全子宫切除术,并在术中给予单药单疗程辅助化疗,也可多疗程至血 HCG 水平正常。对有生育要求者,若发生病灶穿孔出血,可行病灶切除加子宫修补术;若出现单个子宫耐药病灶,且血 HCG 水平不高,可考虑作病灶剜出术。

2.肺叶切除术

对于多次化疗未能吸收的孤立的耐药病灶,血 HCG 水平不高,可考虑做肺叶切除。由于肺转移灶吸收后形成的纤维化结节可以在 HCG 转阴后在 X 线胸片上较长时间存在,所以在决定手术前应注意鉴别。

(三)放疗

应用较少,主要用于肝、脑转移和肺部耐药病灶的治疗。

(四)耐药复发病例的治疗

几乎全部无转移和低危转移患者均能治愈,但尚有 20% 左右的高危转移病例出现耐药和复发,并最终死亡。对这类患者如何治疗仍然是当今滋养细胞肿瘤治疗的一大难题。其策略大致如下。①治疗前准确分期和评分,给予规范的化疗方案,以减少耐药和复发。②采用由有效二线化疗药物组成的联合化疗方案,常用药物有异环磷酰胺,铂类、博来霉素、紫杉醇等,由这些药物组成的化疗方案主要有 EP-EMA(EMA-CO 中的 CO 被顺铂和依托泊苷所替代)、PVB(顺铂、长春新碱、博来霉素)、BEP(博来霉素、依托泊苷、顺铂)、VIP(依托泊苷、异环磷酰胺、顺铂或卡铂)、TP/TE(紫杉醇、顺铂/紫杉醇、依托泊苷)等。③采用综合治疗和探索新的治疗手段。

五、护理

(一)术前护理

1.病情观察

(1)观察阴道流血:严密观察腹痛及阴道流血情况,记录出血量,流血多时密切观察生命体征,观察阴道排出物,有水泡样组织及时送检并保留会阴垫,以便评估出血量及排出物的性质。随时做好术前准备,配血备用,建立静脉通道,准备好催产素及抢救物品及药品。

(2)发现大出血时,应立即报告医生,及时监测生命体征,并做好急诊手术准备。

2.心理护理

评估患者及其家属对疾病的心理反应,了解患者既往面对应激情况的反应、方式,并指导患者面对疾病的应对方式。向患者及家属讲解疾病的相关知识,帮助患者和家属树立信心。让患者诉说心理痛苦及失落感,并鼓励其接受现实。介绍化疗方案及药物的相关知识及自我护理的常识,以减少顾虑。

3.健康教育

(1)饮食:鼓励患者进食高蛋白、高热量、高维生素、易消化饮食,同时注意食物色、香、味搭配,以增进患者的食欲。对不能进食或进食不足者,应遵医嘱给予静脉补充营养。

(2)卫生指导:病房应空气流通,安静舒适。保持皮肤及外阴清洁,患者可每日用温水清洗外阴1~2次。

4.肿瘤转移患者的护理

(1)阴道转移。①禁止做不必要的检查和使用窥器,尽量卧床休息,密切观察阴道有无破溃出血。②准备好各种抢救器械和物品。③如发生转移灶破溃大出血时应立即通知医生并配合抢救。遵医嘱用长纱条压迫止血,同时注意保持外阴清洁,严密观察出血情况和生命体征,观察有无感染及休克。纱条必须于24~48小时取出,取出时做好输液、输血及抢救的准备。若出血未止可重新填塞,记录取出和再次填塞纱条的数量,同时给予输血、输液,遵医嘱应用抗生素预防感染。

(2)肺转移。①嘱卧床休息,减轻患者消耗,协助呼吸困难者取半卧位并给予吸氧。②按医嘱给予镇静剂及化疗药。③大量咯血时有窒息、休克甚至死亡的危险,给予患者头低患侧卧位并保持呼吸道的通畅,轻击背部,排出积血。同时迅速通知医生,配合医生进行止血、抗休克治疗。

(3)脑转移。①严密观察病情。②让患者尽量卧床休息,起床时应有人陪伴,防止瘤栓期一过性症状发生时造成损伤。观察颅内压增高的症状,记录出入量,观察有无电解质紊乱的症状,一旦发现异常情况立即通知医生并配合处理。③按医嘱给予静脉补液、止血剂、脱水剂、吸氧、化疗等,严格控制补液总量和补液速度,防止颅内压升高。④采取必要的护理措施预防跌倒、咬伤、吸入性肺炎、角膜炎、压疮等情况的发生。⑤做好 HCG 测定、腰穿的配合。⑥昏迷、偏瘫者按相应的护理常规实施护理。

(二)术后护理

1.病情观察

(1)术后每小时观察 1 次血压、脉搏、呼吸并记录,共 3 次。

(2)观察腹部伤口有无渗血、渗液,观察疼痛程度。

2.用药护理

常用的一线化疗药物有 MTX、Act-D、5-FU 等。

(1)MTX。①目的:可抑制四氢叶酸生成,从而干扰 DNA 合成。②方法:肌内注射者,$0.4mg/(kg \cdot d)$,连续 5 日,疗程间隔 2 周;静脉滴注者,250mg,维持 12 小时。③注意事项:给药期间应测定血 β-HCG 及进行 B 超检查,严密监护。④不良反应:用药后可能出现胃肠炎、药物性肝炎、肾功能损害、骨髓抑制、皮炎、口腔炎等不良反应。

（2）Act-D。①目的：嵌入 DNA 双螺旋的小沟中，与 DNA 形成复合体，阻碍 RNA 多聚酶的功能，抑制 RNA 的合成，特别是 mR-NA 的合成。②方法：静脉滴注，10～12μg/（kg·d），连续 5 日，疗程间隔 2 周。③注意事项：最近患过水痘者不宜用本品；骨髓功能低下、有痛风病史、肝功能损害、感染等应慎用。④不良反应：可引起骨髓抑制、胃肠道反应、脱发等。

（3）5-FU。①目的：通过抑制胸腺嘧啶核苷酸合成酶而抑制 DNA 的合成。②方法：28～30mg/（kg·d），静脉滴注，连续 8～10 日，疗程间隔 2 周。③注意事项：用药期间应严格检查血常规。④不良反应：骨髓抑制、胃肠道反应、脱发、红斑性皮炎、皮肤色素沉着等。

3.化疗患者的护理

积极采取措施减轻患者化疗的不良反应及疼痛等不适症状。

4.健康教育

（1）饮食：忌生、冷、刺激性食物，可适当进食高蛋白、高维生素、易消化饮食。鼓励患者多进食，以增加机体免疫力。

（2）卫生指导：术后 2～7 日，阴道可能有少量血性分泌物，需保持会阴部的清洁以防感染。

（3）化疗间歇期指导：指导患者适当活动。若患者有造血功能抑制，尤其是白细胞计数较低时应移至单人病房，并谢绝探视，实行保护性隔离。根据病情决定每日测量体温的次数，遵医嘱使用升白细胞药物和抗生素。

（4）出院指导：①自术后到来正常月经前禁性生活及盆浴，以免发生感染；②教会患者正确留取中段尿；③1 周后电话查询病理结果；④术后 1 个月到门诊复查，不适随诊；⑤注意休息，不过分劳累，阴道转移者应卧床休息，以免引起破溃大出血；⑥做好避孕，但应避免选用宫内节育器和药物避孕方法。

5.延续护理

（1）出院后严密随访，警惕复发：第 1 年每月随访 1 次；1 年后每 3 个月随访 1 次，持续 3 年；再改为每年 1 次，持续 2 年；此后每 2 年 1 次，随访至少 5 年。

（2）随访内容：在随访血、尿 HCG 的同时，应注意有无阴道异常流血、咳嗽、咯血及其他转移灶症状。定时做妇科检查、盆腔 B 超及胸片或胸部 CT 检查。

（刘　静）

第七节　盆底障碍性疾病

一、子宫脱垂

子宫脱垂，指由于分娩损伤，长期腹压增加，如慢性咳嗽、经常便秘、超负荷运动以及盆底组织发育不良或退行性改变等原因，造成子宫从正常位置沿阴道下降，宫颈外口达坐骨棘水平以下，甚至全部脱出于阴道口外。子宫脱垂常伴发阴道前壁膨出（膀胱膨出）和阴道后壁膨出（直肠膨出）。

（一）病因及发病机制

（1）妊娠、分娩，特别是产钳或胎吸下困难的阴道分娩，盆腔筋膜、韧带和肌肉可能因过度牵拉而被削弱其支撑力量。若产后过早参加体力劳动,特别是重体力劳动,将影响盆底组织的恢复,导致未复旧的子宫有不同程度下移。

(2)慢性咳嗽、腹水、频繁地举重或者便秘而造成腹腔内压力增加,可导致子宫脱垂。肥胖,尤其是腹型肥胖,也可致腹压增加导致子宫脱垂。随着年龄的增长,特别是绝经后出现的支持结构的萎缩,在盆底松弛的发生或发展中也具有重要作用。

(3)医源性原因包括没有充分纠正手术时所造成的盆腔支持结构的缺损。

(二)临床表现

1.症状

多有密产、难产、阴道助产、慢性咳嗽、长期便秘和超负荷劳动等病史。轻者多无临床症状,重者可出现不同程度的腰骶部疼痛及下坠感,在久立、负重、走路、久蹲后症状加剧。自觉有肿块自阴道脱出,且脱出程度逐渐加重,甚至完全脱出于阴道口外,休息时也不能自动回缩,非经手还纳不能复位。当肿物嵌顿于阴道口外无法还纳时,脱出物组织可出现瘀血、水肿,由于长期暴露于阴道口外,可因摩擦而发生宫颈或阴道壁糜烂、溃疡,甚至继发感染,可有大量脓性分泌物。常伴压力性尿失禁,排尿困难,常有尿潴留,需手还纳脱出的肿物时,才能排尿通畅。由于经常性排尿困难并有尿潴留,故尿路感染症状常见。便秘现象常见,大便困难,有时需用手向内、向后推扶阴道后壁方能排便。

2.体征

阴道口松弛,常见陈旧性会阴裂伤;嘱患者用力向下屏气,咳嗽增加腹压时,可见宫颈阴道段连同其后部由阴道壁包裹着的一实性肿块(宫颈及子宫体)位置沿阴道向下移动,严重时通过手指触摸能感觉到子宫全部脱出于阴道口外,并可见不自主性溢尿,再用示、中两指压迫尿道两侧,重复试验时,无尿液溢出。肿块表面,尤其是宫颈可有水肿、糜烂、溃疡,继发感染时表面有多量脓性分泌物,触之易出血;重度脱垂时常伴有膀胱、直肠膨出并有相应体征。

(三)辅助检查

1.实验室检查

有尿潴留患者行尿常规检查;拟手术患者行术前常规检查。

2.特殊检查

B超检查了解子宫、附件、膀胱情况,有张力性尿失禁才行尿动力学检查。对老年患者除常规术前检查外,需行心肺功能检查及糖耐量检查。

(四)治疗

治疗以安全、简单和有效为原则。

1.非手术治疗

(1)盆底肌肉锻炼和物理方法:可增加盆底肌肉群的张力。盆底肌肉(肛提肌)锻炼适用于国内分期轻度或者POP-Q分期Ⅰ度和Ⅱ度的子宫脱垂者。嘱咐患者行收缩肛门运动,用力收缩盆底肌肉 3 秒钟以上后放松,每次 10~15 分钟,每日 2~3 次。

(2)放置子宫托:子宫托是一种支持子宫和阴道壁并使其维持在阴道内而不脱出的工具。以下情况尤其适用于子宫托治疗:患者全身状况不适宜做手术;妊娠期和产后。若膨出面溃疡,手术前应促进溃疡面的愈合。

子宫托也可能造成阴道刺激和溃疡。子宫托应间断性取出、清洗并重新放置,否则会出现包括瘘的形成、嵌顿、出血和感染等严重后果。

2.手术治疗

对脱垂超出处女膜有症状的患者可考虑手术治疗。根据患者不同年龄、生育要求及全身健康状况,治疗应个体化。手术的主要目的是缓解症状,恢复正常的解剖位置和脏器功能,有满意的性功能并能够维持效果。可以选择以下常用的手术方法,合并压力性尿失禁患者应同时行膀胱颈悬吊手术或悬带吊术。

(1)曼氏手术(Manchester 手术):包括阴道前后壁修补、主韧带缩短及宫颈部分切除术。适用于年龄较轻、宫颈延长的子宫脱垂患者。

(2)经阴道子宫全切除及阴道前后壁修补术:适用于年龄较大、无须考虑生育功能的患者,但重度子宫脱垂患者的术后复发概率较高。

(3)阴道封闭术:分阴道半封闭术(又称 LeFort 手术)和阴道全封闭术。该手术将阴道前后壁分别剥离长方形黏膜面,然后将阴道前后壁剥离创面相对缝合以部分或完全封闭阴道。术后失去性交功能,故仅适用于年老体弱不能耐受较大手术者。

(4)盆底重建手术:阴道穹隆或宫骶韧带悬吊,通过吊带、网片和缝线固定于骶骨前或骶棘韧带上,可经阴道、腹腔镜或开腹完成。

(五)护理

1.术前护理

(1)病情观察。

1)观察患者原发性慢性疾病的症状,积极治疗和控制原发性慢性疾病。①便秘:术前保持排便通畅,可多吃蔬菜、水果等,必要时可给予缓泻剂软化大便。②慢性咳嗽:遵医嘱可给予止咳药物,避免因咳嗽引起子宫脱垂。

2)观察子宫脱垂的程度及症状,帮助患者及时还纳子宫,避免子宫与内裤摩擦,减少分泌物,及时发现感染征兆,控制感染。

(2)用药护理。

1)术前 5 天开始行阴道准备。Ⅰ度子宫脱垂患者,每天用 1∶5000 高锰酸钾溶液或 0.2% 聚维酮碘液坐浴 2 次。

高锰酸钾坐浴方法:用 1g 高锰酸钾配 5000mL 水,搅拌均匀,肉眼观察为粉红色即可使用。每次坐浴 20 分钟,每天 2 次。坐浴时要使会阴部浸没于溶液中,月经期停止坐浴。

2)对Ⅱ、Ⅲ度子宫脱垂患者尤其是有溃疡者,在子宫脱垂引起局部炎症时,按医嘱使用抗生素或局部涂抹含激素类的软膏,以缓解不适。可涂抹雌三醇乳膏于阴道内,于手术前 2 周开始,每天 1 次。但既往有乳腺癌者或现在已知或怀疑有乳腺癌者及已知或怀疑有雌激素依赖性恶性肿瘤(如子宫内膜癌)者、未明确诊断的阴道流血者禁用。

(3)专科指导:子宫脱垂严重时,会严重影响患者生活,术前可放置子宫托,缓解因子宫脱垂造成的活动不便。术前应教会患者子宫托的放取方法及注意事项。

1)放置子宫托:让患者在放置前先排尽大小便,洗净双手,取蹲位,两腿分开,一手持托柄,让托盘呈倾斜位进入阴道,将托柄边向阴道顶端推进边旋转,直至托盘达宫颈,然后将托柄向上推,弯度朝前正对耻骨弓后面即可。

2)取子宫托:手指捏住托柄,轻轻摇动,待负压消失后向后外方牵拉取出。

3)注意事项:子宫托应在早上放入阴道,睡前取出消毒备用,避免放置过久致生殖道糜烂、溃疡甚至坏死。重度脱垂伴盆底肌肉明显萎缩以及膨出面溃疡者不宜使用。保持阴道清洁,妊娠期和月经期停止使用。

(4)心理护理:子宫脱垂一般病程较长,患者往往有烦躁情绪,护士应耐心倾听并解答患者的疑问,使患者消除紧张焦虑情绪,积极配合治疗。向患者讲解手术目的、注意事项等,缓解患者因对手术不了解而产生的紧张情绪,使其以良好的心态接受手术,提高患者术后适应心理。

(5)健康教育。

1)饮食:手术前可进食高蛋白、高维生素、易消化饮食。如患者年龄较大,可根据情况给予软食。

2)活动:指导患者注意休息,适当活动,保持情绪稳定,以减轻不适。子宫脱垂患者以老年患者居多,故在活动时,应根据跌倒/坠床危险因素评估结果,采取护理措施,预防跌倒的发生。

3)用药指导:教会患者高锰酸钾坐浴的方法,告知配制高锰酸钾坐浴的注意事项。浓度不宜过高,以免灼伤皮肤,且应现用现配,配制时不可用手直接接触本品,以免被腐蚀或染色,切勿将本品误入眼中。应严格在医生指导下使用,长期使用高锰酸钾会引起阴道菌群紊乱。用药部位如有灼烧感、红肿等情况,应停药,并将局部药物洗净,必要时向医生咨询。

2.术后护理

(1)病情观察。

1)严密心电监护监测,观察血压、脉搏、呼吸及穿刺点渗血情况。

2)观察阴道分泌物的颜色、性质、量,发现异常及时通知医生。

3)术后阴道残端固定于骶棘韧带后会导致牵扯痛,护士应观察患者的疼痛程度。如患者疼痛明显,应通知医生,必要时遵医嘱给予镇痛剂。

4)经阴道手术患者为防止其术后渗血,常需阴道内填塞纱条,注意观察纱条有无渗血,有无脱出,如有异常及时报告医生。术后24～48小时取出纱条后注意观察有无流血、会阴伤口有无红肿,并注意保持外阴清洁。

(2)用药护理:对雌激素低下的妇女用雌激素替代治疗很重要。于术后2周内,每周2次,将雌三醇乳膏涂抹于阴道内。已知、怀疑或既往有乳腺癌者,已知或怀疑有雌激素依赖性恶性肿瘤(如子宫内膜癌)者及未经诊断的阴道流血者禁用。

(3)合并症观察:子宫脱垂患者中老年患者居多,由于手术应激反应,会引起患者合并症的变化,故术后应加强观察。

1)高血压:严密观察患者血压、脉搏的变化,倾听患者主诉,有无头痛、头晕等不适。

2)糖尿病:严密观察患者血糖值的变化,尤其是在禁食期间,注意补充能量,避免低血糖的发生。同时在过渡饮食时,注意观察血糖值的波动,必要时遵医嘱调整降糖药的剂量。

3)血栓:观察患者生命体征,注意有无胸闷、憋气、下肢疼痛等症状,警惕肺栓塞及下肢深静脉血栓的发生。

（4）健康教育。

1）饮食：术后禁食，遵医嘱按麻醉方式进水，根据排气情况逐渐进食流食、半流食、普食。注意在卧床期间不能饮牛奶、豆浆、萝卜汤及含糖的饮料，以防止腹胀。进普食后，应多食高蛋白、高维生素尤其是富含粗纤维的食物，同时要多饮水。

2）活动：术后以卧床休息为主，避免因早期下床过度活动，造成盆腔脏器进一步下垂，而影响手术效果。但卧床期间应定时翻身活动，尤其是下肢活动，避免压疮和深静脉血栓的发生。应避免用力下蹲、咳嗽等增加腹压的行为。

3）用药指导：应用雌三醇乳膏时，应在医生指导下使用。如忘记用药，而又未到下次用药时间，则应立即补上。反之，则应跳过本次用药，继续后续使用，在同一天绝对不能用药两次。

4）化验检查护理：患者停留置尿管后，前几次排尿非常关键，通常1～2小时1次，共3次，测量膀胱残余尿量，少于100mL为正常。如残余尿量在100mL以上，应嘱患者继续排尿后重新测量，必要时留置导尿管。

5）疾病相关知识宣教：除先天性盆底组织发育不良外，子宫脱垂的预防重于治疗。针对病因，做好妇女的"五期"保健，即青春期、月经期、孕期、产褥期和哺乳期。提倡晚婚晚育，防止过多生育。提高助产技术。加强产后体操锻炼，促进盆底组织恢复，避免产后过早参加重体力劳动。积极预防、治疗使腹压增加的疾病。

6）出院指导：①注意调整情绪，保持乐观心态；②注意保暖，避免感冒着凉；③术后休息3个月，半年内避免提重物或久站久坐，禁止盆浴及性生活；④进食高蛋白、高维生素等营养丰富的食物，多吃蔬菜、水果，预防便秘；⑤告知患者按时复查，全面评估术后恢复情况。

（5）延续护理。

1）出院后3个月到门诊检查术后恢复情况，经医生确认完全恢复后方可有性生活。有病情变化应随时就诊。

2）做好电话及门诊的随访，以便全面评估患者的治疗效果。

二、压力性尿失禁

压力性尿失禁（SUI）指腹压的突然增加导致尿液不自主流出，不由逼尿肌收缩压或膀胱壁对尿液的张力压引起。其特点是正常状态下无尿液逸失，而腹压突然增高时尿液自动流出，也称真性压力性尿失禁、张力性尿失禁、压力性尿失禁。

（一）病因及发病机制

压力性尿失禁分为两型：解剖型及尿道内括约肌障碍型。

解剖型压力性尿失禁占90%以上，为盆底组织松弛引起。盆底松弛主要有妊娠与阴道分娩损伤和绝经后雌激素减低等原因。尿道内括约肌障碍型约<10%，可为先天发育异常所致或因老年人内括约肌功能障碍所引起。

（二）临床表现

1.症状

腹压增加下不自主溢尿是最典型的症状，而尿急、尿频、急迫尿失禁和排尿后膀胱区胀满感亦是常见的症状。80%的压力性尿失禁患者伴有膀胱膨出。

2.体征

因90%以上的SUI为解剖型,因此大多数患者均有膀胱盆底松弛的体征。SUI分度有主观分度和客观分度。前者又分以下3级,临床常用;后者主要基于尿垫试验。尿垫实验可用于评估尿失禁的严重程度,分为1小时尿垫试验和24小时尿垫试验两种。

Ⅰ级:尿失禁只发生在剧烈压力下,诸如咳嗽、打喷嚏或慢跑。

Ⅱ级:尿失禁发生在中度压力下,诸如快速运动或上下楼梯。

Ⅲ级:尿失禁发生在轻度压力下,诸如站立时,患者在仰卧位时可控制尿液。

(三)辅助检查

无单一压力性尿失禁的诊断性试验,以患者的症状为主要依据。压力性尿失禁除常规查体、妇科检查及相关的神经系统检查外,还需相关压力试验、指压试验、棉签试验和尿动力学检查等辅助检查,排除急迫性尿失禁、充盈性尿失禁及感染等情况。

1.压力试验

患者膀胱充盈时,取截石位检查。嘱患者咳嗽的同时,观察尿道口,如果每次咳嗽时尿液不自主溢出,则提示SUI。延迟溢尿或有大量的尿液溢出提示非抑制性的膀胱收缩。如果截石位状态下没有尿液溢出,应让患者站立位时重复压力试验。

2.Bonney试验(指压试验、抬举试验)

患者有不自主排尿时,用示、中两指分别轻压尿道两侧或者用两手指或略张开的血管钳抬膀胱颈部或者在尿道外中1/3交界处提高前壁以抬高膀胱颈部,再嘱患者咳嗽或用力屏气,若尿液不再溢出,提示患者有压力性尿失禁,合并尿道膨出,致使尿道膀胱后角消失。

3.棉签试验

患者仰卧位,将涂有利多卡因凝胶的棉签置入尿道,使棉签头处于尿道膀胱交界处,分别测量患者在静息时及Valsalva动作(紧闭声门的屏气)时棉签棒与地面之间形成的角度。在静息及做Valsalva动作时该角度差小于15°为良好结果,说明有良好的解剖学支持;如角度差大于30°,说明解剖学支持薄弱;15°~30°时,结果不能确定。

4.尿动力学检查

包括膀胱内压力测定和尿流率测定,主要观察逼尿肌的反射以及患者控制或抑制这种反射的能力,并可以了解膀胱排尿速度和排空能力。

5.尿道膀胱镜检查

必要时辅助诊断,可以帮助诊断膀胱结石、肿瘤、憩室或以前手术的缝合情况。

6.超声检查

利用即时或区域超声,可获得患者静息和做Valsalva动作时关于尿道角度、膀胱基底部和尿道膀胱连接处的运动和漏斗状形成的信息。另外,也可能发现膀胱或尿道憩室。

7.尿道膀胱造影

用导尿管排空尿液,在X线荧光屏监测下,注入3%~6%碘化钠液150mL,取出导尿管之前再注入40%碘化油15mL,使膀胱和尿道边缘显示清楚,并在尿道外口放一层碘油浸透的纱布,然后在患者静止、用力及排尿时分别摄侧位片、前后位片各一张。此方法可观察尿道斜角即上尿道上段和膀胱底与垂直轴线所成角度的改变,正常情况下该角度为 10°～30°,超过 30°为异常,且角度越大,表明支持结构的损伤程度越大。除此之外,尿道膀胱造影还可观察尿道膀胱角,伴有尿失禁患者往往显示尿道膀胱角消失,膀胱三角区呈漏斗形改变。

(四)治疗

1.非手术治疗

包括盆底肌肉锻炼(PFME)、盆底电刺激、膀胱训练、尿道周围填充物注射、α-肾上腺素能激动剂、选择性 M 受体阻断药和雄激素替代药物治疗,用于轻、中度压力性尿失禁治疗和手术治疗前后的辅助治疗。非手术治疗患者有 30％～60％能改善症状。

2.手术治疗

压力性尿失禁的手术方法很多,种类有一百余种。目前多沿用的术式为耻骨后膀胱尿道悬吊术和阴道无张力尿道中段悬吊带术。因阴道无张力尿道中段悬吊术更为微创,在许多发达国家已成为一线手术治疗方法。压力性尿失禁的手术治疗一般在患者完成生育后进行。

(1)耻骨后膀胱尿道悬吊术:术式很多而命名不同,但均遵循 2 个基本原则:①缝合膀胱颈旁阴道或阴道周围组织,以提高膀胱尿道交界处。②缝合至相对结实和持久的结构上,最常见为缝合至髂耻韧带,即 Cooper 韧带(称 Burch 手术)。Burch 手术目前应用最多,由开腹途径、腹腔镜途径和"缝针法"完成,适用于解剖型压力性尿失禁。手术后 1 年治愈率为 85％～90％,随着时间推移会稍有下降。

(2)阴道无张力尿道中段悬吊带术:适用于解剖型压力性尿失禁、尿道内括约肌障碍型压力性尿失禁以及合并有急迫性尿失禁的混合型尿失禁。悬吊带术可用自身筋膜或合成材料。近年来医用合成材料的发展迅速,以聚丙烯材料为主的合成材料悬吊带术已得到全世界普遍认同和广泛应用,术后一年治愈率在 90％左右,最长术后 11 年随诊的治愈率约 70％。

阴道前壁修补术通过阴道前壁修补,对尿道近膀胱颈部折叠筋膜缝合达到增加膀胱尿道阻力作用,以往一直为压力性尿失禁治疗的主要手术。该手术方法比较简单,但解剖恢复和临床效果均较差,术后一年治愈率仅约 30％,并随时间推移而下降,目前已少用。

(五)护理

1.术前护理

(1)病情观察。

1)观察患者原发性慢性疾病的症状,积极治疗和控制原发性慢性疾病。①便秘:术前保持排便通畅,可多吃蔬菜、水果等,必要时可给予缓泻剂软化大便。②慢性咳嗽:遵医嘱可给予止咳药物,缓解因咳嗽引起漏尿的情况。

2)观察患者漏尿程度,如需要长期使用会阴垫的患者,应嘱患者勤换会阴垫,保持外阴的清洁干燥。每日更换内裤,内裤宜选用纯棉制品。

(2)用药护理:由于尿液长期刺激导致会阴部皮肤变红、瘙痒、湿疹或糜烂,应每日用 1∶5000 的高锰酸钾溶液进行会阴部坐浴,以缓解不适。用 1g 高锰酸钾配 5000mL 水,同时要搅拌均匀,肉眼观察为粉红色即可使用。每次坐浴 20 分钟,每天 2 次。坐浴时要使会阴部浸没于溶液中,月经期停止坐浴。

(3)心理护理:压力性尿失禁患者由于长期受疾病折磨,生活质量下降,在心理、生理及性功能方面均表现异常。患者感到与社会隔离,心情忧郁消沉,食欲缺乏,有冷漠和不安全感。因此既渴望手术成功,又担心手术失败,非常忧虑。护士应主动和患者交谈,了解患者的想法,进行行为、心理的健康指导,帮助患者克服自卑心理,讲解此手术方法的先进性和手术成功的病例,使其积极配合治疗,增强治愈疾病的信心。

(4)健康教育。

1)饮食:制订合理的饮食计划,避免对膀胱有刺激的食物,避免含咖啡因和碳酸类饮料。适量饮水(饮水过多会加重尿失禁,饮水过少会产生便秘),保持大便通畅。

2)活动:在打喷嚏、咳嗽、提重物或弹跳时,应事先紧缩括约肌,以免尿液外漏。有尿失禁的迹象时,应首先放松心情再缓步走向厕所。勿憋尿,一有尿意,应立刻去排尿,最好在饭前、饭后及睡前,将尿液排尽。

3)用药指导:教会患者高锰酸钾坐浴的方法,告知高锰酸钾坐浴的注意事项:长期使用高锰酸钾,会引起阴道菌群紊乱,应严格在医师指导下使用;配制的溶液浓度不宜过浓,以免灼伤皮肤;高锰酸钾液要现用现配;配制时不可用手直接接触本品,以免被腐蚀或染色,切勿将本品误入眼中;用药部位如有灼烧感、红肿等情况,应停药,并将局部药物洗净,必要时向医生咨询。

4)化验检查护理指导(尿动力学检查):①检查前嘱患者饮水 500mL,待膀胱憋胀至尿急时,进行检查才能达到满意的效果;②由于检查时需在尿道插一细管进行测量,因此检查后,患者会感觉尿道不适或出现短暂的排尿疼痛、轻微的血尿等。应嘱患者检查后多饮水,减轻不适症状,预防感染。

2.术后护理

(1)病情观察。

1)严密心电监护,观察血压、脉搏、呼吸情况。

2)严密观察会阴部穿刺点渗血、渗液情况。

(2)用药护理:对雌激素低下妇女用雌激素替代治疗,即术后 2 周内每周 2 次,将雌激素乳膏涂抹于阴道内,但已知、怀疑或既往有乳腺癌者,已知或怀疑有雌激素依赖性恶性肿瘤(如子宫内膜癌)者及未经明确诊断的阴道流血者应禁用。

(3)专科指导。

1)排尿指导:指导患者尽快排尿,以免膀胱过度充盈,导致膀胱麻痹,影响排尿功能;停留置尿管后嘱患者多饮水,促进尿液生成,刺激排尿反射,进一步加快膀胱功能的恢复。

2)盆底肌肉锻炼(Kegel 运动):是轻中度尿失禁,轻度子宫、膀胱、直肠脱垂术前及术后的辅助治疗。①训练前排空膀胱。②患者可取站、坐位或卧位,双膝并拢,臀部肌肉用力,有意识地收缩肛门、会阴及尿道肌肉,使盆底肌上提,大腿和腹部肌肉保持放松。③持续收缩盆底肌不少于 3 秒,松弛休息 2~6 秒,连续 15~30 分钟,每天 3 次或每天做 150~200 次,持续 8 周以上或更长。④指导患者时,详细说明盆底肌的正确位置和收缩要点,以免患者夹紧大腿,而没有收缩盆底肌或收缩盆底肌的同时错误地收缩了腹肌。

(4)并发症的护理观察。

1)出血:术后密切观察会阴穿刺点渗血和阴道出血情况,仔细观察会阴部皮肤的情况,是否出现血肿或里急后重等症状,发现异常及时通知医生。密切观察生命体征变化。

2)膀胱损伤:是术中可能出现的并发症,与患者解剖位置的改变和局部粘连有关。根据损伤程度遵医嘱延长保留尿管时间。

3)感染:术后短期内出现尿频、尿急症状与手术和导尿管刺激有关,应做好导尿管、会阴护理,每日2次。如分泌物多,应增加会阴护理次数。停留置尿管后鼓励患者多排尿、多饮水,并保持会阴部清洁干燥。

(5)健康教育。

1)饮食:根据排气情况逐渐进食流食、半流食、普食。注意在卧床期间不能饮牛奶、豆浆、萝卜汤及含糖的饮料,不能进食产气性食物,以防止腹胀。进普食后,应多食高蛋白、高维生素尤其是富含粗纤维的食物,同时要多饮水。

2)活动:腰麻术后6小时可以侧卧位休息,双下肢做主动的屈伸活动。全麻术后患者,返回病房2小时后无不适症状可翻身活动。术后鼓励患者早期活动,有利于增加肺活量、减少肺部并发症、改善血液循环、促进伤口愈合、预防深静脉血栓、预防肠粘连、减少尿潴留的发生。

3)用药指导:应用雌三醇乳膏时,应在医生指导下使用。如忘记用药,如果不是在下次用药的那天,则应立即补上。反之,则应停止本次用药,继续后续用药,在同一天绝对不能用药两次。

4)化验检查护理指导:患者拔除导尿管后,鼓励患者排尿,通常1~2小时1次,共3次,并测量膀胱残余尿量,若少于100mL为正常,如在100m以上,应嘱患者继续排尿后重新测量或遵医嘱重新留置导尿管。

5)疾病相关知识宣教:①针对病因,做好妇女的"五期"保健,即青春期、月经期、孕期、产褥期和哺乳期;②提倡晚婚晚育,防止过多生育;③加强产后体操锻炼,促进盆底组织恢复,避免产后过早参加重体力劳动;④积极预防、治疗使腹压增加的疾病;⑤减轻体重有助于预防压力性尿失禁的发生。

6)出院指导:①调整情绪,保持乐观开朗的心态;②注意保暖,避免感冒着凉;③术后休息3个月,禁止性生活及盆浴,避免提重物或久站久坐,避免用力下蹲、咳嗽、大笑、跑跳等增加腹压的行为;定期门诊复查,经医生门诊检查术后恢复情况,确认伤口完全愈合后方可有性生活;④进食高蛋白、高维生素等营养丰富的食物,多吃蔬菜、水果,预防便秘;⑤会阴部伤口局部愈合较慢,嘱患者回家后保持外阴清洁干燥,每日清洗会阴部及更换内裤;⑥加强排尿的训练,多饮水,可以在排尿时有意识中断排尿,使尿道括约肌收缩。

(6)延续护理。

1)盆底肌训练的患者于训练后2~6个月进行随访。手术治疗的患者于术后6周内至少随访1次,以后每3~6个月随访1次。有病情变化应随时就诊。

2)做好电话及门诊的随访,以便全面评估患者的治疗效果。

三、尿瘘

尿瘘指生殖道与泌尿道之间形成的异常通道。临床特征为尿液自阴道流出,患者可有或无自主排尿。

(一)病因及发病机制

据国内外资料显示,引起尿瘘的第一位原因是分娩创伤,尤其是在产科处理技术不规范化地区,约占 90% 以上。随着经济的不断发展及产科技术的改进,由妇科手术,如经阴道或经腹子宫切除手术等造成的尿瘘的发生率有上升趋势。在一项对 181 例尿瘘病例的研究中,有学者发现仅有 15% 是由产科原因造成的,而 75% 发生在妇科手术之后,这一问题应引起临床医师的重视。其他原因如外伤、癌肿转移、盆腔结核、脓肿、宫颈癌放射治疗以及阴道内长期放置子宫托治疗子宫脱垂等也可致尿瘘,但较少见。

(二)临床表现

多有难产、产程延长、剖宫产、妇科手术、创伤、盆腔肿瘤及盆腔放疗等病史。

1.临床症状

有不自主的阴道漏尿;无法自主排尿;经期血尿,常见于剖宫产后形成的膀胱子宫瘘,经血由子宫进入膀胱所致;外阴及臀部皮炎,此因长期尿液浸渍刺激所致,严重时可导致行动不便;多伴有泌尿道感染,出现尿频、尿急、尿痛症状;部分患者因阴道瘢痕狭窄,造成性交困难;部分患者可出现长期闭经或月经稀发,可能与精神创伤有关。

2.体征

妇科检查可见外阴及臀部有尿液浸渍形成的皮炎,范围较大,时间长者可呈慢性湿疹样改变。窥器扩张阴道可见阴道内有尿液聚积。通过窥器检查和手指触诊可以了解瘘孔位置、大小及其周围瘢痕情况。如瘘孔位于耻骨联合后方难以暴露或瘘孔极小无法寻及时,可嘱患者取胸膝卧位,同时利用阴道拉钩,将阴道后壁向上牵引暴露并窥视以明确瘘孔位置、大小及其与邻近器官及组织的解剖关系。

(三)辅助检查

有难产、产伤、产程过长、产科或妇科手术、盆腔肿瘤、盆腔放疗等病史者及出现不自主阴道漏尿现象的患者,应考虑尿瘘的诊断。以下辅助检查有助于诊断。

1.彩色超声检查

如为剖宫产后膀胱子宫瘘,可见子宫切口凹凸不平,浆膜层不连贯,子宫肌层有断裂现象并有多个暗区,子宫腔、颈管内、阴道内有尿液回声,横切面瘘孔处见结痂波形。

2.金属导尿管探查

用金属导尿管自尿道口插入膀胱,于瘘孔处可触及或窥见导尿管。

3.亚甲蓝试验

用于鉴别尿道阴道瘘、膀胱阴道瘘,膀胱宫颈瘘和输尿管阴道瘘。方法为用 200mL 经稀释的亚甲蓝溶液经尿道注入膀胱,夹紧导尿管,用窥器扩张阴道进行观察,凡见到蓝色液体经阴道前壁小孔流出者为膀胱阴道瘘;蓝色液体自宫颈口流出者为膀胱宫颈瘘。如不见蓝色液体流出,而见清亮尿液者,则可能为输尿管阴道瘘;如既不见蓝色液体,也不见清亮液体流出,则可能为尿道阴道瘘。

4.靛胭脂试验

目的在于确诊输尿管阴道瘘,在膀胱内注入亚甲蓝后阴道内未见蓝色液体流出时,可做此试验。先在阴道内置无菌干纱布一块,然后经静脉注射 0.4% 靛胭脂 5mL,5～7 分钟如见阴道内干纱布蓝染,可确诊为输尿管阴道瘘。

5.膀胱镜检查

目的在于了解膀胱内的情况,如膀胱体积大小,有无炎症、结石、憩室,瘘孔的位置、大小、其周围瘢痕以及瘘孔与输尿管的解剖关系等,还可在镜下做靛胭脂试验。可通过蓝色液体的排出来判断输尿管的开口位置,如膀胱内见一侧输尿管喷尿,而在阴道内见蓝色液体时,可诊断为一侧输尿管阴道瘘。必要时还可在镜下行双输尿管插管,若为输尿管瘘,则该侧输尿管导管插管受阻。

6.静脉肾盂造影检查

可了解双侧肾功能及输尿管有无梗阻畸形、异位等。

7.肾图检查

目的在于了解双侧肾脏功能和上尿路的通畅情况,若肾图显示一侧肾功能减退和上尿道排泄缓慢,表示输尿管瘘位于该侧。

8.放射性核素检查

对于复杂尿瘘、阴道狭窄或闭锁等情况,可利用放射性核素对瘘孔进行定位,并可判断瘘孔大小。

(四)治疗

手术修补为主要治疗方法。

非手术治疗仅限于分娩或手术后1周内发生的膀胱阴道瘘和输尿管小瘘孔,留置导尿管于膀胱内或在膀胱镜下插入输尿管导管,4周至3个月有愈合可能。由于长期放置尿管既会刺激尿道黏膜引起疼痛,又会干扰患者的日常活动,影响患者的生活质量。因此,建议行耻骨上膀胱造瘘,进行膀胱引流。长期放置引流管拔除前,应重复诊断检查(如染料试验)明确瘘孔是否愈合。引流期间,要经常对患者病情进行评估。应积极处理蜂窝织炎,保证患者营养和液体的摄入,促进瘘孔的愈合。治疗中要注意治疗外阴皮炎和泌尿系感染。绝经后妇女可以给予雌激素,促进阴道上皮增生,有利于伤口愈合。对于术后早期出现的直径仅数毫米的微小瘘孔的尿瘘,15%～20%的患者可以非手术治疗自行愈合。对于瘘管已经成熟并且上皮化者,非手术治疗则通常失败。

手术治疗要注意时间的选择。直接损伤的尿瘘应尽早手术修补;其他原因所致的尿瘘应该等待3～6个月,待组织水肿消退、局部血液供应恢复正常再行手术;修补失败后至少应等待3个月后再次手术;由于放疗所致的尿瘘可能需要更长的时间形成结痂,故有学者推荐12个月后再修补。

膀胱阴道瘘和尿道阴道瘘手术修补首选阴道手术,不能经阴道手术或复杂尿瘘者,应选择经腹或经腹-阴道联合手术。手术成功与否不仅取决于手术本身,术前准备及术后护理也是保证手术成功的重要环节。术前要排除尿路感染,治疗外阴阴道炎症;绝经患者术前应口服雌激素两周以上,以促进阴道上皮增生,有利于伤口愈合;术前1天应用抗生素预防感染;术后留置尿管10～14天,保持导尿管引流通畅;放置输尿管导管者,术后留置至少1个月;绝经患者术后应继续服用雌激素1个月。

输尿管阴道瘘治疗的目的包括保护肾功能、解除尿路梗阻、恢复输尿管的完整性和防止泌尿系感染。一旦确定输尿管阴道瘘的诊断,应立即明确输尿管梗阻的程度和瘘孔的位置。逆行输尿管肾盂造影,既有利于诊断,还可同时放置输尿管支架。支架放置成功,既解除了尿路梗阻、保护了肾脏功能,又使输尿管能够自然生长愈合。对于单侧输尿管损伤但未离断、继发轻、中度梗阻的病例,通常可以通过放置输尿管支架治疗。一旦输尿管支架放置失败,即应开腹行输尿管吻合或输尿管膀胱种植术。

(五)护理

1.心理护理

护士应了解患者的心理感受,耐心解释和安慰患者,不能因异常的气味而疏远患者;指导家属关心、理解患者的感受,告诉患者和家属通过手术能治愈该病,让患者和家属对治疗充满信心。

2.体位适当

对有些妇科手术后所致小瘘孔的尿瘘患者应留置尿管,指导患者保持正确的体位,使小瘘孔自行愈合。一般采用使瘘孔高于尿液面的卧位。

3.鼓励患者多饮水

由于漏尿,患者往往自己限制饮水量甚至不饮水,造成酸性尿液对皮肤的刺激更大。应向患者解释限制饮水的危害,并指出对饮水可以达到稀释尿液、自身冲洗膀胱的目的,从而减少酸性尿液对皮肤的刺激,缓解和预防外阴皮炎。一般每日饮水≥3000mL,必要时按医嘱静脉输液以保证液体入量。

4.做好术前准备

除按一般会阴部手术患者准备外,应积极控制外阴炎症。方法:术前3～5天每日用1：5000的高锰酸钾或0.02％的聚维酮碘(碘伏)液等坐浴;外阴部有湿疹者,可在坐浴后行红外线照射,然后涂氧化锌软膏,使局部干燥,待痊愈后再行手术;对老年妇女或闭经者按医嘱术前半月给予含雌激素的药物,如倍美力或阴道局部使用含雌激素的软膏等,促进阴道上皮增生,有利手术后伤口的愈合;有尿路感染者应先控制感染后再手术;必要时给予地塞米松促使瘢痕软化;创伤型尿瘘手术应在发现漏尿后及时修补或术后3～6个月进行;结核或肿瘤放疗所致的尿瘘应在病情稳定1年后择期手术。

5.术后护理

术后护理是尿瘘修补术手术成功的关键。术后必须留置尿管或耻骨膀胱造瘘7～14天,注意避免尿管脱落,保持尿管通畅,发现阻塞及时处理,以免膀胱过度充盈影响伤口愈合。拔管后协助患者每1～2小时排尿1次,然后逐步延长排尿时间。根据患者瘘孔的位置决定体位,膀胱阴道瘘的瘘孔在膀胱后底部者,应采取俯卧位;瘘孔在侧面者应健侧卧位,使瘘孔居于高位。术后每日补液≥3000mL,达到膀胱冲洗的目的。保持外阴清洁。由于腹压增加可导致尿管脱落,影响伤口愈合,应积极预防咳嗽、便秘,并尽量避免下蹲等增加腹压动作。

6.健康教育

(1)按医嘱继续服用抗生素或雌激素类药物。

(2)术后3个月内禁止性生活及重体力劳动。

(3)尿瘘修补手术成功者妊娠后应加强孕期保健并提前住院分娩。

（4）如手术失败,仍应保持外阴清洁,尽量避免外阴皮肤的刺激,并告知下次手术的时间,让患者有信心再次手术。

（5）手术后 3 个月到门诊复查术后恢复情况。

（刘 静）

第八节 不孕症与辅助生殖技术

一、不孕症

不孕症指育龄夫妇有正常性生活,未避孕 1 年未孕。对年龄大于 35 岁的女性,如果试孕 6 个月未孕就应开始诊疗。从未妊娠者称为原发性不孕;有过妊娠而后未避孕 1 年未孕者称为继发性不孕;由于男方因素造成的不孕称为不育;反复流产和异位妊娠而未能获得活婴属于不育范畴。不孕夫妇的受孕能力低于正常人群,对于大多不孕夫妇定义为生殖力降低更为准确。

不孕症发病率因国家和地区不同存在差别,我国不孕症发病率为 7％～10％。世界卫生组织已将不孕症归为疾病,不孕症患者夫妇承受着来自心理、生理、家庭和社会的压力,需要积极处理。

（一）病因及发病机制

不孕症的原因复杂,夫妇任何一方或双方异常都可导致不孕,另有部分夫妇以目前的诊断技术不能发现异常而归为不明原因不孕。不孕原因中女方因素占 40％～50％,男方因素占 25％～40％,不明原因占 10％～20％。

1.女方因素

以排卵障碍和输卵管因素为主。

（1）排卵障碍:约占女方因素 40％。导致排卵障碍的主要原因:①下丘脑—垂体—卵巢轴功能低下,表现为内源性雌激素低落,垂体促性腺激素 FSH、LH 水平低下,病变在下丘脑或垂体,可能原因有精神应激、环境改变、过度运动、神经性厌食、下丘脑及垂体肿瘤等功能障碍或器质性病变;②卵巢病变,垂体功能正常或亢进,病变在卵巢如先天性卵巢发育不良、多囊卵巢综合征、卵巢早衰、卵巢不敏感综合征等;③其他内分泌腺功能异常也能影响卵巢功能,如高催乳素血症、甲状腺功能异常,导致垂体促性腺激素分泌异常,抑制排卵。

（2）输卵管因素:约占女方因素的 40％。慢性输卵管炎(淋病奈瑟菌、结核分枝杆菌、沙眼衣原体)、子宫内膜异位症是引起输卵管伞端闭锁、积水或输卵管黏膜破坏的主要原因。

（3）子宫内膜异位症占 10％。典型的症状为痛经和不孕,引起不孕的机制不完全清楚,可能与免疫机制紊乱引起的排卵障碍、输卵管功能异常以及子宫内膜容受性改变等多个环节有关。

（4）子宫因素,宫颈黏液分泌异常、宫颈炎症及宫颈解剖结构异常,影响精子上游;子宫内膜病变如子宫内膜炎、内膜息肉、结核、粘连,导致受精卵植入障碍;子宫黏膜下肌瘤和体积较大的肌壁间肌瘤等可导致不孕。

(5)生殖道发育畸形:主要有纵隔子宫、鞍状子宫、单角子宫和双子宫;先天性输卵管发育异常等,均可引起不孕和流产。

2.男方因素

主要是生精异常和输精障碍。

(1)精子发生和成熟障碍:是男性不育最常见的原因,表现为精子形态异常(畸精)、运动异常(弱精)或数量降低(少精)甚至无精。可能的原因有睾丸肿瘤、炎症,内分泌异常,染色体异常以及精索静脉曲张等。

(2)输精障碍:输精管堵塞,可以是先天性的或遗传缺陷,也可以因泌尿生殖道、生殖道手术瘢痕引起等。

(3)性功能异常:外生殖器发育不良或勃起障碍、早泄、不射精、逆行射精等使精子不能正常射入阴道内,可造成男性不育。

(4)免疫因素:在男性生殖道免疫屏障被破坏的条件下,精子、精浆在体内产生抗精子抗体(AsAb),使射出的精子产生凝集而不能穿过宫颈黏液。

3.不明原因不孕(UI)

男女双方均无不孕因素,占不孕病因的 $10\%\sim20\%$。患者夫妇有正常排卵,HSG 显示子宫输卵管形态正常,精液分析也在正常范围。不明原因不孕夫妇可能有异常情况存在如卵子质量、输卵管功能或精子功能异常,目前的临床检查方法尚不能发现不孕的原因。

(二)辅助检查

1.超声检查

推荐使用经阴道超声,明确子宫和卵巢大小、位置、形态、有无异常结节或囊、实性包块回声,评估卵巢储备。还可监测优势卵泡发育情况及同期子宫内膜厚度和形态分型。

2.激素测定

排卵障碍和年龄≥35 岁女性均应行基础内分泌测定,于月经周期第 $2\sim4$ 日测定 FSH、LH、E_2、T、PRL 基础水平。排卵期 LH 测定有助于预测排卵时间,黄体期 P 测定有助于提示有无排卵、评估黄体功能。

3.输卵管通畅检查

子宫输卵管造影是评价输卵管通畅度的首选方法。应在月经干净后 $3\sim7$ 日无任何禁忌证时进行。既可评估宫腔病变,又可了解输卵管通畅度。

4.其他检查

(1)基础体温测定:双相型体温变化提示排卵可能,但不能作为独立的诊断依据。

(2)宫腔镜、腹腔镜检查:适用于体格检查、超声检查和(或)输卵管通畅检查提示存在宫腔或盆腔异常的患者,可明确病变位置和程度,并进行相应的治疗。

(三)治疗

女性生育力与年龄密切相关,治疗时需充分考虑患者的卵巢生理年龄,选择合理、安全、高效的个体化方案。对于肥胖、消瘦、有不良生活习惯或环境接触史的患者需首先改变生活方式;纠正或治疗机体系统性疾病;性生活异常者在排除器质性疾病的前提下可给予指导,帮助其了解排卵规律,调节性交频率和时机以增加受孕机会。

对于病因诊断明确者可针对病因选择相应治疗方案。

1.纠正盆腔器质性病变

(1)输卵管病变。

1)一般疗法:对男方精液指标正常,女方卵巢功能良好、不孕年限<3年的年轻夫妇,可先试行期待治疗,也可用中药配合调整。

2)输卵管成形术:适用于输卵管周围粘连、远端梗阻和轻度积水,可通过腹腔镜下输卵管造口术、周围粘连松解术和输卵管吻合术等,恢复输卵管及周围组织正常解剖结构,改善通畅度和功能。但对于严重的或伴有明显阴道排液的输卵管积水,目前主张行输卵管切除或结扎,阻断炎性积水对子宫内膜的不良影响,为下一步辅助生殖技术助孕提供有利条件。

(2)子宫病变:对于子宫黏膜下肌瘤、较大的肌壁间肌瘤、子宫内膜息肉、宫腔粘连和纵隔子宫等,若显著影响宫腔形态,则建议手术治疗;子宫明显增大的子宫腺肌症患者,可先行GnRH-a治疗2～3个周期,待子宫体积缩至理想范围再行辅助生殖技术助孕治疗。

(3)卵巢肿瘤:对非赘生性卵巢囊肿或良性卵巢肿瘤,有手术指征者,可考虑手术予以剥除或切除;性质不明的卵巢肿块,应先明确诊断,必要时行手术探查,根据病理结果决定手术方式。

(4)子宫内膜异位症:可通过腹腔镜进行诊断和治疗,但对于复发性内异症或卵巢功能明显减退的患者应慎重手术。中重度患者术后可辅以GnRH-a或孕激素治疗3～6个周期后尝试3～6个月自然受孕,如仍未妊娠,则需积极行辅助生殖技术助孕。

(5)生殖器结核:活动期应先行规范的抗结核治疗,药物作用期及药物敏感期需避孕。对于盆腔结核导致的子宫和输卵管后遗症,可在评估子宫内膜情况后决定是否行辅助生殖技术助孕。

2.诱导排卵

(1)氯米芬:可竞争性结合垂体雌激素受体,模拟低雌激素状态,负反馈刺激内源性促性腺激素的分泌,进而促进卵泡生长。适用于下丘脑-垂体-卵巢轴反馈机制健全,体内有一定雌激素水平者。用法:月经第3～5日开始,每日口服50mg(最大剂量不超过150mg/d),连用5日。排卵率可达70%～80%,每周期的妊娠率20%～30%。推荐结合阴道超声监测卵泡发育,必要时可联合应用人绝经期促性腺激素(hMG)和HCG诱发排卵。排卵后可进行12～14日黄体功能支持,药物选择天然黄体酮制剂。

(2)来曲唑:属于芳香化酶抑制剂,可抑制雄激素向雌激素的转化,减低雌激素水平,负反馈作用于垂体分泌促性腺激素,刺激卵泡发育。适应证和用法同氯米芬,剂量一般为2.5～5mg/d,诱发排卵及黄体支持方案同前。

(3)hMG:从绝经后妇女尿中提取,又称绝经后促性腺激素。理论上75U制剂中含FSH和LH各75U。用法:周期第2～3日开始,每日或隔日肌内注射75～150U,直至卵泡成熟。用药期间必须辅以超声监测卵泡发育,可同时进行血清雌激素水平测定,待卵泡发育成熟给予HCG促进排卵和黄体形成,排卵后黄体支持方案同前。

(4)HCG:结构与LH极相似,常用于卵泡成熟后模拟内源性LH峰诱发排卵。用法:

4000~10 000U 肌内注射一次。也可用于黄体支持。

3.不明原因不孕的治疗

对于年轻、卵巢功能良好女性可期待治疗,但一般试孕不超过 3 年;年龄超过 30 岁、卵巢储备开始减退的患者则建议试行 3~6 个周期宫腔内夫精人工授精作为诊断性治疗,若仍未受孕则可考虑体外受精-胚胎移植。

二、卵巢过度刺激综合征

卵巢过度刺激综合征(OHSS)是应用促排卵药物的严重并发症,其特征性表现为卵巢囊性增大,毛细血管通透性增加,致使体液从血管内向第三体腔转移,形成胸腔积液、腹腔积液,造成血液浓缩,电解质紊乱,肝、肾功能受损及血栓形成。OHSS 是一种医源性疾病,可危及生命,其发生率为 0.6%~14%;OHSS 也是一种自限性疾病,通常 10~14 天可快速自行缓解。

(一)病因及发病机制

1.病因

施行辅助生育技术,如为了有多个卵泡发育而施行控制下超排卵技术(COH)。

2.发病机制

目前尚未阐明,但在 COH 技术时、注射 HCG 后必然发生。其病情的自然缓解与再次加重也与体内 HCG 浓度的变化密切相关。因此,有学者提出 HCG 假说,即 HCG 通过某些物质中介引发 OHSS 的一系列表现。

(1)体液的改变。

(2)血液系统的改变;凝血系统改变导致血栓形成。

(3)卵巢增大。

(二)临床表现

临床表现为卵巢囊性增大、毛细血管通透性增加、体液积聚于组织间隙引起腹水、胸腔积液,伴局部或全身水肿。一般可将卵巢过度刺激综合征分为轻、中、重 3 度。

(三)辅助检查

1.体重、腹围的测量

清晨空腹体重、腹围的测量是评估其严重程度的主要依据。

2.其他检查

检查血常规、凝血功能、血生化、B 超、X 线胸片。

(四)治疗

1.轻度 OHSS

在大多数 COH 周期出现,可不必特殊治疗。

2.中度 OHSS

指导患者自我监测,通过体重测量、尿量测量等措施及早发现重度 OHSS 迹象,并卧床休息,摄入足够的液体。

3.重度 OHSS

(1)药物治疗:目前常用液体治疗和抗血栓的治疗。

（2）胸腔积液、腹腔积液的处理：大量胸腔积液、腹腔积液出现时，为了迅速缓解症状，可在 B 超引导下穿刺引流。积液通过处理可用于自身静脉注射，以扩充血容量。严重者可同时抽出卵巢黄素囊肿液以减少进入血液循环的 E_2 量。

（五）护理

1.轻度 OHSS 的护理

无须处理，但注意观察，等待自行缓解。

2.中度 OHSS 的护理

注意观察腹胀、腹痛、恶心、呕吐及体重突然增加情况。鼓励患者进食易消化、高蛋白、富含维生素食物，少食多餐，减少水分的摄入。症状严重者注意其水电解质平衡情况，尽量减少不必要的腹部检查，同时注意腹痛的部位及伴随症状。

3.重度 OHSS 的护理

（1）一般护理。①每日清晨测空腹体重及腹围，测量体重时定时、定体重计、定所穿衣裤。重度 OHSS 患者因胸腹腔积液引起呼吸困难，遵医嘱给予间断氧气吸入，开通静脉通道，及时准确给药。②皮肤护理。a.因 OHSS 患者体内蛋白低，全身水肿，皮肤弹性差，易受损。护士应注意观察患者皮肤的弹性和湿度，是否有出血点，同时要保持床铺的清洁、平整、干燥，协助患者勤翻身，预防压疮的发生。b.会阴水肿者每日冲洗会阴 2 次，保持外阴的清洁、卫生，预防感染。c.OHSS 患者毛细血管通透性增高，长期使用低分子右旋糖酐引起皮肤瘙痒，应保持皮肤清洁，避免搔抓，以防感染。③生活护理：协助患者于床上大小便，将呼叫器置于患者床边易触及处，并实施预防跌倒护理措施。出现胸闷、气急、呼吸困难等症状者，协助其采取半坐卧位，抬高床头 $15°\sim30°$，以使腹肌松弛，腹壁张力降低。患者呕吐后应及时清理呕吐物，协助患者漱口，保持口腔清洁，及时更换清洁病号服及床单位。对于卧床的患者，嘱咐其将头偏向一侧，以免误吸。若恶心、呕吐症状严重，遵医嘱予药物治疗。

（2）病情观察。①密切监测和记录患者的呼吸、脉搏、血压、意识等。②每日观察空腹体重及腹围的变化。③观察 24 小时出入量是否平衡，特别是尿量。④严密观察患者有无胸闷、憋气、气短、腹胀等症状。⑤如患者突然腹部剧痛，大汗淋漓，应立即通知医生，及时处理。

（3）用药护理。建立静脉通道，保持电解质平衡，纠正低血容量。在补充血容量的过程中，合理安排输液顺序，先胶体溶液后晶体溶液。先以清蛋白或血浆扩容可能造成低蛋白血症，后用低分子右旋糖酐或 10% 的葡萄糖纠正低血容量症状，由于利尿剂对消除胸、腹腔积液无效，相反可能进一步减少血容量，并诱发休克，所以在未补足液体的基础上，禁止使用利尿剂。

1）人血清蛋白。①作用：调节组织与血管间水分的动向，维持正常、恒定的血浆容量。②适应证：用于失血性休克、脑水肿、流产引起的清蛋白缺乏、肾病等。③不良反应：偶尔可出现过敏反应，如发热、寒战、恶心、呕吐、皮疹、弥散性红斑、心动过速、血压下降等；快速输入人血浆清蛋白时，可引起循环超负荷而致肺水肿。

2）低分子右旋糖酐。①作用：能提高血浆胶体渗透压，具有血浆扩容作用，改善微循环和组织灌注，防止血栓形成，同时具有渗透性利尿作用。②适应证：用于体外循环以及代替部分血液。③不良反应：少数患者用药后可出现皮肤瘙痒、荨麻疹、红色丘疹等皮肤过敏反应，也可引起哮喘发作。偶见发热，在多次用药或长期用药停药后，可出现周期性高热或持续性低热。

少数尚可见淋巴结肿大、关节疼痛。极少数可发生过敏性休克,多在首次输入低分子右旋糖酐数滴至数毫升时出现胸闷、面色苍白、血压下降甚至休克,经及时抢救后一般能恢复。用量过大时还可致出血,如鼻出血、齿龈出血、皮肤黏膜出血、创面渗血、血尿、经血增多等。

3)生理盐水。①作用:是一种电解质补充药物,对维持正常的血液和细胞外液的容量和渗透压起着非常重要的作用。②适应证:各种原因所致的失水,包括低渗性、等渗性和高渗性失水;高渗性非酮症糖尿病昏迷者,应用等渗氯化钠可纠正失水和高渗状态。③不良反应:输液过多、过快,可致水、钠潴留,引起水肿、血压升高、心率加快、胸闷、呼吸困难,甚至急性左心衰竭。过多、过快给予低渗氯化钠可致溶血、脑水肿等。

4)呋塞米。①作用:强效利尿药,既可降低肾小管对尿液的稀释功能,又能阻碍尿在集合管的浓缩过程,所以利尿作用强大而迅速。②适应证:治疗各种类型的水肿、高血压以及需要利尿的急性药物中毒等病症。③不良反应:主要有电解质紊乱、直立性低血压、头晕、疲乏、胃肠道反应。

5)肝素注射剂。①作用:能干扰血凝过程的许多环节,在体内外都有抗凝血作用。②适应证:用于防治血栓形成或栓塞性疾病(如心肌梗死、血栓性静脉炎、肺栓塞等)。③不良反应:用药过多可致自发性出血,故每次注射前应测定凝血时间。如注射后引起严重出血,可静脉推注硫酸鱼精蛋白进行急救(1mg 硫酸鱼精蛋白可中和 100U 肝素)。

6)黄体酮注射剂。①作用:排卵后在激素作用的基础上,使子宫内膜继续增厚、充血,腺体增生并分支,由增生期转为分泌期,有利于孕卵的着床和胚胎发育。②适应证:保胎。③不良反应:主要有胃肠道反应、痤疮、液体潴留和水肿、体重增加、过敏性皮炎、精神压抑、乳房疼痛、女性性欲改变、月经紊乱、不规则出血或闭经;长期应用还可引起肝功能异常、缺血性心脏病发生率上升、子宫内膜萎缩、月经量减少,并容易发生阴道真菌感染。少见的不良反应有头痛、胸、臀、腿特别是腓肠肌处疼痛,手臂和足无力、麻木或疼痛,突然的或原因不明的呼吸短促,突然语言、发音不清,突然视力改变、复视、不同程度的失明等。

(4)心理护理:由于患者在 IVF-ET 周期中花费较多,往往对成功寄予很大希望,一旦发生中重度 OHSS,患者会突然感到希望破灭,常表现为紧张、焦虑与恐惧。应注意观察患者的情绪变化,对其存在的心理问题应及时发现、准确评估并实施相应的护理。在与患者的交流中,要富有同情心,态度和蔼,耐心解释 OHSS 的发病原因,讲述一些治疗信息及同类疾病的治愈情况,减轻患者的心理负担,使其以坦然乐观的心态处之。注意保护患者的隐私,同时要做好家属思想工作,让家属理解关心患者,增强患者治疗信心,积极配合治疗,以取得良好的治疗效果。

(5)胸腔积液、腹腔积液的护理:重度 OHSS 患者因腹压增加或胸腔积液、腹腔积液明显,影响呼吸甚至循环功能。医生可行胸腔或腹腔穿刺术,引流部分胸腔积液、腹腔积液,以减轻症状。放积液后鼓励患者在静脉补充清蛋白和血浆的同时,通过饮食增加蛋白的摄入,以补充丢失的蛋白质。

(6)健康宣教。

1)饮食:由于患者全身体液重新分布于第三腔隙,多伴有腹腔积液,少数还伴有胸腔积液,低蛋白血症明显,腹胀难忍。应少食多餐,进食高蛋白、高热量、富含维生素,清淡易消化饮食,多食新鲜蔬菜和水果,如利尿效果明显的新鲜果汁、西瓜、冬瓜等,适当限制钠的摄入。

2)休息活动:采用舒适体位休息,禁止腹腔、盆腔检查及剧烈运动,以免突然改变体位引起卵巢扭转或破裂。重度 OHSS 患者因胸腔、腹腔积液引起呼吸困难,应绝对卧床休息,给予半卧位,以减轻呼吸困难。

3)用药指导:指导患者掌握目前口服药物的名称、服用方法、剂量、不良反应及注意事项,嘱其不能自行更改药物或停药,如有不适及时就诊。

4)疾病相关知识宣教:告诉患者可能出现的 OHSS 危象,如突然出现腹痛应引起重视。讲明血液监测,特别是血细胞比容的监测对 OHSS 观察和治疗的重要性,以取得患者及家属的配合。

(7)延续护理:出院后需继续休息,保证充分的睡眠和休息时间,加强营养,定期门诊复查。告知患者在孕 45 天左右行 B 超检查,了解胚胎发育情况,如多胎需及时行胚胎减灭术。强调患者回家后若有任何不适及时与医生联系。

(刘　静)

第七章 产科疾病

第一节 妊娠期并发症

一、流产

妊娠不足 28 周、胎儿体重不足 1000g 而终止者称为流产。流产发生于妊娠 12 周前者称早期流产，发生在妊娠 12 周至不足 28 周者称晚期流产。流产又分为自然流产和人工流产两大类。机械或药物等人为因素终止妊娠者称为人工流产，自然因素导致的流产称为自然流产。自然流产率占全部妊娠的 10%～15%，其中 80% 以上为早期流产。

（一）病因及发病机制

1.胚胎因素

胚胎染色体异常是流产的主要原因。早期流产子代检查发现 50%～60% 有染色体异常。夫妇任何一方有染色体异常均可能传至子代，导致流产。染色体异常包括数目异常和结构异常。

2.母体因素

（1）全身性疾病：全身性感染时高热可促进子宫收缩引起流产，梅毒螺旋体、流感病毒、巨细胞病毒、支原体、衣原体、弓形虫、单纯疱疹病毒等感染可引起胎儿畸形而导致流产；孕妇患心力衰竭、严重贫血、高血压、慢性肾炎及严重营养不良等缺血缺氧性疾病亦可导致流产。

（2）内分泌异常：黄体功能不足可致早期流产。甲状腺功能低下、严重的糖尿病血糖未控制均可导致流产。

（3）免疫功能异常：与流产有关的免疫因素包括配偶的组织兼容性抗原（HLA）、胎儿抗原、血型抗原（ABO 及 Rh）及母体的自身免疫状态。父母的 HLA 位点相同频率高，使母体封闭抗体不足亦可导致反复流产。母儿血型不合、孕妇抗磷脂抗体产生过多、夫妇抗精子抗体的存在，均可使胚胎或胎儿受到排斥而发生流产。

（4）子宫异常：畸形子宫如子宫发育不良、单角子宫、双子宫、子宫纵隔、宫腔粘连以及黏膜下或肌壁间子宫肌瘤均可影响胚囊着床和发育而导致流产。宫颈重度裂伤、宫颈内口松弛、宫颈过短可能导致胎膜破裂而流产。

（5）创伤刺激：子宫创伤如手术、直接撞击、性交过度也可导致流产；过度紧张、焦虑、恐惧、忧伤等精神创伤也有引起流产的报道。

（6）不良习惯：过量吸烟、酗酒，吸食吗啡、海洛因等毒品均可导致流产。

（二）临床表现

1.先兆流产

妊娠28周前出现少量阴道出血和（或）轻微下腹疼痛或腰酸下坠感，无破水及组织排出，妊娠反应持续存在；检查宫口未开，胎膜未破，子宫大小与停经月份符合；妊娠试验阳性；B超显示有孕囊及胚芽，孕7周以上者有胎心波动。如胚胎发育正常，经休息和治疗后出血及腹痛消失，妊娠可以继续；若胚胎发育异常或出血增多、腹痛加重，则可发展为难免流产。

2.难免流产

多由先兆流产发展而来，流产已不可避免。阴道出血量增多（常多于月经量），腹痛加重，呈阵发性下腹坠胀痛，可伴有阴道流水（胎膜破裂）。妇科检查见宫口已扩张，可见胚胎组织或胚囊堵塞于宫颈口，子宫大小与停经月份符合或略小，尿妊娠试验可呈阴性或阳性，B超宫腔内可见胚囊胚芽，有时可见胎动及胎心搏动。

3.不全流产

妊娠物已经部分排出子宫，尚有部分残留于子宫内，由难免流产发展而来。残留妊娠物影响子宫收缩，有持续性阴道出血，严重者可发生休克。检查时可发现宫颈口扩张，有血液自宫颈口流出，有时可见妊娠物在宫颈口或阴道内出现，部分仍残留在宫腔内，子宫大小一般小于停经月份。

4.完全流产

常发生于妊娠8周以前或12周以后。经过腹痛及阴道出血后，妊娠产物已完全排出，阴道出血逐渐停止或仅有少量出血，腹痛消失。妇科检查见宫口关闭，子宫略大或已恢复正常大小，妊娠试验阴性或阳性，B超显示宫腔线清晰，可有少量血液，但无组织残留。

5.过期流产

胚胎或胎儿在宫内已经死亡，但没有自然排出。胚胎或胎儿死亡后子宫不再继续增大，反而缩小。妊娠反应消失，胎动消失。检查时发现宫颈口关闭，子宫小于停经月份，听不到胎心。

6.习惯性流产

每次流产往往发生于相同妊娠月份，流产经过与一般流产相同，早期流产的原因常为黄体功能不全、甲状腺功能低下症、染色体异常等。晚期流产较常见的原因为宫颈内口松弛、子宫畸形、子宫肌瘤等。

7.孕卵枯萎

孕卵枯萎也称为空卵，在超声检查时发现有妊娠囊，但是没有胚胎，说明胚胎已经死亡，不再发育。

8.流产感染

流产过程中若出血时间长、有组织残留、非法堕胎或不洁性生活可引起宫腔内感染，严重者感染可扩散到盆腔、腹腔乃至全身，引起盆腔炎、腹膜炎、败血症甚至感染性休克。患者除有一般流产症状外，尚有发热、下腹痛、阴道分泌物味臭或流脓性液体等感染症状及相应体征，可因感染性休克而导致患者死亡。

（三）辅助检查

1.妊娠试验

胚胎或绒毛滋养细胞存活时,妊娠试验阳性,当妊娠物与子宫壁分离已久失活时妊娠试验阴性。

2.激素测定

定期测绒毛膜促性腺激素(hCC)、胎盘催乳素(HPL)、雌二醇(E$_2$)及黄体酮(P)的含量,动态观察其变化情况,如有进行性下降,提示将发生流产。

3.细菌培养

疑有感染时做阴道或宫腔拭子的细菌培养及药物敏感试验,有助于感染的诊断和治疗。

4.B超检查

显示子宫增大,明确宫腔内有无孕囊、胚胎、胎心搏动及残留组织或积血,以协助诊断。

5.病理检查

对于阴道排出的组织,可以用水冲洗寻找绒毛以确定是否为妊娠流产。对于可疑的病例,要将组织物送病理检查以明确诊断。

（四）治疗

1.先兆流产

(1)一般治疗:卧床休息,避免性生活。

(2)药物治疗:①口服维生素 E,每次 10mg,每天 3 次;②肌内注射黄体酮,每天 20mg,共 2 周;③肌内注射 HCG,每天 1000U,共 2 周或隔天肌内注射 HCG 2000U,共 2 周。

(3)其他治疗:经过治疗后进行定期随访,症状加重或胚胎(胎儿)死亡时,及时手术终止妊娠。

2.难免流产

治疗原则是尽早排出妊娠物。

(1)药物治疗:晚期流产时,子宫较大,可静脉滴注缩宫素,具体方法是缩宫素 10U 加入 5％葡萄糖注射液 500mL 静脉滴注:加强子宫收缩,维持有效的宫缩。

(2)手术治疗:早期流产时行吸宫术或刮宫术。晚期流产当胎儿及胎盘排出后,检查是否完整,必要时行清宫。

3.不全流产

(1)药物治疗:出血时间长,考虑感染可能时应给予抗生素预防感染。

(2)手术治疗:用吸宫术或钳刮术清除宫腔内妊娠残留物,出血量多者输血。

4.完全流产

一般不予特殊处理,必要时给予抗生素预防感染。

5.稽留流产

胚胎死亡时间长,可能会发生机化与子宫壁粘连,也可能会消耗凝血因子,造成凝血功能障碍,导致大量出血,甚至 DIC。因此,在处理前应先进行凝血功能的检查(血常规、出凝血时间、血小板计数、纤维蛋白原、凝血酶原时间、3P 试验、血型检查)并做好输血准备。

(1)一般治疗:凝血功能异常者,先输注血液制品或用药物纠正凝血功能,然后进行引产或手术。

（2）药物治疗：凝血功能正常者，口服己烯雌酚每次 5～10mg，每天 3 次，共 3～5 天，以提高子宫对缩宫素的敏感性。子宫＞12 周者，可以用缩宫素、米索前列醇、依沙吖啶引产。具体方法如下：缩宫素 10U 加入 5％葡萄糖注射液 500mL 静脉滴注：米索前列醇 0.2mg（每片 0.2mg）塞于阴道后穹隆，每隔 4 小时 1 次；依沙吖啶 50～100mg 溶于 5mL 注射用水，注射到羊膜腔内。

（3）手术治疗：子宫＜12 周者可行刮宫术，＞12 周者需行钳刮术。

6.孕卵枯萎

确诊后行吸宫术或刮宫术。

7.习惯性流产

在下次妊娠之前，需要测定夫妇双方的 ABO 和 Rh 血型、染色体核型、免疫不合的有关抗体，以明确病因，对发现的异常情况进行相应的治疗。

（1）如果女方的卵巢功能和甲状腺功能异常，应及时补充黄体酮、甲状腺素。

（2）如果有生殖道畸形、黏膜下肌瘤、宫颈功能不全等，应及时手术纠正。

（3）如果是自身免疫性疾病，可以在确定妊娠以后口服小剂量阿司匹林每天 25mg 或泼尼松 5mg/d 或是皮下注射肝素 5000U/12h 治疗，持续至分娩前。目前推荐阿司匹林为首选方案，因为其效果肯定且不良反应比较少。

（4）如果是男方精液异常，进行相应的治疗。

（五）护理

1.一般护理

观察生命体征；合理饮食，加强营养；先兆流产孕妇应绝对卧床休息，流产合并感染患者取半卧位；每日 2 次常规用消毒液擦洗会阴，使用消毒会阴垫，大小便后及时清理，保持外阴清洁干燥，必要时使用抗生素预防感染；提供生活护理。

2.病情观察

密切观察孕妇腹痛的部位、性质、程度等；观察阴道流血量、性质、颜色、气味等，注意有无组织排出；监测血常规及体温变化，及早识别感染。

3.急救护理

对流产合并失血性休克的患者，立即采取平卧、吸氧、保暖、监测生命体征、估计失血量等护理措施，迅速建立静脉通道，做好输液输血的准备，及时配合完成相关检查，做好手术准备，密切观察病情变化，做好急救、护理记录。

4.治疗配合

难免流产及不全流产一经确诊，应及时做好术前、术中及术后护理。做好吸宫或钳刮术的器械及患者准备；术中监测生命体征的变化，配合手术操作；术后观察阴道流血及子宫收缩情况，监测血压、脉搏及体温的变化，刮出的组织送病理检查。

5.心理护理

流产的发生对孕妇是难以接受的现实，护士应注意观察孕妇的情绪变化，加强心理护理，进行开放性沟通，鼓励孕妇表达其内心感受，宣泄悲伤情绪，重视鼓励家属及朋友给予心理、社会支持,稳定孕妇情绪,积极配合治疗。

6.健康教育

流产终止妊娠者,应遵医嘱按时用药,保持外阴清洁,禁止盆浴及性生活 1 个月。若阴道流血时间长或伴有腹痛、发热等,应及时就诊。讨论此次流产的原因,讲解流产的相关知识,为再次妊娠做好准备。宫颈内口松弛者应在未妊娠前做宫颈内口松弛修补术或妊娠 14~16 周行宫颈内口缝扎术。

二、异位妊娠

正常妊娠时孕卵着床于子宫体部内膜,当孕卵在子宫体腔以外着床,称为异位妊娠,即宫外孕。其中输卵管妊娠占 95%,仅有小部分病例着床在子宫角或残角、宫颈,也可见于腹腔妊娠、卵巢妊娠,故下文主要阐述输卵管妊娠。

输卵管妊娠是妇产科常见急腹症之一,当输卵管妊娠流产或破裂急性发作时,可引起腹腔内严重出血,如不及时诊断、积极抢救,可危及生命。其发病部位以壶腹部最多,占 55%~60%,其次为峡部,再次为伞端,间质部妊娠最少见。常见的病因为输卵管炎、输卵管黏膜破坏、纤毛受损,阻碍孕卵正常运送;输卵管发育异常;放置宫内节育器后可能造成输卵管炎,也可引起输卵管妊娠的发生。异位妊娠的发生率约为 1%,但近年来有明显增高趋势,是妇科常见的急腹症之一。

(一)病因及发病机制

输卵管妊娠原因:输卵管炎症是主要原因,输卵管发育不良或功能异常、精神因素可引起输卵管痉挛和蠕动异常,干扰受精卵的运送,引起异位妊娠。放置宫内节育器与异位妊娠发生也有相关性。

(二)临床表现

1.症状

(1)停经:多数患者有 5~8 周的短暂停经史,20%~30% 的患者无明显停经史。停经时间的长短与妊娠部位有关,输卵管峡部妊娠破裂多在停经 6 周左右;输卵管妊娠流产,多见于妊娠 8~12 周;间质部妊娠破裂常发生于闭经后 3~4 个月。

(2)腹痛:是异位妊娠的主要症状。当发生输卵管妊娠流产或破裂时,表现为突然发生下腹一侧撕裂样剧烈疼痛,常伴恶心、呕吐;当出血积于直肠陷凹时出现肛门坠胀感,随着血液流向全腹,疼痛由下腹向全腹扩散,血液刺激膈肌时引起肩胛部放射性疼痛。

(3)阴道出血:常表现为不规则阴道出血,量多少不等,可有蜕膜管形成碎片排出,一般在病灶清除后出血方能停止。

(4)晕厥与休克:由内出血所致,与阴道出血量不成比例。轻者出现晕厥,重者导致休克。内出血越多越快,症状越严重。

(5)腹部包块:陈旧性异位妊娠或形成大血肿时,下腹部可扪及包块。

2.体征

(1)一般情况:患者呈急性病容,腹痛拒按,贫血貌。脉搏快,血压低,重者出现休克。

（2）腹部检查：下腹有明显压痛、反跳痛，可有腹肌紧张，以患侧为重。出血多时叩诊有移动性浊音，病程较长者可触及包块。

（3）妇科检查：子宫口有少量出血，子宫略大。未破裂者宫旁可扪及胀大的输卵管并压痛，破裂或流产者后穹隆饱满触痛，宫颈举痛明显，出血多时子宫有漂浮感，子宫一侧可扪及不具体包块，压痛明显。陈旧性异位妊娠时包块具体不活动。

（三）辅助检查

1.实验室检查

在怀疑异位妊娠时，一般先进行妊娠试验检查。可以用尿液进行定性试验，阳性者要进一步鉴别是宫内妊娠还是异位妊娠；阴性者如果临床症状提示有异位妊娠的可能性，还需要重复测定或是抽血进行定量 β-HCG 检测，因为尿妊娠试验有假阴性的可能。对于停经时间较短，不能判断是宫内妊娠还是异位妊娠时，要连续测定血 β-HCG。一般情况下，宫内妊娠时，β-HCG 倍增时间小于 48 小时；异位妊娠时，β-HCG 倍增时间往往会大于 48 小时。

2.阴道后穹隆穿刺

腹腔内血液易积聚在子宫直肠陷凹处，多能经后穹隆穿刺抽出。18 号长针自阴道后穹隆刺入子宫直肠凹，抽出黯红色不凝血为阳性，说明有腹腔内出血。

3.超声检查

B 超检查时显像诊断异位妊娠准确率为 70%～94%，如在输卵管部位看到妊娠囊或胎心搏动即可确诊。

4.腹腔镜检查

适用于早期和诊断有困难，但无腹腔大出血和休克的病例。腹腔镜检查若为早期病例，可见一侧输卵管肿大，表面紫蓝色，腹腔内无血液或少量血液。陈旧性异位妊娠时可见一侧输卵管肿大，周围有血肿形成或与邻近器官粘连。

5.子宫内膜病理检查

阴道出血较多的病例，为排除宫内妊娠，应做诊断性刮宫，刮出物送病理检查，呈 A-S 反应可协助诊断，结果仅见蜕膜未见绒毛者应考虑输卵管妊娠，但不能确诊，需要结合病情做出诊断。

（四）治疗

治疗原则以手术治疗为主，非手术治疗为辅。根据病情轻重及再生育要求决定治疗方案。

1.手术治疗

异位妊娠并发内出血者一经诊断应立即手术治疗，有休克者在抗休克的同时进行手术治疗。

（1）输卵管切除术：适用于输卵管妊娠流产或破裂并无生育要求者，尤其是病变破坏严重伴有休克者，能达到根治的目的。

（2）保守性手术：适用于有生育要求的年轻妇女，特别是对侧输卵管已经切除或有明显病变者。

1)输卵管造口术（开窗术）：适用于未破裂或早期破裂输卵管无严重损伤者。在输卵管妊娠部位对着输卵管的一侧纵向切开输卵管壁，清除妊娠物，电凝或缝扎止血，切口敞开不缝合，术后 1 周行输卵管通液治疗,术后复通率>75%。

2)输卵管部分切除、端端吻合术:适用于输卵管峡部妊娠。先切除病灶,再将两断端用 7-0 无损伤针线吻合,术后第 3、第 7、第 14 天行输卵管通液术。

3)输卵管伞端排出术:适用于输卵管妊娠未破裂或不全流产,尤其是伞端妊娠者。挤压输卵管使妊娠物自伞端排出或钝性剥离后轻轻钳夹、搔刮,清除妊娠物。

4)输卵管子宫腔植入术:适用于输卵管近子宫端过短无法行端端吻合术者。此术式成功率较低。

(3)腹腔镜手术:随着腹腔镜手术技术的提高,已成为诊断和治疗异位妊娠的重要手段,国内外一些大医院已用腹腔镜手术取代了开腹手术。腹腔镜下可行输卵管切除术、输卵管开窗术、病灶切除端端吻合术、病灶挤出术、病灶内注药及粘连分离术。术中暴露好,损伤少,术后恢复快,深受患者的欢迎。

(4)自体输血:是一种快速有效的补充血容量的方法,尤其是在缺乏血源的情况下更有价值。经济、卫生,可避免传染病及输血反应,是一种值得推广的好方法。

1)适应证:妊娠<12 周、胎膜未破、出血时间<24 小时、血液未受污染。

2)方法:严格消毒后经开腹或腹腔镜进入腹腔,吸出积血收集于消毒瓶内,每 1000mL 血加 3.8%枸橼酸钠溶液 10mL 抗凝,经 6~8 层纱布或 20μg 微孔过滤器过滤即可经静脉回输患者体内。每回输 400mL 血液,应静脉补充 10%葡萄糖酸钙 10mL。

2.非手术治疗

(1)化学药物:主要用于早期异位妊娠未破裂或症状轻者。

1)用药指征:a.输卵管妊娠直径≤4cm。b.输卵管妊娠未破裂或流产。c.无明显内出血。d.血 β-HCG<2000U/L。e.无药物治疗的禁忌证。

2)方法:分为全身用药及局部用药。a.甲氨蝶呤(MTX)0.4mg/(kg·d)肌内注射,5 天为 1 个疗程,间隔 7 天,共用 2 个疗程。b.MTX 50mg/m² 肌内注射一次疗法。c.MTX 1mg/(kg·d) 静脉滴注第 1、第 3、第 5、第 7 天,四氢叶酸(CF)0.1mg/(kg·d)肌内注射第 2、第 4、第 6、第 8 天。d.MTX 10~25mg 溶于 2~4mL 生理盐水中在 B 超引导下穿刺或经腹腔镜注入孕囊内。e.氟尿嘧啶(5-Fu)10mg/(kg·d)加入 5%葡萄糖注射液 500mL 内静脉滴注,6 天为 1 个疗程。f.5-Fu 250mg 经宫腔注入患侧输卵管内。g.前列腺素 2α(PCF₂α)0.5~1.5mg 局部注入。h.50%高渗葡萄糖注射液 5~20mL 腹腔镜下局部注入,成功率为 91.6%。i.米非司酮(RU 486)100mg,每 12 小时口服 1 次或 50mg 每天 2 次口服,共 3 天,总量 600mg,方便、安全、有效,无明显不良反应。

(2)中医中药治疗:以活血祛瘀,消癥止血为原则。主方为丹参 9~15g,赤芍 6~9g,桃仁 6~9g,随症加减。可加入三七 3g(吞服),阿胶 12g(烊化),山羊血 15g 加强止血作用,加入三棱 9g,山楂 9g 以加强祛瘀破坚,消除陈旧性异位妊娠。

(3)非手术治疗的观察:非手术治疗期间应定期(2~3 天)行 B 超检查和 HCG 测定,以了解胎囊及血 HCG 的变化情况。严密监护血压、脉搏、腹痛情况以及药物的不良反应。用药 3~5 天可有 HCG 升高和腹痛加重,这是因为用药后绒毛变性溶解,释放出更多的 HCG 进入血液中,妊娠物脱落或排出伴随出血使腹腔出血增多所致。一般用药后 3~5 天血中 HCG 开始下降,症状减轻,孕囊或包块缩小,用药后 2～8 周恢复正常。如用药后 3～5 天症状继续加重,HCG 持续上升,包块增大,应考虑非手术治疗失败,立即行手术治疗。

(五)护理

1.一般护理

(1)卧床休息,取半卧位,增加舒适感,尽量减少突然改变体位和增加腹压的动作,如有咳嗽及时处理。观察并记录生命体征。

(2)饮食护理:非手术患者进食清淡易消化的高热量、高蛋白、丰富维生素的流质或半流质饮食,手术治疗的患者术前一日晚 20:00 禁食,24:00 禁水。

(3)对卧床的患者做好生活护理,保持皮肤、床单位清洁干燥。

(4)配血,必要时遵医嘱输血。

(5)防治休克:保证足够液体量,维持正常血压并纠正贫血状态;给予氧气吸入。

(6)遵医嘱给予抗感染治疗。保持会阴部清洁,给予会阴擦(冲)洗。

2.病情观察

(1)非手术治疗者,密切观察一般情况、生命体征,并重视患者的主诉。

(2)观察阴道出血量并记录。

(3)密切观察患者是否有输卵管妊娠破裂的临床表现。①突感一侧下腹部撕裂样疼痛,疼痛为持续性或阵发性。②血液积聚在直肠子宫陷凹而出现肛门坠胀感(里急后重)。③出血多时可流向全腹而引起全腹疼痛,恶心呕吐。④血液刺激横膈,出现肩胛部放射痛。⑤部分患者可出现休克,患者面色苍白,四肢厥冷,脉搏快及细弱,血压下降,休克程度取决于内出血速度及出血量,而与阴道流血量不成比例。

(4)怀疑异位妊娠破裂时,立即通知医生并协助患者取平卧位,给予氧气吸入。观察呼吸、血压、脉搏、体温及患者的反应,并详细记录,同时注意保暖。建立静脉通道,迅速扩容。协助医师做好后穹隆穿刺、B 超、尿妊娠试验等辅助检查,以明确诊断。按手术要求做好术前准备,如备皮、留置导尿、备血等。尽快护送患者入手术室。

3.用药护理

非手术治疗患者需向患者及其家属介绍治疗计划,包括用药的目的及药物用法,不良反应等,帮助患者消除恐惧心理,同时配合医师行相关辅助检查,如血尿常规、肝肾功能、β-HCG、B 超等。用于治疗异位妊娠的药物主要是 MTX。

(1)适应证。①一般情况良好,无活动性腹腔内出血。②盆腔包块最大直径<3cm。③血 β-HCG<2000U/L。④B 超未见胚胎原始血管搏动。⑤肝、肾功能及血红细胞、白细胞、血小板计数正常。⑥无 MTX 禁忌证。

(2)治疗方案。

1)单次给药:剂量为 $50mg/m^2$,肌内注射,可不加用四氢叶酸,成功率达 87% 以上。

2)分次给药:MTX 0.4mg/kg,肌内注射,每日 1 次,共 5 次。给药期间应测定血 β-HCG 及 B 超,严密监护。

(3)用药后随访。

1)单次或分次用药后 2 周内,宜每隔 3 天复查血 β-HCG 及 B 超。

2)血 β-HCG 呈下降趋势并 3 次阴性,症状缓解或消失,包块缩小为有效。

3)若用药后第 7 日血 β-HCG 下降 15%～25%、B 超检查无变化,可考虑再次用药(方案同前)。此类患者约占 20%。

4)血 β-HCG 下降<15%,症状不缓解或反而加重或有内出血,应考虑手术治疗。

5)用药后 35 天,血 β-HCG 也可为低值(<15mIU/mL),也有用药后 109 天血 β-HCG 才降至正常者。故用药 2 周后应每周复查血 β-HCG,直至 β-HCG 值达正常范围。

(4)不良反应。

1)腹痛:用药后最初 3 天出现轻微的下腹坠胀痛,可能和 MTX 使滋养细胞坏死、溶解,与输卵管管壁发生剥离,输卵管妊娠流产物流至腹腔刺激腹膜有关。如腹痛加剧须及时报告医师,并做好术前准备。

2)阴道流血:滋养层细胞死亡后,不能支持子宫蜕膜组织的生长而出现阴道流血,特点为阴道流血呈点滴状,量不多,色呈深褐色。只有腹痛而无阴道出血者多为胚胎继续存活,腹痛伴阴道出血或阴道排出蜕膜通常第 4 日出现点滴状阴道流血。

4.心理护理

多数异位妊娠患者对此病无心理准备,担心在治疗过程中胚囊破裂,引起大出血,会危及生命,易出现焦虑、恐惧、紧张不安的心理,所以应耐心向患者解释病情及治疗计划,消除患者及其家属的紧张和焦虑情绪,使患者对医护人员、对医院有信任感,积极配合治疗。鼓励家属多陪伴患者,做好隐私护理,增加患者的安全感。

5.健康教育

(1)进食高蛋白、高热量、营养丰富的食物,以增强体质,有利于机体康复,多食蔬菜、水果,以保持大便通畅。

(2)保持外阴清洁,大小便后清洁外阴,防止感染。

(3)禁止性生活、盆浴 1 个月。药物保守治疗的患者需 6 个月后才能受孕,严格避孕。

(4)保持良好的卫生习惯,勤洗浴、勤换衣。性伴侣稳定。

(5)告知患者及其家属,异位妊娠复发率为 10%,不孕率为 50%～60%,下次妊娠出现腹痛、阴道出血等情况应随时就医。

(6)给予心理指导,帮助患者及其家属度过心理沮丧期。

(7)出院后定期到医院复查,监测 β-HCG。发生盆腔炎后须立即彻底治疗,以免延误病情。

三、妊娠期高血压疾病

妊娠期高血压疾病是妊娠期特有的疾病,是严重的妊娠并发症之一,多数病例在妊娠期出现高血压、蛋白尿等症状,分娩结束即随之消失。

(一)病因及发病机制

(1)滋养细胞浸润能力异常。

(2)免疫调节功能异常。

（3）遗传因素。

（4）氧化应激反应。

（5）饮食和营养。

（二）临床表现

（1）高血压：同一手臂至少 2 次测量的收缩压≥140mmHg 和（或）舒张压≥90mmHg。对首次发现血压升高者，应间隔 4 小时或以上复测血压，如两次测量均为收缩压≥140mmHg 和（或）舒张压≥90mmHg 诊断为高血压。

（2）蛋白尿：高危孕妇每次产检均应检测尿蛋白。尿蛋白检查应选用中段尿。对可疑子痫前期孕妇应进行 24 小时尿蛋白定量检查。

（3）水肿。

（4）头痛、眼花、恶心、呕吐、持续性右上腹疼痛，严重时可抽搐或昏迷。

（三）辅助检查

（1）妊娠期高血压应进行以下常规检查：①血常规；②尿常规；③肝功能、血脂；④肾功能、尿酸；⑤凝血功能；⑥心电图；⑦胎心监测；⑧超声检查胎儿、胎盘、羊水情况。

（2）子痫前期、子痫：①凝血酶原国际标准化比率；②纤维蛋白（原）降解产物、D -二聚体、3P 试验、AT-Ⅲ；③血电解质；④动脉血气分析；⑤超声等影像学检查肝、胆、胰、脾、肾等腹腔脏器；⑥心脏彩超及心功能测定；⑦脐动脉血流、子宫动脉等脏器血流；⑧头颅 CT 或 MRI 检查。

（四）治疗

1.治疗目的

延缓病情进展、预防严重并发症的发生，降低母胎围生期患病率和病死率，改善母婴预后。

2.治疗基本原则

休息、镇静、解痉，有指征的降压、补充胶体、利尿，密切监测及评估母胎情况，适时终止妊娠。应根据病情轻重分类，进行个体化治疗，母体监测包括各脏器受损的动态评估、胎儿监测包括胎儿生长情况及宫内安危等评估。

（1）妊娠期高血压：休息、镇静、动态监测母胎情况，酌情降压治疗。

（2）子痫前期：镇静、解痉，有指征的降压、补充胶体、利尿，密切动态监测母胎情况，适时终止妊娠。

（3）子痫：控制抽搐，原则上病情稳定后 2 小时终止妊娠。

（4）妊娠合并慢性高血压：以降压治疗为主，注意子痫前期的并发症、胎盘早剥的发生等。

（5）慢性高血压并发子痫前期：同时兼顾慢性高血压和子痫前期的治疗，按重度子痫前期管理。

3.一般治疗

（1）妊娠期高血压患者可在家或住院治疗，轻度子痫前期应住院评估，决定是否院内治疗，重度子痫前期及子痫患者应住院治疗。

（2）休息：应注意休息，并取左侧卧位。但子痫前期患者住院期间不建议绝对卧床休息。

（3）饮食：正常孕妇饮食，保证充足的蛋白质和热量。但不建议限制食盐摄入。

（4）镇静：为保证充足睡眠，必要时可睡前口服地西泮 2.5～5mg。

4.对症治疗

(1)降压。

1)降压治疗的目的:预防子痫、心脑血管意外和胎盘早剥等严重母胎并发症。收缩压≥160mmHg和(或)舒张压≥110mmHg的重度高血压孕妇应降压治疗;收缩压≥140mmHg和(或)舒张压≥90mmHg的非重度高血压患者可使用降压治疗。

2)目标血压:孕妇无并发脏器功能损伤,收缩压应控制在130～155mmHg,舒张压应控制在80～105mmHg;孕妇并发脏器功能损伤,则收缩压应控制在130～139mmHg,舒张压应控制在80～89mmHg。降压过程力求下降平稳,不可波动过大,且血压不可低于130/80mmHg,以保证子宫胎盘血流灌注。

(2)降压药物常用口服有拉贝洛尔、硝苯地平短效或缓释片。

(3)口服药物血压控制不理想,可使用静脉用药,常用的有:拉贝洛尔、尼卡地平、尼莫地平、酚妥拉明。

1)拉贝洛尔,α、β肾上腺素能受体阻滞药。用法:50～150mg,口服,3～4g/d。静脉注射:初始剂量20mg,10分钟后如未有效降压则剂量加倍,最大单次剂量80mg,直至血压被控制,每天最大总剂量220mg。静脉滴注:50～100mg加入5%葡萄糖注射液250～500mL,根据血压调整滴速,待血压稳定后改口服。

2)硝苯地平,二氢吡啶类钙离子通道阻滞药。用法:5～10mg,口服,每日3～4次,24小时总量不超过60mg。紧急时舌下含服10mg,起效快,但不推荐常规使用。

3)尼莫地平,二氢吡啶类钙离子通道阻滞药,可选择性扩张脑血管。用法:20～60mg,口服,2～3/d;静脉滴注:20～40mg加入5%葡萄糖注射液250mL,每日总量不超过360mg。

4)尼卡地平,二氢吡啶类钙离子通道阻滞药。用法:口服初始剂量20～40mg,每日3次。静脉滴注:1mg/h起,根据血压变化每10分钟调整剂量。

5)酚妥拉明,α肾上腺素能受体阻滞药。用法:10～20mg溶入5%葡萄糖注射液100～200mL,以10μg/min静脉滴注。必要时根据降压效果调整。

6)甲基多巴,中枢性肾上腺素能神经阻滞药。用法:250mg,口服,每日3次,以后根据病情酌情增减,最高不超过2g/d。

7)硝酸甘油,作用于氧化亚氮合酶,可同时扩张动脉和静脉,降低前后负荷,主要用于合并心力衰竭和急性冠状动脉综合征时高血压急症的降压治疗。用法:起始剂量5～10μg/min静脉滴注,每5～10分钟增加滴速至维持剂量20～50μg/min。

8)硝普钠,强效血管扩张药。用法:50mg加入5%葡萄糖注射液500mL按0.5～0.8μg/(kg·min)静脉缓滴。妊娠期仅适用于其他降压药物应用无效的高血压危象孕妇。产前应用不超过4小时。

(4)硫酸镁防治子痫。硫酸镁是子痫治疗的一线药物,也是重度子痫前期预防子痫发作的预防用药;对于非重度子痫前期患者也可考虑应用硫酸镁;硫酸镁控制子痫再次发作的效果优于地西泮、苯巴比妥和冬眠合剂等镇静药物。除非存在硫酸镁应用禁忌或硫酸镁治疗效果不佳,否则不推荐将苯妥英钠和苯二氮䓬类(如地西泮)用于子痫的预防或治疗。

1)控制子痫:静脉用药,负荷剂量硫酸镁2.5～5g,溶于10%葡萄糖注射液20mL静脉注射(15~20分钟)或5%葡萄糖注射液100mL快速静脉滴注,继而1~2g/h静脉滴注维持或夜间睡眠前停用静脉给药,改为25%硫酸镁20mL+2%利多卡因2mL臀部肌内注射。24小时硫酸镁总量25~30g(Ⅰ-A)。

2)预防子痫发作(适用于子痫前期和子痫发作后):负荷和维持剂量同控制子痫处理。用药时间长短根据病情需要掌握,一般每天静脉滴注6~12小时,24小时总量不超过25g。用药期间每日评估病情变化,决定是否继续用药。

3)注意事项:血清镁离子有效治疗浓度为1.8~3.0mmol/L,超过3.5mmol/L即可出现中毒症状。使用硫酸镁的必备条件包括膝跳反射存在;呼吸≥16次/分;尿量≥25mL/h或≥600mL/d;备有10%葡萄糖酸钙。镁离子中毒时停用硫酸镁并静脉缓慢注射(5~10分钟)10%葡萄糖酸钙10mL。如患者同时合并肾功能不全、心肌病、重症肌无力等,则硫酸镁应慎用或减量使用。条件许可时,用药期间应监测血清镁离子浓度。

(5)补充胶体。可增加血管外液体量,导致一些严重并发症的发生,如肺水肿、脑水肿等。因此,除非有严重的液体丢失(如呕吐、腹泻、分娩失血),一般不推荐扩容治疗。对于存在严重低蛋白血症者,酌情补充白蛋白或血浆。

(6)镇静药物的应用。目的:缓解孕产妇精神紧张、焦虑症状,改善睡眠,预防并控制子痫。

1)地西泮:口服2.5~5.0mg,每日2~3次或睡前服用,可缓解患者的精神紧张、失眠等症状,保证患者获得足够的休息。地西泮10mg肌内注射或静脉注射(>2分钟)可用于控制子痫发作和再次抽搐。

2)苯巴比妥:镇静时口服剂量为30mg/次,每日3次。控制子痫时肌内注射0.1g。

3)冬眠合剂:冬眠合剂由氯丙嗪(50mg)、哌替啶(100mg)和异丙嗪(50mg)3种药物组成,可抑制中枢神经系统,有助于解痉、降压、控制子痫抽搐。通常以1/3~1/2量肌内注射或以1/2加入5%葡萄糖注射液250mL,静脉滴注。由于氯丙嗪可使血压急剧下降,导致肾及胎盘血流量降低,而且对母胎肝有一定损害,故仅应用于硫酸镁治疗效果不佳者。

(7)促胎肺成熟。孕周<34周的子痫前期患者产前均应接受糖皮质激素促胎肺成熟治疗。孕周不足34周,预计1周内可能分娩的妊娠期高血压患者也应接受促胎肺成熟治疗。

5.对因治疗

终止妊娠(方式及时机)。子痫前期患者经积极治疗母胎状况无改善或病情持续进展的情况下,终止妊娠是唯一有效的治疗措施。

(1)终止妊娠时机:①小于孕26周的重度子痫前期经治疗病情不稳定者建议终止妊娠;②孕26~28周的重度子痫前期,根据母胎情况及当地围生期母儿诊治能力决定是否可以行期待治疗;③孕28~34周的重度子痫前期,如病情不稳定,经积极治疗24~48小时病情仍加重,应终止妊娠;如病情稳定,可以考虑期待治疗,并建议转至具备早产儿救治能力的医疗机构;④孕34周后的重度子痫前期患者,胎儿成熟后可考虑终止妊娠;⑤孕34~36周的轻度子痫前期患者,期待治疗的益处尚无定论;⑥孕37周后的子痫前期可考虑终止妊娠;⑦子痫控制2小时后可考虑终止妊娠。

(2)终止妊娠的方式:妊娠期高血压疾病患者,如无产科剖宫产指征,原则上考虑阴道试产。但如果不能短时间内阴道分娩,病情有可能加重,可考虑放宽剖宫产指征。

6.预防

目前尚无证据表明能在一般人群中预防妊娠期高血压疾病的发生。以下措施对高危人群的预防可能有效。①适度锻炼:妊娠期应适度锻炼以保持妊娠期身体健康。②合理饮食:妊娠期不推荐严格限制盐的摄入,也不推荐肥胖孕妇限制热量摄入。③补钙:低钙饮食(摄入量<600mg/d)的孕妇建议补钙。正常钙摄入的高危孕妇推荐预防性补钙,口服至少 1g/d。④预防性抗凝血治疗:高凝血倾向的孕妇妊娠前或妊娠后每天睡前口服低剂量阿司匹林(25~75mg/d)宜至分娩。

(五)护理

1.妊娠期

(1)一般护理。

1)孕妇应安置于单人暗室,保持室内空气流通,避免一切外来的声、光刺激,绝对安静。一切治疗与护理操作尽量轻柔,集中执行,避免干扰患者。

2)子痫时,协助医生控制抽搐;专人护理,防止受伤。保持呼吸通畅,备好开口器、压舌板、舌钳、吸引器、吸痰管、氧气等急救物品。加用床挡,以防产妇从床上跌落。若有义齿应取出,并于上下磨牙间放置一缠纱布的压舌板,以防咬伤唇、舌。在产妇昏迷或未完全清醒时,禁止给予一切饮食和口服药,防止误入呼吸道而致吸入性肺炎。

(2)病情观察。

1)遵医嘱定时监测血压及体重,记录 24 小时出入量。

2)监测胎儿发育情况,定时胎心监护和听胎心。

3)子痫的观察。①密切观察产妇面色、生命体征变化、尿量、尿色,准确记录出入量。记录用药种类、用量、不良反应及用药效果,控制输液滴速和输液量;控制水的摄入量,避免饮水不当出现心衰等问题。②重视孕妇有无头痛、头晕、视物模糊等自觉症状。③子痫发作者往往在抽搐时临产,应严密观察,及时发现产兆,并做好母子抢救准备。

(3)用药护理。

1)妊娠期高血压常用药物、不良反应及注意事项见表 7-1。

表 7-1　妊娠期高血压疾病治疗常用药物

分类	药物	不良反应	备注
降压药	甲基多巴	外周水肿、焦虑、嗜睡、口干、低血压、肝损害,对胎儿无严重不良影响	NHBP 推荐首选用药,但在我国实际应用较少
	拉贝洛尔	持续的胎儿心动过缓,低血压,新生儿低血糖	妊娠期高血压疾病优先考虑选用,哮喘和心衰产妇禁用
	硝苯地平	心悸、头痛、低血压、抑制分娩	与硫酸镁有协同作用
	氢氯噻嗪	胎儿畸形、电解质紊乱、血容量不足	
	硝普钠	代谢产物(氰化物)对胎儿有毒性作用	见光易变质;禁止用于妊娠期

分类	药物	不良反应	备注
止痉药	硫酸镁	镁中毒	子痫治疗一线药物,预防子痫发作的预防用药
镇静药	苯妥英钠	可致胎儿呼吸抑制,分娩前 6 小时慎用	除非存在硫酸镁应用禁忌或硫酸镁治疗效果不佳,否则不推荐使用于子痫的预防或治疗
	地西泮	1 小时内用药超过 30mg 可能发生呼吸抑制,24 小时总量不超过 100mg	除非存在硫酸镁应用禁忌或硫酸镁治疗效果不佳,否则不推荐使用于子痫的预防或治疗

2)硫酸镁的用药护理:硫酸镁是目前治疗妊娠期高血压疾病的首选解痉药物。硫酸镁的治疗浓度和中毒浓度相近,因此在进行硫酸镁治疗时应严密观察其毒性作用,并认真控制硫酸镁的入量。①毒性反应:主要是中毒现象,首先表现为膝反射减弱或消失,随着血镁浓度的增加,可出现全身肌张力减退及呼吸抑制,严重者心跳可突然停止。②注意事项:在应用硫酸镁的过程中应严格控制输液滴数,定期检查膝腱反射是否减弱或消失,呼吸不得少于 16 次/分,尿量不得少于 25mL/h 或 24 小时不少于 600mL,一旦出现中毒反应,立即静脉推注 10% 葡萄糖酸钙液 10mL,宜在 3 分钟以上推完,必要时可每小时重复 1 次,直至呼吸、排尿和神经抑制恢复正常,但 24 小时内不超过 8 次。

(4)并发症的护理观察。

1)胎儿窘迫及胎盘早剥:密切观察血压、胎心、缺氧等自觉症状,以防胎儿窘迫发生。

2)胎盘早剥:密切观察胎心、胎动、腹痛及阴道出血情况,防止胎盘早剥发生。

(5)心理护理:实施心理干预消除产妇的不良心理因素;教会孕妇保持心情舒畅的方法,如可听些轻松舒缓的音乐或进行放松肌肉训练;尽量多与孕妇交流,语气和缓,消除孕妇紧张心理;若发生子痫先兆,向孕妇及家属解释适时终止妊娠的必要性。

(6)健康教育。

1)饮食:①进食高蛋白、高热量、高维生素及富含钙、铁等矿物质饮食,有水肿者应限制钠盐的摄入;②尽量减少食用加工食品,如香肠、罐头类、腊肉,成品的鸡、鸭等。

2)休息与活动:①保证充足的睡眠,每天保证在 8~9 小时,有利于降低肌肉的兴奋性;②保持环境安静,避免探视,以减少各种刺激。

3)出院指导:做好出院手续办理流程的告知;加强孕妇及其家属对妊娠期高血压疾病相关知识的认识;嘱保持个人卫生,养成正确的饮食、运动习惯,掌握自我监测的方法,预防并发症的发生;定期产前检查,保证孕期安全,如有不适随时到医院就诊。

2.分娩期

(1)病情观察。

1)定时测量生命体征,注意血压变化及产妇自觉症状,如有头晕、头痛、眼花、视物模糊、恶心、呕吐、耳鸣、胸闷等症状,及时通知医生。

2)监测胎心、宫缩及产程进展。

（2）用药护理。

1）硫酸镁：应用硫酸镁静脉滴注时，应严格控制滴速，并密切观察呼吸及膝腱反射，防止硫酸镁中毒。硫酸镁肌内注射时应选择深部肌肉进行。

2）扩容药：应用扩容治疗时，应在心、肺、肾功能良好的情况下应用。

（3）专科指导：尽量缩短第二产程，避免产妇用力。可行会阴侧切或产钳助产术。

（4）并发症护理观察。

1）产后出血：在胎儿前肩娩出后立即静脉给予宫缩剂，及时娩出胎盘并按摩宫底。注意自觉症状与血压变化。

2）产后突发循环衰竭：由于长时间限制钠入量及利尿剂的应用，造成血容量不足，产后突然腹压下降，回心血量减少，易造成产后突然出现面色苍白、极度乏力、血压下降和脉搏细弱等。因此要密切观察产妇生命体征、临床表现。

（5）心理护理。

1）实施心理干预，消除产妇不良的心理因素，尽量避免焦虑、恐惧、紧张等不良情绪，使其保持良好的心态，以促进产程顺利。

2）若需要剖宫产终止妊娠者，应讲解术前准备及术后的注意事项，帮助其减轻焦虑、紧张情绪。

（6）健康教育。

1）饮食：产程中产妇消耗体力较大，鼓励产妇进食，注意补充水分，为分娩提供能量支持。

2）休息与活动：保持病室安静，避免声、光刺激；取左侧卧位，减少活动。

3.产褥期

（1）病情观察。

1）继续监测血压，产后 48 小时内至少每 4 小时观察 1 次血压。严格记录 24 小时出入量。

2）严密观察子宫复旧及阴道出血情况，准确记录阴道出血量。如有异常及时通知医生。

（2）用药护理。

1）硫酸镁：产后 24～48 小时仍是子痫高发期，故产后 48 小时内仍应继续硫酸镁的治疗。

2）镇静药物：在使用镇静药物时，避免下床，必要时遵医嘱保留尿管，患者家属不要离开患者，以防产妇受伤。

3）口服降压药：根据产妇的血压情况给予降压药。

4）硝普钠：使用 5％葡萄糖注射液 250～500mL 加硝普钠 25mg 静脉滴注，不可加入其他药物，现用现配；硝普钠见光易变质，故滴注瓶和管路应避光；根据血压，应用静脉输液泵调节滴数，从每小时 2～4 滴开始，调到血压维持在理想范围；用药期间每 10～15 分钟监测血压、心率，以免发生严重不良反应。

（3）专科指导：指导母乳喂养及新生儿抚触，做好乳房护理。

（4）并发症护理观察。

1）产后出血：使用硫酸镁的产妇，易发生子宫收缩乏力，恶露较常人多，因此应严密观察子宫复旧情况，必要时遵医嘱使用缩宫素，严防产后出血。

2）急性肺水肿、心力衰竭：全身小动脉痉挛、血液黏稠度增加使左心负荷加重，最终导致左心衰竭,继而引起急性肺充血、渗出。因此应严密监测生命体征及血氧饱和度,重视产妇的主诉及自觉症状,注意输液速度不宜过快。

(5)心理护理。

1)告诉产妇精神紧张、情绪激动、焦虑不安等不良心理状态不利于产后恢复,鼓励产妇积极配合治疗。

2)将产妇尽量安置在单人房间,光线稍暗,避免声光刺激,鼓励家属参与到产妇的产后护理中,给予产妇家庭支持。

(6)健康教育。

1)饮食:给予充足的蛋白质、热量,丰富的维生素及富含铁、钙、锌的食物,如奶、蛋,水产品等;合理搭配,营养全面,避免食用单一食物;多吃水果蔬菜,特别是绿叶蔬菜,保持大便通畅;忌食生冷及辛辣刺激性食物;除全身水肿应限制外,钠盐以每天摄入 6g 左右为宜。与此同时注意控制体重。

2)休息与活动:避免多人探视,为产妇创造安静舒适的环境,保证充足的睡眠。根据产妇病情及体力状况鼓励其下床活动,活动应循序渐进。

3)用药指导:根据医嘱按时用药。讲解镇静、解痉、降压等药物的作用及不良反应,如有异常反应及时处理。

4)出院指导:①定时进行产后门诊复查,注意血压及尿蛋白变化;②保证充分的休息和愉快的心情;③保持良好的卫生习惯,勤换内衣内裤及会阴垫;④产后 42 天内禁止盆浴和性生活,42 天来医院复查;⑤如果新生儿死亡者,帮助产妇及其家属理解妊娠期高血压疾病的危害,做好心理护理。并嘱血压正常后 1~2 年再怀孕。而且叮嘱下次怀孕应早期来妇产科门诊检查。

(7)延续护理:建立随访登记本,定期进行电话随访。随访过程中,关注产妇血压情况及母乳喂养情况,指导产妇正确服用降压药,保证充足的睡眠和休息,如有头痛、头晕等不适及时就诊。

四、早产

早产(PTL)是指妊娠满 28 周至不满 37 足周(196~258 天)间分娩者。早产分为自发性早产和治疗性早产两种,前者包括未足月分娩和未足月胎膜早破,后者为妊娠并发症或合并症而需要提前终止妊娠者。早产儿各器官发育不成熟,呼吸窘迫综合征、坏死性小肠炎、高胆红素血症、脑室内出血、动脉导管持续开放、视网膜病变、脑瘫等发病率增高。分娩孕周越小,出生体重越低,围生儿预后越差。早产占分娩总数的 5%~15%。近年,由于早产儿及低体重儿治疗学的进步,其生存率明显提高,伤残率下降,故国外不少学者提议,将早产定义的时间上限提前到妊娠 20 周。

(一)病因及发病机制

(1)宫内感染:常伴发胎膜早破、绒毛膜羊膜炎,30%~40%的早产与此有关。

(2)下生殖道及泌尿道感染:如 B 族链球菌、沙眼衣原体、支原体引起的下生殖道感染、细菌性阴道病以及无症状性菌尿、急性肾盂肾炎等。

（3）妊娠并发症与合并症：如妊娠期高血压疾病，妊娠肝内胆汁淤积症，妊娠合并心脏病、慢性肾炎等，可因疾病本身或医源性因素提早终止妊娠导致早产。

（4）子宫膨胀过度或子宫畸形：如多胎妊娠、羊水过多、纵隔子宫、双角子宫等。

（5）胎盘因素：如前置胎盘、胎盘早剥等。

（6）宫颈内口松弛。

（二）临床表现

早产的主要临床表现是子宫收缩，最初为不规律宫缩，并常伴有少许阴道流血或血性分泌物，以后可发展为规律宫缩，与足月产相似。胎膜早破的发生较足月产多。宫颈管先逐渐缩短、消退，然后扩张。早产分为两个阶段：先兆早产和早产临产。

（三）辅助检查

1.阴道后穹隆分泌物胎儿纤维连接蛋白(fFN)检测

预测早产发病风险，于妊娠 25～35 周检测。一般以 fFN>50ng/mL 为阳性，提示早产风险增加；若 fFN 为阴性，则一周内不分娩的阴性预测值达 97%，2 周内不分娩的阴性预测值达 95%。fFN 的意义在于其阴性预测价值。

2.阴道超声检查

宫颈长度<25mm 或宫颈内口漏斗形成伴有宫颈缩短。提示早产的风险大。

（四）治疗

1.卧床休息

宫颈有改变时，需卧床休息；早产临产需绝对卧床休息。

2.促胎肺成熟治疗

应用糖皮质激素促胎儿肺成熟。

3.抑制宫缩治疗

（1）硫酸镁：高浓度的镁离子直接作用于子宫平滑肌细胞，拮抗钙离子对子宫收缩活性，有较好抑制子宫收缩的作用。

（2）钙离子通道阻断剂：是一类可选择性减少慢通道 Ca^{2+} 内流、干扰细胞内 Ca^{2+} 浓度、抑制子宫收缩的药物。常用药物为硝苯地平。

（3）β肾上腺素能受体激动剂：刺激子宫及全身的肾上腺素能 β 受体，降低细胞内钙离子浓度，从而抑制子宫平滑肌的收缩。常用药物为利托君。

（4）非甾体类抗炎药：吲哚美辛，前列腺素合成酶抑制剂，有使 PG 水平下降、减少宫缩的作用。

4.控制感染

对阴道分泌物进行细菌学检查，尤其是 B 族链球菌的检查。必要时给予抗生素预防感染。每日进行会阴擦洗，避免感染。

（五）护理

1.预防早产

加强妊娠期保健，避免诱发早产的因素；具有高危因素的孕妇需卧床休息，以左侧卧位为宜,避免刺激,慎做肛门检查和阴道检查;积极治疗妊娠期合并症与并发症,保持心情平静,妊娠晚期节制性生活;避免感染和外伤;宫颈内口过松者应于妊娠14～18周行宫颈内口环扎术。

2.先兆早产的护理

(1)镇静休息:绝对卧床休息,取左侧卧位,定期间断吸氧,加强营养,注意会阴部卫生,减少刺激。感染是早产的重要诱因,应遵医嘱应用抗生素控制感染。

(2)药物治疗抑制宫缩。

1)β_2受体激动剂:利托君、沙丁胺醇,其作用为降低子宫肌肉对刺激物的应激性,使子宫肌肉松弛,抑制子宫收缩,其不良反应是使心跳加快、血压下降、血糖增高等。

2)硫酸镁:镁离子直接作用于肌细胞,使平滑肌松弛,抑制子宫收缩。

3)钙通道阻滞剂:常见的有硝苯地平,其能选择性地减少Ca^{2+}的内流,抑制子宫收缩;已用硫酸镁者慎用。

4)前列腺素合成酶抑制剂:常见的有吲哚美辛及阿司匹林。

3.早产临产的护理

(1)预防新生儿呼吸窘迫综合征,提高胎儿成活率:应用肾上腺糖皮质激素后24小时至7天内,能促进胎儿肺成熟,常用地塞米松或倍他米松。紧急时可经静脉或羊膜腔注入地塞米松10mg。

(2)分娩的处理:临产后大部分早产儿可经阴道分娩,为了防止胎儿缺氧及颅内出血,产妇需吸入氧气,子宫口开全后行会阴侧切术,缩短第二产程。慎用吗啡、哌替啶等抑制新生儿呼吸中枢的药物。加强早产儿的护理,如保暖、喂养,必要时放置暖箱等,遵医嘱应用抗生素预防感染。

4.心理护理

观察孕妇及其家属的情绪反应,多陪伴孕妇,提供心理支持。讲解早产的相关知识,使孕妇了解早产发生的可能原因、治疗措施及早产儿出生后将要接受的治疗和护理内容,减轻孕妇及其家属的焦虑,积极配合治疗和护理。

5.健康教育

避免早产发生的重点在于预防,故应加强妊娠期管理,增加营养,注意休息,切实加强对高危妊娠的管理及干预,积极治疗妊娠合并症及预防并发症发生。

五、过期妊娠

平时月经周期规律,妊娠达到或超过42周(≥294天)尚未分娩者,称为过期妊娠。发生率占妊娠总数的3%～15%。过期妊娠使胎儿窘迫、胎粪吸入综合征、过熟综合征、新生儿窒息、围生儿死亡、巨大儿及难产等不良结局发生率增高,并随妊娠期延长而增加。

(一)病因及发病机制

1.雌孕激素比例失调

内源性前列腺素和雌二醇分泌不足而黄体酮水平增高,导致孕激素优势,抑制前列腺素和缩宫素的作用,延迟分娩发动,导致过期妊娠。

2.头盆不称

部分过期妊娠胎儿较大,导致头盆不称和胎位异常,使胎儿先露不能紧贴子宫下段和宫颈内口,反射性子宫收缩减少,容易发生过期妊娠。

3.胎儿畸形

如无脑儿,由于无下丘脑-垂体肾上腺轴发育不良或缺如,促肾上腺皮质激素产生不足,胎儿肾上腺皮质萎缩,使雌激素的前身物质 16α-羟基硫酸脱氢表雄酮不足,从而雌激素分泌减少或小而不规则的胎儿不能紧贴子宫下段及宫颈内口诱发宫缩,导致过期妊娠。

4.遗传因素

某家族或某个体常反复发生过期妊娠,如胎盘硫酸酯酶缺乏症属罕见的隐性遗传病,可导致过期妊娠。

(二)临床表现

早孕反应开始出现的时间、胎动出现的时间及早孕期妇科检查发现的子宫大小等均有助于推算孕周。

(三)辅助检查

超声检查结果在 20 周内对确定孕周有重要意义。妊娠 5~12 周以胎儿顶臀径推算孕周较准确,妊娠 12~20 周以胎儿双顶径、股骨长度推算预产期较好。根据妊娠初期血或尿 HCG 增高的时间亦可推算孕周。

(四)治疗

应根据胎盘功能、胎儿大小、宫颈成熟度综合分析,选择恰当的分娩方式。

1.终止妊娠指征

宫颈条件成熟;胎儿体重>400g 或胎儿生长受限;12 小时内胎动<10 次或 NST 为无反应型,OCT 阳性或可疑;尿 E/C 比值持续低值;羊水过少和(或)羊水粪便污染;并发重度子痫前期或者子痫。终止妊娠的方法应酌情而定。

2.引产

宫颈条件成熟、Bishop 评分>7 分者,应予引产;胎头已衔接者,通常采用人工破膜,破膜时羊水多而清者,可静脉滴注催产药,在严密监护下经阴道分娩;宫颈条件不成熟者,可用促宫颈成熟药物,如普拉睾酮及缩宫素引产等。对羊水Ⅲ度污染者,若阴道分娩,要求在胎肩娩出前用负压吸管吸尽胎儿鼻咽部黏液。

3.剖宫产

出现胎盘功能减退或胎儿窘迫征象,不论宫颈条件成熟与否,均应剖宫产尽快结束分娩。过期妊娠时,胎儿虽有足够储备力,但临产后宫缩应激力的显著增加超过其储备力,出现隐形胎儿窘迫,对此应有足够认识。应加强胎儿监护,及时发现问题,采取应急措施,适时选择剖宫产挽救胎儿。剖宫产指征有:引产失败;产程长,胎先露部下降不满意;产程中出现胎儿窘迫征象;头盆不称;巨大儿;臀先露伴骨盆轻度狭窄;高龄初产妇;破膜后羊水少、黏稠、粪便污染;同时存在妊娠合并症及并发症,如糖尿病、慢性肾炎、重度子痫前期等。

(五)护理

1.对住院孕妇的监护

(1)嘱孕妇取左侧卧位,遵医嘱给予吸氧 30 分钟,每日 3 次。

（2）指导孕妇自数胎动。

（3）严密监测胎心变化，如发现异常，及时通知医师处理。

（4）对宫颈评分≥6分采用缩宫素引产者，严格执行缩宫素（引产）静脉滴注护理常规。

2.产程监测及护理

（1）第一产程护理。

1）氧气吸入。

2）左侧卧位。

3）做好新生儿窒息的抢救准备工作。

4）严密观察产程进展、羊水性状及胎心音情况，使用胎心监护仪连续监护。

5）宫口开大3cm、产程进展缓慢或胎心音改变时，及时通知医师给予人工破膜，了解羊水性状。

（2）第二产程护理。

1）宫口开全后，尽量缩短产程。

2）胎肩娩出前吸净胎儿鼻咽部黏液，同时检查胎儿发育情况。

（3）第三产程护理。

1）胎盘娩出后检查胎盘胎膜是否完整及胎盘的老化程度。

2）仔细检查软产道，及时修补裂伤。

3）按摩子宫和遵医嘱给予缩宫素。

3.新生儿护理

（1）分娩时应做好抢救新生儿的准备。

（2）胎儿娩出后立即清理呼吸道。

（3）加强监护，及早发现和处理新生儿异常情况。

4.健康教育

（1）加强妊娠期教育，使孕妇及其家属认识过期妊娠的危害性。

（2）向孕妇及其家属讲解适时终止妊娠的必要性，以减轻他们的顾虑和矛盾心理，取得合作。

（3）告知孕妇自我监测胎动和按时吸氧的重要性，使其自觉遵从医嘱。

（4）告知孕妇静脉滴注缩宫素的必要性，耐心回答提问，消除紧张情绪。

（李　蕾）

第二节　胎儿及其附属物异常

一、羊水过多

妊娠期间羊水量超过2000mL，称为羊水过多。发生率为0.5%～1%。羊水量在数日内急剧增多，称为急性羊水过多；在数周内缓慢增多，称为慢性羊水过多。

(一)病因及发病机制

在羊水过多的孕妇中,约 1/3 原因不明,称为特发性羊水过多。明显的羊水过多可能与胎儿结构异常、妊娠合并症和并发症等因素有关。

1.胎儿疾病

包括胎儿结构异常、胎儿肿瘤、神经肌肉发育不良、代谢性疾病、染色体或遗传基因异常等。明显的羊水过多常伴有胎儿结构异常,以神经系统和消化道异常最常见。神经系统异常主要是无脑儿、脊柱裂等神经管缺陷。神经管缺陷因脑脊膜暴露,脉络膜组织增殖,渗出液增加;抗利尿激素缺乏,导致尿量增多;中枢吞咽功能异常,胎儿无吞咽反射,导致羊水产生增加和吸收减少。消化道结构异常主要是食管及十二指肠闭锁,使胎儿不能吞咽羊水,导致羊水积聚而发生羊水过多。羊水过多的原因还有腹壁缺陷、膈疝、心脏结构异常、先天性胸腹腔囊腺瘤、胎儿脊柱畸胎瘤等异常,以及新生儿先天性醛固酮增多症(Batter 综合征)等代谢性疾病。18-三体、21-三体、13-三体胎儿出现吞咽羊水障碍,也可引起羊水过多。

2.多胎妊娠

双胎妊娠羊水过多的发生率约为 10%,是单胎妊娠的 10 倍,以单绒毛膜性双胎居多。还可能并发双胎输血综合征,两个胎儿间的血液循环相互沟通,受血胎儿的循环血量多,尿量增加,导致羊水过多。

3.胎盘脐带病变

胎盘绒毛血管瘤直径>1cm 时,15%～30%合并羊水过多。巨大胎盘、脐带帆状附着也可导致羊水过多。

4.妊娠合并症

妊娠期糖尿病,羊水过多的发病率为 13%～36%。母体高血糖致胎儿血糖增高,产生高渗性利尿,并使胎盘胎膜渗出增加,导致羊水过多。母儿 Rh 血型不合,胎儿免疫性水肿、胎盘绒毛水肿影响液体交换可导致羊水过多。

(二)临床表现

1.急性羊水过多

较少见。多发生在妊娠 20～24 周。羊水迅速增多,子宫于数日内明显增大,因腹压增加而产生一系列压迫症状。孕妇自觉腹部胀痛,行动不便,表情痛苦,因膈肌抬高,胸部受到挤压,出现呼吸困难,甚至发绀,不能平卧。检查见腹壁皮肤紧绷发亮,严重者皮肤变薄,皮下静脉清晰可见。巨大的子宫压迫下腔静脉,影响静脉回流,出现下肢及外阴部水肿或静脉曲张。子宫明显大于妊娠月份,因腹部张力过高,胎位不清,胎心遥远或听不清。

2.慢性羊水过多

较多见,多发生在妊娠晚期。数周内羊水缓慢增多,症状较缓和,孕妇多能适应,仅感腹部增大较快,临床上无明显不适或仅出现轻微压迫症状,如胸闷、气急,但能忍受。产检时宫高及腹围增加过快,测量子宫底高度及腹围大于同期孕周,腹壁皮肤发亮、变薄。触诊时感觉子宫张力大,有液体震颤感,胎位不清,胎心遥远。

四步触诊时,测宫高大于孕龄或者胎儿触诊困难或有胎儿飘浮感,要考虑羊水过多可能性。

（三）辅助检查

1.超声检查

超声检查是重要的辅助检查方法,不仅能测量羊水量,还可了解胎儿情况,如无脑儿、脊柱裂、胎儿水肿及双胎等。超声诊断羊水过多的标准如下。①羊水最大暗区垂直深度(AFV):≥8cm诊断为羊水过多,其中AFV 8～11cm为轻度羊水过多,12～15cm为中度羊水过多,>15cm为重度羊水过多。②羊水指数(AFI):≥25cm诊断为羊水过多,其中AFI 25～35cm为轻度羊水过多,36～45cm为中度羊水过多,>45cm为重度羊水过多。也有认为以AFI大于该孕周的3个标准差或大于第97.5百分位为诊断标准较为恰当。

2.胎儿疾病检查

部分染色体异常胎儿可伴有羊水过多。对于羊水过多的孕妇,除了超声排除结构异常外,可采用羊水或脐血中胎儿细胞进行细胞或分子遗传学的检查,了解胎儿染色体数目、结构有无异常,以及可能检测的染色体的微小缺失或重复。也可以超声测量胎儿大脑中动脉收缩期峰值流速来预测有无合并胎儿贫血。另外,用PCR技术检测胎儿是否感染细小病毒B19、梅毒、弓形体、单纯疱疹病毒、风疹病毒、巨细胞病毒等。但是,对于羊水过多孕妇进行羊水穿刺一定要告知胎膜破裂的风险,由于羊水量多,羊膜腔张力过高,穿刺可能导致胎膜破裂而引起难免流产。

3.其他检查

母体糖耐量试验,Rh血型不合者检查母体血型抗体的滴度。

（四）治疗

取决于胎儿有无合并的结构异常及遗传性疾病、孕周大小及孕妇自觉症状的严重程度。

1.羊水过多合并胎儿结构异常

如为严重的胎儿结构异常,应及时终止妊娠;对非严重胎儿结构异常,应评估胎儿情况及预后,以及当前新生儿外科救治技术,并与孕妇及家属充分沟通后决定处理方法。合并母儿血型不合的溶血胎儿,应在有条件的胎儿医学中心行宫内输血治疗。

2.羊水过多合并正常胎儿

应寻找病因,治疗原发病。前列腺素合成酶抑制剂(如吲哚美辛)有抗利尿作用。可抑制胎儿排尿能使羊水量减少。用药期间每周一次超声监测羊水量。由于吲哚美辛可使胎儿动脉导管闭合,不宜长时间应用,妊娠>32周者也不宜使用。

自觉症状轻者,注意休息,取侧卧位以改善子宫胎盘循环,需要时给予镇静剂。每周复查超声以便了解羊水指数及胎儿生长情况。自觉症状严重者,可经腹羊膜腔穿刺放出适量羊水,缓解压迫症状,必要时利用放出的羊水了解胎肺成熟度。放羊水时应密切观察孕妇血压、心率、呼吸变化,监测胎心,酌情给予镇静剂和抑制子宫收缩药物,预防早产。有必要时3～4周后可再次放羊水,以降低宫腔内压力。

羊水量反复增长,自觉症状严重者,妊娠≥34周,胎肺已成熟,可终止妊娠;如胎肺未成熟,可给予地塞米松促胎肺成熟治疗后再考虑终止妊娠。

3.分娩时的处理

应警惕脐带脱垂和胎盘早剥的发生。若破膜后子宫收缩乏力,可静脉滴注缩宫素加强宫缩,密切观察产程。胎儿娩出后及时应用宫缩剂,预防产后出血发生。

(五)护理

1.妊娠期

(1)病情观察。观察孕妇的生命体征,定期测量宫高、腹围、体重,判断病情进展,并及时发现并发症;观察胎心、胎动及宫缩,及早发现胎儿窘迫和早产征兆。

(2)专科护理。①指导孕妇每天早、中、晚自测胎动3次,做好记录。将3次自测胎动次数总和乘以4,即得12小时胎动次数。如12小时胎动次数在30次以上,说明胎儿在宫内情况良好;如12小时胎动数在10次以下,提示胎儿子宫内缺氧。②给予低流量吸氧,每日2次,每次30分钟。③密切注意胎动、胎心及临床征兆,每日听胎心4次。④定期行胎心监护,监测胎儿在宫腔内的情况。⑤指导孕妇每日适当多饮水,取左侧卧位休息。

(3)并发症护理观察。①胎儿窘迫:密切观察胎心及胎动情况,定期行胎心监护,及时发现胎儿异常情况。②胎儿畸形:通过B超检查,观察有无先天性肾缺如等畸形。③胎儿生长受限:监测孕妇宫高、腹围及体重增长情况,结合B超检查,及时发现有无胎儿生长受限。

(4)心理护理。实施心理干预,消除产妇的不良心理因素;鼓励孕妇多听轻松舒缓的音乐,保持心情舒畅;尽量多与孕妇交流,给予心理支持、鼓励,使其积极配合治疗。

(5)健康教育。①饮食控制:以清淡、高蛋白、高维生素、高糖类饮食为宜;多吃粗纤维食物,防止便秘。②运动指导:适当活动,指导孕妇多以左侧卧位休息,改善胎盘血液供应。③卫生指导:保持床单位清洁干燥、平整,衣着宽松舒适,保持皮肤及会阴部清洁卫生。加强翻身,改善受压部位的血液循环,特别是有水肿的产妇,需防止水肿部位受压而破损,引起压疮。

2.分娩期

(1)病情观察。①密切观察产妇一般情况,并重视孕妇的主诉。嘱孕妇如出现阴道流血、腹痛及时通知医务人员。②观察孕妇的生命体征,定期测量宫高、腹围和体重,判断产程进展。③破膜后,观察羊水性状、气味,严格记录羊水量。

(2)并发症的护理观察。①胎儿窘迫:产程中定时监测胎心,定时行胎心监护,破膜后观察羊水性状,有无黄染,及时发现胎儿窘迫。②新生儿窒息:胎儿娩出前,及时做好新生儿窒息复苏的抢救准备。

(3)健康教育。①饮食:产程中体力消耗较大,摄入量较少,因此应以摄入富含糖分、蛋白质、维生素、易消化的食物为主。②指导产妇用力,与助产士积极配合,顺利分娩。

3.产褥期

(1)病情观察。①产妇:a.分娩后2小时内监测产妇意识状态、血压、脉搏、呼吸、体温、阴道出血(颜色、性状、量)及子宫收缩情况,如发现异常及时通知医生。b.观察膀胱充盈情况,督促产妇及时排尿,避免过度充盈的膀胱影响子宫收缩,引起产后出血。②新生儿:观察新生儿的进食、二便、黄疸情况,观察新生儿的体重变化

(2)并发症的护理观察。①产褥期感染:住院期间用0.5‰的碘伏溶液会阴擦洗,每天2次;剖宫产者注意观察手术切口是否发生感染,保持伤口干燥清洁;留置尿管者及时拔掉导尿管;密切观察产妇是否有发热、头晕等症状,必要时遵医嘱查血常规应用抗生素治疗。②产后出血:a.生命体征的观察,并做好记录。b.尿量的观察。尿量的多少能反映肾脏毛细血管的灌

流量,也是内脏血流灌流量的重要标志。c.密切观察阴道流血情况,观察子宫高度、子宫硬度。③乳腺炎:观察乳房局部有无红、肿、热、痛的炎性表现,局部皮肤有无破溃,腋窝淋巴结有无肿大。

(3)健康教育。①饮食:产后宜进食富含蛋白质、维生素、膳食纤维的易于消化、吸收的饮食。②运动:指导产后康复运动,嘱循序渐进。③专科指导:指导母乳喂养及新生儿护理。④卫生指导:产后应注意卫生,避免感染。⑤出院指导:a.讲解出院手续办理流程,告知新生儿免疫接种、出生证明及产后复查的相关事项。b.嘱产后坚持母乳喂养,并告知母乳喂养热线,遇到问题时,及时拨打母乳喂养热线,寻求帮助。c.产后42~60天至门诊复查。d.适当活动,循序渐进。e.注意个人卫生,勤洗手、勤更衣,保持会阴清洁。f.每日开窗通风,保证室内空气流通。

二、羊水过少

妊娠晚期羊水量少于300mL者,称为羊水过少。羊水过少的发生率为0.4%~4%。羊水过少严重影响围产儿预后,羊水量少于50mL,围产儿病死率高达88%。

(一)病因及发病机制

羊水过少主要与羊水产生减少或羊水外漏增加有关。部分羊水过少原因不明。常见原因有:

1.胎儿结构异常

以胎儿泌尿系统结构异常为主,如Meckel-Gruber综合征、Prune-Belly综合征、胎儿肾缺如(Potter综合征)、肾小管发育不全、输尿管或尿道梗阻、膀胱外翻等引起少尿或无尿,导致羊水过少。染色体异常、脐膨出、膈疝、法洛四联症、水囊状淋巴管瘤、小头畸形、甲状腺功能减低等也可引起羊水过少。

2.胎盘功能减退

过期妊娠、胎盘退行性变可导致胎盘功能减退。胎儿生长受限、胎儿慢性缺氧引起胎儿血液重新分配,为保障胎儿脑和心脏血供,肾血流量降低,胎儿尿生成减少,导致羊水过少。

3.羊膜病变

某些原因不明的羊水过少与羊膜通透性改变,以及炎症、宫内感染有关。胎膜破裂,羊水外漏速度超过羊水生成速度,可导致羊水过少。

4.母体因素

妊娠期高血压疾病可致胎盘血流减少。孕妇脱水、血容量不足时,孕妇血浆渗透压增高,使胎儿血浆渗透压相应增高,尿液形成减少。孕妇服用某些药物,如前列腺素合成酶抑制剂、血管紧张素转化酶抑制剂等有抗利尿作用,使用时间过长,可发生羊水过少。一些免疫性疾病如系统性红斑狼疮、干燥综合征、抗磷脂综合征等,也可导致羊水过少。

(二)临床表现

羊水过少的临床症状多不典型。多伴有胎儿生长受限,孕妇自我感觉腹部较其他孕妇小,有时候孕妇于胎动时感腹部不适,胎盘功能减退时常伴有胎动减少。检查见宫高腹围较同期孕周小,合并胎儿生长受限更明显,有子宫紧裹胎儿感。子宫敏感,轻微刺激易引发宫缩。临产后阵痛明显,且宫缩多不协调。胎膜破裂者,阴道漏出清亮或者血性流液或者孕妇内裤变湿等。阴道检查时,发现前羊膜囊不明显,胎膜紧贴胎儿先露部,人工破膜时羊水流出极少。

(三)辅助检查

1.超声检查

超声检查是最重要的辅助检查方法。妊娠晚期羊水最大暗区垂直深度(AFV)≤2cm 为羊水过少,≤1cm 为严重羊水过少。羊水指数(AFI)≤5cm 诊断为羊水过少。超声检查还能及时发现胎儿生长受限,以及胎儿肾缺如、肾发育不全、输尿管或尿道梗阻等畸形。

2.电子胎心监护

羊水过少胎儿的胎盘储备功能减低,无应激试验(NST)可呈无反应型。分娩时主要威胁胎儿,子宫收缩致脐带受压加重,可出现胎心变异减速和晚期减速。

3.胎儿染色体检查

羊水或脐血穿刺获取胎儿细胞进行细胞或分子遗传学的检查,了解胎儿染色体数目、结构有无异常,以及可能检测的染色体的微小缺失或重复。羊水过少时,穿刺取样较困难,应告知风险和失败可能。

(四)治疗

根据胎儿有无畸形和孕周大小选择治疗方案。

1.羊水过少合并胎儿严重致死性结构异常

确诊胎儿为严重致死性结构异常应尽早终止妊娠。超声可明确胎儿结构异常,染色体异常检测应依赖于介入性产前诊断,结果经评估并与孕妇及家属沟通后,胎儿无法存活者可终止妊娠。

2.羊水过少合并正常胎儿

寻找并去除病因。动态监测胎儿宫内情况,包括胎动计数、胎儿生物物理评分、超声动态监测羊水量及脐动脉收缩期峰值流速与舒张末期流速(S/D)的比值、胎儿电子监护。

(1)终止妊娠:对妊娠已足月、胎儿可于宫外存活者,应及时终止妊娠。合并胎盘功能不良、胎儿窘迫或破膜时羊水少且胎粪严重粪染,估计短时间不能结束分娩者,应采用剖宫产术终止妊娠,以降低围产儿病死率。对胎儿储备功能尚好,无明显宫内缺氧,可以阴道试产,并密切观察产程进展,连续监测胎心变化。对于因胎膜早破导致的羊水过少,按照胎膜早破处理。

(2)严密观察:对妊娠未足月,胎肺不成熟者,可针对病因对症治疗,尽量延长孕周。根据孕龄及胎儿宫内情况,必要时终止妊娠。

(五)护理

1.定期产前检查

及时了解胎儿发育情况。妊娠期用药需医师指导。

2.一般护理

(1)指导孕妇左侧卧位,多饮水。

(2)指导孕妇自数胎动。

(3)每日吸氧 3 次,每次 30 分钟。

（4）遵医嘱静脉输液。

3.病情观察

（1）观察孕妇生命征,定期测量宫高、腹围和体重。

（2）密切注意胎动、胎心和宫缩变化。

4.分娩期护理

（1）做好终止妊娠的准备,临产后严密观察宫缩及胎心率。

（2）做好剖宫产和抢救新生儿窒息的准备。

（3）为孕妇及其家属提供连续心理支持。

5.健康教育

（1）告知孕妇及其家属羊水过少的相关知识及诊疗护理措施,让孕妇及家属有充分的心理准备,以取得配合和理解。

（2）未分娩的孕妇应做好妊娠期保健,严密观察羊水量的变化,指导孕妇自数胎动,按时吸氧。

（3）指导孕妇左侧卧位,多饮水。

（4）告知产科相关知识。

（5）为新生儿不健康或死亡的产妇及家庭提供心理支持。

三、前置胎盘

正常情况下,胎盘附着于子宫体的后壁、前壁或侧壁。如果妊娠 28 周后,胎盘附着于子宫下段、下缘达到或覆盖宫颈内口,位置低于胎儿先露部,即为前置胎盘。前置胎盘是妊娠晚期的严重并发症,是妊娠晚期出血的常见原因,如处理不当可威胁孕妇及胎儿安全。胎盘位于子宫下段,胎盘边缘极为接近但未达到宫颈内口,称为低置胎盘。妊娠中期（妊娠 28 周前）B 超发现胎盘前置者,称为胎盘前置状态。

（一）病因及发病机制

1.病因

发病原因尚不清楚,可能与下列因素有关。

（1）子宫内膜病变或损伤:多次流产及刮宫、产褥感染、剖宫产、子宫手术史、盆腔炎等为子宫内膜损伤引发前置胎盘的常见因素。上述情况可引起子宫内膜炎或萎缩性病变,再次受孕时子宫蜕膜血管形成不良,胎盘血供不足,为摄取足够营养而增大胎盘面积,延伸到子宫下段。前次剖宫产手术瘢痕可妨碍胎盘在妊娠晚期向上迁移,增加前置胎盘可能性。辅助生殖技术,促排卵药物改变了体内性激素水平,使子宫内膜与胚胎发育不同步等,导致前置胎盘的发生。

（2）胎盘异常:胎盘大小和形态异常,均可发生前置胎盘。胎盘面积过大而延伸至子宫下段,前置胎盘发生率双胎较单胎妊娠高 1 倍;胎盘位置正常而副胎盘位于子宫下段接近宫颈内口;膜状胎盘大而薄扩展到子宫下段。

（3）受精卵滋养层发育迟缓:受精卵到达子宫腔后,滋养层尚未发育到可以着床的阶段,继续向下移,着床于子宫下段而发育成前置胎盘。

2.发病机制

正常情况下孕卵经过定位、黏着和穿透3个阶段后着床于子宫体部及子宫底部,偶有种植于子宫下段;子宫内膜迅速发生蜕膜变,包蜕膜覆盖于囊胚,随囊胚的发育而突向宫腔;妊娠12周左右包蜕膜与真蜕膜相贴而逐渐融合,子宫腔消失,而囊胚发育分化形成的羊膜、叶状绒毛膜和底蜕膜形成胎盘,胎盘定位于子宫底部、前后壁或侧壁上。如在子宫下段发育生长,也可通过移行而避免前置胎盘的发生。但在子宫内膜病变或胎盘过大时,受精卵种植于下段子宫,而胎盘在妊娠过程中的移行又受阻,则可发生前置胎盘。

有关胎盘移行其实是一种误称,因为蜕膜通过绒毛膜绒毛侵入宫口两边并持续存在,低置胎盘与子宫内口的移动错觉是因为在早期妊娠时无法使用超声对这种三维形态进行精确的定义。

(二)临床表现

1.症状

典型表现是妊娠中晚期或临产时发生无诱因、无痛性反复阴道流血,阴道流血多发生于28周以后,也有将近33%的患者直到分娩才出现阴道流血。胎盘覆盖子宫内口,随着子宫下段形成和宫口的扩张不可避免地会发生胎盘附着部分剥离,血窦开放出血。而子宫下段肌纤维收缩力差,不能有效收缩压闭开放的血窦致使阴道流血增多。第一次阴道流血多为少量且通常会自然停止但可能反复发作,有60%的患者可出现再次出血。阴道流血发生时间的早晚、反复发生的次数、出血量的多少与前置胎盘的类型有很大关系。完全性前置胎盘往往出血时间早,在妊娠28周左右,反复出血的次数频繁,量较多,有时一次大量出血即可使患者陷入休克状态;边缘性前置胎盘初次发生较晚,多在妊娠37~40周或临产后,量也较少;部分性前置胎盘初次出血时间和出血量介于上述两者之间。

2.体征

反复多次或者大量阴道流血,胎儿可发生缺氧、窘迫甚至死亡。产妇如大量出血时可有面色苍白,脉搏微弱,血压下降等休克征象。腹部检查:子宫大小与停经周数相符,先露部高浮,约有15%并发胎位异常,以臀位多见,可在耻骨联合上方听到胎盘杂音。

(三)辅助检查

依据患者高危因素和典型临床表现一般可以对前置胎盘及其类型做出初步判断。但是,准确诊断需要依据。

1.超声检查

超声是目前诊断前置胎盘的主要手段。最简单、安全和有效检查胎盘位置的方法是经腹超声,准确率可达98%。运用彩色多普勒超声可预测前置胎盘是否并发胎盘植入,彩超诊断胎盘植入的图像标准主要是胎盘后间隙消失和(或)胎盘实质内有丰富的血流和血窦,甚至胎盘内可以探及动脉血流。经阴道超声可以从本质上改善前置胎盘诊断的准确率。尽管在可疑的病例中将超声探头放入阴道看似很危险,但其实是很安全的。有学者对经腹超声已经诊断为前置胎盘的75例患者进行会阴超声检测,经分娩验证有前置胎盘的70例患者中发现了69例,阳性预测值为98%,阴性预测值为100%。阴道超声诊断优势包括:门诊患者的风险评估、阴道试产选择和胎盘植入的筛查。另外,与前置胎盘密切相关的前置血管最初定位于子宫下段,通过阴道超声也能排除。使用阴道超声对产前出血进行检测应当成为常规。

2.磁共振成像

很多研究报道使用磁共振可以辅助诊断前置胎盘,尤其在诊断后壁胎盘时较超声更具有意义,因为超声很难清晰显示并评价子宫后壁的情况。由于价格昂贵等原因近期使用 MRI 成像代替超声检查尚不大可能。

3.产后检查胎盘及胎膜

对于产前出血患者,产后应仔细检查娩出的胎盘,以便核实诊断。前置部位的胎盘有紫黑色陈旧血块附着,若胎膜破口距胎盘边缘距离<7cm 则为部分性前置胎盘。

(四)治疗

处理原则包括抑制宫缩、止血、纠正贫血和预防感染。具体处理措施应根据阴道出血量、孕周、胎位、胎儿是否存活、是否临产及前置胎盘的类型等综合考虑做出决定。

1.期待疗法

期待疗法指在保证孕妇安全的前提下积极治疗,尽量延长孕周以提高围生儿存活率。适用于妊娠<34 周、胎儿存活、阴道流血量不多、一般情况良好的患者。在某些情况下如有活动性出血,住院观察是理想的方法。然而在大多数情况下,当出血停止、胎儿健康时孕妇可出院观察,门诊监测并定期复查彩超,监测胎儿的生长情况。但这些患者及其家属必须了解可能出现的并发症并能立即送孕妇到医院。有研究者发现,将在家卧床休息与住院治疗的孕 24～36 周前置胎盘出血的孕妇比较发现,孕妇和围生期结果相似,但却节省了费用。

期待疗法的措施包括以下 4 个方面。

(1)一般处理:多取左侧卧位休息以改善子宫胎盘血液循环,定时间段吸氧(3 次/天,30 分钟/次)以提高胎儿血氧供应,密切观察每日出血量,密切监护胎儿宫内情况。

(2)纠正贫血:给予补血药物如力蜚能口服,当患者血红蛋白<80g/L 或血细胞比容<30%时,应适当输血以维持正常血容量。

(3)抑制宫缩:在期待过程中应用宫缩抑制剂可赢得时间,为促胎肺成熟创造条件,以争取延长妊娠 24～72 小时。可选用的药物包括硫酸镁、利托君等。

(4)促胎肺成熟:若妊娠<34 周,可应用糖皮质激素促胎肺成熟。常用地塞米松 5～10mg,肌内注射,每天 2 次,连用 2 天。紧急情况下,可羊膜腔内注入地塞米松 10mg。糖皮质激素最佳作用时间为用药后 24 小时到 1 周,即使用药后不足 24 小时分娩,也能一定程度地减少新生儿肺透明膜病、早产儿脑室出血的发生率并降低新生儿病死率。

2.终止妊娠

保守治疗成功后,应考虑适时终止妊娠。研究表明,与自然临产或大出血时紧急终止妊娠相比,在充分准备下择期终止妊娠的母儿患病率和病死率明显降低。

(1)终止妊娠指征:孕周达 36 周以上,且各项检查提示胎儿成熟者;孕周未达 36 周,但出现胎儿窘迫征象者;孕妇反复发生多量出血甚至休克者,无论胎儿是否成熟,为保证母亲安全均应终止妊娠。

(2)剖宫产:所有前置胎盘的孕妇都应该剖宫产终止妊娠,除非孕妇边沿性前置胎盘产程进展顺利,胎头下降压迫胎盘没有活动性出血。如果病情稳定,则在孕 35～36 周羊膜腔穿刺提示胎肺已成熟情况下行择期剖宫产。

1)术前准备:应做好一切抢救产妇和新生儿的人员和物质准备,向家属交代病情,准备好大量的液体和血液,至少建立 2 条畅通的静脉通道。

2)切口选择:子宫切口的选择应根据胎盘附着部位而定,若胎盘附着于子宫后壁,选子宫下段横切口;附着于侧壁,选偏向对侧的子宫下段横切口;附着于前壁,根据胎盘边缘位置,选择子宫体部或子宫下段纵切口。无论选择哪种切口均应尽量避开胎盘。

3)止血措施:①胎儿娩出后,立即从静脉和子宫肌壁注射缩宫素各 10U,高危患者可选用欣母沛 250μg 肌内注射或子宫肌壁注射;②如果无活动性出血,可等待胎盘自然剥离;如有较多的活动性出血,应迅速徒手剥离胎盘,并按摩子宫促进宫缩,以减少出血量;③胎盘附着部位局限性出血,可以加用可吸收缝线局部"8"字缝合或者用止血纱布压迫;如果仍然出血,子宫收缩乏力,宫腔血窦开放,则需要用热盐水纱布填塞宫腔压迫止血;④对少部分浅层植入、创面不能缝扎止血者,应迅速缝合子宫切口以恢复子宫的完整性和正常的解剖位置,促进宫缩;⑤活动性出血严重,采用上述方法均不能止血者,可行子宫动脉或髂内动脉结扎;对肉眼可见的大面积胎盘植入无法剥离者,应该当机立断行子宫切除术。

(3)阴道分娩:边缘性前置胎盘和低置胎盘、枕先露、阴道流血不多、估计在短时间内能结束分娩者,可以试产。可行人工破膜,让胎头下降压迫胎盘前置部分止血,并可促进子宫收缩加快产程。若破膜后胎头下降不理想、产程进展不良或仍然出血者,应立即改行剖宫产。阴道分娩时如果胎盘娩出困难,禁止强行剥离。

(五)护理

1.妊娠期

(1)一般护理。①保持病室安静,指导孕妇注意个人卫生,勤换内衣裤。②休息:左侧卧位,绝对卧床休息,间断吸氧,每日 2~3 次,每次 20~30 分钟。减少腹部刺激,避免诱发宫缩的活动。③加强生活护理:协助完成日常生活,满足孕妇基本需求。

(2)病情观察。①观察生命体征:观察体温、脉搏、血压及呼吸变化,如有异常及时通知医生。②观察阴道出血情况,严格记录出血量。禁止阴道检查、肛门检查和灌肠。在期待治疗过程中,常伴发早产。对于有早产风险的孕妇可酌情给予宫缩抑制剂,防止因宫缩引起的进一步出血,赢得促胎肺成熟的时间。在使用宫缩抑制剂的过程中,仍有阴道大量出血的风险,应做好随时剖宫产手术的准备。③阴道有活动出血或一次性出血多时,应做好应急抢救准备。④观察宫缩情况及强度,听胎心或行胎心监护了解胎儿宫内情况。⑤观察有无休克征象,一旦发生失血性休克,立即取平卧或头低位,给予氧气吸入,同时注意保暖,建立静脉通道,完善化验、配血,遵医嘱给予静脉补液。积极做好术前准备及抢救新生儿准备。⑥观察有无感染征象,必要时遵医嘱给予抗生素预防感染。

(3)用药护理。

1)镇静药的应用:常用苯巴比妥、地西泮,主要是对中枢产生抑制作用,起到镇静安胎的作用,注意头晕、乏力等用药反应,预防跌倒。

2)抑制宫缩药的应用:常用硫酸镁、盐酸利托君等。主要是抑制子宫收缩,起到保胎的作用。

3)止血药的应用:常用维生素 K_1、酚磺乙胺等。

(4)专科指导。

1)绝对卧床休息,血止后方可轻微活动。

2)禁止性生活、阴道检查及肛查;密切观察阴道出血量。

3)胎儿电子监护仪监护胎儿宫内情况,包括心率、胎动计数等。

(5)并发症的护理观察。主要是对贫血的护理,除口服补血药物、输血等措施外,需加强饮食指导,建议孕妇多食用高蛋白质以及含铁丰富的食物。

(6)心理护理。多与孕妇及其家属交流,做好健康教育工作,增加孕妇的信任感、安全感。根据孕妇爱好,选择听轻音乐、看书、看电视等活动分散注意力,提供积极的心理支持。

(7)健康教育。①向孕妇及其家属解释前置胎盘发生的原因及诊疗护理措施,取得孕妇及其家属的理解与支持。②饮食指导:进食高蛋白、高维生素、易消化食物。增加粗纤维食物,防止便秘。③环境指导:保持环境舒适,保持心情舒畅。④休息与活动指导:宜左侧卧位,保证休息。⑤自我监护指导:向孕妇讲解前置胎盘的出血特点,教会孕妇自数胎动的方法,告诉孕妇如出现阴道流血、胎动异常、规律宫缩、阴道流水等情况应立即告知医务人员。⑥告知孕妇,若妊娠期出血,无论出血多少均应及时就医,避免延误病情。

2.分娩期

(1)病情观察。

1)观察终止妊娠指征:产妇反复发生多量出血甚至休克者,无论胎儿成熟与否,为了产妇安全应终止妊娠;胎龄达 36 周以上者;胎儿成熟度检查提示胎儿肺成熟者;胎龄在 34～36 周,出现胎儿窘迫征象或胎儿电子监护发现胎心异常、胎肺未成熟者,经促胎肺成熟后处理。

2)观察剖宫产指征:完全性前置胎盘,持续大量阴道流血者及部分性和边缘性前置胎盘出血量较多,先露高浮,胎龄达 36 周以上,短时间内不能结束分娩,有胎心、胎位异常者应尽快行剖宫产结束分娩。

3)自然分娩人工破膜应在备血、开放静脉条件下进行。破膜后,胎头下降压迫胎盘前置部位而止血,并可促进子宫收缩加快产程。

4)不论剖宫产还是阴道分娩,均应备足充足血液,做好一切抢救产妇和新生儿的准备。胎儿窘迫、早产儿娩出时请儿科会诊。

5)密切观察阴道出血情况,积极抢救出血与休克。

6)早产者第二产程行会阴切开术,新生儿娩出后应肌内注射维生素 K_1,预防颅内出血。

(2)用药护理:剖宫产者胎儿娩出后立即行子宫肌壁注射缩宫素。自然分娩者胎儿娩出后立即静脉注射缩宫素,预防产后出血。缩宫素不起效时,可选用前列腺类药物。

(3)并发症的护理观察。

1)产后出血:附着于前壁的胎盘行剖宫产时,若子宫切口无法避开胎盘,则出血明显增多。自然分娩胎儿娩出后,子宫下段肌组织菲薄,收缩力较差,附着于此处的胎盘不易完全剥离,且开放的血窦不易关闭,故常发生产后出血。

2)胎儿窘迫:前置胎盘出血量多可导致胎儿窘迫,甚至因缺氧而死亡。

3)感染:胎儿娩出后尽早使用缩宫素,以促进子宫收缩预防产后出血。产妇回病房后,严密观察产妇生命体征、阴道出血情况。及时更换会阴垫,保持会阴部清洁干燥。

(4)心理护理:产程中鼓励产妇家属陪产,减少产妇紧张焦虑的情绪。积极鼓励产妇面对现实,提前做好迎接新生儿的准备。

(5)健康教育。

1)饮食指导:指导产妇在第一产程以碳水化合物性质的食物为主,因为它们在体内转化速度快,在胃中停留的时间比蛋白质和脂肪短,不会在宫缩紧张时引起产妇的不适、恶心或呕吐。食物应细软、清淡、易消化,如蛋糕、挂面、粥等。在第二产程,应进食高能量、易消化的食物,如牛奶、粥、巧克力等。如果产妇实在无法进食,也可以通过静脉输注葡萄糖、维生素来补充能量。

2)活动与休息:边缘性前置胎盘、阴道流血不多、无胎位异常的产妇可在产程中适当活动。

3.产褥期

(1)病情观察。

1)警惕胎盘植入:前置胎盘子宫下段蜕膜发育不良,胎盘绒毛膜穿透底蜕膜,侵入子宫肌层,易形成植入性胎盘。

2)产后及时观察阴道出血情况,备好抢救物品,积极抢救出血与休克。

3)严密观察产后生命体征,及时发现感染征象。前置胎盘剥离面接近宫颈外口,细菌易经阴道上行侵入胎盘剥离面,加之多数产妇因反复失血而致贫血,体质虚弱,容易发生产褥期感染。注意遵医嘱给予抗生素预防感染。

(2)用药指导:指导患者出院后遵医嘱服药,不擅自增减药量或停药,做好药物不良反应的自我监测,如有异常及时就医。

(3)专科指导。

1)指导母乳喂养及新生儿抚触。

2)早产儿护理指导:教会产妇喂养和护理早产儿的方法。如果母婴分离,教会产妇乳房护理及保持泌乳的方法。

(4)心理护理:如果早产不可避免,要帮助产妇以良好的心态承担起早产儿母亲的角色。

(5)健康教育。

1)饮食指导:根据医嘱进食高蛋白、高维生素、易消化食物。多进食新鲜的水果、蔬菜,增加膳食纤维,防止便秘。注意补充足够的钙、镁、锌。贫血者多食含铁丰富的食物,如动物肝脏、绿叶蔬菜及豆类等。

2)休息与活动:生活作息规律,保证充足睡眠。适当运动,协助床上翻身,避免压疮及下肢深静脉血栓。

3)母乳喂养的患者,指导产妇做好母乳喂养,并做好新生儿常规护理指导。

4)出院指导:做好出院手续办理,新生儿免疫接种、出生证明办理及产后复查随访相关事项的告知。嘱产后42天内禁止性生活,42天后到门诊复查,做好产后避孕。指导产妇出院后注意休息,加强营养,纠正贫血,增强抵抗力。

四、胎盘早剥

胎盘早剥是指妊娠20周后或分娩期,正常位置的胎盘在胎儿娩出前,部分或全部从子宫壁剥离。胎盘早剥起病急,进展快。轻型胎盘早剥主要症状为阴道流血,出血量一般较多,色黯红,可伴有轻度腹痛或腹痛不明显,贫血体征不显著。重型胎盘早剥主要症状为突然发生的持续性腹痛和(或)腰酸、腰痛,其程度因剥离面大小及胎盘后积血多少而不同,积血越多疼痛越剧烈。若处理不当,可危及母儿生命。

(一)病因及发病机制

1.血管病变

胎盘早剥多发生于子痫前期、子痫、慢性高血压及慢性肾脏疾病的孕妇。当这类疾病引起全身血管痉挛及硬化时,子宫底蜕膜也可发生螺旋小动脉痉挛或硬化,引起远端毛细血管缺血坏死而破裂出血,血液流至底蜕膜层与胎盘之间,并形成血肿,导致胎盘从子宫壁剥离。

2.机械因素

腹部外伤或直接被撞击、性交、外倒转术等都可诱发胎盘早剥。羊水过多时突然破膜,羊水流出过快或双胎分娩时第一胎儿娩出过快,使宫内压骤减,子宫突然收缩而导致胎盘早剥。临产后胎儿下降,脐带过短使胎盘自子宫壁剥离。

3.子宫静脉压突然升高

妊娠晚期或临产后,孕产妇长时间仰卧位时,可发生仰卧位低血压综合征。此时由于巨大的妊娠子宫压迫下腔静脉,回心血量减少,血压下降,而子宫静脉却瘀血,静脉压升高,导致蜕膜静脉床瘀血或破裂,导致部分或全部胎盘自子宫壁剥离。

4.其他

高龄孕妇、经产妇易发生胎盘早剥;不良生活习惯(如吸烟、酗酒及吸食可卡因等)也是国外发生率增高的原因;孕妇有子宫肌瘤,特别是胎盘附着部位有子宫肌瘤者,易发生早剥。

(二)临床表现

1.症状

(1)阴道出血:轻型以外出血为主,重型以内出血为主。阴道出血量与休克程度不成比例。

(2)腹痛:突然发作的持续性腹痛,程度与胎盘后积血多少有关,积血越多,疼痛越剧烈。

2.体征

子宫硬如板状,压痛明显,子宫间歇期不放松。随着胎盘后血肿增大,宫底升高,胎位不清,胎心不清或消失。

(三)辅助检查

1.实验室检查

了解贫血程度及凝血功能。可行血常规、尿常规及肝、肾功能等检查。重症患者应做以下试验。

(1)DIC筛选试验:血小板计数、血浆凝血酶原时间、血浆纤维蛋白原定量。

(2)纤溶确诊试验:凝血酶时间、副凝试验和优球蛋白溶解时间。

(3)情况紧急:可行血小板计数,并用全血凝块试验监测凝血功能,可粗略估计血纤维蛋白原含量。

2.B超检查

可协助了解胎盘附着部位及胎盘早剥的程度,并可明确胎儿大小及存活情况,超声声像图显示胎盘与子宫壁间有边缘不清楚的液性暗区即为胎盘后血肿,血块机化时,暗区内可见光点反射。如胎盘绒毛膜板凸入羊膜腔,表明血肿较大。

(四)治疗

胎盘早剥处理不及时,严重危及母儿生命,应及时诊断,积极治疗。

1.纠正休克

对处于休克状态的危重患者,积极建立静脉通道,迅速补充血容量,改善血液循环。根据血红蛋白的多少,输注红细胞、血浆、血小板、冷沉淀等。最好输新鲜血,既可补充血容量又能补充凝血因子,应使血细胞比容提高到 0.30 以上,尿量>30mL/h。

2.及时终止妊娠

胎盘早剥危及母儿生命,其预后与处理的及时性密切相关。胎儿娩出前胎盘剥离可能继续加重,难以控制出血,时间越长,病情越重,因此一旦确诊重型胎盘早剥,必须及时终止妊娠。

(1)剖宫产。适用于:①Ⅰ度胎盘早剥,不能在短时间内结束分娩者。②Ⅱ度胎盘早剥,出现胎儿窘迫征象者。③Ⅲ度胎盘早剥,产妇病情恶化,胎儿已死,不能立即分娩者。④破膜后产程无进展者。剖宫产取出胎儿与胎盘后,立即注射宫缩药,并按摩子宫促进子宫收缩。发现有子宫胎盘卒中时,在按摩子宫同时,可以用热盐水纱垫湿热敷子宫,多数子宫收缩转佳。若发生难以控制的大量出血,应快速输入新鲜血、凝血因子,并行子宫切除术。

(2)阴道分娩。产妇一般情况好,宫颈口已开大,估计短时间内可结束分娩,尤其对于胎儿死于宫内者,可行人工破膜、缩宫素静脉滴注让其从阴道分娩,但必须严密观察母胎的情况。

3.并发症处理

(1)凝血功能障碍:迅速终止妊娠,阻断促凝物质继续进入母体血液循环;及时输新鲜血,补充血容量,有条件可输血小板浓缩液,输纤维蛋白原。如无新鲜血时,可选用新鲜冷冻血浆作为应急措施。抗凝首选肝素,适用于 DIC 高凝阶段及未去除病因之前,可阻断 DIC 的发展。DIC 的晚期应用肝素可加重出血,一般不主张用肝素治疗。抗纤溶药物:如氨基己酸 4～6g,氨甲环酸(止血环酸)0.25～0.5g,氨甲苯酸(对羧基苄胺)0.1～0.2g 溶于 5%葡萄糖注射液500mL 内静脉滴注。

(2)急性肾功能衰竭:胎盘早剥出血过多致休克及发生 DIC 均影响肾脏血流量,严重时可使双肾皮质或肾小管缺血坏死,临床上出现少尿无尿,如每小时尿量<30mL 应补充血容量。如每小时<17mL 或无尿时应考虑肾衰竭,立即静脉注射呋塞米 40～80mg。以上治疗无效,应控制液体入量,积极采取透析疗法进行抢救。

(3)产后出血:分娩后及时应用宫缩药,按摩子宫等加强子宫收缩,防止产后出血。剖宫产时发现子宫胎盘卒中,用热盐水纱布热敷及按摩子宫等各种治疗后无效,可行子宫动脉上行支结扎,也可用肠线"8"字缝合卒中部位的浆肌层。上述处理仍无效,出血不能控制者,应及时行子宫切除术。

(五)护理

(1)加强产前检查,对高危人群加强管理,积极治疗。

(2)增进母亲和胎儿健康。①入院后立即吸氧、卧床休息、左侧卧位。②开放静脉通路,输液、输血。③留置尿管,密切观察并记录尿量,发现少尿及时通知医师。④严密观察血压、脉搏、呼吸,做好重病记录。⑤注意观察宫底高度、子宫压痛、宫壁紧张度、宫缩间歇期能否放松、胎位、胎心变化。⑥观察有无牙龈出血、鼻出血、皮下瘀斑、注射部位出血等。

(3)确诊胎盘早剥应及时终止妊娠。①Ⅰ度早剥且患者情况好,短时间内可经阴道分娩者,行人工破膜使羊水缓慢流出,腹带裹紧腹部压迫胎盘。尽量缩短第二产程,做好抢救准备工作。②剖宫产适用于Ⅱ度胎盘早剥、Ⅲ度胎盘早剥,Ⅰ度早剥需抢救胎儿,适用于破膜后产程无进展者。

(4)预防感染。①密切观察体温、脉搏、呼吸等生命征,术后注意伤口有无感染征象。②病室环境清洁,定时通风。③保持皮肤清洁,协助患者勤换衣裤,加强会阴护理。④遵医嘱正确使用抗生素。⑤术后鼓励进食高蛋白、高维生素、含铁丰富的食物。

(5)预防产后出血。①加强巡视,密切观察子宫收缩和阴道出血情况,发现异常及时报告医师。②督促患者定时排尿。

(6)做好孕妇及其家属心理疏导,提供持续的心理支持。

(7)健康教育。①加强妊娠期保健,指导孕妇在妊娠晚期避免长时间仰卧位及腹部外伤。②做好预防教育,对妊娠期高血压疾病孕妇或合并慢性高血压、肾病的孕妇,应增加产前检查次数,积极配合医师进行治疗。③向孕妇及其家属解释胎盘早剥发生的原因、相关知识及诊疗护理措施,取得孕妇及其家属的理解与支持。④指导孕妇绝对卧床休息,保持会阴清洁,预防感染。⑤指导孕妇如有腹痛、鼻出血、皮下瘀斑或阴道出血等表现,及时告知医护人员。⑥指导出院后注意休息,加强营养,纠正贫血。⑦为胎儿死亡和子宫切除的产妇提供心理支持,鼓励产妇家属陪伴,帮助渡过哀伤期。

五、胎儿窘迫

胎儿窘迫是指胎儿在子宫内因急性或慢性缺氧危及其健康和生命的综合征。急性胎儿窘迫多发生在分娩期,慢性胎儿窘迫多发生在妊娠晚期,但在临产后常表现为急性胎儿窘迫。

(一)病因及发病机制

母体血液含氧量不足、母胎间血氧运输或交换障碍及胎儿自身因素异常均可导致胎儿窘迫。

1.胎儿急性缺氧

因子宫胎盘血液循环障碍、气体交换受阻或脐带血液循环障碍所致。常见因素有:

(1)前置胎盘出血、胎盘早剥。

(2)缩宫素使用不当,可造成子宫收缩过强、过频及不协调,使宫内压长时间超过母血进入绒毛间隙的平均动脉压,而致绒毛间隙中血氧含量降低。

(3)脐带异常,如脐带绕颈、脐带脱垂、真结、扭转等。

(4)母体严重血液循环障碍导致胎盘灌注急剧减少,如各种原因所致的休克。

2.胎儿慢性缺氧

(1)母体血氧含量不足,如妊娠合并先天性心脏病或伴心功能不全、较大面积肺部感染、慢性肺功能不全、哮喘反复发作及重度贫血等。

(2)子宫胎盘血管异常,如患妊娠期高血压疾病,妊娠合并慢性肾炎、糖尿病等严重并发症时,胎盘血管可发生痉挛、硬化、狭窄,导致绒毛间隙血流灌注不足。

(3)胎儿运输及利用氧能力降低,如胎儿患有严重心血管畸形、呼吸系统疾病、母儿血型不合等。

(二)临床表现

主要临床表现为:胎心率异常或胎心监护异常、羊水粪便污染、胎动减少或消失等。

1.急性胎儿窘迫

多发生在分娩期。常因脐带脱垂、前置胎盘、胎盘早剥、产程延长或宫缩过强及不协调等引起。

(1)胎心率异常:正常胎心基线为 $110\sim160$ 次/分。缺氧早期,胎儿代偿期,胎心率>160 次/分;缺氧严重时,胎儿失代偿,胎心率<110 次/分,胎儿电子监护可出现基线变异缺失、晚期减速、变异减速;胎心率<100 次/分,伴频繁晚期减速提示胎儿缺氧严重,随时可发生胎死宫内。

(2)羊水胎便污染:羊水呈绿色、浑浊、稠厚、量少。

(3)胎动异常:缺氧初期胎动频繁,继而减少至消失。

(4)酸中毒:取胎儿头皮血进行血氧分析,pH<7.2,PO_2<10mmHg 及 PCO_2>60mmHg,可诊断为胎儿酸中毒。

2.慢性胎儿窘迫

常发生在妊娠晚期,多因妊娠期高血压疾病、慢性肾炎、糖尿病、严重贫血、妊娠期肝内胆汁淤积症及过期妊娠等所致。

(1)胎动减少或消失:胎动<10 次/12 小时为胎动减少,是胎儿缺氧的重要表现。

(2)胎儿电子监护异常:NST 表现为无反应型;OCT 可见变异减少或缺失、频繁变异减速或晚期减速。

(3)胎儿生物物理评分低:≤4 分提示胎儿窘迫,6 分为胎儿可疑缺氧。

(4)胎儿生长受限:持续慢性胎儿缺氧,使胎儿宫内生长受限,各器官体积减小,胎儿体重低。表现为宫高、腹围低于同期妊娠 10 个百分点,B 超测得双顶径、股骨长、头围、腹围等径线小于相同胎龄胎儿平均值 2 个标准差。

(5)胎盘功能低下。

(6)羊水胎粪便污染:羊膜镜检查见羊水浑浊呈浅绿色至棕黄色。

(三)辅助检查

1.胎盘功能检查

出现胎儿窘迫的孕妇一般 24 小时尿 E_3 值骤减 30%～40%或于妊娠末期连续多次测定在 10mg/24h 以下。

2.胎心监护

胎动时胎心率加速不明显,基线变异幅度<5次/分,出现晚期减速、变异减速。

3.胎儿头皮血气分析

pH<7.2。

4.多普勒超声

脐动脉血流异常。

(四)治疗

1.急性胎儿窘迫

应采取果断措施,改善胎儿缺氧状态。

(1)一般处理:左侧卧位、吸氧,停用催产素,阴道检查除外脐带脱垂并评估产程进展。纠正脱水、酸中毒、低血压及电解质紊乱。对于可疑胎儿窘迫者行连续胎心监护或胎儿头皮血pH测定。

(2)病因治疗:若为不协调子宫收缩过强或因缩宫素使用不当引起宫缩过频过强,应给予单次静脉或皮下注射特布他林,也可给予硫酸镁或其他β受体兴奋药抑制宫缩。若为羊水过少,有脐带受压征象,可经腹羊膜腔输液。

(3)尽快终止妊娠:如无法即刻阴道分娩,且有进行性胎儿缺氧和酸中毒的证据,一般干预后无法纠正者,均应尽快手术终止妊娠。

1)宫口未开全或预计短期内无法阴道分娩:应立即行剖宫产,其指征包括:胎心基线变异消失伴胎心基线小于110次/分或伴频繁晚期减速或伴重度频繁变异减速;正弦波;胎儿头皮血pH<7.20。

2)宫口开全:胎头双顶径已达坐骨棘平面以下,应尽快经阴道助娩。

无论阴道分娩或剖宫产均需做好新生儿窒息抢救准备,稠厚胎粪污染者需在胎头娩出后立即清洗上呼吸道,如胎儿活力差则要立即气管插管洗净气道后再行正压通气。

2.慢性胎儿窘迫

应针对病因,根据孕周、胎儿成熟度及胎儿缺氧程度决定处理。

(1)一般处理:主诉胎动减少者,应进行全面检查以评估母儿状况,包括 NST 和(或)胎儿生物物理评分。左侧卧位,定时吸氧,每日 2～3 次,每次 30 分钟。积极治疗妊娠合并症及并发症。加强胎儿监护,注意胎动变化。

(2)期待疗法:孕周小,估计胎儿娩出后存活可能性小,尽量保守治疗延长胎龄,同时促胎肺成熟,争取胎儿成熟后终止妊娠。

(3)终止妊娠:妊娠近足月或胎儿已成熟,胎动减少,胎盘功能进行性减退,胎心监护出现胎心基率异常伴基线波动异常、OCT 出现频繁晚期减速或重度变异减速、胎儿生物物理评分小于 4 分者,均应行剖宫产术终止妊娠。

(五)护理

1.一般护理

(1)吸氧:可采用面罩或鼻导管间断给氧(10L/min,吸氧 30 分/次),间隔 5 分钟,提高母体的血氧饱和度以改善胎儿子宫内状况。

（2）体位:孕妇取左侧卧位休息,减少耗氧量,减轻右旋子宫对下腔静脉的压迫,增加母体回心血量以改善子宫、胎盘的血流状况。

（3）其他:如患者行缩宫素静脉滴注,应立即停止。

2.病情观察

（1）严密观察孕产妇的生命体征及产程进展情况。

（2）密切监测胎心率的改变:一般每 15 分钟听取胎心率一次,进入第二产程后更应勤听胎心率,有条件者可行胎心率电子监护。

3.治疗配合

（1）遵医嘱给药:遵医嘱给予 50%葡萄糖注射液 80~100mL,加入维生素 C 0.5~1.0g,静脉滴注,以提高胎儿对缺氧的耐受能力或遵医嘱给予 5%碳酸氢钠溶液 100~200mL,静脉滴注,以纠正酸中毒。

（2）胎儿情况尚可者,应嘱孕妇多取左侧卧位休息,改善胎盘血供状况,延长妊娠周数;情况难以改善、妊娠近足月者或估计分娩后胎儿生存机会极大者,可考虑行剖宫产术。

（3）若患者子宫口已开全,胎先露已达坐骨棘平面以下 3cm 处,应协助医生尽快娩出胎儿;若患者需手术分娩,则应及时做好手术准备。

（4）做好新生儿窒息的抢救准备,并协助医生做好抢救工作。

4.心理护理

向孕妇及其家属提供相关信息,如各项医疗措施的目的、操作过程、可能出现的结果等,另外告知孕妇及其家属应如何配合医护人员的操作;不应刻意隐瞒病情,酌情告知患者真实情况,给予安慰、鼓励,减轻患者焦虑,使其树立起战胜困难的信心。

若患者的胎儿不幸死亡,护理人员则应安排患者于远离其他婴儿的单间病房休息,多陪伴患者或鼓励家属陪伴患者,针对患者否认、愤怒、抑郁及接受的情感过程进行护理工作。

5.健康教育

（1）指导孕妇定时做产科检查:一般孕妇自妊娠 20 周后每 4 周做一次产前检查,妊娠 36 周后每周做一次产前检查;高危妊娠者应增加产前检查的频率,适时入院待产。

（2）教会孕妇监测胎动的方法:嘱孕妇每日早、中、晚各数胎动次数 1 小时,在正常情况下,每小时胎动次数不应少于 3 次,12 小时累计不应少于 30 次。凡 12 小时内累计胎动次数少于 10 次或逐日下降大于 50%且不能恢复者,均应视为胎儿子宫内缺氧,应及时入院治疗。

六、新生儿窒息

新生儿窒息是指胎儿娩出后 1 分钟,仅有心跳而无呼吸或未建立起规律呼吸的缺氧状态。新生儿窒息为新生儿死亡、伤残的主要原因之一,是出生后常见的紧急情况,必须给予积极抢救和正确处理,以降低新生儿病死率及预防远期后遗症。

（一）病因及发病机制

1.胎儿窘迫

窒息的本质是缺氧,凡是能造成胎儿或新生儿血氧浓度降低的因素均可引起新生儿窒息。

2.新生儿气体交换受阻

如胎儿吸入羊水、黏液等致使呼吸道受阻。

3.新生儿呼吸中枢损害

如缺氧、滞产、产钳助产致使胎儿颅内出血等。

4.其他

产妇在分娩过程中接近胎儿娩出时使用麻醉剂、镇静剂,抑制呼吸中枢及早产、肺发育不良、呼吸道畸形等均可引起新生儿窒息。

(二)临床表现

临床上主要依靠 Apgar 评分法来确定有无新生儿窒息及其程度。根据出生后 1 分钟评分结果可将新生儿窒息分为两类,即轻度窒息和重度窒息。

(三)辅助检查

实验室检查:动脉血气分析,根据病情需要可选择性监测血糖、电解质、血尿素氮及肌酐。血气分析可显示呼吸性酸中毒或代谢性酸中毒。当血气 pH<7.2 时提示胎儿有严重缺氧,需要立即实施抢救措施。

(四)治疗

准确评估胎儿情况,新生儿娩出时及时处理并进行 Apgar 评分,根据新生儿窒息程度及时进行复苏及复苏后监护。

(五)护理

1.做好抢救准备

积极配合医生纠正胎儿窘迫,做好新生儿复苏(NRP)准备,包括人员、用物及环境的准备。胎儿一经娩出,立即清理呼吸道,并进行 Apgar 评分,如需抢救,应及时、动作迅速、准确、轻柔,避免不必要的损伤。

2.治疗配合

配合医生按 A、B、C、D、E 5 个步骤进行抢救复苏。A(airway):清理呼吸道,保持气道通畅。B(breathing):建立自主呼吸,保证供养。C(circulation):建立有效循环,保证足够的心排血量。D(drugs):药物治疗,纠正酸中毒。E(evaluation):评价,监护。

(1)清理呼吸道:胎头娩出后立即用挤压法清除胎儿口鼻及咽喉部的黏液及羊水;至胎儿完全娩出断脐后,将其置于保暖的复苏台上,取仰卧位,肩部用软枕垫高 2~3cm,使颈部后仰,立即用吸痰管或洗耳球吸出羊水和黏液,注意动作要轻柔,负压适当,以免损伤气道黏膜;如为重度窒息则应协助医生在喉镜下行气管插管,吸出羊水及黏液。

(2)建立自主呼吸。

1)经清理呼吸道后若仍无自主呼吸,可轻弹足底或轻拍背部,以促使新生儿建立自主呼吸。

2)在确保呼吸道通畅的前提下,进行人工呼吸,同时给予氧气吸入,下面介绍 2 种常见的人工呼吸方法。①采用复苏气囊进行面罩通气:通气频率为 40~60 次/分,吸气与呼气的比例为 1:2。②口对口鼻人工呼吸:如无复苏气囊,可采用此法。将一块无菌纱布叠成 2~4 层,置于新生儿口鼻上,一手托起新生儿颈部,使头颈充分伸展,另一手轻压上腹部以防气体进入胃内,然后对准新生儿口鼻部轻轻吹气,见到胸部微微隆起时停止吹气,同时放在腹部的手轻压腹部,以协助气体排出,如此重复操作。

3)重度窒息者协助医生经气管插管加压给氧。

(3)维持有效循环:为维持有效循环,可协助医生行胸外心脏按压。新生儿仰卧,术者以示指、中指有节奏地按压胸骨中段或以双手托住患儿背部,以双手拇指有节奏地按压胸骨中段,每次将胸廓按下 1～2cm 即可,频率为 100～120 次/分。如按压后能触及颈动脉和股动脉的搏动,则说明按压有效。

(4)药物治疗:应为患儿建立静脉通道,一般选择头皮静脉或大隐静脉,遵医嘱应用稀释肾上腺素以刺激心跳或给予 5%碳酸氢钠 3～5mL/kg 溶于 25%葡萄糖注射液 20mL 内缓慢静脉滴注,以纠正酸中毒。

(5)评价:复苏过程中,要随时评价患儿情况,以确定进一步的抢救措施。若复苏有效,患儿则表现为心率增加、自主呼吸建立及皮肤黏膜转红。

3.复苏后护理

(1)保持呼吸道通畅:随时吸出呼吸道内分泌物;取交替侧卧位,以防呕吐物误吸,再次引起窒息和并发吸入性肺炎;适当延期哺乳,以防呕吐。

(2)继续氧气吸入:注意氧气流量适中,鼻导管给氧量小于 2L/min,以免出现肺部损伤及气胸。

(3)保暖:胎儿娩出后应立即擦拭干身上的羊水及血迹,减少散热;应将患儿置于保暖的抢救台上施救;在抢救过程中必须注意保暖,维持患儿肛温在 36.5～37℃,以保持最低氧耗。

(4)密切观察病情:严密观察患儿肤色、呼吸、心率、血压、体温、瞳孔情况、神经反射、颅内压等,如发现异常,如前囟饱满、尖声哭叫、抽搐等,立即报告医生。

(5)预防感染和颅内出血:保持患儿安静,各项操作严格遵照无菌要求,暂不沐浴,遵医嘱用抗生素预防感染或遵医嘱给予维生素 K_1 肌内注射,防止颅内出血。

4.心理护理

及时让母亲了解新生儿情况,给予其安慰、鼓励,指导家属多陪伴产妇。

5.健康教育

(1)教会孕妇产前监测胎动的方法,如发现 12 小时累计胎动少于 10 次,应及时入院就诊。

(2)告知产妇新生儿喂养的相关知识。

(3)向产妇及其家属讲解本病的基本情况,以及可能出现的后遗症,并给予情感上的安慰。

(4)告知产妇及其家属,如发现患儿有行为异常,应及时入院治疗;若明确有后遗症的患儿,应指导家长及早带患儿进行康复治疗。

(李 蕾)

第三节　妊娠期合并症

一、妊娠合并糖尿病

妊娠期糖尿病可以分为两种情况:一种是原来已确诊糖尿病,妊娠发生在糖尿病确诊之后,称之为糖尿病合并妊娠;另一种是妊娠期发现或发生的糖耐量异常引起的不同程度的高血糖,当血糖异常达到一定诊断标准时,称为妊娠期糖尿病(GDM)。在诊断标准以下时,则称之为妊娠期糖耐量减低(IGT)。

(一)病因及发病机制

1.孕妇因素

年龄≥35岁、孕前超重或肥胖、有糖耐量异常史、多囊卵巢综合征。

2.遗传因素

有糖尿病家族史。

3.妊娠分娩史

有不明原因的死胎、死产、流产史,有巨大儿分娩史、胎儿畸形和羊水过多史、GDM史。

4.本次妊娠因素

妊娠期发现胎儿大于孕周、羊水过多;反复外阴阴道假丝酵母菌者(VVC)。

(二)临床表现

1.无症状期

患者多肥胖,一般情况良好,GDM患者孕晚期每周平均体重增长超过0.5kg,胎儿多较大,羊水可过多,可能并发妊娠高血压综合征、外阴瘙痒或外阴阴道念珠菌病。

2.症状期

主要有不同程度的"三多"症状,即多饮、多食、多尿或反复发作的外阴阴道念珠菌病。由于代谢失常,能量利用减少,患者多感到疲乏无力、消瘦,若不及时控制血糖,易发生酮症酸中毒或视网膜、心、肾等严重并发症,常见于糖尿病合并妊娠的患者,依病情程度可分为隐性糖尿病和显性糖尿病,后者又可为1型糖尿病(胰岛素依赖性糖尿病,IDM),2型糖尿病(非胰岛素依赖性糖尿病,NIDDM)和营养不良型糖尿病三大类。

(三)辅助检查

1.尿糖及酮体测定

尿糖阳性者应排除妊娠期生理性糖尿,需做糖筛查试验或糖耐量试验。由于糖尿病孕妇妊娠期易出现酮症,故在测定血糖时应同时测定尿酮体以便及时诊断酮症。

2.糖筛查试验(GCT)

常用方法为50g葡萄糖负荷试验:将50g葡萄糖粉溶于200mL水中,5分钟内喝完,从开始服糖水时计时,1小时抽静脉血测血糖值,若≥7.8mmo/L为筛查阳性,应进一步行口服葡萄糖耐量试验(OGTT);GCT血糖值在7.2~7.8mmol/L,则患有GDM的可能性极大,这部分孕妇应首先检查空腹血糖,空腹血糖正常者再行OGTT,而空腹血糖异常者,不应再做OGT,这样既减少了不必要的OGT,又避免给糖尿病孕妇增加一次糖负荷。

3.OGTT

糖筛查异常血糖<11.1mol/L或者糖筛查血糖≥11.2mmol/L,但空腹血糖正常者,应尽早做OGTT,以便及早确认妊娠期糖尿病。空腹血糖值上限为5.8mmol/L,1小时为10.6mmol/L,2小时为9.2mmol/L,3小时为8.1mm/L。此4项中若有2项≥上限则为糖耐量异常,可做出糖尿病的诊断。现国内也有部分医院采用口服75g葡萄糖耐量试验,其诊断标准上限分别为空腹血糖5.3mmol/L、1小时为10.2mmo/L、2小时为8.1mmol/L、3小时为

6.6mmol/L。

4.糖化血红蛋白测定

HbA1c<6%或HbA1c>8%为异常。HbA1c测定是一种评价人体内长期糖代谢情况的方法,早孕期HbA1c升高反映胚胎长期受高血糖环境影响,胎儿畸形及自然流产发生率明显增高。产后应取血测定HbA1c,可了解分娩前大约8周内的平均血糖值。

5.其他检查

(1)肾功能:糖尿病孕妇应定期检查肾功能,以便及时了解糖尿病孕妇有无合并糖尿病肾病、泌尿系统感染。

(2)果糖胺测定:果糖胺是测定糖化血清蛋白的一种方法,正常值为0.8%~2.7%,能反映近2~3周血糖控制情况,对管理GDM、监测需要胰岛素的患者和识别胎儿是否处于高危状态有意义,但不能作为GDM的筛查方法。

(3)羊水胰岛素(AFI)及羊水G肽(AF-CP)测定:可直接反映胎儿胰岛素分泌水平,判断胎儿宫内受累程度,指导临床治疗较孕期血糖监测更有价值。

(四)治疗

教育GDM患者让其了解GDM的危害,以及治疗后所带来的好处,增加接受GDM治疗的依从性。

1.治疗目标

(1)血糖达到目标值:餐前血糖控制在3.3~5.3mmol/L(60~95mg/dL),餐后1小时血糖控制在小于7.8mmol/L(140mg/dL),2小时血糖控制在4.0~6.7mmol/L(70~120mg/dL)。

(2)预防并发症的发展:代谢并发症,产科并发症。

(3)稳定已存在的并发症,如微血管视网膜病变、肾病变、大血管病变,周围神经病变引起顽固性呕吐。

(4)保证足月妊娠。

2.孕前处理

有糖尿病病史者在准备怀孕阶段应咨询内分泌科医师及产科医师,尽量把血糖控制在正常范围内,使HbA1c控制在6%以下再妊娠对妊娠预后有较大好处。没有糖尿病的育龄妇女最好在孕前也进行产科咨询,尽量做到使体重控制在标准范围内。若有肥胖应在孕前适当减轻体重,尤其是有家族糖尿病病史者,指导在孕期体重的适当增加幅度及增加速度以减少GDM的发生率。

3.血糖监测

可以根据病情血糖情况进行血糖监测频率,在初次诊断者可以每天7~8次血糖监测,分别是三餐前半小时及三餐后2小时及夜间10点钟或午夜2点。若血糖平稳则逐渐减少监测次数,每天4次,直到每周监测两天,每天监测2~4次。

4.饮食治疗

饮食治疗是糖尿病的基础治疗,90%以上的GDM可通过饮食治疗,达到预期疗效。

(1)治疗对象:①50g葡萄糖负荷试验阳性者;②GDM或PCDM者。

(2)治疗原则:①孕妇整个孕期不主张减肥;②不主张低热量治疗(不少于1800kcal/d);

③少食多餐,分三大餐,三小餐;④按体型调整食物结构比例及热卡量;⑤水果最好在两餐之间;⑥每日量最多不超过 200g,选择含糖量低或用蔬菜代替水果(如番茄、黄瓜等);⑦蔬菜一天不少于 500g,绿色蔬菜不少于 50%;⑧原食量大者,可渐适应到食谱规定的热卡;⑨用胰岛素者,夜间小餐必须供应一定量的碳水化合物(5%),以防止低血糖的发生。

(3)总热量计算:妊娠前半期理想体重(DBW)×[25～30kcal/(kg・d)]+150kcal,妊娠后半期 DBW×[25～30kcal/(kg・d)]+350kcal,哺乳期 DBW×[25～30kcal/(kg・d)]+600kcal。

(五)护理

1.妊娠期

(1)病情观察。

1)母体监测。①血糖:妊娠期血糖控制目标为餐前、餐后 1 小时、餐后 2 小时分别≤5.3mmol/L、7.8mmol/L、6.7mmol/L,夜间血糖不低于 3.3mmol/L;孕期糖化血红蛋白最好≤5.5%。②每周测量体重、宫高、腹围,每天监测血压。③遵医嘱对孕妇尿酮体、糖化血红蛋白、眼底功能、肾功能、血脂等进行监测,发现异常情况及时通知医生进行处理。

2)胎儿监测。①B 超检查:产检时常规进行 B 超检查,监测胎头双顶径、羊水量、胎盘成熟情况,判断胎儿中枢神经系统和心脏的发育情况,排除胎儿畸形。条件允许可行胎儿超声心动图检查。②胎动计数:28 周后常规监测,12 小时正常值为 30 次左右,高于 40 次或低于 20 次均为胎动异常。

3)胎心监护。妊娠 32 周起,每周行 1 次无应激试验(NST),了解胎儿宫内储备情况,若NST 结果可疑,则进一步行催产素激惹试验(OCT)。

(2)用药护理。

1)用药的目的:通过注射胰岛素,使血糖保持在正常水平。

2)常用的胰岛素制剂及其特点。①超短效人胰岛素类似物:其特点是起效迅速,药物维持时间短,具有最强的降低餐后血糖的作用,不易发生低血糖,用于控制餐后血糖水平。②短效胰岛素:其特点是起效快,剂量易于调整,可皮下、肌内和静脉注射使用。静脉注射胰岛素后能使血糖迅速下降,故可用于抢救糖尿病酮症酸中毒患者。③中效胰岛素:其特点是起效慢,药效持续时间长,其降低血糖的强度弱于短效胰岛素,只能皮下注射而不能静脉使用。④长效胰岛素:可用于控制夜间血糖和餐前血糖。

3)妊娠期胰岛素应用的注意事项。①应用胰岛素应从小剂量开始,0.3～0.6U/(kg・d)。每天计划应用的胰岛素总量应分配到三餐前使用,分配原则是早餐前最多,中餐前最少,晚餐前用量居中。每次调整后观察 2～3 天判断疗效,每次以增减 2～4U 或不超过胰岛素每天用量的 20% 为宜,直至达到血糖控制目标。②胰岛素治疗期间清晨或空腹高血糖的处理:夜间胰岛素作用不足、黎明现象和 Somogyi 现象均可导致高血糖的发生。前 2 种情况必须在睡前增加中效胰岛素量,而出现 Somogyi 现象时应减少睡前中效胰岛素的用量。③妊娠过程中机体对胰岛素需求的变化:妊娠中、晚期对胰岛素需要量有不同程度的增加;妊娠 32～36 周胰岛素需要量达高峰,妊娠 36 周后稍下降,应根据个体血糖监测结果,不断调整胰岛素用量。

(3)专科指导。按"妊娠期糖尿病一日门诊"进行妊娠期的专科指导。"一日门诊"主要内容及流程:孕妇早 7:00 来到门诊检测空腹血糖,19:00 检测餐后 2 小时血糖后由家属陪伴离开医院,由 1 名具有营养师资格的护士全程陪护。①就餐:全天在营养食堂进食 3 餐以及 2 次加餐。GDM 孕妇全天进食能量为 1800kcal,此能量为孕中、晚期能量摄入最低标准。②测量血糖:GDM 孕妇全天测量 3 餐前及 3 餐后 2 小时共 6 次血糖。③授课:早餐后开始授课,授课教师由门诊具有营养师资格的糖尿病专科护士担当;主要内容是妊娠期糖尿病的饮食管理,如妊娠期糖尿病血糖控制标准、GDM 患者一日能量需求的计算方法、如何使用食物交换搭配一日的膳食和控制血糖的有效方法及运动方式、运动强度的选择等。④运动:护士根据孕妇不同情况给予相应的运动指导,如对于有早产危险的孕妇指导其采取坐位进行上肢轻微负重的运动,达到消耗能量,降低血糖的目的;不存在除 GDM 以外合并症的孕妇采取大步走、孕期瑜伽、球操的运动形式,运动强度以身体微微出汗同时可以与同行者交谈为宜。⑤膳食分析及反馈:营养科营养师对当日膳食食谱进行分析和讲解,晚餐后 GDM 孕妇填写"一日门诊反馈表"。

(4)并发症护理观察。

1)妊娠期高血压疾病:糖尿病孕妇可导致广泛的血管病变,在孕期密切监测血压及尿蛋白变化,警惕子痫前期的发生。

2)感染:注意孕妇有无白带增多、外阴瘙痒、尿急、尿频、尿痛等表现,按需行尿常规检查。

3)羊水过多:注意孕妇的宫高曲线及子宫张力,如宫高增长过快或子宫张力增大应及时进行 B 超检查,了解羊水量。

4)酮症酸中毒:妊娠期出现不明原因的恶心、呕吐、乏力、头痛甚至昏迷,注意检查血糖及尿酮体水平,必要时进行血气分析明确诊断。

5)甲状腺功能检测:必要时进行检查,了解孕妇甲状腺功能。

6)其他:注意观察孕妇主诉及行为变化,遵医嘱进行肝肾功能、血脂、眼底等检查。

(5)心理护理:糖尿病孕妇因控制饮食、应用胰岛素治疗、反复检查、缺乏糖尿病知识、担心胎儿发育受影响、胎儿畸形、早产、巨大儿,甚至胎死宫内,常有紧张焦虑等负性情绪。积极开展心理疏导,建立一对一的沟通交流,通过健康宣教使孕妇及其家属了解 GDM 并非是不可治愈的疾病,努力消除产妇的焦虑、紧张心理,引导孕妇以乐观向上的心态面对疾病,使孕妇体会到医护人员的支持与关怀,确保通过医疗和护理干预实现理想的妊娠结局。

(6)健康教育:糖尿病孕妇大多数在孕早期及中期都无明显的症状和体征,导致孕妇及其家属常常忽略其危害,要提高孕妇及家属的依从性及配合程度,首先应加强健康教育,内容包括:疾病相关知识(GDM 高危因素、临床表现、对母胎的影响、常见并发症的预防及处理)、饮食运动指导、卫生指导、用药指导及出院指导。

1)饮食控制。①控制总能量,建立合理的饮食结构,控制碳水化合物、蛋白质和脂肪的比例,提高膳食中可溶性纤维含量,每日摄入量 25～30g;有计划地增加富含维生素 B_6、钙、钾、铁、锌、铜的食物,如瘦肉、家禽、鱼、虾、奶制品、新鲜水果和蔬菜等。②鼓励孕妇定时定量进餐,三餐间可少量加餐,避免短期内进食过多造成糖负荷,并注意预防两餐间低血糖的发生。③饮食清淡,低脂少油,禁止精制糖的摄入,适当限制食盐的摄入。④合理控制孕妇体重增长。

2)运动指导。①运动类型:运动有多种形式,由于妊娠的特殊性,孕期运动必须结合自身的状况,选择既能取得治疗效果,又可保证母胎安全的运动形式。步行是一种非常适宜 GDM 孕妇的活动,简便易行,可以根据自身情况选择不同的步行速度。建议每天步行 500～1500m。

②运动时间:从10分钟开始,逐步增加至30分钟(达到运动强度),中间可有间歇。宜在餐后进行,应从吃第一口饭的时间算起饭后30分钟至1小时开始运动。因为此时血糖较高,且避免了胰岛素的作用高峰,不会发生低血糖。若运动间歇超过3~4天,则运动锻炼的效果和蓄积作用将减少,难以产生疗效,因此运动不应间断。如果运动量小,且身体条件好,运动后又不疲劳,可坚持每天运动。③运动强度:规律的运动频率为餐后进行30分钟,每周3~5次的有氧锻炼。这样的体育活动就能达到降低空腹血糖和糖化血红蛋白水平的作用。临床上多用运动中的心率作为评定运动强度大小的指标,其中靶心率是最常应用的指标。靶心率是指获得较好运动效果,并能确保安全的运动时的心率。计算公式为:靶心率=170−年龄(岁)或靶心率=(220−年龄)×70%,不同年龄段孕期的靶心率见表7-2。④使用胰岛素孕妇运动注意事项:应避开胰岛素作用高峰期。注射胰岛素侧肢体适当限制活动。运动前监测血糖水平,血糖值<5.5mmol/L时要先进食,再进行运动,血糖值>13.9mmol/L时需监测尿酮体,若尿酮阳性或合并其他不适,需警惕糖尿病酮症酸中毒的可能,此时要停止运动,立即就医。避免清晨空腹进行运动。运动时应随身携带饼干或糖果,发生低血糖时立即进食。不管是否使用胰岛素,运动期间出现腹痛、阴道流血或流水、憋气、头晕、眼花、严重头痛、胸痛、肌无力等情况应及时就医。

表7-2 各年龄段孕期的靶心率

年龄	20岁以下	20~29岁	30~39岁	40岁或以上
靶心率	140~155次/分	135~150次/分	130~145次/分	125~140次/分

3)卫生指导。GDM孕妇抵抗力下降,易合并感染,应指导并协助孕妇做好个人卫生,尤其是会阴部卫生,勤换内裤,保持清洁干燥,如皮肤出现瘙痒,禁止挠抓,以防破溃感染。

4)用药指导。指导孕妇自我注射胰岛素的方法及注意事项。①要做好注射前的准备工作。②选择适合的注射区域:选择上臂外侧、腹部、大腿外侧或臀部作为常用的胰岛素注射部位,要注意经常更换注射部位。③按操作程序注射时孕妇可用左手轻轻地捏起注射部位的皮肤,用右手持胰岛素笔将针头直接刺入捏起的皮肤内,然后推注药液。注射完毕后,将拇指从剂量按钮上移开,待针头在皮肤内停留10秒后将其拔出,再用干棉签按压针眼3分钟以上即可。④注意用药后的不良反应:低血糖。

5)出院指导。①加强孕妇及其家属对GDM相关知识的认识;保持个人卫生;养成正确的饮食、运动习惯,合理控制体重,掌握自我血糖监测及胰岛素注射和保存的方法,使血糖维持在正常范围,预防并发症的发生。②了解不良情绪对疾病的影响,树立战胜疾病、顺利分娩的信心。③定期产前检查,保证孕期安全,如有不适随时到医院就诊。

(7)延续护理。

1)在原有营养中心的基础上成立了延续护理中心,人员全部由有国家公共营养师资格的护士组成,其中主管护师3名,护师2名。护士长负责该中心全面的质量控制,2名护士负责营养分析及患者追踪和随访,1名护士负责"一日门诊"当天对GDM患者的管理和指导,1名护士负责GDM患者用药指导。

2)制订个性化随访计划:向GDM孕妇发放追踪卡,每周详细记录3天,记录每日食物摄入量及运动和餐后 2 小时血糖情况,并于下一周前往营养中心进行膳食分析及接受相应指导,直至分娩。每次随访根据患者的血糖控制情况、孕妇体重增长情况及胎儿生长情况给予相应的营养指导。

2.分娩期

(1)病情观察。

1)临产后停止皮下注射胰岛素,根据血糖水平调整静脉滴注胰岛素的用量,每 2 小时监测 1 次血糖,维持血糖在 4.4～6.7mmol/L,血糖升高时检查尿酮体变化。

2)按时测量并记录宫缩、胎心、羊水、宫口扩张及胎先露下降情况;4 小时测 1 次生命体征。

3)产程时间不宜过长,总产程尽量少于 12 小时,产程过长会增加酮症酸中毒、胎儿缺氧和感染发生的风险。

4)糖尿病产妇巨大儿发生率高达 25%～42%,必要时行会阴侧切及低位产钳助产术;警惕肩难产、产道损伤等情况发生。

5)分娩后 2 小时内监测产妇意识状态、血压、脉搏、呼吸、体温、阴道出血(颜色、性质、量)及子宫收缩情况,如发现异常及时通知医生。

(2)用药护理。

1)胰岛素使用原则:产程中及围术期停用所有皮下注射胰岛素,改用胰岛素静脉滴注,以避免出现高血糖或低血糖。

2)胰岛素使用方法:正式临产或血糖水平<3.9mmol/L 时,静脉滴注 5%葡萄糖注射液或乳酸林格液,并以 100～150mL/h 的速度滴注,以维持血糖水平在 5.6mmol/L;如果血糖水平>5.6mmol/L,则采用 5%葡萄糖注射液加短效胰岛素,按 1～4U/h 的速度静脉滴注。

3)注意事项。产程中每 1～2 小时监测 1 次血糖,根据血糖值维持小剂量胰岛素静脉滴注。妊娠期应用胰岛素控制血糖者计划分娩时,引产前 1 天睡前正常使用中效胰岛素,引产当日停用早餐前胰岛素,并给予 0.9%氯化钠注射液静脉滴注。

(3)专科指导。新生儿护理:①胎儿娩出前做好新生儿窒息复苏的准备,同时请儿科医生到场。②GDM 产妇的新生儿由于抵抗力弱,肺发育较差,无论孕周、出生体重多少,均按高危儿处理,注意保暖和吸氧。③动态监测血糖变化:新生儿出生后、30 分钟、3 小时、6 小时、12 小时分别进行末梢血血糖测定,若新生儿持续哭闹、额头出现汗珠或血糖值低于 2.6mmol/L 等情况表示发生低血糖,应及时通知医生,协助进行处理,必要时用 10%葡萄糖缓慢静脉滴注。遵医嘱常规检查血红蛋白、血钾、血钙、血细胞比容、胆红素等相关检查,密切注意新生儿呼吸窘迫综合征的发生。④预防新生儿低血糖的发生:鼓励母乳喂养,并在分娩后喂服 5%葡萄糖水 10mL。

(4)并发症护理观察。

1)低血糖:观察产妇有无心动过速、盗汗、面色苍白、饥饿感、恶心和呕吐等低血糖表现。

2)酮症酸中毒:常表现为不明原因的恶心、呕吐、乏力、口渴、多饮、多尿、皮肤黏膜干燥、眼球下陷、呼气有酮臭味,少数伴有腹痛,病情严重者出现意识障碍或昏迷;实验室检查显示血糖>13.9mmol/L。一旦发现,及时通知医生并协助处理。

（5）心理护理：告知产妇紧张和焦虑可使心率加快、呼吸急促，使子宫收缩乏力、产程延长，导致产妇体力消耗过多，引起糖尿病酮症酸中毒。通过产妇言语、姿势、情绪、感知水平及不适程度评估其心理状态，及时给予指导。助产人员需耐心反复地提醒产妇用力技巧，如产妇配合较好，应给予直接鼓励，以增强产妇分娩的信心。告知患者分娩过程中疼痛的出现时间、持续时间、程度及频率，让产妇有充分的思想准备，增加自信心。

（6）健康教育。

1）饮食：产程中体力消耗大而进食少，易出现低血糖。临产后仍采取糖尿病饮食，严格限制碳水化合物和糖类的摄入。若因子宫收缩疼痛剧烈影响进食，指导其少量多次进食易消化食物，并注意补充水分，为分娩提供能量支持，保证精力充沛。

2）运动指导：产程中日间鼓励产妇下床活动，有利于宫口扩张及胎先露下降，夜间在宫缩间歇期入睡，以保持体力。

3）用药指导：告知产妇引产当日停用早餐前胰岛素，产程中及围术期停用所有皮下注射胰岛素，改用胰岛素静脉滴注，以避免出现高血糖或低血糖。

3.产褥期

（1）病情观察。

1）产妇：分娩后给予产妇适量的葡萄糖注射液加胰岛素静脉滴注，以预防产妇剖宫产术后低血糖现象的发生，遵医嘱完善糖化血红蛋白检查。观察子宫复旧及阴道出血情况，如有异常及时通知医生，并准确记录出血量。观察会阴伤口或剖宫产手术切口愈合情况，如有异常情况通知医生并协助处理。

2）新生儿：由于受母体血糖及胰岛素的影响，GDM 产妇的新生儿出生后较正常新生儿更易出现多种并发症。①低血糖：轻者表现为面色苍白、烦躁、多汗，重者甚至出现淡漠、反应低下、嗜睡、肌张力降低、呼吸困难等，应加强母乳喂养，每日监测体重变化，必要时遵医嘱给予人工代奶。②黄疸：注意观察患儿皮肤颜色、精神状态、食欲、肌张力、大小便等，发现异常及时报告儿科医生，避免核黄疸发生。③新生儿呼吸窘迫综合征：多发生于生后 6 小时内，表现为皮肤发绀、呼吸困难进行性加重、呻吟样呼吸，严重时"三凹征"阳性。应严密观察面色、呼吸情况，每日定时监测 2 次体温。④低血钙：表现为手足抽搐、震颤、惊厥，必要时进行血液生化检查，根据病情遵医嘱给予口服补钙，如需静脉补液者转儿科进行治疗。

（2）用药护理。

1）妊娠期应用胰岛素的产妇剖宫产术后禁食或未能恢复正常饮食期间，给予静脉输液，胰岛素与葡萄糖比例为 1∶4～1∶6，同时监测血糖水平及尿酮体，根据监测结果调整胰岛素用量。

2）妊娠期应用胰岛素者，一旦恢复正常饮食，应及时行血糖监测，血糖水平显著异常者，应用胰岛素皮下注射，并根据血糖水平调整剂量，所需胰岛素的剂量一般较妊娠期明显减少。

（3）并发症护理观察。

1）产褥期感染：GDM 产妇自身杀菌能力和吞噬白细胞能力较健康产妇有所降低，加之产程中阴道的损伤及尿糖高，产后极易产生泌尿系统和生殖系统感染。对其护理要点是：①住院期间：用 0.5‰的碘伏溶液行会阴擦洗，每天 2 次；剖宫产者注意观察手术切口是否发生感染，并保持伤口干燥清洁;留置尿管者及时拔掉导尿管,并密切观察产妇是否有发热、头晕等症状。必要时遵医嘱查血常规,应用抗生素治疗。②出院后:指导产妇每天用温开水冲洗会阴1次,大小便后要保持会阴清洁,勤换卫生巾和内裤,1个月内禁止盆浴。

2)产后出血:妊娠合并糖尿病的产妇,分娩巨大儿的概率较大,使产后出血的风险增加。产后2小时,产妇仍需留在产房接受监护,要密切观察产妇的子宫收缩、阴道出血及会阴伤口情况。注意保暖,保持静脉通道通畅,充分做好输血和急救准备。定时测量产妇的血压、脉搏、体温、呼吸。督促产妇及时排空膀胱,以免影响宫缩致产后出血。早期哺乳,可刺激子宫收缩,减少阴道出血量。

(4)健康教育。

1)饮食。妊娠期无须胰岛素治疗的GDM产妇,产后可恢复正常饮食,但应避免高糖及高脂饮食。由于产褥期哺乳的需要,一般不主张产妇减肥和低热量饮食治疗,主张适当增加热量。鼓励多进食蔬菜、豆类,以及含有对哺乳期妇女最适宜的营养素,如荞麦和玉米粉等含糖偏低的产品,注意补充维生素及钙、铁等微量元素。

2)运动。运动有利于血糖的控制,对改善肥胖、维持体质量在正常范围具有重要作用,同时对产后子宫复旧、恶露的排出、盆底肌肉的康复起到促进作用。可指导产妇选择舒缓有节奏的运动项目,如产后健身操、室内慢步、打太极拳等有氧运动。运动时间选择在餐后1小时进行,每次持续20～30分钟,每日2次,每周运动3～5天,以产妇个体耐受为度。同时备好糖果、饼干等食品,若有不适,即刻进食,以避免发生低血糖。

3)出院指导。①告知新生儿免疫接种、出生证明办理及产后复查随访等事项。②产后合理饮食及适当运动,坚持母乳喂养,避免肥胖,减少2型糖尿病的发生。③定期到产科和内科复查,产后随访时检查内容包括身高、体质量、体质指数、腰围及臀围的测定、产后血糖情况。所有GDM产妇产后应检查空腹血糖,空腹血糖正常者产后6～12周进行口服75g葡萄糖监测,便于进一步诊治,如产后正常也需要每3年随访1次。

(5)延续护理。

1)与医生共同建立患者追踪系统:GDM孕妇参加"一日门诊"后,护士指导GDM孕妇定期复诊和产后42天前往指定医生处进行血糖评估,了解产妇产后血糖恢复情况,减少2型糖尿病发生的风险。

2)产后随访:向产妇讲解产后随访的意义,指导其改变不良的生活方式,合理饮食及适当运动,鼓励母乳喂养。随访时建议进行身高、体质量、体质指数、腰围及臀围的测定,同时了解产后血糖的恢复情况。建议所有GDM产妇产后行OGTT,测定空腹血糖及服糖后2小时血糖水平,并按照2014年ADA的标准明确有无糖代谢异常及其种类(表7-3)。有条件者建议监测血脂及胰岛素水平,至少每3年进行1次随访。

表7-3　非孕期血糖异常的分类及诊断标准

分类	FPG(mmol/L)	服糖后2小时血糖(mmol/L)	HbA1c(%)
正常	<5.6	<7.8	<5.7
糖耐量受损	<5.6	7.8～11.0	5.7～6.4

续表

分类	FPG(mmol/L)	服糖后 2 小时血糖(mmol/L)	HbA1c(%)
空腹血糖受损	5.6～6.9	＜7.8	5.7～6.4
糖尿病	≥7.0 或≥11.1	≥6.5	

二、妊娠合并心脏病

心脏病患者在妊娠期、分娩期及产褥早期都可能因心脏负担加重而发生心力衰竭,甚至威胁生命,是孕产妇死亡的四大原因之一,故早期诊断和及时处理极为重要。

(一)病因及发病机制

1.妊娠期

随着妊娠进展,胎盘循环建立,母体代谢增高,内分泌系统发生许多变化,母体对氧和循环血液的需求大大增加,在血容量、血流动力学等方面均发生一系列变化:孕妇的总血容量较非妊娠期增加,一般自妊娠第六周开始,32～34 周达高峰,较妊娠前增加 30%～45%。此后维持在较高水平,产后 2～6 周逐渐恢复正常,血容量增加可引起心排血量增加和心率加快。妊娠早期即有心排血量增加,妊娠 4～6 个月时增加最多,平均较妊娠前增加 30%～50%。心排血量受孕妇体位影响极大,约 5% 孕妇可因体位改变致使心排血量减少出现不适。红细胞数及血红蛋白的浓度均因稀释而相对减少,形成“生理性贫血”。

妊娠中、晚期需增加心率以适应血容量增多,分娩前 1～2 个月心率平均每分钟约增加 10 次。有血流限制性损害的心脏病如二尖瓣狭窄及肥厚型心肌病的患者,可能会出现明显症状,甚至发生心力衰竭。

妊娠晚期子宫增大、膈肌上抬,使心脏向左、向上移位,心尖冲动向左移位 2.5～3.0cm。由于心排血量增加和心率加快,心脏工作量增大,导致心肌轻度肥大。心尖第一心音和肺动脉瓣第二心音增强,并可有轻度收缩期杂音。这种妊娠期心脏生理性改变有时与器质性心脏病难以区别,增加了妊娠期心脏病诊断的难度。

2.分娩期

分娩期为心脏负担最重的时期,子宫收缩使孕妇动脉压与子宫内压间压力差减小,且每次宫缩时有 250～500mL 液体被挤入体循环,因此全身血容量增加;每次宫缩时心排血量约增加 24%,同时有血压增高、脉压增宽及中心静脉压升高。第二产程时由于孕妇屏气,先天性心脏病的孕妇有时可因肺循环压力增加,使原来左向右分流转为右向左分流而出现发绀。

胎儿胎盘娩出后,子宫突然缩小,胎盘循环停止,回心量增加。另外,腹腔内压骤减,大量血液向内脏灌注,造成血流动力学急剧变化。此时,患心脏病孕妇极易发生心力衰竭。

3.产褥期

产后 3 日内仍是心脏负担较重的时期。除子宫收缩使一部分血液进入体循环外,妊娠期组织间潴留的液体也开始回到体循环,妊娠期出现的一系列心血管变化,在产褥期尚不能立即恢复到妊娠前状态。心脏病孕妇此时仍应警惕心力衰竭的发生。

从妊娠、分娩及产褥期对心脏的影响看,妊娠 32～34 周后、分娩期(第一产程末、第二产程)、产后三日内心脏负担最重,是心脏病孕妇的危险时刻,极易发生心力衰竭。

(二)临床表现

(1)视诊:注意有无发绀、呼吸困难、颈静脉怒张、水肿、贫血等症状。

(2)心肺检查:注意心脏有无扩大,有无杂音,杂音部位、性质、程度,心率,肺部有无啰音。

(3)腹部有无腹水、肝肿大。

(4)下肢有无水肿。

(三)辅助检查

(1)初诊:孕 20 周后每月 1 次血尿常规检查,视病情变化酌情增加。

(2)胸部 X 线检查:妊娠期必要时摄 X 线片(疑肺部感染或心力衰竭时)。

(3)心电图常规检查。

(4)超声心动图检查。

(5)心脏 Holter 检查:依心电图检查结果决定。

(6)心肌酶检测。

(四)治疗

产前检查发现为重症病例,转市级或三级医院治疗。

1.终止妊娠指征

有下列情况之一者,应终止妊娠。

(1)心功能Ⅲ级及以上者。

(2)有心力衰竭史者。

(3)明显发绀型先心病和肺动脉高压者。特别自右向左分流的先天性心脏病,未经心脏矫正术者。

(4)心脏明显扩大,曾有脑栓塞且恢复不全者。

(5)房颤、严重主动脉瓣闭锁不全或风湿活动者。

(6)心脏手术后,心功能未得到改善者或置换金属瓣膜者。

2.终止妊娠方法

妊娠 3 个月以内可行人工流产术,妊娠 5 个月以上者需慎重考虑,有心力衰竭者,必须在心衰控制后再行终止妊娠。

3.妊娠期处理

产前检查自妊娠 12 周后每 2 周 1 次,20 周起每周 1 次,严密观察心脏功能,应及早发现早期心衰,及时处理,并注意以下情况。

(1)充分休息,限制体力活动,避免劳累和情绪激动。

(2)限制钠盐摄入,每日 3～4g,预防水肿,采用高蛋白、低脂肪、富含维生素饮食,少量多餐。

(3)防治贫血、上呼吸道感染、高血压及便秘。

(4)预产期前 2 周入院待产。

(5)心脏功能Ⅲ～Ⅳ级者,立即住院治疗。

(6)如需输血宜少量多次,每次 200mL。补液量限制在 500～1000mL/24h,滴速 10～15

滴/分或按病情酌情处理。

(7)应与心血管内科医师共同监护心功能情况。

4.待产及临产时处理

心功能Ⅰ～Ⅱ级者可经阴道分娩。

(1)待产时处理。①卧床休息,间断吸氧,少盐饮食。②测体温、脉搏及呼吸,每2小时1次。③血、尿常规,EKG,必要时做血Na^+、K^+、Cl^-测定及血气分析。④水肿明显者,可用呋塞米(速尿)20～40mg静脉注射或肌内注射。⑤适量镇静剂应用,如地西泮(安定)2.5mg,每日3次,口服。⑥纠正贫血,如为重度贫血需少量多次缓慢输浓缩红细胞,滴速<16滴/分。

(2)临产时处理。如产程发生异常或心功能不全应剖宫产终止妊娠。①第一产程处理:a.注意饮食摄入量,保证必要休息,适当使用哌替啶(杜冷丁)、异丙嗪(非那根)等,使患者安静。b.半卧位,吸氧,测体温、脉搏、呼吸及血压,每4小时一次,必要时每1～2小时一次。c.抗生素预防感染。d.心率>110次/分,呼吸>20次/分,可用毛花苷丙(西地兰)0.2～0.4mg+25%葡萄糖注射液20mL,缓慢静脉注射,并应终止妊娠。②第二产程处理:缩短第二产程,防止产妇用力屏气,可行产钳助产。③第三产程处理:a.预防产后出血,胎盘娩出后以按摩子宫为主,如出血较多,活动出血>200mL可肌内注射或宫底注射催产素5～10U,促使子宫收缩,防止产后出血。b.产后立即用哌替啶50～75mg,肌内注射(肺心病、发绀者禁用)或地西泮10mg肌内注射或苯巴比妥钠0.2～0.3g,使产妇安静休息。c.腹部置沙袋,防止腹压突然下降,内脏血管充血而发生心衰。d.在产房观察2小时,待病情稳定后送病房。

5.产褥期处理

(1)产后七日内尤其在24小时内,要严密观察呼吸、脉搏,每4小时一次,心功能Ⅲ～Ⅳ级者,每2小时一次。严密注意心衰症状,最好采用心电监护仪监护心率、血压。

(2)产后24小时内绝对卧床休息,心功能Ⅲ～Ⅳ级,应卧床至少3天,产后至少观察2周,病情稳定后可出院。

(3)产程开始至产后1周使用抗生素预防感染。

(4)心功能Ⅲ～Ⅳ级者,不宜哺乳。

6.剖宫产

(1)心功能Ⅰ～Ⅱ级有产科指征或曾行复杂心脏畸形矫正术或心功能Ⅲ～Ⅳ级者,有明显肺动脉高压、扩张型心肌病、心脏病栓子脱落有过栓塞病史及较重的心律失常者,均应行剖宫产分娩。

(2)取连续硬膜外麻醉,麻醉不宜过深。

(3)胎儿娩出后立即于腹部放置沙袋以维持腹压。

(4)输液量严格控制在500～1000mL,并注意输液速度。在胎儿娩出后可酌情应用强心苷类药物及利尿剂。

(5)采用心电监护仪术中和术后密切监护心率、血压和呼吸。

(6)术中禁用麦角新碱,缩宫素5～10U子宫肌内注射,不做静脉滴注。

(7)尽量缩短手术时间。选熟练的产科医师执行手术,要求手术操作稳、准、轻、巧。严格执行无菌操作。

(8)术中应有内科医师参加监护。

7.急性心衰处理

(1)半卧位绝对卧床休息。

(2)镇静剂吗啡 8～10mg,肌内注射或哌替啶 50～100mg,肌内注射。

(3)氧吸入:必要时氧气吸入。

(4)利尿:呋塞米 20～40mg,肌内注射或静脉注入。

(5)洋地黄药物:对心瓣膜病、先天性心脏病、高血压心脏病引起的充血性心脏病疗效较好。阵发性室上性心动过速和快速型心房颤动或搏动并发心衰时有明显效果,而高排型心衰、肺心病、活动性心肌炎、严重心肌劳损等疗效差。

低排高阻性心衰予以强心利尿,多采用快速洋地黄类药物如西地兰 0.2～0.4mg 置 25％ 葡萄糖注射液中缓慢静脉注射,1～2 小时后可再给 1 次,注意总量勿超过 1.0mg,因心力衰竭者易发生洋地黄中毒。然后改为口服药维持,同时给予快速呋塞米 40mg 静脉注射。对合并肺水肿者,更为需要。

(6)慢性心力衰竭:地高辛 0.25mg,每日 1 次,6～7 天;心率＜70 次/分者,不用洋地黄。

(7)妊娠高血压并发心力衰竭时应给予扩血管药,首选苄胺唑啉,酌情选用硝普钠或硝酸甘油。

(8)扩张型心肌病者还应酌情应用激素,有血栓形成者,加用抗凝剂。

(五)护理

1.备孕期

根据心脏病的类型、病变程度、心功能状态及是否已行手术矫正等情况,在心脏专科医生及产科医生的指导下决定是否适宜妊娠。不宜妊娠者应指导妇女采取有效措施严格避孕。

2.妊娠期

(1)病情观察。

1)每日或隔日测尿蛋白、称体重。心功能Ⅲ级以上者根据体重增加情况,及时予以利尿,以减轻心脏负荷,并加强观察有无水肿加重、气急和心跳加快等异常情况的出现,加强心电监护并记录,配合医生及时复查肝肾功能、心电图、24 小时动态心电图、心功能以及实验室检查。

2)产妇可自我监测,正确数胎动,每日 3 次,每次 1 小时并记录,发现异常及时汇报医生,给予胎心监护、吸氧等。

3)每日 3～4 次测听胎心率,也可进行电子胎心率监护,隔日 1 次,必要时每日 1 次,同时配合 B 超、生物物理象监测、脐动脉血流图测试及 24 小时尿雌三醇、血雌三醇的测定等,以及时了解胎儿及胎盘功能。

(2)用药护理。

1)妊娠前服用洋地黄类药物的孕妇,孕期仍需继续服用。对洋地黄类药物的耐受性差者,需要注意其用药时的毒性反应。

2)洋地黄中毒的表现有:①心脏毒性反应,如快速性心律失常伴传导阻滞;②胃肠道反应如食欲缺乏、恶心、呕吐、腹痛、腹泻等;③神经系统表现如头痛、头晕、乏力、视物模糊、黄视、绿视等。

3）预防洋地黄中毒：给药前准确测量产妇脉搏，如心率大于 100 次/分或低于 60 次/分或节律不规则，应暂停用药并及时通知医生。同时注意观察孕妇有无低血钾表现，使用利尿药者，严格记录尿量，尿多者必要时遵医嘱及时补钾。

（3）专科指导。

1）加强产检：妊娠合并心脏病产妇孕 20 周前每 2 周查 1 次，孕 20 周后每周查 1 次，并根据需要增加产检次数，由心血管医生及产科医生共同完成。

2）提前入院待产：心功能Ⅰ～Ⅱ级者，应于预产期前 1～2 周提前入院待产，心功能Ⅲ级或以上者，应立即住院治疗，保证母婴安全。

（4）并发症护理观察。

1）心力衰竭的预防。①在充分休息及科学营养的前提下，积极治疗诱发心力衰竭发生的各种因素，如贫血、心律失常、妊娠期高血压疾病、各种感染，尤其是上呼吸道感染，应及时给予抗生素治疗。②注意会阴及皮肤清洁，家属应协助翻身叩背排痰，预防感染。③必要时监测生命体征及血氧饱和度情况。④风湿性心脏病产妇卧床期间要经常变换体位、活动双下肢，防止下肢深静脉血栓形成。

2）心力衰竭的征象。①轻微活动后即有胸闷、心悸、气短。②休息时心率每分钟超过110 次/分，呼吸每分钟大于 20 次。③夜间常因胸闷而坐起呼吸或需到窗口呼吸新鲜空气。④肺底部出现少量持续性湿啰音，咳嗽后不消失等。

3）心力衰竭的处理。①体位：患者取坐位，双腿下垂，减少静脉回流，减轻心脏负荷。②吸氧：给予高浓度吸氧，2～3L/min，湿化瓶中加入 50％ 的酒精，以降低肺泡表面张力，改善肺通气。必要时可行面罩加压给氧。③遵医嘱用药：孕妇对洋地黄类药物的耐受性差，需要注意用药时的毒性反应；肌内注射吗啡起到镇静作用，以减少躁动所带来的额外心脏负担，同时可舒张小血管减轻心脏负担；静脉注射呋塞米，以利尿缓解肺水肿。应用血管扩张剂，如硝普钠、硝酸甘油、酚妥拉明时注意监测血压；应用氨茶碱解除支气管痉挛，以缓解呼吸困难，增强心肌收缩力。④妊娠晚期有心力衰竭者应在心血管内科及产科医师的合作下，控制心力衰竭，紧急行剖宫产术，以减轻心脏负担，挽救孕妇生命。⑤必要时可行四肢轮流三肢结扎法，以减少静脉回心血量，减轻心脏负荷。

（5）心理护理：妊娠合并心脏病孕妇因担心胎儿及自身安全容易产生紧张和焦虑心理，护士要运用沟通技巧，向孕妇介绍治疗成功的病例，使其树立信心，并向孕妇说明用药的目的，耐心解答孕妇及其家属的各种疑问，使其主动配合治疗及护理。

（6）健康教育。

1）饮食：向产妇及其家属讲解饮食对疾病的影响。指导产妇正确摄入高蛋白、低脂肪（尤其是动物脂肪）、富含维生素和矿物质的饮食，限制食盐的摄入量，以减少水钠潴留，防止妊娠期体重异常增加，并嘱产妇进食不宜过饱，少量多餐，多吃蔬菜及水果，以防便秘加重心脏负担。

2）休息与活动：保证孕妇的休息和睡眠，日间餐后休息 30 分钟至 1 小时，夜间保证有10 小时的睡眠，休息时保持左侧卧位和半卧位，防止子宫右旋，减轻对心脏的负担。限制体力劳动，适当减少活动量。心功能Ⅲ级以上者要以卧床为主，尽可能采用半卧位或半坐位，以产妇舒适为标准。

3)出院指导:做好出院手续办理流程的告知。①健康指导:加强孕妇及其家属对妊娠合并心脏病相关知识的认识;嘱孕妇保持个人卫生,养成正确的饮食、运动习惯,掌握自我监测的方法,预防并发症的发生。②定期产前检查,保证孕期安全,如有不适随时到医院就诊。

3.分娩期

(1)病情观察。

1)严密观察产程进展,每15分钟测量生命体征,每30分钟测胎心率。严格记录出入量,准确记录尿量。随时评估产妇心功能状态,及早识别并防止心力衰竭的发生。必要时遵医嘱应用镇静药物。

2)分娩后观察4小时无异常者送产后病房母婴同室休息。

(2)用药护理。

1)分娩后禁用麦角新碱,以免静脉压增高而发生心力衰竭。

2)输液、输血时合理控制总量和速度,以防增加心脏额外的负荷。

(3)专科指导。

1)指导产妇正确呼吸及减轻疼痛的方法。必要时可行硬膜外麻醉无痛分娩减轻疼痛,减少体力及精力消耗。

2)缩短第二产程,宫缩时不宜用力,可行会阴侧切或产钳助产术,减少产妇体力消耗。

3)请儿科医生到场,做好新生儿抢救的准备。

(4)并发症观察护理。

1)心力衰竭:胎儿娩出后,产妇的腹部应立即放置沙袋,持续加压24小时,以防腹压骤降诱发心力衰竭。输血、输液时合理控制总量及输液速度。

2)产后出血:按摩子宫,严格记录阴道出血量。必要时遵医嘱应用宫缩剂,预防产后出血。

(5)心理护理:给予产妇心理及情感支持,做好宣教,安慰和鼓励产妇,消除紧张情绪。

(6)健康教育。

1)饮食:因产程体力消耗较大,需进食高热量、高蛋白、高维生素、低盐、低脂肪的食物,且少食多餐。多吃水果蔬菜,预防便秘。

2)休息与活动:产妇宜取左侧卧位15°,上半身抬高30°,防止仰卧位低血压综合征发生。

4.产褥期

(1)病情观察。

1)产褥早期尤其产后72小时内,严密监测产妇生命体征及心力衰竭的早期症状,预防心力衰竭发生。有异常情况立即报告医生。

2)观察子宫收缩情况,严格记录阴道出血量。

(2)用药护理。

1)慎用宫缩药,以免强烈宫缩增加回心血量,加重心脏负担。

2)静脉输液时,严格控制输液量及输液速度。

(3)专科指导。选择合适喂养方式:心功能Ⅰ～Ⅱ级的产妇允许哺乳,但应避免过度劳累。

心功能Ⅲ级或以上者不宜哺乳,应及时回奶(禁用雌激素),指导产妇家属人工喂养。

(4)并发症护理观察。

1)产后出血:产后 4 小时内每小时按压宫底,观察子宫收缩情况,并记录阴道出血量;子宫收缩欠佳者,应按摩子宫,遵医嘱给予缩宫素预防产后出血。

2)产褥期感染:①早、晚用软毛牙刷刷牙,预防口腔炎症的发生;②每日给予会阴擦洗 2 次,勤换会阴垫,保持会阴部清洁,预防泌尿系感染;③遵医嘱给予抗生素预防感染。

(5)心理护理:心脏病产妇会担心新生儿的健康,同时由于自身原因不能亲自参与照顾,会产生愧疚、烦躁心理。因此护士应通过评估产妇身心状况及家庭支持情况,鼓励并制订全家参与康复计划,循序渐进地恢复产妇自理能力,使其慢慢适应母亲角色。如果心功能尚可,可鼓励产妇适度地参加照顾新生儿的活动以增加母子感情。如果新生儿有缺陷或死亡,要允许产妇表达情感,并给予理解和安慰,减少产后抑郁症的发生。

(6)健康教育。

1)饮食:给予高蛋白、高热量、高维生素、富含矿物质的饮食;有水肿时,应适当限制钠盐,除了少进食盐外,应注意限制食物中含钠高的海带、虾米、味精、调味品、咸味副食品的入量;忌烟、酒、浓茶、咖啡及辛辣刺激性食物;注意少食多餐,宜进质软、易消化的食物,但应注意补充粗纤维食物,以保证大便通畅。

2)休息与活动:①产后 24 小时内绝对卧床休息,病情轻者,24 小时后可适当下地活动,对于首次下床的产妇做好预防跌倒的指导;②保证充足的休息和睡眠,以活动后不感觉疲劳为宜;有时活动后会有轻度心慌、气急,但休息后好转者应量力而行,避免劳累;③若心功能Ⅲ级或以上者,即使无自觉症状时,也要每天卧床 10 小时以上,并保证一定的午休时间。

3)用药指导:在应用洋地黄类药物时,指导产妇自测脉搏,若脉搏＞100 次/分或＜60 次/分,及时报告医护人员。

4)出院指导:①注意休息,避免劳累;②保持心情愉快,减少生活压力及刺激;③养成定时排便排尿的习惯,避免大便干燥,必要时使用缓泻剂;④坚持产后康复操的锻炼及膀胱功能的训练;⑤产后 6 周内禁止性生活,6 周之后建议严格避孕,指导产妇采用有效避孕措施或做绝育术;⑥指导产妇将孕期保健册交地段保健机构,产后 42 天产妇及婴儿应来医院进行产后复查;⑦告知产妇母乳喂养热线电话及母乳喂养咨询门诊出诊时间,以便产妇遇到困难时咨询;⑧指导产妇在产褥期如有异常应及时到医院检查,如阴道出血超过月经量、心慌、气急、呼吸困难等。

(7)延续护理:建立随访登记本,定期进行电话随访。随访过程中,关注产妇心功能情况及母乳喂养情况,指导产妇保证充足的睡眠和休息,如有心脏不适及时去内科就诊。

三、妊娠合并急性脂肪肝

妊娠期急性脂肪肝(AFLP)又称为"产科急性假性黄色肝萎缩""妊娠特发性脂肪肝""妊娠期肝脏脂肪变性"等,是一种少见的、原因未明的急性肝脏脂肪变性,为妊娠期特有的致命性少见疾病,多出现于妊娠晚期,常伴有肾脏等多脏器损害。AFLP 起病急骤,病情变化迅速,可发生在妊娠 28~40 周,多见于妊娠 35 周左右的初产妇,妊娠期高血压疾病、双胎和男胎较易发生。临床表现与急性重型肝炎相似。

(一)病因及发病机制

AFLP 的病因不了解,目前一致认为是肝内脂肪代谢障碍引起的多脏器损害,除肝脏外,肾、胰腺、心脏等均有微血管脂肪变性。由于 AFLP 发生于妊娠晚期,只有终止妊娠才有痊愈的希望,故推测是妊娠引起的激素变化,使脂肪酸代谢发生障碍,致游离脂肪酸堆积在肝细胞和肾、胰、脑等其他脏器,造成多脏器损害。近年来,已有多例复发病例和其子代有遗传缺陷报道,故有学者提出可能是先天遗传性疾病。此外,病毒感染、中毒、药物(如四环素)、营养不良、妊娠期高血压疾病等多因素对线粒体脂肪酸氧化的损害作用可能也与之有关。

(二)临床表现

(1)AFLP 绝大多数发生于初产妇,多于妊娠晚期、足月前数周(孕 34~40 周)发病,也可见于经产妇。

(2)起病急骤,乏力,食欲减退,无原因恶心,反复呕吐,上腹痛或头痛。个别可有多尿、烦渴,甚至类似尿崩症症状。数天至一周后出现黄疸,且进行性加深,常无瘙痒,常伴有高血压、水肿、蛋白尿,部分病例并有发热。

(3)胃、十二指肠、食管急性溃疡形成而出现上消化道出血,吐咖啡样物或呕血。

(4)病情继续恶化,多有出血倾向,出现意识障碍、表情淡漠、嗜睡或昏睡、昏迷等肝性脑病症状;常由于低血糖,肾衰竭(少尿、无尿、氮质血症),酸中毒及 DIC、严重出血而死亡。

(5)由于孕妇有严重酸中毒、肝衰竭,常在确诊时已胎死宫内,并延迟分娩。昏迷及高血氨又使病情加剧。分娩后病情往往更危重。如未能早期发现和及时治疗,常于症状出现后数日至数周死亡或于分娩后数日死亡。国内报道 AFLP 的母儿病死率分别为 36% 及 69%。

(三)辅助检查

1.实验室检查

(1)血常规检查:白细胞计数均明显增高,常在 $20 \times 10^9/L$ 以上,白细胞分类以中性粒细胞为主,合并感染则更明显,并出现幼红细胞;血小板下降,$<100 \times 10^9/L$,外周血涂片可见肥大血小板。

(2)血清总胆红素:中度或重度升高,以直接胆红素为主,一般不超过 $200\mu mol/L$;但尿胆红素阴性,是本病较重要的诊断依据。血清转氨酶轻或中度升高,一般在 300U 以下。

(3)血糖:可降至正常值的 1/3~1/2,是 AFLP 的一个显著特征。

(4)血氨:血氨升高,出现肝性脑病时可高达正常值的 10 倍。

(5)凝血因子指标异常:凝血酶原时间和部分凝血活酶时间延长,纤维蛋白原显著减少,纤维蛋白裂解产物增多,其他凝血因子 V、Ⅶ、Ⅷ均减低。

(6)血尿酸、肌酐和尿素氮均升高:尤其是尿酸的增高程度与肾功能不成比例,有时高尿酸血症可在 AFLP 临床发作前就存在。

(7)其他:尿蛋白阳性,尿胆红素阴性。尿胆红素阴性是较重要的诊断之一,但尿胆红素阳性不能排除 AFLP。

2.其他辅助检查

(1)影像学检查:B超见肝区的弥散性高密度区,回声强弱不均,呈雪花状,有典型的脂肪肝波形。MRI检查可显示肝内多余的脂肪,肝实质呈均匀一致的密度减低。

(2)CT检查:敏感度不如超声。可显示不同程度的肝密度减低;严重者肝CT值为负值,肝实质密度低于肝内血管密度。

(3)病理学检查:是确诊AFLP的唯一方法,可在B超定位下行肝穿刺活检。

1)光镜观察:肝组织学的典型改变为肝小叶结构正常,肝细胞弥散性、微滴性脂肪变性,肝细胞肿大,以小叶中央静脉附近的肝细胞多见;胞质内散在脂肪空泡,胞核仍位于细胞中央,结构不变;可见胆汁淤积,无炎性细胞浸润。HE染色下,肝细胞呈气球样变,是本病最早的形态学改变,肝窦内可见嗜酸性小体。如肝细胞受损严重,则出现明显的坏死和炎症反应。

2)电镜检查:电镜下可见线粒体明显肿大,出现破裂、疏松和嵴减少,并见类结晶包涵体。滑面和粗面内质网、高尔基体内充满脂质而膨胀。

(四)治疗

目前尚无特效药物,一般按急性肝衰竭处理。

1.一般治疗

卧床休息,专人护理,给予低脂肪、低蛋白、高碳水化合物饮食,保证足够的热量,静脉滴注葡萄糖注射液纠正低血糖;注意水电解质平衡,纠正酸中毒。

2.营养支持

治疗首先给予积极的支持疗法,维持血容量,补充高渗葡萄糖注射液,纠正低血糖、水电解质紊乱,尤其注意防止低钾。早期短期应用糖皮质激素保护肝细胞,对肝细胞功能有良好影响,能促进肝细胞蛋白质合成。氢化可的松200～300mg/d,静脉滴注。

为促进肝细胞再生,在综合治疗的基础上可早期应用促肝细胞生长素40mg肌内注射,每天2次或将80～120mg加入10%葡萄糖注射液中静脉滴注,每天1次。

3.补充凝血因子

采用大量含凝血因子的新鲜冷冻血浆,纠正凝血因子(纤维蛋白原、凝血因子Ⅷ、凝血因子Ⅻ、HI)消耗,尤其抗凝血酶Ⅲ含量多,对解除血小板聚集、减少凝血因子消耗有特效。

4.纠正低蛋白血症

给予人体清蛋白静脉滴注,25g/d或用生理盐水或5%葡萄糖注射液稀释至5%溶液滴注,纠正低蛋白血症,有助于减轻黄疸,降低脑水肿发生率。

5.换血或血浆置换疗法

国外目前多采用这一疗法并取得较好疗效。即应用血容量3倍的新鲜血予以置换,并配以血液透析。血浆置换及应用其他非特异性因子,如炎症介质、淋巴活化素等,以减少血小板聚集,增补体内缺乏的血浆因子及清除血液内的激惹因子。

6.保肝治疗

维生素C 3g、维生素K₁ 40mg加入5%葡萄糖注射液静脉滴注,每天1次,可改善肝脏功能及促进凝血酶原、纤维蛋白原和某些凝血因子的合成。给予ATP、辅酶A和细胞色素C,以促进肝细胞代谢。

葡醛内酯(肝泰乐)能使肝脂肪储量减少、肝糖增加,并能与体内有害物质结合,变成无毒的葡萄糖醛酸结合物,有护肝、解毒作用;肌内注射或静脉注射 0.1～0.2g,每日 1～2 次。

7.注意防止和治疗肝性脑病

常用来降血氨的药物,可选用以下 4 种。

(1)乙酰谷氨酰胺 0.6g 加入葡萄糖注射液内静脉滴注,每日 1 次。

(2)谷氨酸钠(5.75g/20mL)或盐酸精氨酸(5g/20mL),4～6 支,稀释到 5% 葡萄糖注射液 500～1000mL,静脉滴注,滴入应缓慢,一般每次滴 4 小时以上,能缓解肝性脑病。

(3)酪氨酸有降低血氨及促进大脑新陈代谢作用,1～4g 溶于 5%～10% 葡萄糖注射液 250～500mL,静脉滴注,2～3 小时滴完,也可对昏迷起到苏醒作用。

(4)口服乳果糖(10mg,每日 3 次)或用白醋 30mL 加生理盐水 60～100mL 保留灌肠,以酸化肠道,维持肠道内 pH 为 5.0,可减少氨的吸收。

8.纠正并发症

纠正休克,改善微循环障碍。伴有显著 DIC 出血倾向时,可快速输注新鲜血液、血小板及凝血酶原复合物、纤维蛋白原及抗纤溶药物,一般不用肝素。应用大剂量对肝脏影响较小的广谱抗生素(氨苄西林每日 6～8g 等),防止并发感染。晚期常出现肾衰竭,发生无尿、少尿(肝肾综合征)或有大量腹腔积液时,在剖宫产术后腹腔内留置橡皮引流管,以达到腹膜透析或缓解腹胀的作用。最后应用血液透析,有可能逆转病情。

(五)护理

1.妊娠期

(1)一般护理。

1)测量生命体征,安置床位,为产妇佩戴腕带,根据病历首页正确填写姓名、年龄、病历号、护理单元、床号等信息,查看入院须知及患者家属签字情况,通知其主管医生。

2)保持病室整洁、舒适、安全,病室温度和湿度适宜,定时开窗通风。

3)遵医嘱指导产妇饮食,嘱产妇左侧卧位,注意休息,保持轻松愉快的心情。

4)嘱产妇定时计数胎动,必要时吸氧。

5)每日测体温、脉搏 1～2 次,体温>37.2℃者,每日测体温 4 次,高热者按高热护理常规护理。

6)每周测体重 1 次。

7)生活不能自理者,如阴道出血、发热、重度贫血及长期保留导尿管者,每日清洁外阴1～2 次,预防感染。

8)每日记录大便次数,三日无大便者可根据医嘱给予缓泻剂。

9)做好生活护理,提供必要帮助。

(2)病情观察。

1)严密监测生命体征,持续心电监护,准确记录出入量,观察神志及瞳孔的变化以了解有无肝性脑病的先兆。

2)注意观察其有无口渴、喜冷饮、上腹痛,以及尿色加深、巩膜、皮肤黄染等症状。

3)注意观察有无头晕、头痛、视物模糊等症状,警惕子痫的发生。

4)观察有无心慌、出冷汗等低血糖症状,随时监测血糖情况。

5)密切观察体重变化,体重骤增时及时通知医生。

6)警惕出血、肝肾综合征、胸腔积液、腹腔积液、脑水肿、感染及多脏器功能衰竭的发生,密切监测,做好抢救准备。

(3)用药护理。

1)遵医嘱给予成分输血(红细胞、血小板、清蛋白等)。输血时严格执行输血查对制度,密切观察输血反应,及时做出相应处理。

2)遵医嘱给予保肝治疗,如维生素 C、氨基酸等。输注过程中注意控制输液速度,观察有无输液反应,若发生及时给予处理。

(4)专科指导。

1)急性脂肪肝可导致胎儿在宫内窘迫或死亡,应预防胎死宫内。注意听胎心,监测频率每天不少于 10 次,白天每间隔 2 小时监听 1 次,夜间每 3 小时监听 1 次,每间隔 1 天进行胎心监测 1 次。

2)严密观察孕妇胎动情况,教会患者自数胎动的方法,发现异常及时报告医生。

3)遵医嘱及时进行 B 超检查,对出现异常情况的产妇及时终止妊娠。

(5)并发症护理观察。

1)死胎:严密监测胎儿宫内情况,注意观察胎心、胎动情况。

2)早产:密切观察先兆早产征象,一经发现及时给予处理。

(6)心理护理。孕妇了解病情后会产生焦虑心理,并且担心胎儿的身体健康,会产生较严重的抑郁心理。护士要正确安慰孕妇,对孕妇进行有效的心理疏导,使其放松心情,配合治疗。如果情况许可,将孕妇放置单间内由家属陪同,以缓解焦虑、紧张的情绪。

(7)健康教育。

1)饮食控制:以进食碳水化合物、高维生素、低蛋白的清淡易消化的饮食为主,禁食动物脂肪、骨髓、黄油、内脏等。葡萄糖除能供给热量、减少蛋白质分解外,还能促进氨合成谷氨酰胺,以降低血氨,防止肝性脑病的发生,所以可适当补充葡萄糖。出现腹腔积液者要限制钠盐和水的摄入。保持大便通畅,减少肠内有毒物质,可给予植物蛋白饮食,高维生素饮食,有利于氨的排除,且利于排便。

2)卧床休息:绝对卧床休息,保持病房安静,各种治疗、操作尽量集中执行,动作应轻柔、熟练,保证孕妇充分的休息。保持各种管道通畅,双下肢水肿者给予抬高双下肢。

3)卫生指导:保持床单位清洁干燥、平整,衣着宽松舒适,保持皮肤清洁卫生。定时翻身,改善受压部位的血液循环,特别是有水肿的产妇,应防止水肿部位受压而破损,引起压疮。黄疸者因胆盐沉积出现皮肤瘙痒时,可用温水擦浴并涂抹止痒药物,防止抓伤,引起感染。

2.分娩期

(1)病情观察。

1)持续吸氧,心电监护,注意产妇生命体征及神志改变。

2)加强电子胎心监护,如有异常情况及时通知医生。

3)注意产妇自觉症状,如有全身不适、右上腹疼痛,立即通知医生做好抢救准备。

(2)健康教育:加强手术前心理护理,避免紧张。

3.产褥期

(1)病情观察。

1)密切观察生命体征,发现异常及时处理。

2)术后加强尿管护理,保持会阴部清洁干燥,行会阴擦洗每日 2 次,预防尿路感染,保持管壁清洁无污迹,注意观察尿量及尿液的性质、有无感染迹象。

3)出血的观察。①产后 2 小时内每 30 分钟按摩 1 次宫底,观察宫缩情况及阴道出血的性质和量,2 小时后每小时观察 1 次子宫收缩和阴道出血情况。用称重法计算出血量。②观察手术切口渗血、渗液情况。③观察皮肤黏膜有无瘀血、瘀斑;观察采血部位和针眼处有无渗血,尽量选择静脉留置,以减少穿刺次数,做好静脉维护,注意穿刺处有无瘀斑。④密切观察有无血压下降、肠鸣音亢进等情况,如出现心悸、头晕、脉搏细速、面色苍白等,应警惕消化道出血。⑤人工肝支持治疗:严密监测生命体征、血氧饱和度,做好循环管路、人工肝支持系统运行参数、不良反应的观察。血浆置换时观察有无过敏反应、低血压、出血倾向,低钙、低钾血症。血液灌流时需警惕栓塞并发症、血小板减少的发生。治疗过程中做好血管通道的护理,防止导管脱出。

(2)专科指导:注意观察乳房情况,做好乳房护理,AFLP 产妇不宜母乳喂养。视乳汁分泌程度口服炒麦芽或芒硝外敷回奶,避免使用有损肝脏的药物。

(3)并发症护理观察。

1)肝性脑病:密切注意产妇的精神意识状态,重视产妇的主诉,注意与产妇的交流与沟通技巧,注意有无腹胀,如产妇出现精神萎靡、嗜睡或兴奋,血压偏低等,应警惕肝性脑病的发生。保持大便通畅,预防肝性脑病。

2)感染:遵医嘱早期禁食,后期给予低脂优质蛋白饮食,同时给予纤维蛋白原、人血清蛋白和抗生素,纠正贫血,改善凝血功能,预防感染。

3)肝肾综合征:准确记录 24 小时出入量,观察肾功能,血容量补足后若仍少尿,遵医嘱给予利尿剂,无效者提示可能发生急性肾衰竭,应尽早采取血液透析。

(4)健康教育。

1)饮食。遵医嘱早期禁食,恢复期逐渐给予低脂肪、低蛋白、高维生素、高碳水化合物饮食,保证足够热量,逐渐增加饮食中蛋白质含量,且由植物蛋白向动物蛋白逐渐过渡。

2)运动。注意休息,适当活动。

3)出院指导。①宜进食清淡易消化富含营养的食物,食物中应有足够的蔬菜、水果及谷类,多喝汤类,少食多餐,以每日 4～5 餐为宜。②注意休息,避免劳累,产后不宜哺乳,保证充足睡眠。③定期随访肝功能。若再次妊娠,仍有一定的复发倾向。④合并有代谢性疾病、内分泌疾病、消化性疾病的应积极治疗原发病。⑤保持外阴清洁及个人卫生,勤换内衣裤,产后可进行沐浴、刷牙。⑥保持心情愉快,指导产妇心理调适,保持乐观,情绪稳定。⑦产后 42 天内禁止性生活,42 天后建议避孕,再次妊娠有再发生 AFLP 的可能。指导产妇选择适合的避孕方法,产后避孕不宜用避孕药;正常产后 3 个月,可以选择宫内节育器避孕。⑧指导产妇将孕期保健册交地段保健机构,产后 42 天产妇及婴儿应来医院进行产后复查。⑨指导产妇在产褥期如有异常应及时到医院检查。

四、妊娠合并贫血

贫血是妊娠合并症最常见的一种。贫血在妊娠各期对母儿均可造成一定危害,因此属于高危妊娠范畴,妊娠合并贫血包括缺铁性贫血、巨幼红细胞性贫血、再生障碍性贫血等,其中 95％为缺铁性贫血,故此文仅介绍妊娠期缺铁性贫血。

(一)病因及发病机制

缺铁性贫血主要是由于人体内储存的铁消耗殆尽,不能满足人体正常红细胞生成的需要而发生的贫血。妊娠期间,随着血容量的增加,以及胎儿生长发育的需要,孕妇对铁的需求较非妊娠时期增加,其次,食物结构不合理、食物中铁的含量不足或吸收不良,均可导致孕妇出现缺铁性贫血。

(二)临床表现

轻度贫血常无症状或症状较轻;重度贫血可能有头晕、头痛、乏力、易疲倦、耳鸣、眼花、心悸、气短、食欲缺乏、腹胀、腹泻等。

(三)辅助检查

1.血常规

典型的外周血涂片为小红细胞低血红蛋白性贫血。血红蛋白含量小于 100g/L,血细胞比容小于 0.30,红细胞计数小于 $3.5 \times 10^{12}/L$,红细胞平均体积(MCV)小于 80fL,红细胞平均血红蛋白浓度(MCHC)小于 32％。

2.血清铁的测定

血清铁的测定能更灵敏地反映缺铁状况。正常成年妇女血清铁含量为 $7 \sim 27 \mu mol/L$,若孕妇血清铁含量小于 $6.5 \mu mol/L$,可以诊断为缺铁性贫血。

3.骨髓象

红系造血呈轻度或中度增生活跃,以中晚幼红细胞增生为主,骨髓铁染色可见细胞内外铁均减少,尤以细胞外铁减少为主。

4.心理、社会状况

评估孕产妇及其家属对妊娠期贫血的了解程度,对妊娠期贫血的注意事项、诊断、治疗、药物用法、作用和不良反应的掌握情况及有无焦虑情绪等。

(四)治疗

贫血的治疗要点为去除病因,治疗并发症,补充铁剂,血红蛋白含量小于 60g/L 时应输血。

(五)护理

1.一般护理

(1)孕前指导:妊娠期前,应积极治疗各种慢性失血性疾病,如经量过多等,以增加铁的储备,对胃肠道功能紊乱或消化不良者给予对症处理。

(2)加强营养:妊娠期间,建立合理的食物组成结构,改变不良饮食习惯,如长期偏食、饮茶等,多摄食高铁、高蛋白、富含维生素C的食物,如动物肝脏、瘦肉、蛋类、豆类等。

(3)适当休息:贫血的孕妇应根据贫血情况适当休息,重度贫血者应减轻工作量或建议全休,以减少机体对氧的消耗。

2.病情观察

妊娠期间,加强产前检查,密切监护母儿情况,以便早发现、早治疗。注意观察贫血孕妇的生命体征,如心率、呼吸、血压等。重度贫血者,需警惕贫血性心脏病诱发急性心力衰竭。注意观察胎心率、胎动变化及胎儿生长发育情况,防止出现胎儿生长受限、胎儿窘迫、早产或死胎等。

3.治疗配合

(1)妊娠期:指导妊娠4个月后正确补充铁剂。铁剂的补充应首选口服制剂,血红蛋白含量小于100g/L时,应口服硫酸亚铁0.3g,每日3次,同时服维生素C 300mg及10%稀盐酸0.5~2mL以促进铁的吸收,为减少对胃肠道的刺激,需在饭后或餐中服用。若为重度缺铁性贫血或不良反应严重不能口服铁剂者,可用右旋糖酐铁,首次量为50mg,深部肌内注射,如无不良反应,第2天可增至100mg,每日1次。若血红蛋白含量小于60g/L,又接近预产期或短期内需行剖宫产术者,可少量多次输血以迅速纠正贫血。输血不可过多过快,以免加重心脏负担,引起急性心力衰竭。有条件者输浓缩红细胞。

(2)分娩期:对于中重度贫血的孕妇,应提前做好配血准备。在产程中,严密监护母儿情况,给氧,根据孕妇情况可酌情给予维生素K₁、卡巴克洛及维生素C等,为了防止产程延长,可在第二产程时行阴道助产术。积极预防产后出血,当胎儿前肩娩出后,可肌内注射或静脉注射麦角新碱0.2mg,同时用缩宫素20U加于5%葡萄糖注射液中静脉滴注。出血过多者,及时输血。产程中严格遵循无菌技术操作原则,产时及产后应用广谱抗生素预防感染。

(3)产褥期:贫血产妇易发生因宫缩乏力所致的产后出血,且失血的耐受力差,故产后应注意子宫收缩与阴道流血情况。出血多时及时给予输血,注意速度和量,避免引起急性心力衰竭,继续应用抗生素预防和控制感染。

4.心理护理

耐心向孕妇及其家属解释贫血对孕妇、胎儿的影响,鼓励和安慰孕产妇及其家属、及时解答孕产妇及其家属提出的问题,缓解其紧张情绪,解除思想顾虑。

5.健康教育

贫血严重或有严重并发症者,应指导母乳喂养,对于不宜哺乳者,应告知产妇其原因,并采取正确的回奶方法,如芒硝250g碾碎装布袋分敷于两乳房上或生麦芽50g泡茶饮,每日3次,连服3天。提供家庭支持,增加营养与休息,避免疲劳。加强计划生育指导,避免过多生育。

(刘 静)

第四节　异常分娩

一、产力异常

子宫收缩力是分娩过程中最重要的产力,贯穿于分娩全过程,并具有节律性、对称性、极性及缩复作用等特点,任何原因使子宫收缩的特性发生改变,使其失去节律性或极性都称为子宫收缩力异常,简称产力异常。子宫收缩力异常临床上分为子宫收缩乏力和过强两类,每类又分协调性和不协调性子宫收缩乏力或过强。

(一)病因及发病机制

1.子宫收缩乏力

(1)子宫肌源性因素:如子宫畸形、子宫肌瘤以及羊水过多、巨大胎儿、多胎妊娠等导致的子宫肌纤维过度伸展,可导致子宫收缩乏力。建议查找具体原因,给予缩宫素促子宫收缩治疗,效果不佳或者有剖宫产指征的,则给予剖宫产。

(2)头盆不称或胎位异常:由于胎头下降受阻,先露部不能紧贴子宫下段及宫颈内口,不能刺激子宫收缩,导致产力异常。建议剖宫产终止妊娠。

(3)内分泌失调:分娩发动后,产妇体内缩宫素及前列腺素合成及释放少或缩宫素受体量少,导致宫颈成熟度欠佳,均可直接或间接导致子宫收缩乏力。可给予缩宫素加强宫缩,如果效果不佳则给予剖宫产。

(4)精神源性因素:产妇对分娩有恐惧、紧张等精神心理障碍使大脑皮质功能紊乱,待产时间久、过于疲劳、睡眠减少、体力消耗多等,均可导致原发性宫缩乏力。建议产妇放松心情,注意休息,适当进食,保证体力。

(5)其他:在产程早期大剂量使用宫缩抑制剂、镇静剂、镇痛剂,可直接抑制子宫收缩,建议调整好药物用量,必要时停止用药。

2.子宫收缩过强

(1)协调性子宫收缩过强:子宫收缩的节律性、对称性及极性均正常,仅子宫收缩力过强、收缩过频。若产道无阻力,产程常短暂,产妇容易发生急产,一定要注意严密观察产程进展;若存在产道梗阻或瘢痕子宫,宫缩过强可发生病理缩复环,甚至子宫破裂,应给予急诊剖宫产。

(2)不协调性子宫收缩过强:子宫收缩失去节律性、无间歇,呈持续性强直性收缩,常见于缩宫素使用不当,可调整缩宫素用量或者停药观察,必要时可以使用硫酸镁抑制宫缩。另外,子宫局部平滑肌持续不放松,痉挛性、不协调性收缩形成环形狭窄,多因精神紧张、过度疲劳和不适当使用缩宫素或粗暴实施阴道内操作所致,停用缩宫素后无缓解,应立即行剖宫产。

(二)临床表现

1.子宫收缩乏力

(1)症状:①协调性子宫收缩乏力一般无不适,宫缩时腹痛轻微,间隔时间长且不规律,持续时间短;②不协调性子宫收缩乏力时产妇自觉下腹部持续疼痛、腹胀、尿潴留、胎动异常。

(2)体征:协调性子宫收缩乏力,节律性、对称性和极性正常,宫缩达极期时,子宫体不隆起和变硬,手指压宫底部肌壁可出现凹陷,宫缩<2 次/10 分、持续时间短。不协调性子宫收缩乏力,节律不协调、极性倒置,子宫中、下段宫缩强于宫底部、宫缩间歇期子宫壁不能完全松弛,产妇烦躁不安,腹拒按、胎位不清、胎心不规律。

2.子宫收缩过强

(1)协调性子宫收缩过强,指子宫收缩的节律性、对称性和极性均正常,仅子宫收缩而过强、过频。若产道无阻力,胎位正常,宫颈口迅速开全,短时间内结束分娩,总产程<3 小时。产妇往往呈痛苦面容,大声叫喊。由于宫缩过强而易造成胎儿缺氧,胎死宫内等情况。

(2)不协调性子宫收缩过强,有两种表现。

1)强直性子宫收缩:即出现强直性痉挛性收缩,产妇烦躁不安,持续性腹痛,拒按。胎心音听不清,胎方位触不清,有时可在脐下或平脐处出现病理性缩复环,导尿时可发现血尿,这是子宫先兆破裂的征象。

2)子宫痉挛性狭窄环:产妇可表现为持续性腹痛,烦躁,宫颈扩张延缓,胎先露下降阻滞,胎心不规律,此环在子宫上、下交界处,阴道检查可触及狭窄环。胎体的某一狭窄部如胎颈、胎腰处常见,此环特点是不随宫缩上升。

(三)辅助检查

1.胎儿电子监护

这种监护一方面可以了解子宫收缩时胎心的变化,另一方面可以通过压力探头了解子宫收缩的强度,从而对宫缩强度有一个量化的判断。

(1)低张性宫缩乏力:宫缩描记图显示子宫收缩持续时间短,间歇时间长且不规律,说明宫腔内压力低。

(2)高张性宫缩乏力:子宫收缩频率高、持续时间长,局部宫缩压力比较大。

(3)子宫收缩过强:整个子宫收缩强度高,持续时间长,间歇期比较短,根据描记的曲线还可以判断是否有不协调的宫缩出现。

2.产程曲线异常

在宫缩乏力时,宫口扩张和胎头下降缓慢或阻滞。如果子宫收缩过强,可能会出现急产的现象。

(四)治疗

宫缩乏力,无论是原发性还是继发性,首先应寻找原因,检查有无头盆不称与胎位异常,阴道检查了解宫颈扩张和胎先露部下降情况。若发现有头盆不称,估计不能经阴道分娩者,应及时行剖宫产术;若判断无头盆不称和胎位异常,估计能经阴道分娩者,应采取加强宫缩的措施。

1.一般治疗

第一产程,消除产妇精神紧张,可以活动者适当活动鼓励多进食,注意营养与水分的补充。

2.药物治疗

(1)不能进食者静脉补充营养,静脉滴注 10%葡萄糖注射液 500~1000mL,内加维生素 C 2g。

(2)伴有酸中毒时应补充 5%碳酸氢钠 100~200mL。

(3)低钾血症时应给予氯化钾缓慢静脉滴注。

（4）产妇过度疲劳时，可缓慢静脉注射地西泮 10mg 或哌替啶 100mg 肌内注射，以镇静放松情绪，有利于恢复体力。

（5）缩宫素静脉滴注适用于协调性宫缩乏力。若无头盆不称，于第二产程期间出现宫缩乏力时，也应加强宫缩，给予缩宫素静脉滴注促进产程进展。用法：缩宫素 2.5U 加于 5％葡萄糖注射液 500mL 内，从每分 8 滴开始，根据宫缩强弱进行调整，通常不超过每分 30 滴，维持宫缩时宫腔内压力达 50～60mmHg(6.7～8.0kPa)，宫缩间隔 2～3 分钟，持续 40～60 秒。

（6）静脉注射地西泮，地西泮能使宫颈平滑肌松弛，软化宫颈，促进宫口扩张，适用于宫口扩张缓慢及宫颈水肿时。常用剂量为 10mg，静脉注射，与缩宫素联合应用效果更佳。

（7）当确诊为强直性宫缩时，应及时给予宫缩抑制药如 25％硫酸镁 20mg 加于 5％葡萄糖注射液 30mL 内缓慢静脉注射(不少于 5 分钟)或用羟苄麻黄碱 100mg 加入 5％葡萄糖注射液 500mL 静脉滴注，目的是减缓子宫收缩、放松子宫张力。

3.手术治疗

（1）人工破膜：宫口扩张至 3cm 或 3cm 以上、无头盆不称、胎头已衔接者，可行人工破膜。破膜后胎头将直接紧贴子宫下段及宫颈内口，引起反射性子宫收缩，加速产程进展。也有学者主张潜伏期宫颈条件好、无明显头盆不称者也可行人工破膜，认为破膜后可促进胎头下降入盆。

（2）阴道助产：进入第二产程，若胎头双顶径已通过坐骨棘平面，可等待自然分娩；若出现第二产程延长，则可行胎头吸引术或产钳术助产。

（3）剖宫产：若胎头仍未衔接或伴有胎儿窘迫征象，应行剖宫产术。

4.其他治疗

（1）排尿困难者，先行诱导法，无效时及时导尿，因过分充盈的膀胱可影响胎头下降，如长时间压迫还可能损伤膀胱，排空膀胱能增宽产道，且有促进宫缩的作用。

（2）破膜 12 小时以上应给予抗生素预防感染，如头孢拉定 1g 肌内注射，每日 2 次。

（五）护理

1.子宫收缩乏力

（1）协调性子宫收缩乏力。

1）为产妇提供舒适、安静的待产环境，提供心理支持。

2）疲乏者，遵医嘱给予镇静剂镇静休息。

3）督促产妇每 2～4 小时排小便 1 次，必要时导尿。

4）鼓励产妇进食，进食少者可遵医嘱补充能量。

5）指导产妇减轻宫缩痛的方法。

6）严密观察产程进展和胎心变化。

7）宫口开大 3cm 或以上、无头盆不称、胎头已衔接者，可行人工破膜加速产程进展，注意观察羊水的性状及羊水量，破膜后立即听胎心，同时做好记录。

8）遵医嘱静脉注射地西泮 10mg，以软化宫颈，促进宫颈扩张，静脉注射地西泮时应注意速度要慢，一般 3～5 分钟完成。

9)遵医嘱静脉滴注缩宫素,应注意严格掌握适应证。

(2)不协调性宫缩乏力。

1)遵医嘱给予哌替啶肌内注射,使产妇充分休息。

2)指导产妇采用各种方法减轻疼痛,增加舒适感。

3)如果宫缩仍不协调或伴胎儿窘迫、头盆不称等情况,应及时通知医师,并做好剖宫产手术和抢救新生儿的准备工作。

4)如果宫缩已恢复协调性但强度不够,则采用协调性宫缩乏力时加强子宫收缩的方法。

5)做好解释工作,提供心理支持,减轻产妇焦虑、恐惧心理。

2.子宫收缩过强

(1)协调性子宫收缩过强。

1)加强巡视:一旦出现生产征兆应立即转入待产室,并嘱其卧床休息,需解大便时先查宫口开大及胎先露下降情况,以防造成意外伤害。

2)密切观察产程进展:若发现异常及时通知医师。

3)提早做好接生及抢救新生儿的准备;分娩时尽可能行会阴侧切,以防会阴扩张不充分而发生撕裂。

4)预防感染:对未消毒即分娩的产妇,产后常规给予抗生素预防感染,新生儿应尽早肌内注射破伤风抗毒素。

(2)不协调子宫收缩过强。

1)立即停止滴注缩宫素或停止阴道检查等一切刺激。

2)遵医嘱给予宫缩抑制剂或镇静剂,必要时行剖宫产。

3)缓解疼痛、减轻焦虑,做好健康教育。

3.健康教育

(1)宫缩乏力。

1)对孕妇进行产前教育,使其对分娩有一定的认识,解除孕妇思想顾虑和恐惧心理,增强自然分娩的信心。

2)指导产妇进食易消化、富含营养、高热量的半流质食物,多饮水,勤小便,以免膀胱充盈影响宫缩。

3)指导减轻宫缩痛的方法,耐心细致地向产妇解释疼痛的原因,并告知产妇及家属处理的方法及措施。

4)做好计划生育工作。

(2)宫缩过强。

1)有急产史的孕妇应提前入院待产,以免发生意外。

2)告知产妇子宫收缩过强的表现及并发症,让产妇提前做好心理准备,一旦出现生产征兆,及时告知医护人员。

3)告知产妇有便意时需先告知医护人员,不可随意如厕,以防分娩在厕所内,造成意外伤害。指导产妇在第二产程宫缩时做深呼吸,不向下屏气,以减慢分娩过程。

4)嘱产妇产后保持外阴清洁,有阴道出血增多、会阴切口疼痛、体温升高时应及时就诊。

二、产道异常

(一)骨产道异常

骨产道异常是指骨盆的大小与形态异常,主要表现为骨盆的任何一个径线或几个径线都缩短,是导致头盆不称及胎位异常最常见的原因。

1.病因及发病机制

骨产道异常的主要病因包括发育性骨盆异常及骨盆疾病或损伤。

(1)发育性骨盆异常:骨盆在发育过程中,因受遗传、营养等因素的影响,骨盆的形态、大小可出现变异,Shapiro 将骨盆的形态分为女型、男型、扁平型和猿型的 4 个标准形态及 10 个混合型。临床应用上强调其形态结构较径线测量更为重要,各型骨盆对分娩机制有不同影响。

(2)骨盆疾病或损伤:维生素 D 缺乏、骨软化症、骨盆骨折及骨盆肿瘤都会影响到骨盆的结构及形态,引起骨产道异常。

2.临床表现

(1)骨盆入口平面狭窄。

1)一般情况下,初产妇在预产期前 1~2 周胎头已衔接,若骨盆入口狭窄时,即使已经临产胎头仍未入盆,初产妇腹部多呈尖腹,经产妇呈悬垂腹,经检查胎头跨耻征阳性。胎位异常如臀先露、面先露或肩先露的发生率是正常骨盆的 3 倍。偶有胎头尚未衔接,阴道口见到胎头产瘤的假象,误认为胎头位置较低,此时在耻骨联合上方仍可触及胎头双顶径,多见于扁平骨盆且盆腔较浅时。

2)若已临产,根据骨盆狭窄程度、产力强弱、胎儿大小及胎位情况不同,临床表现也不尽相同。①骨盆临界性狭窄:若胎位、胎儿大小及产力正常,胎头常以矢状缝在骨盆入口横径衔接,多取后不均倾势,即后顶骨先入盆,后顶骨逐渐进入骶凹处,再使前顶骨入盆,则矢状缝位于骨盆入口横径上呈头盆均倾势,可经阴道分娩。临床表现为潜伏期及活跃期早期延长,活跃期晚期产程进展顺利。若胎头迟迟不入盆,此时常出现胎膜早破及脐带脱垂,其发生率为正常骨盆的 4~6 倍。胎头又不能紧贴宫颈内口诱发反射性宫缩,常出现继发性宫缩乏力。潜伏期延长,宫颈扩张缓慢。②骨盆绝对性狭窄:即使产力、胎儿大小及胎位均正常,胎头仍不能入盆,常发生梗阻性难产。产妇出现腹痛拒按、排尿困难,甚至尿潴留等症状。检查可见产妇下腹压痛、耻骨联合分离、宫颈水肿,甚至出现病理缩复环、肉眼血尿等先兆子宫破裂征象,若未及时处理则可发生子宫破裂。如胎先露部嵌入骨盆入口时间较长,血液循环障碍,组织坏死,可形成泌尿生殖道瘘。在强大的宫缩压力下,胎头颅骨重叠,严重时可出现颅骨骨折及颅内出血。

(2)中骨盆平面狭窄。

1)胎头能正常衔接:潜伏期及活跃期早期进展顺利。当胎头下降达中骨盆时,由于内旋转受阻,胎头双顶径被阻于中骨盆狭窄部位之上,常出现持续性枕横位或枕后位。同时出现继发性宫缩乏力,活跃期晚期及第二产程延长甚至第二产程停滞。

2)胎头受阻于中骨盆:有一定可塑性的胎头开始变形,颅骨重叠,胎头受压,使软组织水肿,产瘤较大,严重时可发生颅内出血及胎儿宫内窘迫。若中骨盆狭窄程度严重,宫缩又较强,可发生先兆子宫破裂及子宫破裂。强行阴道助产,可导致严重软产道裂伤及新生儿产伤。

(3)骨盆出口平面狭窄:骨盆出口平面狭窄与中骨盆平面狭窄常同时存在。若单纯骨盆出口平面狭窄者,第一产程进展顺利,胎头达盆底受阻;第二产程停滞,继发性宫缩乏力,胎头双顶径不能通过出口横径。强行阴道助产可导致严重软产道裂伤及新生儿产伤。

3.辅助检查

(1)X线骨盆测量:X线摄片骨盆测量较临床测量更准确,可直接测量骨盆各个面的径线及骨盆倾斜度,并可了解骨盆入口面及骶骨的形态,胎头位置高低与俯屈情况,以决定在这些方面有无异常情况。但由于X线对孕妇及胎儿可能有放射性损害,故此种测量方法只有在非常必要时才使用。

(2)B超骨盆测量:骨盆测量是诊断头盆不称和决定分娩方式的重要依据,由于X线骨盆测量对胎儿不利,目前产科已很少用。临床骨盆外测量虽方法简便,但准确性较差。故采取阴道超声骨盆测量方法,以协助诊断头盆不称,方法如下。①于孕28~35周做阴道超声测量骨盆大小。孕妇排空膀胱后取膀胱截石位,将阴道超声探头置入阴道内3~5cm,屏幕同时显示耻骨和骶骨时,为骨盆测量的纵切面,可测量骨盆中腔前后径,前据点为耻骨联合下缘内侧,后据点为第4、第5骶椎之间。然后将阴道探头旋转90°,手柄下沉使骨盆两侧界限清晰对称地显示,为骨盆测量的横切面,可测量骨盆中腔横径,两端据点为坐骨棘最突处。根据骨盆中腔前后径和横径,利用椭圆周长和面积公式,可分别计算骨盆中腔周长和中腔面积。②于孕晚期临产前1周,用腹部B超测量胎头双顶径和枕额径,并计算头围。

(3)CT骨盆测量:使用CT正、侧位片进行骨盆测量,方法简便,结果准确,胎儿放射线暴露量明显低于X线摄片检查。但由于价格昂贵,目前尚未用于产科临床。

(4)MRI骨盆测量:MRI对胎儿无电离损伤,与CT及X线检查完全不同,而且能清晰地显示软组织影像,可以准确测量骨盆径线,不受子宫或胎儿活动的影响,误差<1%,优于普通X线片,胎先露衔接情况在矢状位和横轴位成像上显示良好,有利于很好地评价胎儿与骨盆的相互关系,以便决定分娩方式。MRI的缺点是价格昂贵。

4.治疗

明确狭窄骨盆类别和程度,了解胎位、胎儿大小、胎心率、宫缩强弱、宫口扩张程度、破膜与否,结合年龄、产次、既往分娩史进行综合判断,决定分娩方式。

(1)一般处理。安慰产妇,保证营养及水分的摄入,必要时补液。

(2)骨盆入口平面狭窄。①绝对性骨盆入口狭窄:骨盆入口前后径≤8.0cm,对角径≤9.5cm,胎头跨耻征阳性者,足月活胎不能入盆,不能经阴道分娩,应行剖宫产术结束分娩。②相对性骨盆入口狭窄:骨盆入口前后径8.5~9.5cm,对角径10.0~11.0cm,胎头跨耻征可疑阳性,足月胎儿体重<3000g,产力、胎位及胎心均正常时,应在严密监护下进行阴道试产,试产时间以2~4小时为宜。试产充分与否的判断,除参考宫缩强度外,应以宫口扩张程度为衡量标准。骨盆入门狭窄的试产应使宫口扩张至3~4cm以上。胎膜未破者可在宫口扩张≥3cm时行人工破膜。若破膜后宫缩较强,产程进展顺利,多数能经阴道分娩。试产过程中若出现宫缩乏力,可用缩宫素静脉滴注加强宫缩。试产2~4小时,胎头仍迟迟不能入盆,宫口扩张缓慢或出现胎儿窘迫征象,应及时行剖宫产术结束分娩。

（3）中骨盆平面狭窄。中骨盆平面狭窄主要导致胎头俯屈及内旋转受阻,易发生持续性枕横位或枕后位。产妇多表现活跃期或第二产程延长及停滞、继发性宫缩乏力等。若宫口开全,胎头双顶径达坐骨棘水平或更低,可经阴道徒手旋转胎头为枕前位,待其自然分娩或行产钳或胎头吸引术助产。若胎头双顶径未达坐骨棘水平或出现胎儿窘迫征象,应行剖宫产术结束分娩。

（4）骨盆出口平面狭窄。骨盆出口平面狭窄不应进行阴道试产。临床上常用坐骨结节间径与出口后矢状径之和估计出口大小。若两者之和＞15cm时,多数可经阴道分娩,有时需行产钳或胎头吸引术助产,应做较大的会阴后一侧切开,以免会阴严重撕裂。若两者之和≤15cm,足月胎儿不易经阴道分娩,应行剖宫产术结束分娩。

（5）骨盆三个平面狭窄。若估计胎儿不大,产力、胎位及胎心均正常,头盆相称,可以阴道试产。通常可通过胎头变形和极度俯屈,以胎头最小径线通过骨盆腔,可能经阴道分娩。若胎儿较大,头盆不称,胎儿不能通过产道,应及时行剖宫产术。

5.护理

（1）对有明显头盆不称不能经阴道分娩者,遵医嘱做好术前准备。

（2）相对头盆不称者遵医嘱在严密监护下试产。

1）专人守护,做好心理护理、健康教育。

2）保证产妇的营养、休息与睡眠,提供减轻疼痛的方法;必要时遵医嘱静脉补充能量;若出现宫缩乏力、胎膜未破者,可考虑人工破膜或静脉滴注缩宫素,加强宫缩。

3）试产2～4小时,胎头仍未衔接或伴有胎儿窘迫应停止试产。

4）在试产过程中应严密观察宫缩的强度、频率,注意子宫下段有无压痛、是否出现病理缩复环,发现异常立即停止试产并及时通知医师,协助医师做好相应处理。

（3）中骨盆狭窄若宫口已开全,胎头双顶径已达坐骨棘水平以下2.5cm,应做好胎头吸引、产钳等阴道助产及新生儿抢救的准备;若胎头未达坐骨棘水平或有胎儿窘迫征象,应做好剖宫产准备。

（4）出口平面狭窄者,遵医嘱做好剖宫产准备。

（5）行阴道助产者,常规行会阴侧切并注意保护会阴,以防会阴深度裂伤。

（6）胎儿娩出后及时注射宫缩剂,胎盘娩出后常规按摩子宫,预防产后出血。

（7）遵医嘱使用抗生素,保持外阴清洁,会阴擦洗每日2次,预防感染。

（8）胎先露长时间压迫阴道或出现血尿时,应及时留置导尿,并保持尿管通畅。

（9）密切观察恶露性状、切口愈合、体温、脉搏等情况,及早发现感染征象。

（10）健康教育。

1）指导孕妇定期产前检查,以便及早发现异常骨盆。

2）告知有头盆不称、先露高浮的孕妇,妊娠晚期少活动,避免增加腹压的动作,及时治疗咳嗽、便秘等,近预产期住院待产。

3）告知一旦发生胎膜早破,应平卧并立即就诊。

4）告知产妇试产的指征、必要性与试产的方法,随时告知产程进展及目前胎儿的情况,减少产妇焦虑。

5)指导产妇保持外阴清洁,以防感染。

(二)软产道异常

软产道异常包括子宫下段、宫颈、阴道、外阴的病变和先天畸形。

1.病因及发病机制

软产道异常多由先天性发育异常以及后天性疾病引起,主要包括以下 5 个方面。

(1)外阴异常。

1)外阴水肿:常继发于重度子痫前期、重度贫血、心脏病及慢性肾炎等疾病。静脉瘤和静脉曲张也可表现为外阴水肿。

2)外阴感染或肿瘤:靠近会阴的炎性包块或肿瘤,若体积大也可阻挡分娩。

3)外阴瘢痕:一般外阴大的手术后和会阴撕裂伤后瘢痕,分娩时容易撕裂,阴道分娩困难。

(2)阴道异常。

1)阴道闭锁:完全性阴道闭锁几乎全部是先天性的,不完全性闭锁可由发育异常或产伤、腐蚀药物、手术感染造成的瘢痕挛缩狭窄引起。不严重者妊娠后瘢痕软化,临产后胎头下降,对瘢痕有持续扩张作用,多能通过障碍,完成分娩。

2)阴道纵隔:阴道纵隔有完全和不完全之分。完全纵隔一般不导致难产,胎头下降过程中能逐渐将半个阴道充分扩张后通过;部分纵隔常可妨碍胎头下降,有时其会自然破裂,但纵隔较厚时需将其剪断,待胎儿娩出后再切除剩余的纵隔。

3)阴道横隔:阴道横隔多位于阴道上中段,临产后作肛门检查可将不完全性横隔中央孔认为扩张停滞的宫颈外口,特别是在临产一段时间后,胎头位置较低者,应考虑到先天异常的可能。肛门检查可感到宫颈位于此横隔水平以上,再仔细进行阴道检查,在中央孔上方可查到宫颈外口。

4)阴道肿瘤:较小的阴道壁囊肿可以移到先露部的后方,不妨碍分娩的进行;囊肿较大时可阻碍先露部下降,则需在消毒情况下行囊肿穿刺吸出其内容物,待产后再处理。阴道肿瘤如纤维瘤、上皮瘤、肉瘤会阻碍胎头下降,一般需行选择性剖宫产。

5)肛提肌痉挛性收缩:虽然少见,但由于在阴道中段出现硬的环状缩窄,严重妨碍胎头下降,一般需用麻醉解除痉挛。

(3)宫颈异常。

1)宫颈病变:宫颈上皮内瘤变(CIN)和宫颈癌的发病率呈逐年上升趋势,且年龄趋向年轻化,其中育龄期女性占多数。多数研究证实,妊娠并不是加速宫颈病变进展的危险因素,绝大多数病变均于产后自行缓解或无进展,仅有 6%~7% 的患者病变升级。为预防宫颈病变恶化,大多数育龄期患者采取宫颈锥切术进行治疗,而宫颈锥切术后长时间出血、感染,加上宫颈瘢痕挛缩,常导致术后宫颈管粘连、狭窄以及宫颈功能不全等并发症。宫颈锥切术的深度、手术至妊娠间隔时间以及手术持续时间等均可影响妊娠结局。研究表明,对于患有 CIN 的育龄期女性,锥切深度不宜超过 15mm,锥切过深会增加自发性早产的风险性;有学者认为宫颈组织的再生一般是在锥切术后 3~12 个月内,避免在这段时间内受孕能够减少早产的风险;手术时间长者,其创面将扩大、出血及形成局部血肿,机体抵御致病菌的能力减弱,妊娠后易发生上行性感染。

宫颈锥切术常导致宫颈功能不全,另外对于术后预防性宫颈环扎的问题尚未达成共识。宫颈长度的测量常在14~28周,宫颈长度<2.5cm称为宫颈短,常常导致早产。有学者认为锥切术后患者早产的风险率高,应该进行预防性宫颈环扎,但有些学者则反对这种观点,认为应该避免环扎术,因为环扎术并没有减少锥切术后早产的发生率,相反,缝线作为一种异物刺激,可导致子宫兴奋和收缩,诱发早产。另外,环扎术会增加上行性感染的机会,可能会引起绒毛膜羊膜炎、胎膜早破等。因此,进行宫颈环扎术需谨慎。

2)宫颈管狭窄:因前次分娩困难造成宫颈组织严重损伤或感染,呈不规则裂伤瘢痕、硬结,引起宫颈管狭窄,一般妊娠后宫颈软化,临产后宫颈无法扩张或扩张缓慢者应行剖宫产。

3)宫颈口黏合:分娩过程中宫颈管已消失但宫口不开大,宫颈包着胎头下降,先露部与阴道之间有一薄层的宫颈组织,如胎头下降已达坐骨棘下2cm,多数可经手有效扩张宫颈口,也可在子宫口边缘相当于时针10点、2点及6点处将宫颈切开1~2cm,如行产钳助产有宫颈撕裂的危险。

4)宫颈水肿:一般常见于扁平骨盆、骨盆狭窄、骨盆壁与胎头之间压迫而发生的宫颈下部水肿。此为胎头受压,血流障碍而引起宫口开大受阻,长时间的压迫使分娩停滞,如为轻度水肿,可穿刺除去张力,使宫口开大而顺产;严重者选择行剖宫产。

5)宫颈坚韧:由于宫颈缺乏弹性或者孕妇精神过度紧张,宫颈常呈痉挛性收缩状态,多见于高龄初产妇。

(4)子宫异常。

1)子宫畸形:常见的子宫畸形有纵隔子宫、双角子宫、残角子宫、单角子宫、双子宫及马鞍形子宫。子宫畸形、子宫肌层发育不良和宫腔容受性降低能影响胎盘和宫内胎儿正常发育,导致胎儿生长受限、低体重儿及早产等;子宫内腔容积和形态异常可引起产轴、胎位异常和胎盘位置异常等;子宫畸形合并存在宫颈和阴道畸形者易阻塞软产道,影响正常产程进展而致难产。

2)子宫脱垂:子宫脱垂者妊娠后受胎盘激素的影响,盆膈和子宫韧带松弛,从早期妊娠即可出现原有脱垂症状加重,如宫颈显露于阴道口或脱出,膀胱膨出伴有排尿困难,脱出部黏膜溃疡和出血。中期妊娠后,脱垂子宫可不同程度地回缩、上升,直至晚期分娩。足月妊娠时,尤其当临产后,受产力的逼迫,症状反复又加重,故应行剖宫产分娩。

3)子宫扭转:子宫扭转可因子宫发育不良、胎位异常、盆腹腔内病变使子宫倾斜或旋转。子宫扭转可发生于妊娠期或分娩期,可引起胎儿窘迫,母体急性腹痛、出血。

4)子宫肌瘤:子宫肌瘤为性激素依赖性良性肿瘤,其对分娩的影响取决于肌瘤大小、生长部位及类型。

5)瘢痕子宫:瘢痕子宫产生的原因有剖宫产术、子宫肌瘤挖除术、输卵管间质部及宫角切除术、子宫畸形矫治术等,其中以剖宫产术最为常见。瘢痕子宫是分娩过程中子宫破裂的高危因素之一。近年来,剖宫产后再孕分娩者增加,但并非所有曾行剖宫产的妇女再孕后均需剖宫产。

(5)盆腔肿瘤。

1)卵巢囊肿:妊娠合并卵巢囊肿,多发生在孕3个月,如果卵巢囊肿阻塞产道,可导致卵巢囊肿破裂或使分娩发生梗阻,偶可导致子宫破裂。

2)盆腔肿块:临床上比较少见,偶可有重度膀胱充盈、阴道膀胱膨出、阴道直肠膨出或下垂的肾等阻塞盆腔,妨碍分娩进行,此时可行剖宫产。

2.临床表现

(1)外阴异常。

1)外阴水肿:可由严重的低蛋白血症导致,常见于重度子痫前期、重度贫血、心脏病及慢性肾炎孕妇。

2)外阴瘢痕:多继发于外阴较大手术、外伤、药物腐蚀或炎症。

3)会阴坚韧:多见于初产妇,特别是 35 岁以上的高龄初产妇。外阴营养不良或外阴白斑致局部弹性不良。

(2)产道异常。

1)阴道横隔:多位于阴道上端,其中间或稍偏有小孔。

2)阴道纵隔:完全性纵隔常伴有双子宫畸形,分娩多无阻碍。

3)阴道狭窄:各种阴道瘘管修补术后,产伤或腐蚀性损伤或产道感染使阴道瘢痕性挛缩,引起阴道狭窄。

4)阴道囊肿和肿瘤:阴道壁囊肿。

(3)宫颈异常。

1)宫颈瘢痕或宫颈管狭窄:与刮宫、感染、手术和物理治疗有关。

2)宫颈水肿:多见于扁平骨盆、持续性枕后位、滞产或先天性发育异常。

3)宫颈坚韧:多见高龄初产妇。

4)宫颈癌及宫颈肌瘤:病理活检确诊。根据子宫下段及宫颈部肿瘤位置及大小决定分娩方式。

(4)子宫异常。

1)双角子宫、纵隔子宫:易漏诊,发生胎位异常率高。

2)双子宫畸形:双子宫之一侧妊娠时,不致引起产道梗阻。因子宫形态异常和子宫肌形态发育不良,易发生胎位异常和产时子宫收缩乏力。

3.辅助检查

妊娠前的妇科常规检查及早孕 B 超有助于早期发现阴道、宫颈及子宫下段异常。

4.治疗

(1)外阴异常。

1)外阴水肿:临产前可给予 50% 硫酸镁局部湿敷,临产后可在严格消毒下多点针刺皮肤放液,分娩时会阴侧切,产后加强局部护理,防止感染。

2)外阴瘢痕:分娩时行会阴侧切,必要时双侧切开,如瘢痕广泛应行剖宫产术。

3)会阴坚韧:分娩时行预防性会阴侧切。

(2)产道异常。

1)当阴道横隔影响胎先露部下降,横隔被撑薄时,可在直视下将横隔做"X"形剪开,分娩结束后修剪残余之膜瓣并用肠线间断或连续锁边缝合残端。若横隔高且坚韧,阻碍胎先露下降,需行剖宫产结束分娩。

2)完全性阴道纵隔分娩多无阻碍。不完全纵隔常影响胎先露下降,为防止自然撕裂引起的严重裂伤,应在纵隔中间间断,分娩后切除剩余纵隔,用肠线间断或连续锁边缝合残端。

3)阴道狭窄位置低、程度轻,可做较大的单侧或双侧预防性会阴侧切;位置高、狭窄重、范围广,需改行剖宫产术结束分娩,注意阴道与尿道关系的改变易导致损伤。

4)阴道囊肿阻碍胎儿娩出,可行囊肿穿刺放液,产后再处理囊肿。如为带蒂肿瘤,将瘤蒂切断,缝扎根部,仍可经阴道分娩。如肿瘤为实性又无法从阴道切除,则应行剖宫产术。

(3)宫颈异常。

1)宫颈瘢痕或宫颈管狭窄:宫缩强而宫颈扩张阻滞时,考虑难产,应及早行剖宫产术。

2)宫颈水肿:轻者可抬高产妇臀部,减轻胎头对宫颈的压力;宫颈两侧注射0.5%利多卡因5~10mL或静脉注射地西泮10mg;如宫颈口近开全,可在宫缩期将水肿的宫颈前唇按摩、上推,使其越过胎头,产后常规检查宫颈完整性。如水肿严重,经处理后无明显效果,及早行剖宫产术。

3)宫颈坚韧:宫颈两侧注射0.5%利多卡因5~10mL或静脉注射地西泮10mg,如无缓解应及早行剖宫产术。

4)宫颈癌及宫颈肌瘤:子宫下段及宫颈部较大肌瘤,占据盆腔或阻塞骨盆入口时,应行剖宫产术。肌瘤在胎头以上不阻塞产道,可经阴道分娩,产后再处理肌瘤。宫颈癌合并妊娠,必须采取剖宫产术,术后进行放疗。若为早期浸润癌,则行剖宫产术同时行广泛性子宫切除术及盆腔淋巴结清扫术。

(4)子宫异常。

1)双角子宫、纵隔子宫:易发生胎位异常,剖宫产概率升高。

2)双子宫畸形:因子宫形态异常和子宫肌形态发育不良,可致产程延长,注意严密观察必要时行剖宫产。

5.护理

(1)外阴异常:外阴瘢痕、外阴坚韧如影响分娩可行会阴切开术,严重者宜行剖宫产术。外阴静脉曲张者,行会阴切开术,尽量避开曲张静脉,切开后及时缝扎血管,以减少出血。

(2)阴道异常。

1)阴道横隔、纵隔:当隔膜较薄时,可因胎先露扩张和压迫自行断裂。隔膜过厚影响胎儿娩出时行切开。如阴道横隔位置过高且过厚,则需遵医嘱做好剖宫产准备。

2)阴道狭窄:位置低或瘢痕小者可行大的会阴切开术,经阴道分娩;位置高、范围广者宜行剖宫产术。

3)阴道尖锐湿疣:为预防新生儿感染,宜行剖宫产术。

(3)宫颈异常。

1)宫颈水肿:待产妇抬高臀部,减轻胎头对宫颈的压力或遵医嘱行宫颈封闭。

2)宫颈坚韧:可遵医嘱静脉注射地西泮或行宫颈封闭。

3)宫颈癌:宜行剖宫产术。

4)宫颈肌瘤:若阻碍胎头入盆或胎头下降,宜采用剖宫产术。

(4)陪伴在产妇身旁,给予安慰、关心,以增加安全感。

（5）严密观察胎儿情况及产程进展,发现异常及时通知医师。经阴道分娩者做好阴道助产及抢救新生儿的准备。

（6）促进产妇健康舒适,防止并发症:胎儿娩出后肌内注射缩宫素,胎盘娩出后及时按摩子宫、缝合会阴切口以减少产后出血。有阴道操作者,遵医嘱给予抗生素预防感染。产后保持会阴清洁,注意观察体温、脉搏变化及切口愈合情况。

（7）健康教育。

1）告知产妇及其家属软产道异常的种类、可能对产程及胎儿的影响、采取的干预措施等,随时让产妇了解产程进展及胎儿宫内状况。

2）拟定阴道分娩者,向产妇及其家属讲解经阴道分娩的可能性与优点,增强分娩信心。

三、胎方位和胎儿发育异常

（一）持续性枕后位、枕横位

经过充分试产,在产程活跃期至第二产程中,胎头枕骨仍位于母体骨盆后方或侧方,致使分娩发生困难者,称为持续性枕后位或枕横位,为阴道分娩并发症的主要根源之一。

1.病因及发病机制

（1）骨盆异常:常发生于男型骨盆或类人猿型骨盆。这两类骨盆的特点为骨盆入口平面前半部较狭窄,胎头常以枕后位入盆,易发生持续性枕后位或枕横位。

（2）胎头俯屈不良:持续性枕后位、枕横位胎头俯屈不良,以枕额径（11.3cm）通过产道,较枕下前囟径（9.5cm）增加1.8cm,影响胎头在骨盆腔内旋转。若以枕后位衔接,胎儿脊柱与母体脊柱接近,不利于胎头俯屈,胎头前囟成为胎头下降的最低部位,而最低点又常转向骨盆前方,当前囟转至前方或侧方时,胎头枕部转至后方或侧方,形成持续性枕后位或持续性枕横位。

（3）子宫收缩乏力:影响胎头下降、俯屈及内旋转,容易造成持续性枕后位或枕横位。

（4）头盆不称:头盆不称时,骨盆腔容积小,使胎头下降与内旋转受阻,而呈持续性枕后位或枕横位,个别复合先露也可发生。

（5）其他:前壁胎盘、膀胱充盈、子宫下段宫颈肌瘤均可影响胎头内旋转,形成持续性枕横位或枕后位。

2.临床表现

临产后胎头衔接较晚及俯屈不良,由于枕后位的胎先露部不易紧贴宫颈及子宫下段,常导致协调性子宫收缩乏力及宫颈扩张缓慢。因枕骨持续位于骨盆后方压迫直肠,产妇自觉肛门坠胀及排便感,致使宫口尚未开全时,过早使用腹压,容易导致宫颈前唇水肿和产妇疲劳,影响产程进展。持续性枕后位常致第二产程延长。若在阴道口虽已见到胎发,但历经多次宫缩屏气却不见胎头继续顺利下降时,应想到可能是持续性枕后位。

3.辅助检查

B超根据胎头眼眶及枕部位置确定。

4.治疗

持续性枕后位、枕横位在骨盆无异常、胎儿不大时,可以试产。

（1）第一产程。

1）潜伏期:需保证产妇充分营养与休息。情绪紧张、睡眠不好可给予哌替啶或地西泮,让产妇同侧卧位,以利于枕部转向前方。宫缩欠佳者,及时静脉滴注催产药。

2)活跃期:宫口开大 3～4cm 产程停滞除外头盆不称可行人工破膜。产力欠佳,静脉滴注催产药。若经过上述处理效果不佳,每小时宫口开大<1cm 观察 3～4 小时或无进展时 2 小时或者出现胎儿窘迫征象,应考虑剖宫产终止妊娠。

(2)第二产程:若第二产程进展缓慢,应每小时行阴道检查,对分娩方式及可能出现的并发症充分评估,当胎头双顶径已达坐骨棘平面或更低时,可先行徒手转胎位成枕前位待其自然分娩或阴道助产。若旋转成枕前位困难,也可转为枕后位,再行产钳助产(建议:有难产病例分娩方式由高年资医师决定为宜)。

若胎头位置较高,疑有头盆不称,需行剖宫产术。

5.护理

(1)第一产程。

1)严密观察产程进展,注意胎头下降、宫缩强弱及胎心音情况。

2)保持产妇良好的营养状况与休息,必要时给予补液。

3)指导产妇朝向胎背的对侧方向卧位,以利于纠正胎方位。

4)嘱产妇不要过早屏气用力,以免引起宫颈前唇水肿及体力消耗。

5)若宫缩不强,应遵医嘱尽早静脉滴注缩宫素以加强宫缩。

6)若出现宫颈水肿,可遵医嘱行宫颈封闭。

7)督促产妇及时排空膀胱,以免影响胎头下降及宫缩。

8)若发现产程停滞、胎头位置较高或出现胎儿窘迫现象,应及时通知医师,并做好剖宫产准备。

(2)第二产程。

1)严密观察宫缩、胎头下降及胎心音情况,根据情况给予产妇吸氧,并指导其正确运用腹压,若发现宫缩减弱,遵医嘱及时给予静脉滴注缩宫素。

2)若第二产程进展缓慢,初产妇已近 2 小时,经产妇已近 1 小时或出现胎儿窘迫征象,应立即通知医师,尽早结束分娩。①若胎头双顶径已达坐骨棘水平或更低时,可协助医师行徒手旋转胎方位,促进自然分娩或阴道助产。②若胎头双顶径在坐骨棘平面以上,应尽快完善剖宫产准备,以剖宫产结束分娩。

(3)第三产程。

1)胎儿娩出后应立即注射缩宫素。

2)胎盘娩出后仔细检查胎盘、胎膜的完整性。

3)有软产道裂伤者及时修补。

4)遵医嘱给予抗生素预防感染。

(4)仔细检查新生儿有无产瘤及头皮血肿,做好新生儿护理。

(5)陪伴在产妇身旁,给予安慰、关心,以增加安全感。

(6)健康教育。

1)向产妇说明胎位异常对母婴的影响,可能出现的并发症。

2)根据不同的分娩方式,向产妇及其家属介绍各种诊疗计划、措施,以取得配合。

3)指导产妇朝向胎背的对侧方向卧位,以利于胎头枕部转向前方。

4)告知产妇不要过早屏气用力,以免引起宫颈前唇水肿及体力消耗。

5)督促产妇及时排空膀胱,以免影响胎头下降及宫缩。

6)向产妇介绍使用非药物镇痛的方法,如改变姿势、腰骶部按摩等,以增加舒适度。教会产妇屏气用力的技巧。

7)向产妇及其家属讲解难产儿的护理知识,消除其紧张情绪。

(二)高直位

胎头以不屈不仰姿势衔接于骨盆入口,其矢状缝与骨盆入口前后径相一致,称为胎头高直位。高直位根据其先露的特点又分为两种,其中胎头枕骨向前靠近耻骨联合者称为胎头高直前位,又称为枕耻位;胎头枕骨向后靠近骶岬者称胎头高直后位,又称为枕骶位。

胎头高直位在胎头位置异常中排在第三位,值得重视,发病率国内文献报道为1.08%,国外资料报道为0.06%~1.6%,存在较大的区别主要在于是否漏诊,国内有关高直前位和高直后位的发病率报道,也存在不同程度差异,尤其是高直前位,一旦胎头通过骨盆入口就无法诊断为高直前位而变为直前位,因此诊断重在早期识别。

1.病因及发病机制

由于分娩需要胎头衔接于骨盆入口,经过不断适应,以最小径线入盆,当胎头下降和转动中因各种原因停留于高直位时即可能导致高直位的发生,常见的导致高直位的原因包括以下:

(1)头盆不称:头盆不称和临界不称是导致高直位最主要的原因,某医院报道的高直位中头盆评分7分及以下的占84.4%。

(2)头盆形态及大小关系:骨盆入口平面狭窄,扁平骨盆、均小骨盆及横径狭窄骨盆均可能导致高直位。

(3)胎头大小及形态:胎儿偏小,胎头小或胎儿偏大,胎头大或者长形、颅骨穹隆扁平可能导致高直位。

(4)胎儿姿势不正常:如当胎儿头部和背部形成向后凸起的弧形曲线与母体腰椎部的前凸弧形曲线相交叉,而阻碍胎头衔接与下降,从而形成高直位。

(5)其他:在高直位中也有部分胎头与骨盆均正常,可能存在其他因素如机遇因素。有报道在胎膜早破的孕妇中观察到高直位的发生率更高,胎膜早破可能使胎头不能恰当地旋转,而使得胎头矢状缝被固定在骨盆入口前后径上,形成胎头高直位。但其与高直位的因果关系尚未确定,仍有争议。国外有文献报道悬垂腹的经产妇,胎头高直前位较多见,胎头高直后位则多见于初产妇。除骨盆解剖学上的特点外,腰大肌过分发达及胎位的变动对高直位的形成可能起到一定的作用。

2.临床表现

高直位主要表现为胎头入盆困难,但高直前位可能衔接入盆而转为正常产程,而高直后位胎头不入盆,不下降,胎头下降受阻表现出一定的特点,两者在临床上表现不同。

高直前位,由于临产后胎头不俯屈,进入骨盆入口的胎头径线增大,胎头迟迟不衔接,使胎头不下降或下降缓慢,胎儿入盆困难,宫口扩张也缓慢,部分孕妇可能感到耻骨联合部位疼痛。孕妇产程延长,产程图上可表现出活跃早期宫口扩张缓慢甚至阻滞,活跃晚期,胎头下降入盆,胎头俯屈得到纠正,胎头衔接,在中骨盆水平是直前位,按枕前位机转通过产道,产程进展顺利,不再困难,但如胎头仍不能衔接则表现出活跃期阻滞。

高直后位因胎头下降受阻、嵌顿、压迫膀胱,可引起胎头变形水肿、宫颈水肿及膀胱水肿而发生排尿困难及尿潴留。产程图除出现潜伏期延长和(或)活跃早期宫颈扩张延缓或阻滞的情况,还可表现为活跃期(宫颈扩张 5～6cm 时)宫颈扩张延长和(或)停滞,发生活跃期延长或停滞、胎头下降停滞,甚至宫颈近开全或开全,先露仍在坐骨棘水平或以上,产程图表现出活跃期延长甚至停滞。

3.辅助检查

临产早期确定胎方位是关键,可以及时处理以避免产程异常和停滞。

(1)腹部检查:高直前位时,母体腹前壁全部给胎背占据,触不到肢体,胎可触及径线短,胎头显得比同样大小胎儿枕先露时小,与胎体不成比例,胎心在腹中线响亮;高直后位时,母体腹前壁完全为胎儿肢体占据,在母体下腹正中,耻骨联合上方可触及胎儿颏骨,是诊断高直后位最重要的体征。

(2)超声检查:可探及胎头双顶径与骨盆入口横径一致,胎头矢状缝与骨盆入口前后径一致。

(3)阴道检查:因胎头位置高,肛查不易查清,此时应做阴道检查。发现胎头矢状缝与骨盆入口前后径一致,虽有左或右偏斜,但不超过15°,后囟在耻骨联合后,前囟在骶骨前,为胎头高直前位,反之为胎头高直后位。由于胎头紧紧嵌于骨盆入口,影响胎头和宫颈血供,阴道检查中常发现胎头水肿,水肿范围与宫口扩张程度一致,常大小为 3～5cm,高直前位的水肿常位于枕骨正中,是由于胎头过度的俯屈导致;高直后位水肿一般在两顶骨之间,是由于胎头不同程度的仰伸导致的。

4.治疗

胎头高直前位时,若骨盆正常、胎儿不大、产力强,应给予充分试产机会,加强宫缩促使胎头俯屈,胎头转为枕前位可经阴道分娩或阴道助产,若试产失败再行剖宫产术结束分娩。胎头高直后位因很难经阴道分娩,一经确诊应行剖宫产术。

在无头盆不称的情况下,高直前位可能通过胎头极度俯屈入盆,而转为枕前位方式分娩,应给予足够的期待和观察,直到出现明确的干预指征为止。

因高直前位产程及疼痛持续时间较长,故需确保孕妇产程中有足够的营养及电解质摄入,必要时可使用分娩镇痛。

高直位可能引起宫缩乏力,虽然良好的宫缩有助于俯屈转为枕前位,但是由于胎头未衔接,不宜盲目药物促进宫缩,避免发生子宫破裂。

虽然高直前位可能通过手法纠正,但如经处理和充分试产仍可能无法入盆,需剖宫产终止妊娠。目前并不主张高直前位手法纠正胎位,即使条件许可徒手纠正胎位,因该操作风险较高,需经验丰富的人员谨慎操作。若失败,应行剖宫产终止妊娠。若在持续有效宫缩情况下产程一直没有进展,需考虑有无头盆不称等因素可能,应剖宫产终止妊娠。

5.护理

(1)一般护理:嘱产妇取侧卧位,未破膜者,可取半卧位,促进胎头下降,注意产妇的饮食、休息。

(2)鼓励产妇及时排空膀胱,注意尿色变化,发现肉眼血尿及时通知医师,尽快做好剖宫产准备。

(3)严密观察产程进展,注意胎头下降、宫缩强弱及胎心音情况。

(4)宫口开全者,做好阴道助产、预防产后出血、新生儿窒息复苏的准备。

(5)仔细检查新生儿有无产瘤及头皮血肿,做好新生儿护理。

(6)陪伴在产妇身旁,给予安慰、关心,以增强产妇的安全感。

(7)健康教育。

1)指导高直位的产妇取半卧位,促进胎头下降。

2)指导前不均倾位的产妇取半卧位或坐位,以减少骨盆的倾斜度,尽量避免胎头不均倾衔接。

3)鼓励产妇口服进食。勤小便,排空膀胱。注意休息,保持体力。

(三)臀先露

臀先露是最常见的异常胎位,占妊娠足月分娩总数的 3%～4%,围生儿病死率增高,是枕先露的 3～8 倍。由于阴道分娩产伤发生率高,现多数医院直接考虑剖宫产终止妊娠。分为单臀先露或腿直臀先露、完全臀先露或混合臀先露、不完全臀先露。

1.病因及发病机制

(1)胎儿在宫腔内活动范围过大。

(2)胎儿在宫腔内活动范围受限。

(3)胎头衔接受阻。

(4)子宫畸形或胎儿畸形。

2.临床表现

孕妇常感肋下有圆而硬的胎头,由于胎臀不能紧贴子宫下端及宫颈,常导致子宫收缩乏力、宫颈扩张缓慢,致使产程延长。

3.辅助检查

超声检查了解臀先露类型及胎儿大小、姿势、有无畸形等宫内情况,对臀位确诊及指导手术方案有临床意义。

4.治疗

(1)妊娠期。

1)妊娠 30 周前,无须处理多能自行转为头先露。

2)妊娠 30 周后,无合并症、无不良孕产史者可采取胸膝卧位、艾灸至阴穴,多数可转为头先露。但需了解羊水多少、有无脐带绕颈、胎盘位置高低、子宫形态、子宫敏感等情况后,详细告知孕妇可能存在的风险后才可执行上述操作。

3)外转胎位术:妊娠 32～34 周,使用以上方法无效者,给予子宫松弛药后在 B 超监测下进行。应慎重使用,有可能发生严重并发症。

(2)分娩期。

1)根据产妇年龄、胎产次、骨盆类型、胎儿大小、胎儿是否存活、臀先露类型及有无合并症,于临产初期做出判断决定分娩方式。目前多予以剖宫产为宜。

可参考简易臀位评分法(表 7-4)。

表 7-4　简易臀位评分法

项目	0 分	1 分	2 分
估计胎儿体重	＞3500g	3000～3500g	＜3000g
孕周	＞39 周	37～39 周	＜37 周
先露类型	足	全臀	腿直
胎膜早破	合并足先露或全臀	合并腿直臀先露	无

臀位评分在 4 分以下的剖宫产率为 100％;7 分以上的剖宫产率逐渐降低,但骨盆异常、足先露、巨大胎均应行剖宫产结束分娩。5～7 分者如产程进展缓慢、胎心变化、羊水污染严重、宫缩乏力也应果断采取剖宫产。

2)择期剖宫产指征:骨盆狭窄、软产道异常、胎儿体重＞3500g、胎儿窘迫、妊娠合并症、高龄初产、有难产史、胎头极度仰伸、不完全臀先露等均应行剖宫产结束分娩。对小于胎龄儿、早产、初产等宜适当放宽剖宫产指征。

3)决定经阴道分娩的处理。①第一产程:持续胎心监测,做好术前准备。a.产妇尽量侧卧位、不宜走动、常规建立静脉通道以备抢救,尽量保持胎膜完整。b.只有在先露部分与宫颈紧贴时才能进行人工破膜术。c.胎膜自破或人工破膜后立即听胎心,如胎心异常立即阴检了解有无脐带脱垂,如脐带脱垂宫口未开全应立即行剖宫产。d.无脐带脱垂者密切观察产程进展,建议持续胎心监护。e.如宫口未开全,胎足或胎臀脱出至阴道,则常规消毒外阴后使用"堵"外阴的方法让宫颈和阴道充分扩张。f.宫缩好但产程进展不顺利提示骨盆条件不理想。g.使用催产药应慎重。②第二产程:a.由高年资助产士及产科医师进行接生。b.麻醉师及儿科医师应在场,并做好抢救新生儿窒息的准备。c.导尿排空膀胱。d.尽量避免使用牵引手法,尽量使胎臀自发下降。e.除非会阴非常松弛,否则常规行会阴侧切术。f.分娩方式:自然分娩(仅适用于经产妇、胎儿小、宫缩强、骨盆腔宽大者),臀助产术(注意脐部娩出后应在 2～3 分钟娩出胎头,最长不能超过 8 分钟),臀牵引术(对胎儿损伤较大,非特殊情况禁止使用)。g.臀位后出头困难时尽早钳产助产。③第三产程:a.注意预防产后宫缩乏力引起的出血。b.仔细检查有无软产道损伤。

5.护理

(1)妊娠期:定期产检,提前 2 周入院待产;做好健康宣教,注意劳逸结合,避免胎膜早破,如胎膜已破者,应绝对卧床休息,防止脐带脱垂。

(2)分娩期。

1)第一产程:指导产妇取左侧卧位,不宜站立走动;已破膜者绝对卧床休息,并抬高臀部;少做直肠指检,禁忌灌肠,尽量避免胎膜破裂,一旦破膜立即听胎心,行直肠指检,了解有无脐带脱垂。严密观察产程进展、胎心及宫缩情况。

2)第二产程:给予导尿排空膀胱,初产妇常规行会阴侧切,做好预防产后出血、新生儿窒息复苏的准备。

3)第三产程:胎儿娩出后应注射缩宫素,防止产后出血,软产道裂伤者给予缝合。

4)仔细检查新生儿体表有无异常,做好新生儿护理。

5)倾听产妇诉说,及时告知产程进展情况,提供心理护理,促进母体舒适。

(3)健康教育。

1)定期产前检查,向孕妇讲解臀先露对母婴的影响,争取其配合,及时矫正异常胎位。

2)告知孕妇及其家属,有剖宫产指征者应提前入院。

3)拟经阴道分娩,及时告知产妇产程进展及胎儿情况,以减轻产妇的焦虑、恐惧情绪。对所进行的操作、处理给予必要的解释,鼓励家属陪伴。

4)第一产程指导产妇采取左侧卧位,不宜站立走动;已破膜者绝对卧床休息,抬高臀部。

5)第二产程指导产妇正确屏气用力。

6)臀先露阴道分娩者,由于受产道挤压,可出现新生儿足、外生殖器水肿、瘀血等情况,应向产妇及其家属进行解释。

(四)肩先露

胎头娩出后,胎儿前肩嵌顿于耻骨联合后上方,用常规手法不能娩出胎儿双肩的少见急性难产称为肩难产。国外文献广泛采用的定义为:胎头娩出后除向下牵引和会阴切开之外,还需借助其他手法娩出胎肩者称为肩难产。胎肩娩出困难,可能为前肩,但胎儿后肩被母体骶骨岬嵌顿时也可能发生肩难产。

进行系列研究后发现,在正常分娩时,胎头、躯体分别娩出时间间隔为 24 秒,而肩难产孕妇该时间为 79 秒。学者建议将肩难产定义为:胎头至胎体娩出时间间隔≥60 秒,和(或)需要辅助手法协助胎肩娩出者。

1.病因及发病机制

肩难产发生包括产前和产时病因:产前因素包括肩难产病史、巨大儿、糖尿病、产妇体质指数>30 和诱导分娩等。产时因素包括第一产程延长、第二产程停滞、使用缩宫素和阴道助产等。

(1)巨大儿:为发生肩难产的主要因素,肩难产发生率随胎儿体重而明显增加。新生儿体重为 4000~4250g 时肩难产发生率为 5.2%,新生儿体重为 4250~4500g 时肩难产发生率为 9.1%,新生儿体重为 4500~4750g 时肩难产发生率为 21.1%。

(2)妊娠合并糖代谢异常:孕妇因高血糖与高胰岛素共同作用,胎儿常过度生长,因胎肩部组织对胰岛素更敏感,胎肩异常发育使其成为胎儿全身最宽的部分,加之胎儿过重、胎体体型改变使妊娠糖代谢异常,孕妇有发生肩难产的双重危险。有研究显示,糖代谢异常女性在无干预分娩中,新生儿体重为 4000~4250g 时肩难产发生率为 8.4%,新生儿体重为 4250~4500g 时肩难产发生率为12.3%,新生儿体重为 4500~4750g 时肩难产发生率为 19.9%,新生儿体重>4750g 时肩难产的发生率为 23.5%。因此,孕期糖代谢异常女性较一般健康女性肩难产发生率高。孕期重视对产前人群行血糖筛查,及时发现糖代谢异常,尽早对糖代谢异常孕妇实施饮食管理和适当运动,合理治疗,控制孕期体重异常增长,对减少巨大儿发生、预防肩难产意义重大。

(3)肩难产病史:孕妇有肩难产病史,再次发生肩难产概率为 11.9%~16.7%,这可能与再次分娩胎儿体重超过前次妊娠、母亲肥胖或合并糖代谢异常等因素有关。但这并不等于有肩难产病史的患者,再次分娩必须以剖宫产结束,此类患者再次分娩时仍应综合考虑患者产前、产时高危因素,与患者及其家属充分沟通后,再决定分娩方式。

2.临床表现

肩难产为产科急症,往往突然发生,其临床表现为:胎头经阴道娩出后,不能顺利完成复位、外旋转,出现胎颈回缩、胎儿下颏紧贴产妇会阴部,即所谓胎头娩出后呈"乌龟征"。

孕妇分娩期异常,如产程延长、停滞、胎先露下降缓慢,尤其伴第二产程延长、胎头原地拨露等,提示可能发生肩难产。

3.辅助检查

B超检查能准确探清肩先露且确定具体胎位。

4.治疗

胎头娩出后、胎肩娩出前应给予短暂停顿,以利于胎头娩出复位和外旋转,此时双肩径从骨盆入口平面下降、转到中骨盆平面前后径(较大径线)位置,再继续下降便于胎肩娩出。

肩难产是骨性难产,会阴侧切有利于阴道操作,但无法解除胎肩嵌顿。是否必须会阴侧切目前尚有很大争议。部分学者认为对所有可能发生肩难产的孕妇均需要行会阴侧切,但也有学者研究表明,会阴侧切术并不降低臂丛神经损伤的风险,不影响肩难产患者分娩结局。产科急症管理小组(MOET)建议有选择性地行会阴侧切,在实施"旋肩法"或"牵后臂法"时使用。

5.护理

(1)临产后,胎膜未破或破膜不久,胎儿存活者,立即行剖宫产术。

(2)胎儿已死亡,无子宫破裂征象,宫口开全后,在麻醉下行毁胎术娩出。

(3)若出现先兆子宫破裂或子宫已破裂无论胎儿存活与否,均应行剖宫产术。

(4)向产妇及其家属做好解释工作,积极配合治疗。

(5)仔细检查新生儿体表有无异常及肢体活动度,做好新生儿护理。

(6)陪伴在产妇身旁,给予安慰、关心,以增加安全感。

(7)健康教育。

1)向产妇及其家属讲解肩先露对母婴的危害性,以引起重视,积极配合治疗。

2)提前入院待产,在临产前结束分娩。

3)对急诊入院胎儿已死亡的产妇,鼓励家属陪伴,帮助渡过哀伤期。

(五)面先露

颜面位多于临产后发现,胎头极度仰伸,使胎儿枕部与胎背接触,以胎儿面部为先露的一种胎位。颜面位以颏骨为指示点,一般不发生于临产前(也有人将临产前发生的颜面位称为原发性颜面位),常见的颜面位是分娩中由囟先露或额先露进一步仰伸形成,又称为继发性颜面位,临床上所称的颜面位是指继发性颜面位。

颜面位时胎儿枕骨与背部紧贴,下颏远离前胸,挺胸弯腰脊柱呈S形,根据颏部与骨盆关系,颜面位分为颏左前(LMA)、颏右前(RMA)、颏左横(LMT)、颏右横(RMT)、颏左后(LMP)和颏右后(RMP)6种胎位。颜面位以颏前位为主,占2/3,颏横位和颏后位占1/3。我国15所医院统计发病率为0.8‰~2.7‰,国外资料为1.7‰~2.0‰。经产妇多于初产妇,我国自计划生育以来,发生率已趋下降,国内 2012 年报道其在头位难产中仅占 0.42%,发生率小于 1‰。

1.病因及发病机制

任何在胎头衔接中影响胎头俯屈的因素均可能导致颜面位的发生,其发生原因主要见于以下 6 个方面。

(1)头盆不称:临产后由于骨盆狭窄等因素,头盆不称,导致胎头衔接受阻,胎头仰伸形成颜面位。

(2)胎儿畸形:无脑儿自然形成颜面位;胎儿甲状腺肿,颈部水囊瘤,以及胎儿颈部肌肉发育异常等影响胎头俯屈导致颜面位。

(3)脐带过短或脐带绕颈:使胎头俯屈困难,前置胎盘或低置胎盘影响胎头俯屈。

(4)经产妇腹壁松弛、悬垂腹时,胎背朝向母体前方呈反屈位,胎儿颈椎及胸椎仰伸形成颜面位。

(5)胎膜早破、宫缩过强等致胎头俯屈不良。

(6)早产儿衔接时胎头尚未良好俯屈,临产后可能发生颜面位;羊水过多也可能影响胎头临产后的俯屈导致颜面位的发生。

2.临床表现

颜面位在分娩过程中表现胎头衔接受阻,宫缩正常但产程进展缓慢,产程图显示潜伏期和(或)活跃期延长,可出现继发性子宫收缩乏力。如为颏后位,则可能出现活跃期的停滞。

3.辅助检查

颜面位难以预防,临产早期确定胎方位是关键,可以及时处理以避免产程延长。

(1)腹部检查:因胎头极度仰伸入盆受阻,胎体伸直,宫底位置较高。颏前位时,耻骨联合上方为过度伸展的颈部及下颏,胎头轮廓常扪不清或触不到胎头,而在孕妇腹前壁容易扪及胎儿肢体。胎心在胎儿肢体侧的下腹部听得最清楚。颏后位时,在耻骨联合上方可触及胎儿枕骨隆突与胎背之间有明显凹陷,胎心音较遥远而弱有助于颏后位诊断。腹部检查可帮助诊断颜面位,明确胎背以及结合阴道检查胎头主要位置有助于颏方位的判断。

(2)阴道检查:是确诊颜面位最可靠的方法。肛查如先露高低不平,形态不规则,即应该行阴道检查确诊。阴道检查一般在宫口开大 3~5cm 时即可进行。若胎膜未破,先行人工破膜。面先露时可触及高低不平、软硬不均的颜面部,由于面部受产道的挤压常有瘀血、水肿,组织比较脆弱,操作要十分轻柔,以免损伤面部皮肤。若扪及胎儿口、鼻、颧骨及眼眶,即可确诊颜面位。颜面位要注意与臀先露及无脑儿相鉴别。触及胎儿口部时,感觉进入一无阻力的孔,并于孔内能触及上腭及齿龈,有时感觉胎儿有吸吮动作。颧骨与口腔呈三角形关系;而臀先露时,肛门有括约感、手指染有胎粪,两侧的坐骨结节与肛门在同一直线上;阴道检查除明确颜面位外,还需明确颏的方位,以决定分娩方式。若宫口开大时可触及胎儿口、鼻、颧骨及眼眶,此时容易明确颏方位;另外结合腹部触诊,由于胎头仰伸,胎头枕部和胎背所在方向在同侧,通过明确胎儿肢体侧和背侧关系,结合阴道检查有助于明确颏方位。

(3)超声检查:通过确定胎头枕部及眼眶的位置关系,B 超检查可以明确颜面位并能探清胎位,尤其是明确颏方位时,彩超有助于明确诊断。超声波下颜面位表现出颈椎反屈、脊柱的 S 形特点,枕骨与颈椎之间成角以及角度的大小可以帮助诊断。同时,脊柱与胎儿肢体的位置可以帮助判断颏方位。

4.治疗

目前认为颜面位大部分还是可以经阴道分娩,但应该在除胎位以外其他因素均好的情况下进行试产,过去有通过手法复位或经阴道纠正胎位,目前认为对母儿危害较大,不宜使用。

经阴道分娩的方式有:①待其自然阴道分娩,由于颜面位经产妇多,产力较好,宜密切观察,待胎位自行转为颏前位,经阴道分娩;②产钳助产,由于产程较长,容易出现宫缩乏力,除加强宫缩,保护产力,有时需使用出口产钳协助分娩。

产程进入活跃期,宫颈扩张 6cm 以上,尤其已有潜伏期延长时,应该行人工破膜,明确胎方位,结合此时的产力情况,颏前位若无头盆不称,产力良好,有可能自然分娩,但多有产程延长。如果出现活跃期延长,经积极处理仍不好转,并有活跃期停滞倾向时,应放宽剖宫产指征。若出现继发性宫缩乏力,第二产程延长,可用产钳助娩,但会阴斜切开要足够大。持续性颏后位时,应行剖宫产术结束分娩。若胎儿畸形,无论颏前位或颏后位,均应在宫口开全后行穿颅术结束分娩。

颜面位罕见,且产程较长,在产程中需要在有效宫缩下密切观察,不能过度期待,当产妇出现宫缩乏力、脱水、胎儿胎心异常时应积极处理,如胎头下降停滞或无法内旋转,导致活跃期延长,甚至产程停滞、滞产等可能时,即使颏前位也应放宽手术指征。

5.护理

(1)颏前位,若无头盆不称,产力良好有可能经阴道分娩;颏后位均应行剖宫产。

(2)严密观察产程进展、胎心变化,注意有无子宫破裂的征象,适当放宽剖宫产指征。

(3)仔细检查新生儿颜面部有无水肿、青紫、瘀斑,有无喉头水肿,做好新生儿护理。

(4)为产妇及其家属提供心理支持。

(5)健康教育。

1)向孕产妇及其家属讲解面先露对母婴的危害性,以引起重视,积极配合治疗。

2)及时向产妇提供产程进展及胎儿宫内情况的信息,减轻产妇的焦虑情绪,鼓励家属陪伴。

3)新生儿出生后,若有面部皮肤青紫、肿胀、头处于仰伸姿势等现象,及时向产妇及其家属解释,以消除其紧张焦虑情绪。

(刘　静)

第五节　分娩期并发症

一、胎膜早破

胎膜早破是指胎膜破裂发生于产程正式开始前,包括未足月胎膜早破及足月后胎膜早破。

(一)病因及发病机制

(1)生殖道病原微生物的上行感染。

(2)宫内压增加。

(3)胎膜受力不均。

(4)营养因素,体重指数过低。

(5)宫颈过短或宫颈功能不全。

(6)羊膜穿刺术。

(7)既往早产史或胎膜早破病史。

(8)孕妇年龄＜18岁或＞35岁。

(二)临床表现

典型症状是孕妇突感较多液体自阴道流出,增加腹压时阴道流液量增多。足月胎膜早破时检查触不到前羊膜囊,上推胎儿先露时阴道流液量增多,可见胎脂和胎粪。少量间断不能自控的阴道流液需与尿失禁、阴道炎溢液进行鉴别。

(三)辅助检查

(1)阴道窥查:液体从宫颈流出或阴道穹隆较多的积液中见胎脂样物质。

(2)宫颈流出液 pH 试纸变色。

(3)阴道分泌物涂片:显微镜下见到羊齿状结晶。

(4)微生物检测:发现细菌感染的阳性证据。

羊膜腔感染的诊断依据:①孕妇体温升高到 37.8℃ 或 38℃ 以上,胎心率快,≥160 次/分;②实验室检查,血 WBC≥15×10⁹/L,中性粒细胞≥90%;③产妇 CRP≥20μg/L;④B 超检查,羊水暗区＜1cm 者,感染机会明显增加;⑤子宫有压痛,羊水有臭味,提示感染严重;⑥产妇宫腔分泌物培养阳性;⑦新生儿脐血培养阳性或新生儿外耳道、咽及胃液细菌培养阳性。

(5)阴道 B 超测定宫颈长度＜25mm。

(6)羊膜镜检查未见前羊膜囊。

(7)胎儿纤维结合蛋白测定＞0.05mg/L。

(四)治疗

积极处理足月或近足月的胎膜早破者,在破膜后 24～48 小时促进分娩;早产胎膜早破而无感染者,延长妊娠期,直至自然临产;发生绒毛膜羊膜炎者应进行引产。在等待期间促胎肺成熟,尽量避免发生新生儿呼吸窘迫综合征,提高新生儿存活率。

1.一般治疗

妊娠＜34 周早产的胎膜早破需抬高臀部,卧床休息,母胎监护,预防脐带脱垂。

2.药物治疗

(1)预防性使用抗生素治疗。

(2)妊娠＜34 周早产使用抑制宫缩药物,包括硝苯地平、硫酸镁或利托君等。

(3)地塞米松 6mg,肌内注射,每日 2 次或羊膜腔注射 10mg。

3.其他治疗

(1)羊水过少者适当行羊膜腔灌注,减少脐带受压的风险。

(2)羊膜腔封闭治疗现正处于研究阶段。

4.产科处理

妊娠≥34周者选择分娩方式,无宫缩,排除头盆不称者可予催产药引产,缩短第二产程,有胎监异常、感染征象及早产臀位,分娩时选择手术终止妊娠。

5.预后

(1)感染:感染与胎膜早破互为因果关系,羊膜腔、宫颈和胎盘胎膜的感染可以导致胎膜早破,致病菌上行通过胎膜破裂部位引起胎儿、妊娠组织(脐带、胎膜和胎盘)、子宫乃至盆腹腔和全身感染。胎儿感染常见肺感染、败血症和小肠结肠炎。

(2)脐带异常:胎膜早破引起的脐带异常主要为脐带脱垂和脐带受压。

(3)难产:胎膜早破前羊水囊消失,同时,羊水消失合并感染等因素同样可以造成难产。

(4)胎儿畸形:主要见于破膜时孕龄较小、羊水较少等情况,常见的畸形包括肢体、面部器官和呼吸系统畸形。

(5)早产和早产儿:胎膜早破早产占所有早产的40%,胎膜早破的早产儿的病死率成倍增高,死亡的主要原因是新生儿肺透明膜病。

(五)护理

1.防止围生儿受伤

(1)嘱胎膜早破、胎先露未衔接的产妇及时住院,应绝对卧床休息,采取头低臀高左侧卧位为宜,注意监测胎心率,配合医生在严格消毒下行阴道检查,确定有无脐带脱垂,若有脐带脱垂需在数分钟内结束分娩者,应立即做好接产及抢救新生儿准备。

(2)脐带先露者,可取臀高位,采用上推胎先露等方法迅速恢复胎心率,等待胎头衔接和子宫口扩张。

(3)密切观察胎心率的变化,监测胎动,了解胎儿子宫内安危。定时观察羊水性状、颜色及气味等。头先露者,如阴道流出混有胎粪的羊水,表明胎儿子宫内缺氧,应及时给予吸氧,报告医生。

(4)妊娠周数小于35周的胎膜早破者,遵医嘱给予地塞米松10mL,肌内注射,促进胎肺成熟,并做好早产儿的抢救和护理准备。

2.预防感染

保持外阴清洁,使用消毒会阴垫,会阴擦洗每日2次;破膜12小时遵医嘱使用抗生素;严密观察生命体征,定期复查白细胞计数。

3.心理护理

用婉转的语言将分娩情况及可能发生的问题及时告知产妇及其家属,并将处理措施和注意事项交代清楚,取得他们的配合,多陪伴产妇,及时解答疑问,鼓励产妇说出心中的感受和焦虑,给予精神安慰,提供必要的帮助,缓解焦虑。

4.健康教育

加强围生期卫生宣教与指导,嘱孕妇妊娠后期禁止性生活,避免负重和腹部受撞击;告知宫颈内口松弛者于妊娠14~16周行宫颈环扎术;注意补充维生素及微量元素;指导头盆不称、胎方位异常的孕妇提前住院待产;告知孕妇一旦破膜,应立即平卧并抬高臀部,禁止直立行走,尽快住院。

二、产后出血

产后出血（PPH）指胎儿娩出后 24 小时内，阴道分娩者出血量≥500mL，剖宫产者≥1000mL。是分娩严重并发症，是我国孕产妇死亡的首要原因。严重产后出血指胎儿娩出后 24 小时内出血量≥1000mL；难治性产后出血指经过宫缩剂、持续性子宫按摩或按压等保守措施无法止血，需要外科手术、介入治疗甚至切除子宫的严重产后出血。国内外文献报道产后出血的发病率为 5%～10%，但由于临床上估计的产后出血量往往比实际出血量低，因此产后出血的实际发病率更高。

（一）病因及发病机制

子宫收缩乏力、胎盘因素、软产道裂伤及凝血功能障碍是产后出血的主要原因。这些原因可共存、相互影响或互为因果。

1.子宫收缩乏力

子宫收缩乏力是产后出血最常见的原因。胎儿娩出后，子宫肌纤维收缩和缩复使胎盘剥离面迅速缩小，血窦关闭，出血控制。任何影响子宫肌收缩和缩复功能的因素，均可引起子宫收缩乏力性出血。

（1）全身因素：产妇精神过度紧张，对分娩恐惧，体质虚弱，高龄，肥胖或合并慢性全身性疾病等。

（2）产科因素：产程延长使体力消耗过多；前置胎盘、胎盘早剥、妊娠期高血压疾病、宫腔感染等。

（3）子宫因素：①子宫过度膨胀（如多胎妊娠、羊水过多、巨大胎儿）；②子宫肌壁损伤（剖宫产史、肌瘤剔除术后、产次过多等）；③子宫病变（子宫肌瘤、子宫畸形、子宫肌纤维变性等）。

（4）药物因素：临产后过多使用镇静剂、麻醉剂或子宫收缩抑制剂等。

2.胎盘因素

（1）胎盘滞留：胎盘多在胎儿娩出后 15 分钟内娩出，若 30 分钟后仍不排出，将导致出血。常见原因有：①膀胱充盈，使已剥离胎盘滞留宫腔；②胎盘嵌顿，宫颈内口肌纤维出现环形收缩，使已剥离的胎盘嵌顿于宫腔；③胎盘剥离不全。

（2）胎盘植入：根据侵入深度分为粘连性、植入性和穿透性胎盘植入。根据胎盘粘连或植入的面积分为部分性或完全性，部分性胎盘粘连或植入表现为胎盘部分剥离，部分未剥离，已剥离面血窦开放发生严重出血。完全性胎盘粘连与植入因胎盘未剥离而出血不多。胎盘植入可导致严重产后出血甚至子宫破裂等，穿透性胎盘植入还可导致膀胱或直肠损伤。

（3）胎盘部分残留：胎盘部分残留指部分胎盘小叶、副胎盘或部分胎膜残留于宫腔，影响子宫收缩而出血。

3.软产道裂伤

分娩过程中可能出现软产道裂伤而导致产后出血，软产道裂伤包括会阴、阴道和宫颈，严重裂伤者可达阴道穹隆、子宫下段甚至盆壁，导致腹膜后或阔韧带内血肿，甚至子宫破裂。导致软产道裂伤的原因有阴道手术助产、巨大胎儿分娩、急产、软产道静脉曲张、外阴水肿、软产道组织弹性差等。

4.凝血功能障碍

任何原发或继发的凝血功能异常均能造成产后出血。原发性血小板减少、再生障碍性贫血、肝脏疾病等,因凝血功能障碍可引起手术创伤处及子宫剥离面出血。胎盘早剥、死胎、羊水栓塞、重度子痫前期等产科并发症,可引起 DIC,从而导致子宫大量出血。

（二）临床表现

胎儿娩出后阴道流血,严重者出现失血性休克、严重贫血等相应症状。

1.阴道流血

胎儿娩出后立即发生阴道流血,色鲜红,应考虑软产道裂伤;胎儿娩出后数分钟出现阴道流血,色黯红,应考虑胎盘因素;胎盘娩出后阴道流血较多,应考虑子宫收缩乏力或胎盘、胎膜残留;胎儿或胎盘娩出后阴道持续流血,且血液不凝固,应考虑凝血功能障碍;失血导致的临床表现明显,伴阴道疼痛而阴道流血不多,应考虑隐匿性软产道损伤,如阴道血肿。

剖宫产时主要表现为胎儿胎盘娩出后胎盘剥离面的广泛出血,也有子宫切口出血严重者。

2.低血压症状

患者头晕、面色苍白、出现烦躁、皮肤湿冷、脉搏细数等。

（三）辅助检查

如考虑为凝血功能障碍,需要进行以下方面的检查:PT、APTT、PC、纤维蛋白原、FDP 及血块收缩试验。

（四）治疗

处理原则:针对出血原因,迅速止血;补充血容量,纠正失血性休克;防止感染。

1.一般处理

在寻找产后出血原因的同时需要进行一般处理。包括向有经验的助产士、产科医师、麻醉医师及重症医学医师等求助;交叉配血,通知检验科和血库做好准备;建立双静脉通道,积极补充血容量;保持气道通畅,必要时给氧;监测生命体征和出血量,留置尿管,记录尿量;进行基础的实验室检查(血常规、凝血功能及肝肾功等)并动态监测。

2.针对产后出血原因的处理

(1)子宫收缩乏力:加强宫缩能迅速止血。导尿排空膀胱后可采用以下方法。

1)按摩或按压子宫。①腹壁按摩宫底:胎盘娩出后,术者一手的拇指在前,其余四指在后,在下腹部按摩并压迫宫底,挤出宫腔内积血,按摩子宫应均匀而有节律。若效果不佳,可选用腹部—阴道双手压迫子宫法。②腹部—阴道双手压迫子宫法:一手戴无菌手套伸入阴道,握拳置于阴道前穹隆,顶住子宫前壁,另一手在腹部按压子宫后壁,使宫体前屈,两手相对紧压并均匀有节律地按摩子宫或按压子宫。注意:按摩子宫一定要有效,评价有效的标准是子宫轮廓清楚、收缩有皱褶、阴道或子宫切口出血减少。按压时间以子宫恢复正常收缩并能保持收缩状态为止,按摩时配合使用宫缩剂。

2)应用宫缩剂。①缩宫素:是预防和治疗产后出血的一线药物,治疗产后出血的方法为:10～20U 加入晶体液 500mL 中静脉滴注;也可缩宫素 10U 肌内注射或子宫肌层注射或宫颈注射,但 24 小时内总量应控制在 60U 内。卡贝缩宫素:为长效缩宫素九肽类似物,100μg 缓慢静脉推注或肌内注射,2分钟起效,半衰期1小时。②麦角新碱:尽早加用马来酸麦角新碱0.2mg直接肌内注射或静脉推注,每隔2~4小时可以重复给药。但禁用于妊娠期高血压疾病及其他心血管病变者。③前列腺素类药物:当缩宫素及麦角新碱无效或麦角禁用时加用,主要包括卡前列素氨丁三醇、米索前列醇和卡前列甲酯等,首选肌内注射。

3)宫腔填塞:包括宫腔纱条填塞和宫腔球囊填塞。阴道分娩后宜使用球囊填塞,剖宫产术中可选用球囊填塞或纱条填塞。宫腔填塞后应密切观察出血量、宫底高度及患者生命体征,动态监测血常规及凝血功能。填塞后24~48小时取出,注意预防感染。同时配合强有力宫缩剂,取出纱条或球囊时也应使用麦角新碱、卡前列素氨丁三醇等强有力宫缩剂。

4)子宫压缩缝合术:适用于经宫缩剂和按压子宫无效者,尤适用于宫缩乏力导致的产后出血。常用B-Lynch缝合法,近年来出现了多种改良的子宫缝合技术,如Hayman缝合术、Cho缝合术及Pereira缝合术等,可根据不同的情况选择不同式式。

5)结扎盆腔血管:以上治疗无效时,可行子宫动脉上、下行支结扎,必要时行髂内动脉结扎。

6)经导管动脉栓塞术(TAE):此方法在有介入条件的医院使用。适用于保守治疗无效的难治性产后出血且患者生命体征平稳者。经股动脉穿刺插入导管至髂内动脉或子宫动脉,注入明胶海绵颗粒栓塞动脉。栓塞剂可于2~3周后吸收,血管复通。

7)切除子宫:经积极抢救无效、危及产妇生命时,应尽早行次全子宫切除或全子宫切除术,以挽救产妇生命。

(2)胎盘因素:胎儿娩出后,疑有胎盘滞留时,立即做宫腔检查。若胎盘已剥离则应立即取出胎盘;若胎盘粘连,可试行徒手剥离胎盘后取出。若剥离困难疑有胎盘植入,停止剥离,根据患者出血情况及胎盘剥离面积行保守治疗或子宫切除术。

1)保守治疗:适应于孕产妇一般情况良好,无活动性出血;胎盘植入面积小、子宫收缩好、出血量少者。可采用局部切除、经导管动脉栓塞术、米非司酮、甲氨蝶呤等治疗。保守治疗过程中应用彩色多普勒超声监测胎盘周围血流变化、观察阴道流血量,若出血增多,应行清宫术,必要时行子宫切除术。

2)切除子宫:若有活动性出血、病情加重或恶化、穿透性胎盘植入时应切除子宫。完全性胎盘植入可无活动性出血或出血较少,此时切忌强行剥离胎盘而造成大量出血,可直接切除子宫。特别强调瘢痕子宫合并前置胎盘,尤其胎盘附着于子宫瘢痕时(即凶险性前置胎盘),临床处理较为棘手,必要时及时转诊至有条件的医院。

(3)软产道损伤:应彻底止血,缝合裂伤。宫颈裂伤<1cm且无活动性出血不需缝合;若裂伤>1cm且有活动性出血应缝合。缝合第一针应超过裂口顶端0.5cm,常用间断缝合;若裂伤累及子宫下段,可经腹修补,缝合时应避免损伤膀胱和输尿管。修补阴道和会阴裂伤时,需按解剖层次缝合各层,不留无效腔,避免缝线穿透直肠黏膜。软产道血肿应切开血肿、清除积血,彻底止血、缝合,必要时可置橡皮片引流。

(4)凝血功能障碍:尽快补充凝血因子,并纠正休克。常用的血液制品包括新鲜冰冻血浆、冷沉淀、血小板等,以及纤维蛋白原或凝血酶原复合物、凝血因子等。若并发DIC应按DIC处理。

（5）失血性休克处理。

1）密切观察生命体征,保暖、吸氧、呼救,做好记录。

2）及时快速补充血容量,有条件的医院应作中心静脉压指导输血输液。

3）血压低时临时应用升压药物及肾上腺皮质激素,改善心、肾功能。

4）抢救过程中随时做血气检查,及时纠正酸中毒。

5）防治肾衰竭,如尿量少于 25mL/h,应积极快速补充液体,监测尿量。

6）保护心脏,出现心衰时应用强心药物同时加用利尿剂,如呋塞米 20～40mg 静脉滴注,必要时 4 小时后可重复使用。

（6）预防感染:通常给予大剂量广谱抗生素。

3.产后出血的输血治疗

应结合临床实际情况掌握好输血指征,做到输血及时合理。血红蛋白<60g/L 几乎均需要输血,血红蛋白<70g/L 可考虑输血,若评估继续出血风险仍较大,可适当放宽输血指征。通常给予成分输血。①红细胞悬液。②凝血因子:包括新鲜冰冻血浆、冷沉淀、血小板和纤维蛋白原等。大量输血方案(MTP):最常用的推荐方案为红细胞:血浆:血小板以 1:1:1 的比例输入(如 10U 红细胞悬液+1000mL 新鲜冰冻血浆+1U 机采血小板)。有条件的医院可使用自体血液过滤后回输。

（五）护理

1.预防产后出血

加强围生期保健,严密观察产程,预防产后出血。

（1）妊娠期。①加强孕期保健,定期产前检查,注意识别高危妊娠,及时治疗高危妊娠或早孕时终止妊娠。②对高危妊娠者如妊娠期高血压疾病、肝炎、贫血、血液病、多胎妊娠、羊水过多等孕妇应提前入院,做好分娩及预防产后出血的准备。

（2）分娩期。①第一产程:密切观察产程进展,防止产程延长,保证产妇休息与营养补充,合理使用镇静剂,避免产妇衰竭状态。②第二产程:严格执行无菌技术,指导产妇正确使用腹压,注意保护会阴,严格掌握会阴侧切指征和时机,胎头、胎肩缓慢娩出,避免软产道损伤。胎肩娩出后立即肌内注射或静脉滴注缩宫素;头位胎儿前肩娩出后、胎位异常胎儿全身娩出后、多胎妊娠最后 1 个胎儿娩出后,给予缩宫素 10U 加入 500mL 液体中以 100～150mL/h 静脉滴注或缩宫素 10U 肌内注射,以加强子宫收缩,减少出血。③第三产程:避免过早挤压子宫或牵拉脐带,正确协助胎盘娩出及测量出血量,仔细检查胎盘、胎膜是否完整,胎盘娩出后认真检查软产道有无裂伤,若裂伤及时缝合。

（3）产褥期。①有高危因素者产后 4 小时是发生产后出血的高危时段,80%的产后出血发生在这一阶段。应密切观察产妇的血压、脉搏、宫底高度、宫缩和阴道出血量、膀胱充盈情况,尤其对小量持续出血不可忽视;观察会阴伤口,询问有无自觉症状,注意阴道血肿的发生。②督促产妇及时排空膀胱,以免影响子宫收缩导致产后出血。③鼓励并协助产妇尽早哺乳,哺乳可刺激子宫收缩,减少阴道出血。④对可能发生产后出血的高危产妇,注意保持静脉通道,充分做好输血和急救的准备。⑤为产妇提供安静的环境,注意保暖。⑥密切观察产妇生命体征变化,严格会阴护理,必要时遵医嘱应用抗生素预防感染。⑦严格记录出血量,注意阴道出血有无凝血块及残留物,留 24 小时会阴垫。⑧部分产妇分娩 24 小时后,于产褥期内发生子宫大量出血者,称为晚期产后出血。多在产后 1～2 周发生,也可推迟至 6～8 周甚至于 10 周发生,应予以高度警惕,注意加强活动,以免导致严重后果。

2.专科护理

密切配合医生积极找出原因,针对原因进行相应的处理。

(1)因产后子宫收缩乏力所致的大出血,可以通过使用宫缩剂、按摩子宫、宫腔内填塞纱布条或结扎血管等方法达到止血目的。

1)按摩子宫。助产者一手在腹部按摩宫底(拇指在前,其余四指在后),均匀而有节律地按摩子宫,同时压迫宫底,将宫内积血压出。如果无效,可行腹部-阴道双手按摩子宫法,即一手握拳置于阴道前穹隆顶住子宫前壁,另一手在腹部按压子宫体后壁使宫体前屈,双手相对紧压子宫并做节律性按摩,不仅可以刺激子宫收缩,还可以压迫子宫内血窦,减少出血。按压时间以子宫恢复正常收缩为止,按摩时注意无菌。

2)应用宫缩剂。①缩宫素:为预防和治疗产后出血的一线药物,缩宫素 10U 肌内注射或子宫肌层或宫颈注射,以后 10～20U 加入 500mL 晶体液中静脉滴注。②卡贝缩宫素:100μg 单剂静脉推注。③卡前列素氨丁三醇:250μg 深部肌内注射或子宫肌层注射,必要时可重复使用,总量不超过 2000μg。④米索前列醇:200～600μg 顿服或舌下给药。⑤卡前列甲酯栓:1mg 经阴道或直肠给药。

3)艾条灸神阙穴。艾条灸神阙穴对子宫有刺激作用,可引起子宫收缩,治疗产后宫缩乏力。与缩宫剂配合使用能更有效地增强子宫收缩,减少产后出血。具体方法是:点燃艾条一端,放入单孔艾条箱中对准产妇神阙穴(脐部),艾条距皮肤 2～4cm,肚脐上放少许食用盐起到隔热作用,以产妇感到微烫而不灼痛为度。使用此方法时注意观察产妇皮肤,防止烫伤。

4)宫腔纱布填塞法。适用于子宫全部松弛无力,经按摩及宫缩剂等处理仍无效者。24 小时取出纱条,取出纱条前使用宫缩剂,并遵医嘱给予抗生素预防感染。由于宫腔内填塞纱条可增加感染机会,故只有在缺乏输血条件、病情危急时才考虑使用。

5)经以上积极处理仍出血不止者,可行手术治疗。如子宫动脉栓塞、子宫压缩缝合术(适用于剖宫产),严重者可行子宫切除术。充分做好术前准备,严密监测产妇生命体征及神志变化,警惕休克征兆出现。

(2)胎盘因素导致的大出血:协助医生及时将胎盘取出,检查胎盘、胎膜是否完整,必要时做好刮宫准备。若剥离困难疑有胎盘植入者,应及时做好子宫切除的术前准备。

(3)软产道损伤导致的出血:按解剖层次逐层缝合裂伤处直至彻底止血。软产道血肿应切开血肿、清除积血、彻底止血,同时注意补充血容量。

(4)凝血功能障碍所致出血:明确诊断后尽快输新鲜全血、血小板、纤维蛋白原或凝血酶原复合物、凝血因子。若已发生 DIC,则按 DIC 处理。

(5)如发生产后出血,应迅速开放两条静脉通道,做好输液、输血前的准备工作。对于失血过多尚未有休克征象者,应及早补充血容量。对失血多已发生休克者以补充同等血容量为原则。

3.用药护理

(1)缩宫素:相对安全,但大剂量应用时可引起高血压、水中毒和心血管系统不良反应;快速静脉注射未稀释的缩宫素,可导致低血压、心动过速和(或)心律失常,应禁忌使用;因缩宫素有受体饱和现象,无限制加大用量反而效果不佳,并出现不良反应,故 24 小时总量应控制在 60U 内。

(2)卡前列素氨丁三醇:哮喘、心脏病和青光眼患者禁用,高血压患者应慎用,常见的不良反应有暂时性的呕吐、腹泻等。

(3)米索前列醇:不良反应较大,恶心、呕吐、腹泻、寒战和体温升高较常见;高血压,活动性心、肝、肾疾病及肾上腺皮质功能不全者慎用,青光眼、哮喘及过敏体质者禁用。

4.心理护理

大量失血后,产妇抵抗力低下、体质虚弱、活动无耐力、生活自理有困难,医护人员应主动给予产妇关心与关爱,使其增加安全感。教会产妇一些放松方法,鼓励产妇说出内心感受。根据产妇具体情况,有效纠正贫血,逐步增加活动量,以促进身体的康复过程。

5.健康教育

(1)饮食指导:宜进食清淡、易消化、富含营养的食物,少食多餐,每日 4～5 餐为宜;由于产后失血过多,应多进食富含铁剂的食物,如瘦肉、动物肝脏、菠菜等;饮食内应有足够的蔬菜、水果及谷类,多喝汤类,防止便秘。

(2)活动指导:产后 2 小时后即可下床轻微活动;产后第 2 天可在室内随意走动,并根据产妇的情况开始做产褥期保健操直至产后 6 周;与新生儿同步睡眠,劳逸结合。

(3)用药指导:使用抗生素时注意观察过敏反应、不良反应,注意有无哺乳禁忌。如需补充口服铁剂时,宜在饭后服用,注意勿与茶水、中和胃酸药、富含钙和磷酸盐的食物同服,以免降低药效;可与维生素 C 同服,促进铁剂吸收。

(4)出院指导:指导产妇将孕期保健册交地段保健机构;产后 42 天产妇及婴儿应来医院进行复查,以了解产妇恢复情况,及时发现问题,调整产后指导方案,使产妇尽快恢复健康,并给予计划生育指导;告知产妇自我保健技巧,产褥期应禁止盆浴和性生活。继续观察子宫复旧及恶露情况。

6.延续护理

(1)告知产妇母乳喂养热线电话及母乳喂养咨询门诊时间,以便产妇遇到困难时咨询。

(2)产妇出院 3～7 天对其进行电话随访,了解产妇子宫复旧及恶露情况,解决产妇提出的实际问题,并给予母乳喂养及预防晚期产后出血指导。

(3)告知母乳喂养咨询门诊时间,指导产褥期遇到母乳喂养问题的产妇去门诊接受面对面的咨询和指导。

(4)定期对所支持社区人员进行培训,积极促进社区卫生服务组织的建立,并将出院的妈妈转给这些组织。

三、子宫破裂

子宫破裂是指子宫体部或子宫下段于分娩期或妊娠期发生破裂,为产科严重并发症,威胁母儿生命。子宫破裂如未能及时诊断、处理,常导致胎儿及产妇死亡,主要死于出血、感染性休克。子宫破裂绝大多数发生于妊娠28周之后,分娩期最多见。

子宫破裂按发生时间分为妊娠期破裂和分娩囊破裂,按原因分为自发性破裂和损伤性破裂,按发生部位分为子宫体部破裂和子宫下段破裂,按破裂程度分为完全性破裂和不完全性破裂。

(一)病因及发病机制

1.胎儿先露部下降受阻

因骨盆狭窄、头盆不称、胎位异常、胎儿畸形等造成梗阻性难产,使胎儿先露部下降受阻,子宫下段过度扩张变薄,导致子宫下段破裂。此外,阴道瘢痕造成狭窄、盆腔肿瘤嵌顿于先露部也可造成胎儿先露部下降受阻。

2.瘢痕子宫

瘢痕子宫为较常见的原因。既往有子宫肌瘤剔除、剖宫产(特别是古典式剖宫产)等手术史的孕产妇,在妊娠晚期或临产后,由于子宫腔内压力增大或子宫收缩,可使原有切口瘢痕破裂,甚至于自发性破裂。

3.子宫收缩药应用不当

多见于临产过程中不恰当地应用缩宫素、麦角类药物、前列腺素栓剂,却没有良好的监护。少数病例见于对以上药物极度敏感者。

4.分娩时手术损伤

如阴道助产时不适当或粗暴应用产钳术、内倒转术、穿颅术、断头术、臀位牵引术等,可导致严重的宫颈阴道裂伤合并子宫下段破裂。

5.子宫肌壁病变

如先天性子宫发育不良、双子宫妊娠、单角子宫妊娠等,易发生子宫破裂;多次人工流产、子宫穿孔、人工剥离胎盘及葡萄胎、绒毛膜癌等,由于部分子宫肌壁变薄或坏死,易导致子宫破裂。

(二)临床表现

根据子宫破裂的发展过程,可分为先兆子宫破裂与子宫破裂两种。先兆破裂为时短暂,若无严密观察产程往往被忽略,发展为破裂。尤其是有前次剖宫产史,常见于瘢痕破裂,有时在手术时才发现子宫肌层裂开。

1.先兆子宫破裂

先兆子宫破裂的4个征象是病理性缩复环形成、下腹部压痛、胎心率改变及血尿。先兆子宫破裂常见于产程长、有梗阻性难产因素的产妇。

(1)腹痛:患者多有持续性下腹疼痛,拒按,烦躁不安,心率和呼吸加快。

(2)病理性缩复环:临产后,当胎先露下降受阻时,强有力的阵缩使子宫下段被过度牵拉变薄,而子宫体部增厚变短,两者之间形成明显的环状凹陷,称为病理性缩复环。子宫收缩频繁,呈强直性或痉挛性,子宫下段膨隆,压痛明显,胎先露部被固定于骨盆入口处。病理性缩复环随产程进展,逐渐上升达脐水平甚至脐上,这一点有别于生理性缩复环及子宫痉挛狭窄环。若不及时处理,子宫将在病理性缩复环处或其下方破裂。

（3）排尿困难及血尿：由于先露部压迫，膀胱壁充血，可出现排尿困难和血尿。

（4）胎心率改变：由于宫缩过强、过频，胎儿血供受阻，胎心率可增快、减慢或听不清，电子胎心监护图形可见重度变异减速、晚期减速或延长减速，提示胎儿窘迫。

2.子宫破裂

（1）不完全子宫破裂：子宫肌层已全部或部分破裂，但浆膜层或腹膜层尚保持完整，宫腔与腹腔未相通，胎儿仍位于宫腔内。腹部检查时，子宫不全破裂处有固定压痛点。如破裂位于阔韧带两叶之间，可形成阔韧带血肿，患者在宫体一侧可扪及逐渐增大且有压痛的包块，伴胎心率改变，可出现频发胎心率减速。

（2）完全性子宫破裂：子宫肌层及浆膜层全部破裂，宫腔与腹腔相通。产妇常感撕裂状剧烈腹痛，子宫收缩消失，疼痛缓解，但随血液、羊水及胎儿进入腹腔，很快出现严重的腹膜刺激征及失血性休克征兆。伴宫颈撕裂或延及下段者可出现少量阴道出血。阴道检查：可见鲜血流出，已扩张的宫颈口回缩，先露部上升。若破裂口位置较低，可自阴道扪及子宫下段裂口。腹部检查：全腹有压痛和反跳痛，在腹壁下可清楚扪及胎体，在胎儿侧方可扪及缩小的宫体，胎动和胎心消失。

（三）辅助检查

1.腹部检查

全腹压痛和反跳痛，腹肌紧张，可叩及移动性浊音，腹壁下胎体可清楚扪及，子宫缩小，位于胎儿一侧，胎动停止，胎心消失。

2.阴道检查

子宫破裂后，阴道检查可发现胎先露的上移，宫颈口缩小，可有阴道流血，有时可触到破裂口；但若胎儿未出宫腔，胎先露不会移位，检查动作要轻柔，有时会加重病情。

3.B超检查

可见胎儿游离在腹腔内，胎儿的一边可见收缩的子宫及腹腔积液。

4.腹腔或阴道后穹隆穿刺

可明确腹腔内有无出血。

（四）治疗

发现先兆子宫破裂时，应立即采取有效措施抑制子宫收缩，并尽快行剖宫产术。

子宫破裂一旦诊断，无论胎儿是否存活，均应在纠正休克、防治感染的同时行剖腹探查术，手术原则是简单、迅速，能达到止血目的。根据产妇的全身情况、子宫破裂的程度与部位、产妇有无生育要求、手术距离发生破裂的时间长短以及有无感染而决定采取不同的手术方式。子宫破裂时间短、裂口小且边缘整齐、无明显感染、需保留生育功能者，可行裂口修补术。破裂口较大且撕裂不整齐或感染明显者，应行子宫次全切除术。子宫裂口延及宫颈口者可考虑做子宫全切术。前次下段剖宫产瘢痕裂开，产妇已有小孩，应行裂口吻合术，同时行双侧输卵管结扎术。剖腹探查除注意子宫破裂的部位外，应仔细检查膀胱、输尿管、宫颈和阴道，如发现有裂伤，应同时行这些脏器的修补术。对个别产程长、感染严重病例，是否需做全子宫切除术或次全子宫切除术或仅缝合裂口加双侧输卵管结扎术，需视具体情况而定。

术前、术中、术后大剂量有效抗生素防治感染。子宫破裂应尽可能就地抢救,必须转院者,除抗休克治疗外,尚应包扎腹部,减少震动的情况下转送。

(五)护理

1.预防子宫破裂

(1)加强产前检查,有高危因素者应提前2周入院。

(2)加强产时管理。①严密观察产程进展,注意子宫形态变化,警惕先兆子宫破裂征象,及时通知医师处理。②严格掌握缩宫素引产适应证。

(3)应用缩宫索引产时,应专人监护。

(4)应用前列腺素制剂引产应慎重并严密监护。

(5)正确掌握手术助产指征及操作规程,产后仔细检查宫颈及宫腔,及时修补损伤。

(6)严格掌握剖宫产指征,加强术后切口护理。

2.先兆子宫破裂的护理

(1)密切观察产程进展,及时发现难产诱因。

(2)注意胎心率的变化,静脉滴注缩宫素引产时,应由专人守护,用输液泵准确控制滴速。

(3)在待产时,出现宫缩过强及下腹部压痛或腹部出现病理性缩复环时,立即报告医师并停用缩宫素和一切操作,监测产妇生命征,遵医嘱给予宫缩抑制剂、吸氧。

(4)注意观察有无血尿及阴道出血。

(5)重视产妇主诉,对腹痛难忍、烦躁不安及不合作者,应再次监测宫缩情况,发现异常及时报告医师处理。

(6)做好输液、输血、急诊剖宫产及抢救母婴的准备工作。

3.子宫破裂的护理

(1)迅速输血、输液,短时间内补足血容量。

(2)迅速做好剖腹探查准备。

(3)保暖,面罩给氧。

(4)建立危重护理记录,专人记录抢救及护理经过,严密观察生命征及意识状态。

(5)严格记录出入液量。

(6)陪伴在产妇身旁,给予安慰、关心,以增加安全感;适度解释各项护理措施的目的,以取得理解和配合。

4.健康教育

(1)宣传妊娠期保健知识,加强产前检查,胎位不正者及早矫正。

(2)有子宫手术史的孕妇应提前入院待产。

(3)做好计划生育,对已行子宫破裂修补术无子女的患者,应指导其严格避孕,2年后再次妊娠,避孕方法可选用药物或避孕套。

(4)允许再次妊娠者,讲解妊娠注意事项,告知按时产前检查的重要性。

四、羊水栓塞

羊水栓塞是指在分娩过程中羊水突然进入母体循环引起急性肺栓塞、过敏性休克、DIC、肾衰竭或猝死的严重分娩并发症。

（一）病因及发病机制

一般认为羊水栓塞是由污染羊水中的有形物质（胎儿毳毛、角化上皮、胎脂、胎粪）进入母体血液循环引起。羊膜腔内压力增高（子宫收缩过强）、胎膜破裂和宫颈或宫体损伤处有开放的静脉或血窦是导致羊水栓塞的基本条件。高龄初产妇和多产妇（较易发生子宫损伤）、自发或人为的过强宫缩、急产、胎膜早破、前置胎盘、胎盘早剥、子宫不完全破裂、剖宫产术均可诱发羊水栓塞的发生。

（二）临床表现

起病急骤、来势凶险是羊水栓塞的特点。多发生于分娩过程中，尤其是胎儿娩出前后的短时间内，也可发生于胎膜破裂后、催产药静脉滴注引产或在中期妊娠钳刮等情况下。典型临床经过分为 3 个阶段。

1.呼吸循环衰竭和休克

在分娩过程中，尤其刚破膜不久，产妇突感寒战，出现呛咳、气急、烦躁不安、恶心、呕吐，继而出现呼吸困难、发绀、抽搐、昏迷；脉搏细数、血压急剧下降；听诊心率加快、肺底部湿啰音。病情严重者，产妇仅在惊叫一声或打一个哈欠后，血压迅速下降，于数分钟内死亡。

2.DIC 引起的出血

患者度过呼吸循环衰竭和休克进入凝血功能障碍阶段，表现为难以控制的大量阴道出血、切口渗血、全身皮肤黏膜出血、血尿及消化道大出血。产妇可死于出血性休克。

3.急性肾衰竭

后期存活的患者出现少尿（或无尿）和尿毒症表现。

羊水栓塞临床表现的 3 个阶段通常按顺序出现，有时也可不完全出现或出现的症状不典型，如钳刮术中发生羊水栓塞仅表现为一过性呼吸急促、胸闷后出现大量阴道出血。

（三）辅助检查

1.非特异性检查

（1）DIC 实验室检查的依据：①血小板＜$100×10^9$/L 或进行性下降；②纤维蛋白原＜1.5g/L；③凝血酶原时间＞15 秒或超过对照组 3 秒；④鱼精蛋白副凝（3P）试验阳性；⑤试管法凝血时间＞30 分钟（正常 8～12 分钟）；⑥血涂片可见破碎的红细胞。

（2）血氧饱和度：突然下降往往提示有肺栓塞的问题。

（3）床旁胸部 X 线片：可能无异常表现，70% 的患者可有轻度的肺水肿症状，表现为双侧弥散性点状浸润阴影，沿肺门周围分布，肺部轻度扩大。心影可能会增大。

（4）床旁心电图或心脏彩色多普勒超声检查：提示右心室、右心房扩大，ST 段下降。

2.特异性检查

（1）血涂片查找羊水有形物质。采集下腔静脉血，镜检见到羊水成分可确诊。

（2）若患者死亡应进行尸检，可见肺水肿、肺泡出血；心内血液查到羊水有形物质；肺小动脉或毛细血管有羊水有形成分栓塞；子宫或阔韧带血管内查到羊水有形物质。

（四）治疗

一旦出现羊水栓塞的临床表现，应立即抢救。羊水栓塞抢救成功的关键在于早诊断、早处理、早用肝素、及早处理妊娠子宫及抗过敏、纠正呼吸循环功能衰竭和改善低氧血症、抗休克、防止 DIC 和肾衰竭的发生。

1.对症治疗

(1)抗过敏,解除肺动脉高压,改善低氧血症。①供氧:保持呼吸道通畅,立即行面罩给氧或气管插管正压给氧,必要时行气管切开术。②抗过敏:出现过敏性休克应该应用大剂量皮质激素,常选用氢化可的松,即时 500mg,一般每日 1000～2000mg,静脉滴注。③缓解肺动脉高压:解痉药物能改善肺血流灌注,预防右心衰竭所致的呼吸循环衰竭。a.氨茶碱:具有解除肺血管痉挛、扩张冠状动脉及利尿作用,还有解除支气管平滑肌痉挛作用。剂量为 0.25～0.5g加入 10％～25％葡萄糖注射液 20mL,静脉注射。b.罂粟碱:对冠状血管和肺、脑血管均有扩张作用,是解除肺动脉高压的理想药物。剂量为 30～60mg 加入 25％葡萄糖注射液 20mL,静脉注射。c.阿托品:解除肺血管痉挛,还能抑制支气管的分泌功能,改善微循环。剂量为 0.5～1mg,静脉注射,每 10～15 分钟 1 次,至症状好转。d.酚妥拉明:解除肺血管痉挛,剂量为20mg 加入 10％葡萄糖注射液 250mL 静脉滴注。

(2)抗休克。①补充血容量:可根据中心静脉压指导输液。无论用哪种监护方法,都应在插管的同时抽血 5mL,做血液沉淀试验,涂片染色寻找羊水成分,并做有关 DIC 实验室检查。扩容液的选择,开始多用右旋糖酐-40,500～1000mL,静脉滴注,伴失血者应补充新鲜血及平衡液。②使用升压药物:休克症状急骤而严重或血容量虽已补足但血压仍不稳定者,可选用血管活性药物,常用多巴胺 20～40mg 加入葡萄糖注射液 500mL 内,静脉滴注,可保证重要脏器血供。③纠正酸中毒:首次可给 5％碳酸氢钠 100～200mL,最好做动脉血血气及酸碱测定,按失衡情况给药。④纠正心力衰竭:可用快速洋地黄制剂,毛花苷 C(西地兰)0.2～0.4mg 稀释于 25％葡萄糖注射液 20mL,静脉注射,必要时 4～6 小时重复 1 次,总量每日＜1.2mg。另辅以呋塞米 40～80mg,静脉注射,防治心力衰竭,对提高抢救成功率具有重要意义。

(3)防治 DIC。羊水栓塞诊断一旦确立,就应开始抗凝血治疗,尽早使用肝素,以抑制血管内凝血,保护肾功能。首次应用肝素量 1mg/kg(约 50mg),加入生理盐水 100mL 内,静脉滴注,1 小时滴完。可用试管凝血时间测定法监护,确定是否需要重复给药。维持凝血时间在 20分钟左右为好。应警惕严重的产后出血发生,最安全的措施是在给肝素的基础上输新鲜血,并补充纤维蛋白原、血小板悬液及鲜冻干血浆等,以补充凝血因子,制止产后出血不凝。

(4)预防肾衰竭。羊水栓塞发展至第三阶段为肾衰竭阶段,应注意尿量。血容量补足后若仍少尿,应选用呋塞米 20～40mg 静脉注射或 20％甘露醇 250mL 快速静脉滴注(10mL/min),扩张肾小球动脉(有心力衰竭时慎用)预防肾衰竭,并应检测血电解质。

(5)预防感染。应选用肾毒性小的广谱抗生素预防感染。

(6)产科处理。若在第一产程发病,应行剖宫产终止妊娠去除病因。若在第二产程发病,行阴道助产结束分娩。若发生产后大出血,经积极处理后仍不能止血者,应行子宫切除,以减少胎盘剥离面开放的血窦出血,争取抢救时间。

2.预防

(1)人工破膜时不强行剥膜,以减少宫颈管的小血管破损。

(2)不在宫缩时行人工破膜。

(3)掌握剖宫产指征,术中刺破羊膜前保护好子宫切口上的开放性血管。

(4)掌握催产药应用指征。

(5)对死胎、胎盘早期剥离等情况,应严密观察。

(6)避免产伤、子宫破裂、宫颈裂伤等

(五)护理

1.病情观察

(1)严密监测产程进展、宫缩强度与胎儿情况。

(2)观察阴道出血量,血凝情况,如出血不止者,应做好子宫切除的术前准备。

(3)严密监测产妇的生命体征变化,定时测量并记录。

(4)留置尿管,观察尿液的颜色、量和性质,同时做好出入量记录。中期妊娠钳刮术中或羊膜穿刺时发生者应立即停止手术,及时进行抢救。发生羊水栓塞时如正在滴注缩宫素应立即停止。

2.羊水栓塞的预防

(1)加强产前检查,注意诱发因素,及时发现前置胎盘等并发症。

(2)严密观察产程进展,严格掌握缩宫素使用指征,防止子宫收缩过强、急产的发生。

(3)正确掌握破膜时间,人工破膜应在宫缩的间歇期,在胎死宫内和强烈宫缩时,应延迟破膜。人工破膜时不宜兼行胎膜剥离。剥离胎膜时,宫颈管内口或子宫下段由于分离胎膜而损伤血管,当破膜后羊水直接与受损小静脉接触,在宫缩增强情况下易使羊水进入母体血液循环。

(4)中期引产者,羊膜穿刺次数不应超过3次,钳刮时应先刺破胎膜,使羊水流出后再钳夹胎块,严防子宫或产道裂伤。

3.羊水栓塞的处理

(1)保持呼吸道通畅:取半卧位,面罩加压给氧,必要时行气管插管或气管切开,保证供氧,减轻肺水肿症状,改善心、脑缺氧。

(2)立即建立两条以上的静脉通道,保证液体和药物及时输入。

(3)建立危重护理记录,详细、及时、准确记录病情变化及治疗转归。

(4)遵医嘱准确给药,及时输注新鲜血、血浆或纤维蛋白原等,并准确记录。

(5)严密观察尿量,遵医嘱及时准确留取各种血尿标本,当护士接到《临床检验危急值报告》时,应立即通知医生。

4.用药护理

(1)纠正肺动脉高压。

1)阿托品:1～2mg加在5%或10%葡萄糖注射液10mL中,每15～30分钟静脉注射1次,直至患者面部潮红或症状好转为止。这类药物可阻断迷走神经反射引起的肺血管痉挛及支气管痉挛,促进气体交换,解除迷走神经对心脏的抑制,使心率加快,改善循环,增加回心血量、兴奋呼吸中枢。若心率＞120次/分者慎用。

2)盐酸罂粟碱:首次用量 30～90mg/d,加在 5％或 10％葡萄糖注射液 250～500mL 中静脉滴注,此药直接作用于平滑肌,解除肌张力,血管痉挛时作用更为明显。对冠状动脉、肺动脉、脑血管均有扩张作用。与阿托品同时应用,可阻断迷走神经反射、扩张肺动脉,为解除肺动脉高压的首选药物。

(2)抗过敏,抗休克。

1)地塞米松:遵医嘱立即静脉注射 20mg,再用 20mg 加入 5％葡萄糖注射液中继续静脉滴注维持,也可用氢化可的松 200～300mg 加在 5％或 10％葡萄糖注射液中静脉点滴;根据病情可重复使用,肾皮质激素可解除痉挛,改进及稳定溶酶体,不但可保护细胞也可用于抗过敏反应。

2)右旋糖酐:补充血容量,每天不超过 1000mL,补充新鲜的血液和血浆,如血压仍不回升,可用多巴胺 10～20mg 加于葡萄糖注射液中静脉滴注,根据血压情况调整输液速度。

3)5％碳酸氢钠:产妇在缺氧情况下必然有酸中毒,常用 5％碳酸氢钠 200～300mL 静脉点滴,纠正酸中毒,有利于纠正休克与电解质紊乱。使用碳酸氢钠和多巴胺时,严防药液外渗,以免引起皮下组织坏死。

(3)纠正心衰,消除肺水肿。常用毛花苷丙 0.2～0.4mg,加在 5％葡萄糖注射液 20mL 中静脉推注或加入输液小壶内滴注,以利于加强心肌收缩。必要时 1～2 小时后可重复使用,一般于 6 小时后再重复 1 次以达到饱和量。使用时注意监测心率,勿与排钾利尿药、胰岛素、皮质激素同时应用,以防洋地黄中毒。

(4)肝素抗纤溶药物的应用及凝血因子的补充:羊水栓塞 10 分钟内,DIC 高凝阶段应用肝素效果佳;在 DIC 纤溶亢进期可给予抗纤溶药物、凝血因子合并应用,防止大出血。

5.心理护理

对于神志清醒的产妇,医护人员应当给予鼓励,使其增强信心,相信自己的病情会得到控制。对于产妇家属的焦虑、恐惧情绪表示理解和安慰,适当的时候允许家属陪伴,向家属介绍产妇病情的严重性,让产妇得到家庭支持,以取得配合。

6.健康教育

(1)饮食护理:一旦发生羊水栓塞应立即禁食、禁水。产褥期增加营养,应多摄入高蛋白、高热量、少刺激性饮食。

(2)运动与休息:指导产妇产后康复锻炼和盆底功能锻炼。指导产妇与宝宝同步睡眠,保证休息。

(3)待病情平稳后,指导产妇母乳喂养和新生儿护理的方法,不宜哺乳者指导回奶和人工喂养。

(4)告知新生儿预防接种的注意事项,如未及时接种交代好补种疫苗的时间、地点等相关事宜。

(5)待产妇病情稳定后与其共同制订康复计划,针对产妇的具体情况提供健康教育指导和出院指导,门诊复查产后恢复情况。

(李　蕾)

第六节 产褥期疾病

一、产褥感染

产褥感染指分娩及产褥期生殖道受病原体侵袭,引起局部或全身感染,其发病率约6%。产褥病指分娩24小时以后的10日内,每日测量体温4次,间隔时间4小时,有2次体温达到或超过38℃。产褥病常由产褥感染引起,但也可由生殖道以外感染如急性乳腺炎、上呼吸道感染、泌尿系统感染、血栓静脉炎等原因所致。

(一)病因及发病机制

1.诱因

正常女性阴道对外界致病因子侵入有一定防御能力。其对入侵病原体的反应与病原体的种类、数量、毒力和机体的免疫力有关。阴道有自净作用,羊水中含有抗菌物质。妊娠和正常分娩通常不会给产妇增加感染的机会。只有在机体免疫力与病原体毒力及数量之间平衡失调时,才会导致感染的发生。产妇体质虚弱、营养不良、孕期贫血、孕期卫生不良、胎膜早破、羊膜腔感染、慢性疾病、产科手术、产程延长、产前产后出血过多、多次宫颈检查等,均可成为产褥感染的诱因。

2.病原体种类

正常女性阴道内寄生大量微生物,包括需氧菌、厌氧菌、真菌、衣原体和支原体,可分为致病微生物和非致病微生物。有些非致病微生物在一定条件下可以致病,称为条件病原体,但即使致病微生物也需要达到一定数量或机体免疫力下降时才会致病。

(1)需氧菌。

1)链球菌:以β-溶血性链球菌致病性最强,能产生致热外毒素与溶组织酶,使病变迅速扩散导致严重感染。需氧链球菌可以寄生在阴道中,也可通过医务人员或产妇等其他部位感染而进入生殖道。其临床特点为发热早,寒战,体温>38℃,心率快,腹胀,子宫复旧不良,子宫或附件区触痛,甚至并发脓毒血症。

2)杆菌:以大肠埃希菌、克雷伯菌属、变形杆菌属多见。这些菌常寄生于阴道、会阴、尿道口周围,能产生内毒素,是菌血症和感染性休克最常见的病原菌,在不同环境对抗生素敏感性有很大差异。

3)葡萄球菌:主要致病菌是金黄色葡萄球菌和表皮葡萄球菌。前者多为外源性感染,容易引起伤口严重感染,因能产生青霉素酶,易对青霉素耐药。后者存在于阴道菌群中,引起的感染较轻。

(2)厌氧菌。①革兰阳性球菌:消化链球菌和消化球菌存在于正常阴道中。当产道损伤、胎盘残留、局部组织坏死缺氧时,细菌迅速繁殖,若与大肠埃希菌混合感染,会有异常恶臭气味。②杆菌属:常见的厌氧性杆菌为脆弱类杆菌。这类杆菌多与需氧菌和厌氧性球菌混合感染,形成局部脓肿,产生大量脓液,有恶臭味。感染还可引起化脓性血栓性静脉炎,形成感染血栓,脱落后随血液循环到达全身各器官形成脓肿。③芽孢梭菌:主要是产气荚膜梭菌,产生外毒素,毒素可溶解蛋白质而能产气及溶血。产气荚膜梭菌引起感染,轻者为子宫内膜炎、腹膜炎、脓毒血症,重者引起溶血、黄疸、血红蛋白尿、急性肾衰竭、循环衰竭及气性坏疽,甚至死亡。

(3)支原体与衣原体:解脲支原体及人型支原体均可在女性生殖道内寄生,引起生殖道感染,其感染多无明显症状,临床表现轻微。此外,沙眼衣原体、淋病奈瑟菌均可导致产褥感染。

3.感染途径

(1)外源性感染:外源性感染指外界病原体进入产道所致的感染。可通过医务人员消毒不严格或被污染衣物、用具、各种手术器械及产妇临产前性生活等途径侵入机体。

(2)内源性感染:寄生于正常孕妇生殖道的微生物,多数并不致病,当抵抗力降低和(或)病原体数量、毒力增加等感染诱因出现时,由非致病微生物转化为致病微生物而引起感染。内源性感染比外源性感染更重要,因孕妇生殖道病原体不仅可导致产褥感染,而且还能通过胎盘、胎膜、羊水间接感染胎儿,导致流产、早产、胎儿生长受限、胎膜早破、死胎等。

(二)临床表现

发热、疼痛、异常恶露,为产褥感染三大主要症状。产褥早期发热的最常见原因是脱水,但在2~3天低热后突然出现高热,应考虑感染可能。由于感染部位、程度、扩散范围不同,其临床表现也不同。依感染发生部位,可分为会阴、阴道、宫颈、腹部伤口、子宫切口局部感染,急性子宫内膜炎,急性盆腔结缔组织炎、腹膜炎,血栓静脉炎,脓毒血症等。

1.急性外阴、阴道、宫颈炎

分娩时会阴部损伤导致的感染,以葡萄球菌和大肠杆菌感染为主。会阴裂伤或会阴侧切伤口感染,表现为会阴部疼痛,坐位困难,可有低热。临床表现为局部伤口红肿、发硬、伤口裂开,压痛明显,脓性分泌物流出,较重时可出现低热。阴道裂伤及挫伤感染表现为黏膜充血、水肿、溃疡、脓性分泌物增多。感染部位较深时,可引起阴道旁结缔组织炎。若宫颈裂伤感染向深部蔓延,可达宫旁组织,引起盆腔结缔组织炎。

2.子宫感染

包括急性子宫内膜炎、子宫肌炎。病原体经胎盘剥离面侵入,扩散至子宫蜕膜层称为子宫内膜炎,侵入子宫肌层称为子宫肌炎,两者常伴发。若为子宫内膜炎,表现为子宫内膜充血、坏死,阴道内有大量脓性分泌物且有臭味。若为子宫肌炎,常有腹痛,恶露增多呈脓性,子宫压痛明显,子宫复旧不良,可伴发高热、寒战、头痛,白细胞明显增高等全身感染症状。

3.急性盆腔结缔组织炎和急性输卵管炎

病原体沿宫旁淋巴和血行达宫旁组织,出现急性炎性反应而形成炎性包块,同时波及输卵管,形成急性输卵管炎。临床表现为下腹痛伴肛门坠胀,可伴寒战、高热、脉速、头痛等全身症状。体征为下腹明显压痛、反跳痛、肌紧张;宫旁一侧或两侧结缔组织增厚、压痛和(或)触及炎性包块,严重者整个盆腔形成"冰冻骨盆"。淋病奈瑟菌沿生殖道黏膜上行感染,达输卵管与盆腹腔,形成脓肿后,高热不退。患者白细胞持续增高,中性粒细胞明显增多,核左移。

4.急性盆腔腹膜炎及弥散性腹膜炎

炎症若继续发展,扩散至子宫浆膜,则形成盆腔腹膜炎。继而可发展成弥散性腹膜炎,全身中毒症状明显,高热、恶心、呕吐、腹胀,检查时下腹部明显压痛、反跳痛。腹膜面分泌大量渗出液,纤维蛋白覆盖引起肠粘连,也可在直肠子宫陷凹形成局限性脓肿,若脓肿波及肠管与膀胱,会出现腹泻、里急后重与排尿困难。急性期治疗不彻底,可发展成盆腔炎性疾病后遗症而导致不孕。

5.血栓性静脉炎

盆腔内血栓性静脉炎常侵及子宫静脉、卵巢静脉、髂内静脉、髂总静脉及阴道静脉,厌氧菌为常见病原体。病变以单侧居多,产后 1~2 周多见,表现为寒战、高热,症状可持续数周或反复发作。局部检查不易与盆腔结缔组织炎相鉴别。下肢血栓性静脉炎常继发于盆腔静脉炎,多发生在股静脉、腘静脉及大隐静脉,表现为弛张热,下肢持续性疼痛,局部静脉压痛或触及硬条索状,使血液回流受阻,引起下肢水肿,皮肤发白,称为"股白肿"。病变轻时无明显阳性体征,彩色多普勒超声检查可协助诊断。

6.脓毒血症

感染血栓脱落进入血液循环可引起菌血症,继续发展可并发脓毒血症和迁徙性脓肿(肺脓肿、肾脓肿)。若病原体大量进入血液循环,繁殖并释放毒素,可形成严重脓毒血症、感染性休克或(及)多器官功能衰竭,表现为持续高热、寒战、全身明显中毒症状、多器官受损,甚至危及生命。

(三)辅助检查

超声检查、CT,磁共振等检测手段能够对感染形成的炎性包块、脓肿,做出定位及定性诊断。检测血清 C-反应蛋白升高,有助于早期诊断感染。

(四)治疗

一旦诊断产褥感染,原则上应给予广谱、足量、有效抗生素,并根据感染的病原体调整抗生素治疗方案。对脓肿形成或宫内残留感染组织者,应积极进行感染灶的处理。

1.支持疗法

加强营养并补充足够维生素,增强全身抵抗力,纠正水、电解质失衡。病情严重或贫血者,多次少量输新鲜血或血浆,以增加抵抗力。取半卧位,利于恶露引流或使炎症局限于盆腔。

2.胎盘、胎膜残留处理

在有效抗感染的同时,清除宫腔内残留物。患者急性感染伴发高热,应有效控制感染,同时行宫内感染组织的钳夹术,在感染彻底控制、体温正常后,再彻底清宫,避免因刮宫引起感染扩散、子宫内膜破坏和子宫穿孔。

3.应用抗生素

未能确定病原体时,应根据临床表现及临床经验,选用广谱高效抗生素。然后依据细菌培养和药敏试验结果,调整抗生素种类和剂量,保持有效血药浓度。当中毒症状严重者,短期加用适量的肾上腺皮质激素,提高机体应激能力。

4.抗凝治疗

血栓静脉炎时,应用大量抗生素的同时,可加用肝素钠,即 150U/(kg·d)肝素加入 5% 葡萄糖注射液 500mL 静脉滴注,每 6 小时 1 次,体温下降后改为每日 2 次,连用 4~7 日;尿激酶 40 万 U 加入 0.9% 氯化钠注射液或 5% 葡萄糖注射液 500mL,静脉滴注 10 日。用药期间监测凝血功能。同时,还可口服双香豆素、阿司匹林等其他抗凝药物。

5.手术治疗

会阴伤口或腹部切口感染,应及时切开引流;盆腔脓肿可经腹或阴道后穹隆穿刺或切开引流;子宫严重感染,经积极治疗无效,炎症继续扩展,出现不能控制的出血、脓毒血症或(及)感染性休克时,应及时行子宫切除术,清除感染源,挽救患者生命。

(五)护理

1.一般护理

(1)保持病室安静、空气清新,做好宣教,使产妇了解产褥期自我护理知识,协助产妇做好清洁卫生。

(2)保证产妇充足休息和睡眠,鼓励多饮水,必要时静脉补液。

(3)对产妇出现高热、疼痛、呕吐时按症状进行护理。

(4)采取半坐卧位。

(5)做好心理疏导,提供母婴接触的机会。

2.密切观察病情变化,防治并发症

(1)评估产妇的全身情况:是否有发热、寒战、恶心、呕吐、全身乏力、腹胀、腹痛等症状。

(2)评估产妇有无下肢持续性疼痛,局部静脉压痛及下肢水肿等。

(3)做好病情观察记录:包括生命征、恶露的颜色、性状和气味、子宫复旧情况、腹部体征及会阴切口情况。

(4)会阴护理:外阴切口每次排便后应用1:5000高锰酸钾溶液擦洗。

(5)严格执行无菌技术操作原则和消毒隔离技术规范。

3.做好治疗配合护理

(1)遵医嘱进行支持治疗,纠正贫血和水电解质紊乱。

(2)遵医嘱正确使用抗生素,注意使用抗生素的间隔时间,以维持血液有效浓度。

(3)配合做好脓肿切开引流术、清宫术、阴道后穹隆穿刺术的术前准备及护理。

(4)根据医嘱及时采集、送检各种血尿标本,当护理人员接到《临床检验危急值报告》时,应立即通知医师。

(5)对血栓性静脉炎患者,遵医嘱加用肝素,用药期间监测凝血功能及观察药物作用。

(6)对出现全身中毒症状或肾衰竭者应积极配合抢救。

4.健康教育

(1)告知产妇保持良好卫生习惯的重要性,注意保持会阴清洁,勤换内衣裤、会阴垫,洗漱用具及便盆及时清洁和消毒。

(2)指导产妇正确的乳房护理方法,保持乳汁分泌通畅,教会挤奶手法,防止乳汁淤积引起乳腺炎。

(3)指导产妇识别产褥感染的征象,如出现恶露增多、有臭味,发热、腹痛等情况,应及时就诊。

(4)为产妇提供有关休息、饮食、活动、服药的指导,告知产后复查的时间。

(5)积极治疗贫血、营养不良等慢性病。

二、晚期产后出血

分娩 24 小时后,在产褥期内发生的子宫大量出血,出血量超过 500mL,称为晚期产后出血,又称产褥期出血。多于产后 1~2 周发病最常见,也有迟至产后 6 周左右发病。晚期产后出血发病率的高低与产前保健及产科质量水平密切相关。近年来,随着剖宫产率的升高,晚期产后出血的发生率有上升趋势。

(一)病因及发病机制

1.胎盘、胎膜残留

胎盘、胎膜残留是阴道分娩最常见的原因,多发生于产后 10 天左右,黏附在宫腔内的残留胎盘组织发生变性、坏死、机化,形成胎盘息肉,当坏死组织脱落时,暴露基底部血管,引起大量出血。

2.蜕膜残留

蜕膜多在产后 1 周内脱落,并随恶露排出。若蜕膜剥离不全且长时间残留,影响子宫复旧,继发子宫内膜炎症,可引起晚期产后出血。

3.子宫胎盘附着面复旧不全

若胎盘附着面复旧不全,可引起血栓脱落,血窦重新开放,导致子宫出血。多发生在产后 2 周左右。

4.感染

子宫内膜感染可导致胎盘附着面处复旧不良、子宫收缩不良,从而引起子宫大量出血。

5.剖宫产切口裂开

多见于子宫下段横切口剖宫产,常发生于:①子宫切口感染;②切口选择不合理,过高、过低或偏向一侧累及子宫动脉;③缝合不合理,如组织对位不良、手术操作粗暴、活动性出血血管缝扎不紧、切口两侧角部回缩血管未缝扎、缝线过松或牵拉过紧、缝扎组织过多过密及肠线过粗等;④忽视了切口延长裂伤。

6.其他

胎盘部位滋养细胞肿瘤、子宫黏膜下肌瘤、子宫内膜息肉、宫腔内异物、宫颈糜烂及宫颈恶性肿瘤等,均可能引起晚期产后出血。

(二)临床表现

1.症状

(1)胎盘残留:胎盘残留主要表现为红色恶露时间延长,反复出血,甚至突然大出血,失血性休克,多发生于产后 10 天左右。妇科检查发现子宫复旧不全,宫口松弛,有时可见残留组织堵塞宫口,患者可伴有发热。

(2)胎膜残留:胎膜残留主要表现为持续性红色恶露时间过长,大出血少见。

(3)蜕膜残留:好发于产后 2 周左右,临床表现与胎盘残留不易鉴别。宫腔刮出物病理检查可见坏死蜕膜,混以纤维素、玻璃样变的蜕膜细胞和红细胞,但不见绒毛。

(4)子宫复旧不全或子宫内膜修复不全:子宫胎盘附着部位血管在胎盘排出后即有血栓形

成,其后血栓机化,透明样变,血管上皮增厚,管腔狭窄、堵塞。

(5)剖宫产术后子宫切口裂开:多见于子宫下段剖宫产横切口的两侧端。切口裂开患者常表现为术后3周左右突发无痛性大量阴道流血,并反复发作,短时间内患者陷于休克状态。

2.体征

(1)出血多而急者,常呈贫血貌。

(2)血容量严重不足时可出现血压下降、出冷汗、脉搏细弱,甚至意识丧失等休克征。

(3)妇科检查见宫口松弛或有组织堵塞,双合诊时子宫增大、变软或有触痛。

(4)行剖宫产术后,可以示指轻触子宫下段剖宫产切口部位,有时可触及子宫下段明显变软。

(5)有滋养细胞肿瘤者,有时可于产道内发现转移结节。

（三）辅助检查

1.化验检查

查血常规,血红蛋白常有不同程度的降低,合并感染者,白细胞及中性粒细胞常升高;尿绒毛膜促性腺素或血绒毛膜促性腺素检测,有助于诊断胎盘残留及排除产后滋养细胞肿瘤;宫腔分泌物培养或涂片检查。

2.B超检查

可了解子宫复旧情况、宫腔内是否有残留组织、子宫切口愈合情况。

3.病理检查

将子宫内刮出物送病检,可有助于确诊胎盘、胎膜残留或胎盘附着部位复旧不良,可找到妊娠晚期的绒毛或可见到不同状态的血管。

排除胎盘部位滋养细胞肿瘤,该病镜下一般不见绒毛结构和间质,几乎完全由中间型滋养细胞构成,瘤细胞圆形、多角形或梭形,胞质丰富,有异质性,很少见到朗格汉斯细胞、合体细胞与中间型滋养细胞伴存的情况。

（四）治疗

1.治疗原则

以急救为先,抗休克、输血、止血,并迅速找到出血原因,给予相应处理。

2.治疗方法

(1)产后流血。若少量或中等量流血,持续不净,B超提示子宫腔无凝血块及残留时,可给予子宫收缩药和抗生素,促使子宫收缩,控制感染。不要常规给予清宫术。

(2)胎盘和胎膜残留。①患者入院时,出血量多、休克时,应先积极抢救失血性休克,输血、输液补充血容量。B超提示子宫内有大块物时,在应用抗生素及子宫收缩药的同时,进行吸宫术。②术中有时见胎盘及胎膜堵塞宫颈口或有大量血块潴留宫腔内,应立即用卵圆钳钳夹后,尽量吸宫或用大刮勺清宫,有条件时应在B超监视下清宫。动作应轻柔,不要过多伤及子宫组织,以免感染扩散或引起更多的出血。③刮出物送病理检查可排除滋养细胞疾病,但由于在所有产后清宫所得标本都可能找到变性绒毛及蜕膜,所以不能完全根据病理结果诊断胎盘残留。

(3)剖宫产后伤口裂开。①如患者一般情况尚好,出血不多时,可暂卧床休息,给予抗生素、宫缩药和止血药治疗,放置导尿管。对于伤口不大者可期待自愈。若出血多或已处于失血性休克状态,在积极补充血容量,快速输血,抢救休克,给予抗生素治疗的同时,立即剖腹探查,术中发现切口裂口,做子宫全切或次全子宫切除。②在宫腔感染存在的情况下,如果裂口修补不易愈合有再度裂开的可能。对此类患者不能采用纱布填塞止血,以免扩大裂口,引起更多的出血。

(4)手术治疗。①刮宫术:对疑有胎盘、胎膜、蜕膜残留或胎盘附着部位复旧不全者,应行刮宫术。术前做好备血、建立静脉通道及开腹手术准备,刮出物送病理检查,以明确诊断,术后继续给予抗生素及子宫收缩药。剖宫产术后阴道大量流血,组织残留机会极小,伤口裂开可能性最大,应慎刮宫。②软产道损伤或血肿:及时切开清除积血并缝合止血,不能缝合时可用纱布压迫止血。③剖腹探查术:对疑有剖宫产后子宫切口裂开者,若仅少量阴道流血,可先住院给予抗生素及支持疗法,密切观察病情变化。如流血量多,可行剖腹探查术。术中若原切口周围组织坏死范围小,炎症反应轻微,可做清创缝合及髂内动脉、子宫动脉上行支结扎止血或行髂内动脉栓塞术。若组织坏死范围大,应酌情做子宫次全切除或子宫全切术。

(五)护理

1.一般护理

(1)指导产妇卧床休息,密切观察生命体征、阴道流血量及皮肤、黏膜、口唇、指甲颜色,尿量,神志的变化,以便及时发现失血性休克的早期征象,有异常情况及时报告医生。

(2)指导并帮助产妇做好会阴部护理,及时更换会阴垫,每日用碘伏溶液或碘伏棉球消毒会阴部2次,每次大便后清洗外阴。

(3)进食高蛋白、高热量、高维生素、易消化的饮食,保证营养供应,做到少量多餐,补充足够水分,必要时给予静脉高营养液支持。

(4)加强心理护理,耐心解答产妇及其家属的疑问,帮助他们减轻心理负担,消除焦虑情绪,树立战胜疾病的信心。

2.病情观察

密切观察阴道流血情况,有排出物应保留并送病理检查,配合医生清理子宫腔残留物。行剖宫产术切口裂开者,应迅速做好术前准备,并做好术后护理,遵医嘱合理应用抗生素。失血较多者,迅速建立静脉通道,应开放两条以上静脉通道,做好输血准备,遵医嘱应用止血剂、缩宫素。

3.治疗配合

(1)阴道少量或中等量流血者:应给予缩宫素、足量广谱抗生素、支持疗法及中药综合治疗。

(2)疑有胎盘、胎膜、蜕膜残留或胎盘附着部位复旧不全者:在B超指引下行刮宫术,做到操作轻柔,并备血,做剖宫产的准备;刮出物常规送病理检查以明确诊断;术后给予抗生素及宫缩剂。

(3)剖宫产术后阴道少量或中等量流血者:给予抗生素,并严密观察;阴道大量流血者,需积极配合医生进行抢救,此时慎重刮宫,避免造成原切口再度损伤,导致更多出血;反复出血、并发贫血或休克者,应在输血、补液的同时行剖腹探查术,术中若组织坏死范围小、炎性反应轻、患者无子女,选择清创缝合及髂内动脉、子宫动脉结扎法达到止血保留子宫的目的;否则,宜切除子宫。

4.健康教育

(1)做好妊娠期保健和计划生育宣传工作,落实避孕措施,减少流产和多产发生。

(2)加强产褥期康复知识宣教,教会产妇按摩子宫和检查子宫恢复的方法,指导产妇对会阴部伤口进行自我护理,按时进行复查,发现异常及时就诊。产褥期禁止盆浴、性生活,勤换内衣,保持皮肤清洁,做好个人卫生。

三、产褥期抑郁症

产褥期抑郁症(PPD)指产妇在分娩后出现抑郁症状,是产褥期精神综合征中最常见的一种类型。主要表现为持续或严重的情绪低落以及一系列症候群,如易激惹、恐怖、焦虑、沮丧和对自身及婴儿健康过度担忧,常失去生活自理及照料婴儿的能力,有时还会陷入错乱或嗜睡状态。通常在产后2周内出现症状,于产后4~6周症状明显。既往无精神障碍史。有关其发生率,国内研究资料多为10%~18%,国外资料高达30%以上。

(一)病因及发病机制

病因不明,可能与下列因素有关。

1.社会因素

家庭对婴儿性别的敏感,以及孕期发生不良生活事件越多,越容易患产褥期抑郁症。孕期、分娩前后的工作压力、经济压力、不良应激,如失业、夫妻分离、亲人病丧等生活事件的发生,都是患病的重要诱因。产后遭到家庭和社会的冷漠,缺乏帮助与支持,也是致病的危险因素。

2.遗传因素

遗传因素是精神障碍的潜在因素。有精神病家族史,特别是有家族抑郁症病史的产妇,产褥期抑郁症的发病率高。在过去有情感性障碍的病史、经前抑郁症史等均可引起该病。

3.心理因素

妊娠会引起一系列的心理改变。怀孕期间,孕妇必须完成如下心理学任务:对新角色的认知,准备好照顾孩子,相信自己有能力养育孩子,与孩子建立亲密联系等。这些复杂的心理学任务会引起焦虑、忧虑和矛盾心理。此外,由于分娩带来的疼痛与不适使产妇感到紧张恐惧,出现滞产、难产时,产后身材改变等,产妇的心理准备不充分,紧张、恐惧的程度增加,导致躯体和心理的应激增强,从而诱发产褥期抑郁症的发生。

4.内分泌因素

由于妇女性激素作用在大脑中的区域和调整情绪稳定的区域相似,所以激素对女性情绪有明显影响。有些人的大脑可以整合激素改变,所以不会出现抑郁症,而有抑郁和焦虑史的妇女容易再次出现抑郁症状,因为其情绪路径已经出现功能失调,所以当经历压力事件或激素水平改变时,抑郁更易复发。英国考文垂大学医院等机构的研究人员报道,孕产妇体内雌性激素水平的变化使她们对应激激素皮质醇更加敏感,从而更容易产生焦虑、悲伤等负面情绪,而产后雌性激素水平的调节能力与产后抑郁症等有密切关系。

(二)临床表现

产褥期抑郁症的主要表现是抑郁,多在产后 2 周内发病,产后 4~6 周症状明显。

1.情绪改变

心情压抑、沮丧、情绪低落、感情淡漠,不愿与人交流,甚至与丈夫也会产生隔阂;易激惹、恐怖、焦虑,对自身及婴儿健康过度担忧。

2.自我评价降低

自暴自弃,自罪感,与家人关系不协调。

3.主动性减低

主动性下降,流露出对生活的厌倦,平时对事物反应迟钝、注意力不易集中,食欲、性欲均明显减退。

4.对生活缺乏信心

失去生活自理及照料婴儿的能力,有时还会出现嗜睡、思维障碍、迫害妄想,甚至伤婴或自杀行为。

产褥期抑郁症患者也可伴有头晕、头痛、胃部不适、心率加快、呼吸增加、便秘等症状。

(三)辅助检查

针对抑郁障碍尚无特异性检查,除了进行全面的体格检查外,包括神经系统检查、妇科检查外,还需进行辅助检查及实验室检查如血糖、甲状腺功能、心电图等。以下的检查具有一定的意义。

1.地塞米松抑制试验

在晚 11 点给患者口服地塞米松 1mg,次日清晨 8 时、下午 4 时及晚上 11 时各取血一次测量皮质醇含量,如含量下降表明功能正常,为试验阴性;如皮质醇含量不下降,则为地塞米松抑制试验阳性。虽然该试验临床的敏感性及特异性均不高,但可用于预测产褥期抑郁症的复发。

2.甲状腺素释放激素抑制试验

先测定基础促甲状腺素,再静脉注射 500mg 促甲状腺素释放激素,15、30、60、90 分钟后均测定促甲状腺素。抑郁症患者促甲状腺素上升低于 7mU/mL,其异常率可达 25%~70%。如将此试验与地塞米松抑制试验联合检查可能对抑郁症的诊断更有意义。

3.临床量表的应用

临床量表较多,使用较广泛的为抑郁自评表(SDS)和属于他评的汉密尔顿抑郁量表。

(四)治疗

产褥期抑郁症通常需要治疗,包括心理治疗及药物治疗。

1.心理治疗

为重要的治疗手段,尤其是对轻中度的抑郁症患者,要母乳喂养而不愿服用抗抑郁药物的患者来说,通过心理咨询,解除致病的心理因素(如婚姻关系不良、想生男孩却生女孩、缺乏女性生殖及小儿喂养常识等)至关重要。对产妇多加关心和无微不至地照顾,调整好家庭中的各种关系,指导其养成良好的睡眠习惯。

2.药物治疗

适用于中重度抑郁症及心理治疗无效者,强调个体化治疗,需在专科医师指导下个体化用药,尽量选择不影响哺乳的药物。

目前常用的药物:

(1)氟西汀:选择性地抑制中枢神经系统 5-羟色胺的再摄取,延长和增加 5-羟色胺的作用,从而产生抗抑郁作用,每日 20mg/d 为开始剂量,逐渐增至 80mg/d 口服。

(2)帕罗西汀:通过阻止 5-羟色胺的再吸收而提高神经突触间隙内 5-羟色胺的浓度。以 20mg/d 为开始剂量,连续用药 3 周后,根据病情增减剂量。妊娠期用药可增加胎儿心脏缺陷的风险。

(3)舍曲林:作用机制同帕罗西汀,以 50mg/d 为开始剂量,逐渐增至 200mg/d 口服。

(4)阿米替林:三环类抗抑郁药,以 50mg/d 为开始剂量,逐渐增至 150mg/d 口服等。

(五)护理

(1)加强对产妇的精神关怀,减轻产妇的焦虑情绪。

1)对孕妇进行有关妊娠、分娩、育儿及角色应对的教育。

2)对有精神疾病家族史的孕产妇,应密切观察。

3)对有不良产史、死胎、畸形胎儿的孕产妇,给予更多的关心。

4)导乐陪伴分娩,鼓励产妇丈夫及其家属全程陪伴。

(2)促进睡眠,保障休息。

1)为产妇提供安静、舒适的睡眠环境。

2)指导产妇与婴儿同步休息,增加白天睡眠时间。

3)指导产妇丈夫及其家属更多地参与新生儿的护理。

4)必要时遵医嘱使用镇静剂和安慰剂治疗。

(3)提高自我护理、新生儿护理能力,增强自信心。

1)提供新生儿护理知识与技能,给予产妇自我护理指导。

2)母婴同室,协助并促进产妇适应母亲角色,指导产妇与婴儿接触、交流,增进母子亲情。

(4)安全防护。

1)对有焦虑症状、手术及存在抑郁症高危因素的产妇给予重视。

2)注意产妇自身及婴儿的安全保护,并告知家属不能让产妇与婴儿单独相处,以防伤害婴儿。

3)重症患者需请心理医师或精神科医师给予治疗,做好出院指导。

(5)健康教育。

1)加强围产期保健,注重对孕妇的精神关怀,利用孕妇学校等多种渠道普及有关妊娠、分娩知识,完善自我保健。

2)对存在高危因素的孕产妇,医务人员和家庭都要提供更多的帮助,减轻孕妇对妊娠、分娩的紧张与恐惧心理。

3)运用医学心理学、社会学知识,在分娩过程中,多给产妇关心和爱护。

4)指导产妇及其家人学习护理新生儿的知识与技能,给予产妇自我护理指导。

5）协助并促进产妇适应母亲角色，增进母子亲情。

6）指导产妇的家人注意识别产妇的异常情绪变化及表现，出现异常情况应积极就诊。

7）指导产妇家人尤其是丈夫更多地关心体贴产妇，参与新生儿的护理，保证产妇充足的睡眠。改善夫妻关系、婆媳关系，改善家庭生活环境。

8）告知产妇家人对有抑郁情绪的产妇，应高度警惕产妇的伤害行为，注意产妇自身及婴儿的安全保护，并请求医师帮助。

（刘　静）

参考文献

[1]陈娜,陆连生.内科疾病观察与护理技能[M].北京:中国医药科技出版社,2019.

[2]胡艺.内科护理学[M].北京:科学出版社,2019.

[3]安利杰.内科护理查房案例分析[M].北京:中国医药科技出版社,2019.

[4]夏海鸥.妇产科护理学[M].4版.北京:人民卫生出版社,2019.

[5]王英.临床常见疾病护理技术与应用[M].长春:吉林科学技术出版社,2019.

[6]王慧,梁亚琴.现代临床疾病护理学[M].青岛:中国海洋大学出版社,2019.

[7]石国凤.护理专业核心知识手册[M].北京:中国中医药出版社,2019.

[8]陈少红,王燕,宁雁.实用妇产科护理手册[M].北京:化学工业出版社,2019.

[9]黄人健,李秀华.内科护理学高级教程[M].北京:科学出版社,2018.

[10]姜梅.妇产科护理指南[M].北京:人民卫生出版社,2018.

[11]张萍,黄俊蕾,陈云荣,等.现代医学临床与护理[M].青岛:中国海洋大学出版社,2018.

[12]高鸿翼.临床实用护理常规[M].上海:上海交通大学出版社,2018.

[13]石翠玲.实用临床常见多发疾病护理常规[M].上海:上海交通大学出版社,2018.

[14]曹玉英.临床实用护理常规[M].天津:天津科学技术出版社,2018.

[15]王莉慧,刘梅娟,王箭.消化内科护理健康教育[M].北京:科学出版社,2018.

[16]冯丽华,史铁英.内科护理学[M].4版.北京:人民卫生出版社,2018.

[17]金静芬,刘颖青.急诊专科护理[M].北京:人民卫生出版社,2018.

[18]安力彬,陆虹.妇产科护理学[M].6版.北京:人民卫生出版社,2017.

[19]尤黎明.内科护理学[M].6版.北京:人民卫生出版社,2017.

[20]魏秀红,张彩虹.内科护理学[M].北京:中国医药科技出版社,2016.

[21]黄人健,李秀华.妇产科护理学高级教程[M].北京:中华医学电子音像出版社,2016.

[22]杨惠花,童本沁.急诊急救护理实践手册[M].北京:清华大学出版社,2016.

[23]杨辉.临床常见疾病并发症预防及护理要点[M].北京:人民卫生出版社,2015.

[24]周惠珍.妇产科护理[M].2版.北京:科学出版社,2015.